DR. MED. CHRISTIANE NORTHRUP

Göttinnen altern nicht

GOLDMANN
Lesen erleben

Dr. med. Christiane Northrup

GÖTTINNEN ALTERN NICHT

Wie wir der Zeit die Macht nehmen, indem wir uns für die Fülle des Lebens entscheiden

Aus dem Englischen
von Christina Knüllig

GOLDMANN

Die amerikanische Originalausgabe erschien 2014 unter dem Titel
»Goddesses Never Age« im Verlag Hay House Inc. Us.
Die deutsche Erstausgabe erschien 2015 im Arkana Verlag, München.

Textnachweise

1. Auflage
Vollständige Taschenbuchausgabe Juli 2021

Umschlaggestaltung: UNO Werbeagentur GmbH, München
Umschlagmotiv: Irene Lamprakou / Trevillion Images
Lektorat: Antje Korsmeier, München
LG · Herstellung: cb
Satz: Buch-Werkstatt GmbH, Bad Aibling
Druck und Bindung: CPI books GmbH, Leck
Printed in Germany
ISBN 978-3-442-22307-7
www.goldmann-verlag.de

Der Göttin gewidmet,
die in jeder Frau lebt, und Gaia Sophia,
der Erde

Inhalt

Einleitung

Eine meiner Freundinnen, so um die 20, sagte einmal zu mir: »Mensch, Mädchen, du bist was Besonderes. Jung bist du nicht, alt bist du nicht. Ich weiß überhaupt nicht, was du bist. Du bist einfach etwas anderes!«
— Tosha Silver, *Outrageous Openness*

Kürzlich ging ich in ein Sportgeschäft, um die Bindungen meiner Skistiefel richten zu lassen. Die Verkäuferin, deutlich jünger als ich, fragte mich, wie alt ich sei. Wenn man ein bestimmtes Alter überschritten hat, so die Annahme, sollten sich Bindungen leicht lösen lassen, weil es mit dem Gleichgewicht nicht mehr so klappt und man leichter hinfällt. Nun bin ich aber körperlich aktiv, sogar mehr noch als in jüngeren Jahren. Ich tanze Tango, mein Gleichgewicht ist ziemlich gut. Das sagte ich der Verkäuferin, die gerade auf die Berechnungsformel der Bindung schielte. »Nehmen Sie 40.« So mache ich es auch, wenn ich Trainingsgeräte benutze. Ich will nicht, dass der Stepper mich wie eine gebrechliche ältere Dame behandelt, der man nichts mehr zumuten kann. Wenn sich das nicht richtig anfühlt, dann passe ich den Wert in der Maschine eben nach unten an; das ist mir vollkommen egal. Keinesfalls aber lasse ich zu, dass jemand mit einer Vorstellung von »40«, »50« oder »60« bestimmt, wie ich mich selbst betrachte.

Wenn jemand Sie nach Ihrem Alter fragt, fällt es Ihnen sofort ein? Oder ist es nicht eher so, dass es unwichtig ist, zumindest bis ein »runder« Geburtstag vor der Tür steht? Das Alter ist doch nur eine Zahl, und alterslos zu leben heißt, dass man sich nicht von einer Zahl bestimmen lässt, weder im Hinblick auf den Gesundheitszustand noch das Aussehen noch den Selbstwert. Mit 60 können Sie jünger sein als mit 30, weil Sie vielleicht eine andere Einstellung haben oder einen anderen Lebensstil pflegen. Alterslos zu sein heißt, die Regeln zu sprengen, die angeblich festlegen, was es bedeutet, so oder so alt zu sein. Kurz, es bedeutet, nicht »alt« zu werden, nicht das Gefühl zu haben, die besten Jahre lägen hinter einem und von nun an ginge es bergab.

Lassen Sie mich eines deutlich sagen: Wir werden *älter,* kaum dass wir geboren sind, doch in unserer Kultur wird das Wort »altern« erst dann verwendet, wenn es ungefähr ab 50 mit »Verfall« gleichgesetzt wird. Die Wahrheit ist, dass es Leute gibt, die schon mit 20 oder früher Zeichen des »Alterns« aufweisen: abnehmende Muskelmasse, schwankender Blutzucker, Verlust des Gleichgewichts. Andere dagegen können 70 sein und vor Gesundheit strotzen. Der Wissenschaftlerin und ehemaligen Leiterin der Abteilung Life Sciences der NASA Joan Vernikos zufolge ist Altern eher eine langsame Form des Schwereloswerdens: Denn das passiert, wenn man nicht mehr vom Sessel aufsteht, sich nicht bewegt, kein aktives Leben führt und sich nicht mehr der Schwerkraft stellt. Den 77-jährigen Astronauten John Glenn hat sie denn auch für seine Rückkehr in den Weltraum fit gemacht. Älter werden ist *nicht* gleichbedeutend mit dem Verlust der Gesundheit oder einem Abgleiten in kulturelle Bedeutungslosigkeit.

Göttinnen altern nicht handelt vom alterslosen Leben, das Sie erwartet, sobald Sie keine Angst mehr haben vor dem Fall – keine

Angst zu scheitern. Längst ist ein Paradigmenwechsel hinsichtlich unserer Vorstellung vom Alter überfällig. Hundertjährige etwa sind die am schnellsten wachsende Gruppe in der US-Bevölkerung (mit einer Zuwachsrate von 75 000 pro Jahr).[1] Gegenwärtig gibt es 53 000 Hundertjährige in den USA, im Jahr 2050 werden es 600 000 sein. Ja, Sie haben ganz richtig gelesen: Innerhalb von zwei Generationen wird sich die Zahl der Amerikaner über hundert *verzehnfacht* haben. Das ist eben ein Aspekt jenes weltweiten Phänomens, dass die Menschen immer länger leben. Wenn Sie nun selbst ein langes Leben anstreben, dann wollen Sie die letzten Jahre davon sicherlich nicht bei schlechter Gesundheit verbringen und fortwährend daran denken, wie »alt« Sie sind. Ihre Zukunft können Sie beeinflussen, wenn Sie schon heute eine neue, altersunabhängige Einstellung an den Tag legen, die Sie darin unterstützt, körperlich, emotional, mental und spirituell zu wachsen.

Älter zu werden gibt Ihnen die Gelegenheit, Ihren Selbstwert und Ihre Kompetenz zu steigern, denn die neuronalen Verbindungen im Hippocampus und überhaupt im Gehirn nehmen zu und lassen so die Weisheit eines gut gelebten Lebens in Kopf und Körper Eingang finden. Dadurch können Sie sich von der Angst lösen, andere zu enttäuschen und nicht perfekt genug zu sein. Alterslos leben heißt mutig leben! Es bedeutet, sich nicht von den kleinen Dramen ablenken zu lassen, weil Sie aus Erfahrung wissen, worum Sie sich nicht zu kümmern brauchen und was Priorität hat. Das heißt auch, ein neues Verhältnis zur Zeit zu entwickeln, sie nicht mehr zu fürchten oder sie einholen zu wollen. Als kürzlich in einer Studie Menschen, die älter als hundert sind, gefragt wurden, wie es sei, die volle Dreistelligkeit zu erreichen, waren die drei am häufigsten gegebenen Antworten: »Fühle mich gesegnet«, »Bin glücklich« und »Bin überrascht« –

überrascht deshalb, weil ein altersloses Leben dem Alter, egal welchem, keine Aufmerksamkeit schenkt.[2]

Die Seele ist zeitlos, sie ist Ausdruck der göttlichen weiblichen, schöpferischen Kraft des Universums. Das heilige Weibliche wird traditionell gleichgesetzt mit Dunkelheit, dem Körper, dem Geheimnisvollen, Fruchtbaren, Empfangenden, dem Urschlamm – der Gebärmutter, die alles Leben hervorbringt und nährt. Jede Frau ist eine alterslose Göttin, Ausdruck des heiligen weiblichen Körperlichen. Allzu oft vergessen wir das, weil in unserer Kultur das Alter abgewertet wird. Wir sollten uns dessen bewusster sein und bestimmten negativen Botschaften klar entgegentreten.

Der klinische Neurologe Dr. Mario E. Martinez, Gründer des Biocognitive Science Institute, hat sich mit kulturell vermittelten Erwartungen oder »Biokulturellen Portalen« – Durchgängen, wie er es nennt – befasst, also jenen Zeiten im Leben, wenn es darum geht, die 30, 50 oder 65 zu passieren. Dr. Martinez meint, man solle Vergünstigungen für Senioren unbedingt zurückweisen, weil diese nur die falsche Vorstellung beförderten, man würde älter und schwächer, könne nicht mehr arbeiten und müsse von anderen betreut werden.[3] Mein Bruder hat diese Wahrheit kürzlich am eigenen Leib erfahren. Er buchte einen Flug und wählte den Seniorenrabatt, um 25 Dollar zu sparen. Am Flughafen angekommen musste er zusätzlich anstehen, um zu belegen, dass er tatsächlich Senior sei. Am Ende fühlte er sich wie ein Bürger zweiter Klasse. Das war die Ersparnis von 25 Dollar sicherlich nicht wert.

Meine Mutter, die auf die 90 zugeht, bekam Schwierigkeiten, weil sie sich auf den von Medicare vorgesehenen »Drug Prescription Plan« nicht einlassen wollte. Sie sah dazu keinen Anlass, weil sie keine Medikamente nimmt und es auch nicht vorhat. Wollen Sie vielleicht Ihren 65. Geburtstag mit der Überlegung verbringen, welche Krankheiten Sie bekommen könnten, um zu entscheiden, welche Medikamente Ihre Versicherung sondervertraglich abdecken soll? Warum ist das das kulturelle Portal, durch das Sie gehen müssen? Es liegt wahrscheinlich daran, dass man im 19. Jahrhundert das 65. Lebensjahr als staatliches Renteneintrittsalter auserkoren hat, weil es damals der allgemeinen Lebenserwartung entsprach. In der Folge haben Sterbetabellen und Statistiken dieses Alter plus minus fünf immer wieder bestätigt, nur dass heute die Lebenserwartung nach dem 65. Jahr noch weitere 24 Jahre beträgt! Warum also sollen wir meinen, mit 65 geht's bergab? Oder mit 75 oder 85 oder überhaupt?

Sollten Sie jetzt noch nicht an Ihr Alter denken, dann werden Sie es vielleicht an einem runden Geburtstag tun oder wenn gleichaltrige Freunde oder Verwandte an etwas erkranken, das mit dem Lebensstil in Zusammenhang steht. Oder Sie werden durch eine Lebenskrise mit der Frage konfrontiert, wie Sie älter werden können, ohne dass es immer nur noch abwärtsgeht. Viele Frauen rufen in meiner Radiosendung an, um sich Rat zu holen. Sie leiden plötzlich an einer Autoimmunerkrankung, bekommen eine Geschwulst oder Krebs, haben eine Allergie. Wurden sie nicht durch eine gesundheitliche Krise aus der Bahn geworfen, dann durch den Verlust eines Jobs, einer Beziehung, einer Illusion. Manchmal berichten sie von der Entdeckung, dass ihr Ehemann sie betrügt, der Sohn oder die Tochter im Collegealter eine psychische Krankheit hat oder Drogen nimmt. Unsere Seelen ersinnen sich starke Weckrufe, um uns wachzurütteln.

Und dann natürlich »die Wechseljahre«: Sie sind ein natürlicher Übergangspunkt im Leben einer Frau. Um den Zeitpunkt unserer letzten Menstruation herum sind wir für ein neues Leben bestimmt. Unsere Körper wissen darum, unser Bewusstsein oftmals nicht. Als ich noch ärztlich tätig war, habe ich oft erlebt, wie hochintelligente, berufstätige Frauen einen Schwangerschaftstest machen ließen. Immer wenn ich ihnen ein positives Ergebnis bekannt gab, meinten sie: »Das kann doch nicht sein. Wie konnte das passieren?« Natürlich kannten sie sich mit Verhütung und dem Monatszyklus aus. Nur wollten sie nicht wahrhaben, dass sie sich eigentlich etwas ganz anderes wünschten, und zwar so sehr, dass sie es mit der Verhütung nicht mehr so genau nahmen. Wäre es nicht leichter, sich den Wunsch nach Neuem einzugestehen und gleichzeitig zu wissen, dass in diesem Zusammenhang Mutterschaft nicht der einzige Weg ist?

Kommen Frauen in die erste Phase der Wechseljahre – einer Übergangsperiode von ungefähr sechs bis zwölf Jahren bis zur eigentlichen Menopause –, dann sind sie oft nicht mehr bereit, ihre Träume aufzuschieben und nach den Erwartungen anderer zu leben. Vielleicht geht es um eine berufliche Veränderung, einen Umzug, das Beenden einer Beziehung oder darum, die eigene Sexualität zu erkunden. Achten Sie auf Ihre Sehnsüchte. Die kreativen Säfte steigen! Die Lebenskraft erwacht. Was Sie erschaffen, sollte Ihr neues Leben sein.

Vielleicht sind Sie aber auch noch nicht so weit. Der natürliche Wechsel in der Ausrichtung kann überraschend kommen – so wie die Wechseljahre. Eine Frau hat mir erzählt, ihre erste Hitzewallung sei so stark gewesen, dass sie ihrem Mann unterstellte, er habe ihr einen normalen Kaffee statt eines entkoffeinierten gegeben. Als er meinte, »du hast vielleicht eine Hitzewallung, bist du nicht im entsprechenden Alter?«, wurde sie ganz still.

Frauen denken oft gar nicht an die Wechseljahre, bis sie oder eine gleichaltrige Freundin oder ihre Schwester mittendrin sind. *Bin ich schon so alt?*, fragen sie sich dann. *Was heißt das nun für mich? Was werde ich im nächsten Abschnitt meines Lebens erreichen? Was wird aus mir werden?*

Was aus Ihnen werden wird, ist die mächtige, lustvolle, fruchtbare und alterslose Göttin, zu der Sie eigentlich geschaffen sind – Ausdruck der göttlich-weiblichen Lebenskraft, unbelastet von kulturellen Erwartungen, die Sie klein, übervorsichtig und immer darauf bedacht halten, bloß niemanden zu verärgern. Sie sind gerade dabei, die alterslose Göttin in sich zu entdecken, und die kennt viele Wege, um Kreativität, Erfahrung und Lebensfreude auszudrücken – von einem guten Körpergefühl über die Wiederentdeckung der Sexualität bis zum Beginn einer neuen Beziehung, eines neuen Projekts oder Lebensstils.

Göttinnen altern nicht ist ein Buch für Frauen jeden Alters, die ihr Leben schon heute genießen und erfahren wollen, wie es noch ein bisschen besser werden kann. Ich wollte kein Gesundheitsbuch für Frauen schreiben, das ihnen Angst vor dem Älterwerden macht und in dem es nur darum geht, wie man sich auf alle möglichen Eventualitäten vorbereitet, von Erkrankungen der Brust oder des Herzens bis zur Gebärmutter. Ich wollte den Körper nicht zerlegen, um dann den Frauen mit meinen zehn Tipps zu kommen, wie sie dieses oder jenes Stück vor dem Verfall bewahren oder dafür sorgen, dass nichts aus dem Ruder läuft. Diesen Gesundheitsansatz habe ich so dermaßen satt! Wenn Sie guten Rat zur Gesundheit der Brust suchen oder etwas über die Ernährung mit guten, gesunden Lebensmitteln erfahren wollen und es Sie interessiert, wie Sie weiterhin großartig aussehen können, dann finden Sie all das in diesem Buch. Doch Sie werden auch auf Ansichten stoßen, die Ihnen etwas abverlangen: etwa von den Mythen der Weiblichkeit abzulassen, die die Beziehungen, die wir untereinander pflegen, das Verhältnis zu unseren Körpern und zur Erde betreffen – Mythen, die Frauen verinnerlicht haben und die sie alt aussehen lassen.

In der Tat will Ihnen *Göttinnen altern nicht* helfen, das alte Denken hinter sich zu lassen. Etwa, wenn es darum geht zu zeigen, was der Körper schon alles *richtig* macht, wie Sie gesund und ausgeglichen bleiben, unabhängig vom aktuellen Gesundheitszustand – selbst wenn Sie bereits chronisch erkrankt sind. Ganz gleich, wie die Diagnose lauten mag, dieses Buch kann Sie bei Gesundheit unterstützen. Kapitel 1 räumt mit den überholten Mythen des Alterns auf und zeigt Ihnen, was es heißt, alterslos und eine Göttin zu sein. Denn die Wahrheit ist, dass sich unsere Körper nicht von unseren Gedanken und Gefühlen trennen lassen. Sie lassen sich auch nicht von der Erde trennen, der Großen Mutter, oder vom Himmel und den Sternen. Wenn man das einmal verstanden hat, dann wird auch klar, warum es so wichtig ist, sich von negativen Denkmustern und Gefühlen zu lösen. Denn diese verhindern, dass wir wirklich gesund sind und uns wohlfühlen. Und weil die Nr. 1 aller gesundheitsfördernden Maßnahmen ein freudvolles Leben und nachhaltiges Genießen ist, widmet sich das zweite Kapitel diesem Aspekt.

Die Kapitel 3 und 4 werfen ein neues Licht auf den Körper in den Wechseljahren und der Menopause. In Kapitel 5 erfahren Sie, wie Sie alte Gefühle, die Sie möglicherweise krank machen, loslassen. Das sind vor allem Kummer, Wut und Schuldgefühle. Kapitel 6 wird Sie bei der Rückeroberung Ihrer Sexualität – Ihres Aphrodite-Charakters – unterstützen. Sonst meinen Sie am Ende noch, Sie seien nicht sexy, nur weil Sie nicht mehr den Körper einer schlanken 22-Jährigen haben. In Kapitel 7 werden Sie noch einmal Gefühle wie Scham oder Perfektionismus loslassen, damit diese nicht Ihrem Verhältnis zu sich und den wichtigen Menschen in Ihrem Leben im Wege stehen. In

Kapitel 8 geht es um ein neues Verhältnis zu Ernährung und dem Körper. Hier schließen Sie Frieden mit dem Bauch. Kapitel 9 handelt davon, wie frau sich lustvoll bewegen kann, statt sich zu zwingen, »Sport zu machen«. Kapitel 10 handelt vom Sich-schön-Finden, von Selbstbewusstsein, Sichschmücken oder optischen Veränderungen, ganz nach Bedarf. In Kapitel 11 erfahren Sie, wie Sie auf Ihre innere Weisheit nach Art der Göttin hören und die Ausschläge eines fein justierten »Bullshitomaten« wahrnehmen. Hier lernen Sie auch, wie Sie ein neues Band mit der Erde und ihren Bewohnern schmieden, weil Sie ganz zur alterslosen Göttin geworden sind. Im Kapitel 12 schließlich bekommen Sie eine praktische Handreichung, um die Ideen dieses Buches in einem 14-tägigen »Programm der alterslosen Göttin« umzusetzen. Im Anschluss gibt es noch eine Liste nützlicher Links, die Ihnen helfen, die Göttin in Ihnen weiter zu hegen und zu pflegen.

Nun aber sind Sie an der Wegscheide. Jetzt entscheiden Sie, wie Ihr Leben in den nächsten Jahren aussehen soll. Der Umstand, dass Sie das hier lesen, ist schon Beweis genug: Die Göttin in Ihnen ist bereit, die Führung zu übernehmen. Dies sage ich mit Nachdruck, denn ich lebe lang genug, um zu wissen, dass es keinen Zufall gibt. Wenn es Ihnen nicht ernst damit wäre, Ihr Leben zu ändern, würden Sie jetzt nicht diese Zeilen lesen.

Wollen Sie also mit Leidenschaft älter werden oder im Laufe der Jahre immer weiter abbauen? Wollen Sie sich an die alte Losung halten, wonach man gegen den Körper angehen muss, damit er nicht über die Stränge schlägt? Wollen Sie weiterhin die Bedürfnisse anderer vor Ihre eigenen stellen und sich selbst unter Einsatz von industriell verarbeiteten Lebensmitteln, Zucker und Koffein, Angst und schierer Willenskraft am Laufen halten? Oder wollen Sie den Absprung finden von einem Weg, der zu Krankheit, Gebrechlichkeit und schlechter Lebensqualität führt, um wirklich und wahrhaft mutig zu leben?

Älter werden muss man nicht fürchten. Das hier ist kein Anti-Aging-Buch, das Sie im Kampf gegen das Altern mit Munition versorgen soll – wobei die Kriegsmetapher auch gar nicht angebracht wäre. Wann immer Sie sich *gegen* etwas stellen, verleihen Sie ihm Macht. Anstatt also Angst vor dem Älterwerden zu haben und sich zu verkrampfen, denken Sie an den geheimnisvollen Umstand, wonach etwas beim Namen zu nennen Ermächtigung bedeutet – aber nicht Macht dar*über,* sondern Macht da*mit.* So jedenfalls sieht es die Autorin Starhawk. Werden Sie zu einer neutralisierenden Kraft. Machen Sie etwas anderes aus dem Älterwerden. Dann sind Sie weder alt noch jung, sondern »jenseits davon«: eine alterslose Göttin.

KAPITEL EINS

Göttinnen sind alterslos

Wir verfechten nicht das lange Leben, sondern das glückliche. Wenn Sie freudvoll leben, dann liegt das lange Leben nicht fern. Der Erfolg eines Lebens bemisst sich nicht nach Länge, sondern nach Freude.
— Abraham

Meine Mutter geht auf die 90 zu, fährt aber immer noch gern. Bei ihr zuhause kurvt sie mindestens einmal die Woche auf ihrem Sitzrasenmäher herum, umschifft alle Unebenheiten auf ihrem 3000 Quadratmeter großen Grundstück. Hinter dem Steuerrad ihres Wohnmobils hat sie sich zu unserem Mittagessen den Weg durch die Straßen Bostons gebahnt. Noch vor wenigen Jahren hat sie den Camper quer durch die USA gelenkt, zusammen mit ihrer Freundin Anne, die ein wenig älter war (und kürzlich mit 91 starb). Die Redwood Mountains waren ihr Ziel, und beide hatten keine Angst, auf einem Campingplatz zu übernachten. Ich überlasse Rasenmähen und Berufsverkehr lieber anderen, aber ich weiß, dass ich im Alter meiner Mutter genauso aktiv sein werde. Auch wenn wir in vielerlei Hinsicht unterschiedlich sind, so ist sie doch mein Vorbild, wenn es darum geht, aus dem Vollen zu schöpfen, mit Sinn für Freude und Abenteuer. Von ihr habe ich gelernt, wie wichtig Gymnastik und körperliche Pflege sind, damit ich später leben kann, wie ich will, statt mich von einer Krankheit zur nächsten zu hangeln. Um mit Esther Hicks und Abraham zu sprechen, lautet meine Formel für später: »Glücklich und gesund sterben«.[1] Wir sind nämlich nicht dazu verdammt, die letzten Monate mit Sauerstoffzufuhr in der Nase zu verbringen. Noch können wir das Drehbuch ändern.

Als Ärztin und Gesundheitsberaterin weiß ich, dass Sie das Risiko für degenerative Erkrankungen und vorzeitiges Altern reduzieren können, wenn Sie sich für einen guten Lebensstil entscheiden. Gesundheit ist kein seltenes Gut. Sie ist ein *Geburtsrecht.* Deshalb können Sie die Sorge, Ihr Körper könne Sie jederzeit verraten, getrost fahren lassen. Gewinnen Sie stattdessen ein natürliches und harmonisches Verhältnis zu Ihrem Körper zurück und erfahren Sie Tag um Tag Wohlgefühl und Freude. Dann werden Sie ein altersloses Leben führen und vital sein wie die Göttin. Ihrem Körper und Ihrer Seele wird man es ansehen.

Zellalterung, Zellregeneration

Auch wenn die meisten Menschen davon nichts mitbekommen, findet im Körper fortwährend eine Erneuerung statt. Zellen regenerieren sich, alte sterben und neue entstehen. Von all den Organen des Körpers erneuert sich zwar die Haut am schnellsten, doch die anderen Organe tun es auch. Ihr Körper heute ist nicht der, den Sie noch vor fünf Jahren hatten. Alle Zellen wurden erneuert.

In gewissem Sinne hat unser Leben ein Ablaufdatum. Die Strukturen auf den Spitzen unserer Chromosomen heißen Telomere. Sie sind wie Dochte auf Dynamitstangen. Wenn die Dochte kurz geworden sind, bekommen die Zellen keine Reproduktionsanweisung mehr. Sie sterben ab. Es ist jedoch so, dass die Telomere nicht unbedingt so schnell kurz werden müssen. Die Forschung hat gezeigt, dass das Enzym Telomerase sie reparieren und leicht verlängern kann, was den Schluss nahelegt, dass wir das Altern tatsächlich umkehren können, indem wir unsere Telomere reparieren und verlängern.[2] Achtsamkeitsmeditation, körperliche Bewegung und eine bestimmte Einstellung stehen alle in dem Ruf, das Altern zu verlangsamen.[3] Studien wie die von Richard Davidson von der University of Wisconsin zeigen, dass Achtsamkeitsübungen das Gehirn neu verdrahten, was die Immunlage[4] und den Umgang mit Stress und Emotionen verbessert.[5] Und eine Langzeitstudie, die über acht Jahre hinweg an Menschen über 50 durchgeführt wurde, hat ergeben, dass bereits eine Stunde pro Woche an moderatem Training das Risiko, chronisch zu erkranken, um das Siebenfache verringert. Wobei »moderates« Training nicht mehr meint, als eine Stunde in der Woche herumzutanzen, das Auto zu waschen oder spazieren zu gehen. Und selbst die Teilnehmer, die bis Studienbeginn die meiste Zeit des Tages sitzend verbrachten, konnten noch ähnliche Ergebnisse vorweisen wie die, die sich schon immer viel bewegt hatten.[6] Möchten Sie also quicklebendige neue Zellen, dann pflegen Sie sie durch einen guten Lebensstil und eine positive Einstellung im Hinblick auf die Gesundheit und Ihren Selbstwert.

Es ist der Zerfall der Zellen, der die physischen Veränderungen hervorruft, die wir mit Altern in Verbindung bringen, seien es Falten oder leichte Schmerzen und Zipperlein. Der körperliche Niedergang vollzieht sich zum größten Teil durch die Anreicherung von Giftstoffen oder den Verschleiß von Bindegewebe und Organen. Der Effekt dieser Anreicherung zeigt sich vor allem durch die Ausbildung verhärteter Faszien, also dem Verkleben von Bindegewebe, hervorgerufen durch körperlichen, emotionalen und mentalen Stress (dazu später mehr). Und wie ich schon in der Einleitung sagte, beschleunigt zu viel Sitzen und Liegen den Alterungsprozess. Deshalb sollten Sie sich bewegen und die Schwerkraft der Erde erfahren, indem Sie herumlaufen, drücken, ziehen und sich bewegen. Ein Grund dafür, dass Bewegung so wichtig ist, ist der, dass dadurch Giftstoffe schneller zu den abbauenden Organen transportiert werden. Tatsächlich wird Inkontinenz durch langes Sitzen verstärkt, das Gleiche gilt für Erektionsstörungen, weshalb sich auch Männer bewegen sollten. Wenn die Gifte im Körper nicht abgebaut werden, kommt es zu Zellschädigungen.

Es gibt Gifte im Essen und der Umwelt, die wir nach Möglichkeit vermeiden sollten, aber viele der Gifte, die zum Altern beitragen, produziert unser Körper selbst. Stresshormone wie Cortisol oder Adrenalin etwa sind eigentlich für die Reaktion bei körperlicher Gefahr gedacht. Sie versorgen uns schnell mit Energie, um zu fliehen oder um unser Leben zu kämpfen. Wenn diese Hormone jedoch durch emotionalen und körperlichen Stress dauerhaft erhöht sind, dann rufen sie Entzündungen auf der Zellebene hervor, und das ist die Hauptursache aller chronischen und degenerativen Erkrankungen, inklusive Krebs.

Als einmal ein Freund von mir einen medizinischen Notfall erlitt, fuhr ich ihn zur Notaufnahme und blieb viele Stunden mit ihm dort, während Ärzte und Schwestern ihn versorgten und Tests machten. Seine Blutwerte waren alle normal, und nach langen, stressigen Stunden in der Notaufnahme wurde er mit Schmerzmitteln entlassen. Am nächsten Morgen hatte ich drei Pfund zugelegt. Mein Körper hatte Wasser zurückgehalten, um das Cortisol und Adrenalin vom Tag zuvor als Teil einer Entzündungsreaktion zu verringern. Mit der Zeit können derlei Stressoren, genau wie schlechter Schlaf, dazu führen, dass wir an Gewicht zunehmen und es nicht mehr loswerden, weil sich der Stoffwechsel verlangsamt. In gewisser Weise schleppen viele Frauen das Gewicht der Welt mit sich herum, indem sie empathisch den Stress anderer aufnehmen. So beschreibt es Colette Baron-Reid in ihrem Buch *Weight Loss for People Who Feel Too Much.*

Oxidativer Stress ist noch so ein Vorgang, der unsere Körper mit der Zeit schädigt. Freie Radikale, Nebenprodukte des Zellstoffwechsels, sind Moleküle, denen ein Elektron fehlt. Sie sind ständig auf der Suche nach Zellen, denen sie eins wegschnappen können. Zurück bleiben die beschädigten Zellen, die sich ihrerseits auf die Suche nach Elektronen begeben. Wenn es Ihrem Körper nun an Antioxidantien mangelt, um den Schaden auszugleichen, wird er irgendwann seine Reparaturkraft einbüßen.

Sobald Sie zu zuckerhaltigen Nahrungsmitteln greifen, um

dadurch Sorgen, Wut, Traurigkeit, Schmerz und Unlust zumindest kurzfristig zu lindern, heizen Sie Entzündungen und oxidativen Stress zusätzlich an. Ich spreche nicht von frischen Früchten, die Ballaststoffe, viele Nährstoffe und Antioxidantien enthalten. Doch sehr wahrscheinlich beruhigen Sie Ihre Sorgen nicht, indem Sie zu einer Schale frisch gepflückter Blaubeeren greifen. Unter Stress greifen wir im Allgemeinen zu raffinierten Zuckern. Das sind Zucker in Nahrungsmitteln, denen es an Proteinen oder Ballaststoffen mangelt, die die biochemischen Wirkungen von Zucker im Körper verlangsamen. Die schnell verfügbare Energie des industriell verarbeiteten Zuckers führt zwar dazu, dass Sie sich im Moment wohlfühlen, doch der Riegel, der Cupcake oder das Glas Wein kurbelt möglicherweise Ihre Insulinausschüttung an, und das schadet dem LDL-Cholesterin (Low Density Lipoprotein [im Gegensatz zum High Density Lipoprotein]). Das klebrige, beschädigte LDL reist nun durch Ihre Blutgefäße, um dort weitere Entzündungen hervorzurufen, bis es an den Gefäßwänden hängen bleibt, wo es Ablagerungen bildet, die Hindernisse erzeugen und irgendwann das Risiko erhöhen, an Alzheimer, Diabetes, Arthritis, Herzinfarkt und Schlaganfall zu erkranken. Glykämischer Stress aus sogar nur leicht erhöhten Blutzuckerwerten führt zur Freisetzung von inflammatorischen Botenstoffen, wie Zytokinen aus den Immunzellen, die die Blutgefäße beschädigen können.

Auch überschüssiges Viszeralfett (Bauchfett) ruft Entzündungen hervor, die zu genau den Schmerzen führen, wegen derer Sie den Spaziergang sausen lassen und es sich auf dem Sofa mit einer großen Portion Eis gemütlich machen. Die Aufnahme von raffiniertem Zucker setzt Beta-Endorphine frei, die Schmerzen lindern und Sie sich kurzfristig gut fühlen lassen. Doch die Angewohnheit, zu naschen und vor allem zu sitzen, schafft einen

Teufelskreis von Entzündung und Oxidation. Der sich rundende Bauch hat nichts mit dem Alter zu tun, sondern mit Zuckerkonsum und zunehmenden Entzündungen. Doch das alles ist ein Zeichen, dass Sie reif sind für ein neues Selbst: eine alterslose Göttin, der es so gut geht, dass sie den niederen und kurzlebigen Gelüsten von Zucker und Alkohol widerstehen kann.

Nun ist schnell erkennbar, dass regelmäßiges Trinken Alterungseffekte nach sich zieht; ein Großteil des Schadens spielt sich allerdings tief im Körperinneren ab. Die Signalwege des Dopamins im Gehirn, zuständig für natürliche Schmerzlinderung und Wohlbefinden, funktionieren nicht mehr so gut. Mit der Zeit fühlen Sie sich nüchtern schlechter als in der Zeit vor dem regelmäßigen Trinken. »Das eine Glas« Wein oder Bier hebt zwar die Stimmung vorübergehend, aber schon bald beginnt der Kreislauf wieder von vorn. Natürlich werden Sie durch ein paar Süßigkeiten oder ein wenig Alkoholkonsum nicht umkommen. Es ist sogar so, dass gesunde Rituale, die mit Wohlgefühl zu tun haben (etwa ein Stück gute Schokolade zu essen oder ein gutes Glas Wein zu trinken) zu einem guten Leben gehören. Aber gedankenlose Völlerei als ein Weg, Schmerzen zu lindern, ist etwas ganz anderes. Wollen Sie Zucker oder ein schöneres Leben? Suchen Sie das Hochprozentige am Wodka oder suchen Sie Höheres? Unterdrücken Sie »unliebsame« und schwierige Gefühle durch Selbstmedikation? Viel besser wäre es da, emotional zu entgiften und sich von ihnen zu lösen, um wirkliche Freude zu erfahren wie ein kleines Kind!

Entgiftung ist klasse. Sie befördert Gesundheit und erinnert uns daran, wie gut es sich anfühlt, wenn der ganze Müll entsorgt wird und wir wieder zu unserem natürlichen Wohlbefinden gelangen. Allerdings fassen die meisten Menschen Entgiftung als eine Art Strafe auf, weil sie »böse« waren; das aber ist nicht die Einstellung eines alterslosen Menschen. Der Gedankengang geht in etwa so: *Ich war »böse«, weil ich mich zu sehr verwöhnt habe mit Süßem, und deswegen muss ich mich jetzt mit einer üblen Entgiftungskur bestrafen.* Sie müssen aber nicht das viertägige Fastenprogramm durchziehen, bei dem sich Migräne und Erkältungssymptome einstellen. Sie können stattdessen einfach entscheiden, wieder vernünftig zu essen und genussvoll zu leben. Dann werden Sie sich allenfalls in den ersten Tagen ein bisschen neben der Spur fühlen, weil all die Gifte aus Ihrem Körper entweichen. In dieser Phase des leichten Unwohlseins können Sie sich schon einmal auf die Veränderung freuen, darauf, dass Sie sich nicht mehr aufgeschwemmt und schlapp fühlen, sondern voller Energie. Entgiftung ist keine Strafe, sondern Freude am Sichverwöhnen, daran, die eigenen Bedürfnisse wahrzunehmen und frische, gesunde Dinge zu essen. Denken Sie daran, wie gut es sich anfühlt, wenn Sie einen übervollen Schrank aufräumen und sich über den Platz freuen, den Sie gewonnen haben. Das Gleiche passiert im Körper, wenn Sie den ganzen Dreck entsorgen.

Der ganze Müll, den Sie essen, dazu all die ungesunden Botschaften, die Sie ständig runterbeten, fordern ihren Preis. Dann sollten Sie sich eingestehen, dass es Zeit ist, wirklich für sich einzustehen, und die alten adrenalingetriebenen Pfade zu verlassen. Sie werden merken, dass Sie viel mehr in der Hand haben, als Sie dachten. Der Gerontologe Dr. Michael F. Roizen hat nachgewiesen, dass Sie durch eine positive Einstellung Ihr Leben in jeder Hinsicht verbessern können, wobei schon die Verwendung von Zahnseide ihre Wirkung tut![7] Auch wenn manche Veränderungen schwierig anmuten, weil sie in Ihren vollen Zeitplan eingebaut werden müssen, überwiegen bei Weitem die Vorteile.

Nie mehr Alzheimer-Verdacht

Jeder Mensch wünscht sich ein langes, aber auch ein gesundes Leben. Viele Frauen sind nicht nur in Sorge, ihre Gesundheit, Kraft und ihr gutes Aussehen zu verlieren, sie fürchten auch die Demenz – eine Degeneration des Gehirns. Tag für Tag kommen neue Berichte heraus, wonach ältere Leute, die sich ansonsten guter Gesundheit erfreuen, kognitiv nachlassen und Alzheimer bekommen. Weniger bekannt hingegen ist die Tatsache, dass wir unser Gehirn schützen können, indem wir unseren Lebensstil ändern. Es gibt zwar viel Forschung zu Demenzerkrankungen, aber warum sollten wir erst auf eine Therapie warten? Warum nicht schon heute unseren Lebensstil so gestalten, dass wir Demenz von vornherein vorbeugen?

Was wir gemeinhin als Stress bezeichnen – ob mentaler, körperlicher, emotionaler oder spiritueller Stress –, führt in Wahrheit zur Freisetzung von inflammatorischen Botenstoffen in Körper und Hirn, die wiederum eine Verminderung der Gedächtnisleistung bewirken. Ob der Stress nun von zu viel Zucker im Essen, chronischen Sorgen oder Schlafmangel herrührt: Fest steht, dass er zur Degeneration von Zellen führt. Glücklicherweise können wir diesen Prozess umkehren. Doch es nützt nichts, darüber zu lesen, wie man Stress »in den Griff« bekommen kann, und sich vorzunehmen, das irgendwann einmal anzugehen. Was Sie brauchen, sind tägliche Rituale, um das Immunsystem zu pushen, die Cortisolspiegel und Entzündungen zu senken, das Gehirn zu stärken; dann fühlen Sie sich einfach gut. Eine solche Praxis geht einher mit regelmäßiger Bewegung, mit dem Immer-wieder-zwischendurch-Aufstehen bei einer sitzenden Tätigkeit, dem Essen mit guten Freunden, mit Tanzen und tiefen Atemzügen, damit, Antioxidantien etc. einzunehmen, durch Yoga und andere Übungen die Faszien zu dehnen oder durch Meditation seine Gefühle auszubalancieren und die gedankliche Aktivität zu drosseln. Doch man kann noch viel mehr tun, um das Gehirn fit zu halten (dazu später mehr).

Wenn Sie wieder mal nach Ihrem Handy suchen, dann sagen Sie bitte nicht: »Oh, ich hab schon Alzheimer.« Denn kognitives Nachlassen ist kein normaler Bestandteil des Älterwerdens. Was Sie da wahrscheinlich gerade erleben, ist eine mentale Überlastung, weil zu viel auf einmal ansteht und Sie zu wenig erholsamen Schlaf bekommen (auch dazu später mehr). Worte haben Macht. Reden Sie sich nicht ein, Ihr Gehirn verwandle sich zu Brei, nur weil Sie über 40 sind! Bleiben Sie alterslos und gesund, damit es Ihnen Ihre Zellen gleichtun.

Alterslos denken

Geistige Gewohnheiten spielen für unsere Gesundheit und unsere Lebensdauer eine große Rolle. In der berühmten Langzeitstudie Ohio Longitudinal Study of Aging and Retirement (OLSAR) der Gerontologin und Epidemiologin Dr. Becca Levy kam heraus, dass Menschen mit positiven Erwartungen an das Älterwerden im Durchschnitt sieben Jahre länger leben als Menschen, die weniger positiv denken. Tatsächlich haben die Erwartungen an das Altern mehr Einfluss auf die Langlebigkeit bei Gesundheit als niedriges Cholesterin oder niedriger Blutdruck (die vier Jahre mehr bringen) oder ein niedriger Body-Mass-Index (BMI). Das gilt im Positiven wie im Negativen. Die Erwartungen übertrafen sogar noch den Effekt des Nichtrauchens (der drei Jahre ausmacht).[8]

Mit anderen Worten beeinflusst der Glaube an die positiven Aspekte des Alterns die Biologie und damit Ihr Überleben. Wenn dieses Wissen ein Medikament wäre, müsste es allgemein verschrieben werden! In einer anderen Studie mit Menschen zwischen 60 und 90 ging es um die »Schrittwechsel-Zeit«, das ist die Zeit, während derer der Fuß beim Gehen nicht den Boden berührt. Die Schrittwechsel-Zeit bemisst die Balance und kann anzeigen, dass jemand gebrechlich wird. Zwei Gruppen wurden zunächst gebeten, hin- und herzulaufen, um ihre Basis-Schrittwechsel-Zeit zu bestimmen. Dann sollten alle Teilnehmer ein einfaches, ihnen unbekanntes Computerspiel spielen. Im Spiel der einen Gruppe gab es unterschwellig positive Begriffe wie »weise«, »clever« und »erfahren«. Bei der zweiten Gruppe fanden sich Begriffe wie »senil«, »abhängig« und »krank«. Diese zweite Gruppe verlor nach dem Spiel an Schrittwechsel-Zeit. Sie gingen, als ob sie tatsächlich »senil«, »abhängig« und »krank« wären. Der Wandel war anscheinend ausschließlich auf ihre unbewussten Gedanken zurückzuführen und den unmittelbaren Effekt dieser auf ihre körperlichen Funktionen.[9]

Wie sieht es nun also mit unserer Einstellung zum Alter und dem Älterwerden aus, wie einflussreich ist dies? Die Harvardprofessorin Ellen Langer erinnert sich in ihrem klassisch gewordenen Buch *Mindfulness,* das 1989 herauskam, wie sie eine berühmt gewordene Studie an Männern, die in ihren 70ern und 80ern waren, durchführte. Eine Gruppe sollte so leben wie in den 1950er-Jahren, als sie in der Blüte ihres Lebens waren: Sie sollten Fernsehserien aus der Zeit sehen, Fotos von sich aus dieser Zeit aufhängen, Zeitungen aus jener Zeit lesen und so weiter. Die Kontrollgruppe lebte ganz normal weiter ohne die ständige Erinnerung daran, wie das Leben in ihrer Jugend war. Vor Studienbeginn wurden alle Männer im Hinblick auf ihre Hörfähigkeit, ihren Blutdruck, Sehfähigkeit und Lungenfunktion untersucht. Auch wurden sie fotografiert. Nach zwei Wochen wurden die Tests wiederholt. Die Männer, die so wie in ihrer besten Zeit gelebt hatten, sahen durchschnittlich 10 Jahre jünger aus. Ihre Hörfähigkeit, Sehvermögen und Lungenfunktion hatten sich nebst anderem deutlich verbessert. Sie fühlten sich insgesamt wohler. Als sie schließlich die Örtlichkeiten der Studie verließen, schulterten sie ihr Gepäck so wie die jungen schneidigen Typen, die sie in ihrer Erinnerung gewesen waren. Die Kontrollgruppe zeigte keinerlei Veränderung.

Und schließlich noch ein Beispiel aus der Forschung, das die These vom zeitlosen Bewusstsein unterstützt: Es handelt sich um jene berühmte Langzeitstudie mit Nonnen, durchgeführt von der University of Minnesota. 1986 begonnen, dauert sie bis heute an. Dabei werden Frauen untersucht, die mit Anfang 20 ins Kloster gegangen waren und von denen einige mit 80 an Alzheimer erkrankten, andere jedoch nicht. Was war der Unterschied zwischen ihnen? Jede Nonne hatte bei Eintritt ins Kloster mit Anfang 20 einen Aufsatz über ihr Leben verfasst. Nur zehn Prozent derer, die in ihren Aufsätzen elegante Formulierungen, lebhafte Beschreibungen und komplexe sprachliche Strukturen verwendet hatten, bekamen Alzheimer. Bei der Gruppe mit einem schlichten Schreibstil waren es immerhin 80 Prozent, die erkrankten. Daraus folgt, dass Lebendigkeit, Engagement bei dem, was wir tun, und Freude an Kreativität gut für das Gehirn sind.[10] Es ist toll, dass wir so viel an unserer Gesundheit und an unserem Wohlbefinden beeinflussen können! Und jetzt noch eine andere Überraschung aus der Studie: Autopsien haben nämlich ergeben, dass die genussfreudigen Nonnen ohne Demenz-Marker genauso viele Ablagerungen im Gehirn hatten wie die weniger lebensfrohen Nonnen, die vor ihrem Tod deutliche Anzeichen von Demenz zeigten. Bitte lesen Sie diesen letzten Satz noch einmal! Das belegt, dass ein gesunder Geist auch in einem nicht perfekten Körper leben kann. *Darin* zeigt sich die Kraft der alterslosen Einstellung.

Überzeugungen und Biologie

Das Wichtigste, was Sie in puncto Gesundheit wissen sollten, ist, dass diese nicht unabhängig von Ihren Gefühlen, Gedanken, kulturellen Prägungen und Ihrer spirituellen Weltsicht besteht. *Ihre Gedanken und Bilder sind der wichtigste Gradmesser für Ihren Gesundheitszustand.* Das ist eine ziemlich gute Nachricht, denn Gedanken und Bilder unterliegen der bewussten Kontrolle und können, wenn nötig, dem heilenden Geist anvertraut werden (viel mehr dazu später). Diesen Aspekt der Gesundheit lässt die westliche Medizin leider außen vor, aber glauben Sie mir, genau darin liegt Ihre wahre Kraft, ausnahmslos. Ihre Vorstellungen und Gedanken sind mit Ihrer Biologie verwoben. Sie werden zu Zellen, Geweben und Organen. Es gibt keine Nahrungsergänzung, keine Diät, kein Trainingsprogramm, das es mit ihnen aufnehmen können. Als Erstes müssen Sie auf Ihre Überzeugungen schauen, wenn etwas mit Ihrem Körper nicht in Ordnung ist.

Lassen Sie mich eins klarstellen: Wenn etwas mit Ihrem Körper gesundheitlich nicht in Ordnung ist, dann wissen Sie sehr wahrscheinlich nicht, warum. Wären Sie sich der Sache bewusst, dann müsste es sich nicht körperlich zeigen. Versuchen Sie sich dieser Wahrheit zu stellen, so gut es geht. Haben Sie den Mut, in sich zu gehen und sich das Folgende zu fragen: »Was geht in meinem Leben vor, meinen Gedanken und Ansichten? Was kann ich aus dieser Situation lernen? Was soll meine Seele lernen? Wie kann ich daran wachsen?«

Ärzte der ayurvedischen und fernöstlichen Tradition sind sich der energetischen Verbindung zwischen verschiedenen Systemen im Körper sehr bewusst, doch westliche Ärzte schauen nur auf ein System. Tatsächlich ist die Trennung zwischen Leib und Seele tief in unserer Kultur verankert. Kein Podologe wird danach schauen, wie Sie Gewicht auf Ihre Füße verteilen, und Sie fragen, ob Sie irgendwelche unverarbeiteten Gefühle oder Stresssituationen haben, die mit Trauer, Wut oder Kummer einhergehen. Wenn er oder sie das täte, würden Sie wahrscheinlich zurückschrecken und sich verteidigen wollen, um einer möglichen Erkenntnis auszuweichen. Doch selbst wenn Sie Probleme mit Ihrer Hand hätten, die sich nicht auf einen ungünstigen Arbeitsplatz zurückführen lassen, oder wenn Sie Ihre Hand bei einem Unfall verletzt hätten: Mit den verborgenen Emotionen in Kontakt zu kommen, die vielleicht in den Geweben von Arm und Hand gespeichert sind, könnte Ihre Schmerzen lindern und dem Körper bei der Selbstheilung helfen. Bedenken Sie dabei, dass Sie womöglich erst im Nachhinein erkennen, was Sie lernen sollten, *dann,* wenn alles schon gelöst ist.

Bei mir kamen die wichtigsten Lektionen für die Seele – diejenigen, die mich wirklich weiterbrachten und am Ende auch mit Freude erfüllten – auf ganz unterschiedliche Weise. Einmal hatte ich einen riesigen Abszess in der Brust, der gegen meine Brustwand drückte und in die untere Hälfte meiner rechten Brust austrat. Ich wurde einer Notoperation unterzogen. Das hat mir eine Lektion in Selbstsorge erteilt, obwohl ich ein Baby aufzog und 80 Stunden in der Woche arbeitete. Bei einer anderen Gelegenheit bekam ich ein Myom an der Gebärmutter, so groß wie ein Fußball. Auch das musste operativ entfernt werden. Das hat mir klargemacht, dass ich meine kreative Energie in einen Job und eine Beziehung, die beide nichts brachten, verschwendet hatte. Einmal hatte ich auch eine seltene Infektion an der Hornhaut des linken Auges, durch die ich fast erblindet wäre. Gemäß der traditionellen chinesischen Medizin (TCM) liegt das Auge am Leber-Meridian (in den Meridianen fließt die Lebensenergie), und dieser ist mit dem Gefühl der Wut verbunden. Die ganze Sache hatte sich entwickelt, als ich dabei war, die kindliche Wut auf meine Mutter zu verarbeiten. Die entsprechenden Erinnerungen kamen hoch, als ich anfing, *Mutter-Tochter-Weisheit* zu schreiben – die Behandlung in einer renommierten Augenklinik hatte keinen Erfolg. Die Infektion ging erst weg, als ich hohe Dosen Vitamin C nahm, das ich gerne »Vitamin *Seh*« nenne. Ich war so wütend auf meine Mutter wegen der Dinge, die in der Kindheit passiert waren, dass ich mich ganz vergraben und im wahrsten Sinne des Wortes »keinen Durchblick« mehr hatte.

Weil unsere Körper verschiedene, miteinander verbundene Systeme aufweisen, hat es weder Sinn, sich auf dies oder jenes Problem zu stürzen und zu tun, als bestehe es unabhängig von unseren Emotionen, noch auf irgendeine Wundertherapie oder Erfindung zu warten. Zwar haben wir gelernt, Krankheiten mit unseren Genen in Verbindung zu bringen, aber das ist eine veraltete Vorstellung, die nicht mehr den heutigen wissenschaftlichen Erkenntnissen entspricht. Entscheidend ist, dass unsere

Immunität und unsere Resilienz von den starken Emotionen des Mitgefühls, der Liebe oder Ehre gestärkt werden, die uns damit mehr als alles in die Lage versetzen, Bakterien und Viren zu bekämpfen. Aber berechtigter Ärger und das Einstehen für sich selbst haben auch etwas mit Gesundheit zu tun! Wenn Sie erst einmal die Kraft erkannt haben, die aus der Wahrnehmung der eigenen Gefühle oder dem Ändern der Gedanken, Bilder und schließlich auch des Handelns entspringen, dann merken Sie auch, dass Sie Ihre Gesundheit und das Immunsystem durch gelebte Freude, Beschwingtheit, Leidenschaft, Wohlgefühl oder berechtigten Zorn stärken können. Zugleich können Sie chronische Entzündungen vermindern, die, wie ich schon sagte, die Ursache aller chronisch degenerativen Erkrankungen sind. Dazu gehören Krebs, koronare Herzerkrankungen, Arthritis und Diabetes. Wohlbefinden und Kraft kommen zuallererst über die Verbundenheit mit der Seele. Möge Ihnen dieses Buch als Wegweiser zur Lebenskraft dienen.

In der Einleitung habe ich bereits Mario Martinez' Modell des biokulturellen Durchgangs angesprochen beziehungsweise die Erwartungen, die wir mit verschiedenen Altersstadien verbinden. Doch biokulturelle Durchgangsportale können auch positiv sein. Eine meiner Patientinnen reiste nach China und berichtete, dass ihre Hüftschmerzen – die man im Allgemeinen mit dem Altern in Verbindung bringt – während ihres Aufenthaltes dort verschwunden seien. Sie führte es darauf zurück, dass alte Menschen in China sehr angesehen sind und sich durch diesen Umstand ihre Selbstwahrnehmung und damit auch die Biochemie verändert habe. Dr. Martinez bringt das Beispiel der Hitzewallungen im Vergleich zwischen Peru und Japan. In Peru bedeutet der Begriff für Hitzewallungen »Scham«, während Hitzewallungen und die Menopause in Japan als Anzeichen eines zweiten Frühlings gelten und eine Frau mehr Weisheit erlangt. Die Entzündungszeichen, die Peruanerinnen mit Hitzewallungen haben, sind höher als die der Japanerinnen wegen der negativen Bedeutung. Bei den !Kung im südlichen Afrika gibt es überhaupt kein Wort für Hitzewallungen. Der Status einer Frau erhöht sich bei ihnen nach der Menopause. Deshalb sollten wir im Westen die Wechseljahre wieder neu und positiv besetzen und diese Erfahrung nicht als Übergang in den Verfall deuten.[11]

Alpha-Göttinnen

Wir befinden uns im Zeitalter der Alpha-Göttin, die Frau in den Wechseljahren und danach besinnt sich auf sich selbst. Die Werbung erkennt langsam, dass Frauen in ihren 50ern und 60ern zunehmend Geld für sich selbst und ihre Lieben ausgeben, ohne Schuldgefühle, Peinlichkeit oder Vorbehalt. Es waren Frauen über 50, die die ersten E-Reader kauften und damit den Buchmarkt veränderten, und sie stellen nach wie vor die größte Gruppe unter den Buchkäufern. Sie wissen, was sie wollen, sind offen für Neues, und ihre Kaufkraft hat einen ziemlich großen Einfluss auf die Wirtschaft.[12] In einem kürzlich erschienenen Leitartikel mit dem Titel »Smart Money setzt auf die Generation 50+« schrieb Robert Love, Chefredakteur von *AARP: The Magazine:* »Wir, die Leute über 50, zählen 100 Millionen. Bald stellen wir mehr als 70 Prozent des verfügbaren Einkommens hierzulande. Wir kaufen zwei Drittel aller Neuwagen, die Hälfte aller Computer und ein Drittel aller Kinokarten. Wir geben 7 Milliarden Dollar pro Jahr im Online-Handel aus. Reisen? Mehr als 80 Prozent der Ausgaben im Premiumsegment werden über unsere Kreditkarten abgewickelt. Zusammengerechnet heißt das: US-Bürger über 50 lassen die Kasse klingeln. Sie sind die drittgrößte Ökonomie der Welt, gleich hinter dem Bruttoinlandsprodukt der USA und China.«[13]

Frauen, die finanziell nicht so gut gestellt sind, geben ihr Geld nicht unbedingt für einen Tabletcomputer oder für Edelparfüm aus, aber sie zögern nicht, wenn es darum geht, sich zu verwöhnen. Selbstfürsorge und Weiterbildung erhalten Priorität, sobald Frauen in den zweiten Frühling kommen. Frauen gehen zur Massage und zur Akupunktur oder werden selbst Masseurin und Akupunkteurin. Sie machen sich am Sonntagmorgen mit ihren Freundinnen zum Meditationszentrum auf oder übers Wochenende in ein Wohlfühl-Spa, wo sie reden, wandern und Wein probieren. Alpha-Göttinnen finden Gleichgesinnte. Auch wenn sie nichts mit den anderen Frauen im Schwimmbad verbindet, das sie täglich aufsuchen, dann genießen sie doch ein Schwätzchen in der Umkleide. Sie können die Gruppe der Gleichgesinnten jederzeit erweitern und es mit dem alten Spruch im Poesiealbum halten: »Neue Freunde kannst erhalten, doch vergesse nicht die alten.« Allerdings sollten Sie alten Freundschaften nur so lange treu bleiben, wie diese lebendig sind und Sie nicht auslaugen. Alpha-Göttinnen sind *alterslose Göttinnen.*

Und Alpha-Göttinnen sagen: »Jetzt bin ich dran.« Sie wollen etwas geben, aber nicht um den Preis, die eigenen Bedürfnisse zurückzustellen; sie wollen sich selbst ausdrücken, ohne ständig Angst zu haben, jemand anderen vor den Kopf zu stoßen. Sie folgen ihren Gefühlen und ihrer Leidenschaft. Sie kennen ihre Stärken, weil sie schwere Verluste gemeistert haben. Die Angst, es alleine nicht zu schaffen, verschwand zusammen mit dem ersten Mann, dem ersten Job, bei dem ihnen gekündigt wurde. Sie kennen ihre Schwächen und haben sich damit versöhnt, haben herausgefunden, wie sie mit ADHS, mit Ungeduld, Schüchternheit, der Unlust auf Small Talk, kurz alldem klarkommen, von dem sie seit der Pubertät gehört haben, es würde sie unbeliebt machen oder keinen Mann finden lassen. Oder wie eine Frau sagte: »Mir wurde klar, dass selbst verschrobene Frauen Sex haben.«

Manche Alpha-Göttinnen geraten in finanzielle Schwierigkeiten, aber heute sehen sie sich mehr als früher in der Lage, für sich selbst zu sorgen. Vielleicht kennen sie andere Frauen, die finanziell besser dastehen, und stellen fest, dass sie auch gern ein Haus ohne Hypotheken oder ein abbezahltes Auto oder einen privaten Rentenfonds hätten. Und doch fühlen sie sich unabhängiger, klüger und kompetenter als jemals zuvor. Was man braucht oder möchte, ist nicht mehr nur ein Traum. Sie genießen ihre eigene Kraft und brauchen keinen äußeren Erfolg für ihr Wohlbefinden. Die verpassten Gelegenheiten und die Verluste, die anfänglich so riesig wirkten, erweisen sich im Nachhinein als gar nicht so furchtbar. Der treulose Liebhaber hat sich mit einer Jüngeren davongemacht, die ihn nun daran erinnert, seinen Blutzucker überprüfen zu lassen, und die fortan mit seinen Launen und seinem Wunsch nach Aufmerksamkeit wird klarkommen müssen. Unser zweiter Frühling bringt oft eine Neubewertung der Vergangenheit mit sich, aber auch von Gegenwart und Zukunft.

Alpha-Göttinnen haben eine andere Perspektive: ob es nun das Auto ist, das einen Totalschaden hat oder gestohlen wurde, oder die Begegnung mit einer Person, die – bei der Arbeit oder in der Familie – Streit nur deshalb vom Zaun bricht, um Aufmerksamkeit zu erhalten. Was sie früher schnell hat zum Hörer greifen, die Freunde besuchen oder seitenlang ins Tagebuch hat schreiben lassen, lässt sie heute kalt. Sie sagen sich: »Ja, so ist das Leben« oder »Das geht auch vorbei« oder mein Lieblingsspruch – altes polnisches Sprichwort –: »Nicht mein Zirkus, nicht meine Affen.« Vor vielen Jahren habe ich meine Schwester durch einen Unfall verloren. Seitdem sage ich mir, sobald jemand eine schlechte Nachricht verkündet: »Hey, niemand aus der Familie ist tot. Es ist doch gar nicht so schlimm.« Wenn wir über 50 sind, haben wir genug Erfahrung, um sofort zu wissen, was wichtig ist und was nicht.

Mit den Jahren wird auch unser Bullshitomat immer besser. Wir merken, wenn sich jemand hinsichtlich der Verantwortung für seine oder ihre Probleme etwas vormacht. Wenn diese Person dann von uns gerettet werden will oder uns Schuldgefühle macht, nur weil wir angesichts der neusten Krise nicht gleich alles stehen und liegen lassen, fällt es uns heute leichter, der emotionalen Erpressung zu widerstehen. Wir erkennen: Ein »Nein« muss reichen. Wie befreiend!

Das sehe ich zum Beispiel oft bei Frauen mit alternden Müttern oder Vätern, die viel zu viele Forderungen an sie richten. Jetzt heißt es erkennen, dass eine gute Tochter sein nicht gleichbedeutend damit ist, sich von den Eltern aussaugen zu lassen. Zwar haben diese Sie in die Welt gesetzt und versorgt, doch Ihr Leben nach den Bedürfnissen Ihrer Eltern auszurichten bekommt *beiden* Seiten nicht. Was alte Eltern indessen wirklich wollen, ist das Gefühl, unabhängig und nützlich zu sein. Wenn Sie »nein« sagen oder sie bitten, Ihnen bei etwas zu helfen, egal wie unbedeutend die Hilfe sein mag, dann ist die Balance wiederhergestellt. Es ist wichtig zu erkennen, dass Sie auf einer anderen Reise sind als Ihre Eltern. Wohl kreuzen sich Ihre Pfade, aber Sie sind nicht verantwortlich für deren Leben. Das Gleiche gilt für erwachsene Kinder.

Alpha-Göttinnen erkennen ihren Wert in der »Stammesgesellschaft«. Auch wenn unsere Kultur das Alter nicht mehr so stark diskriminiert wie noch vor zwei Generationen, hat der uralte Spruch, wonach der Einfluss einer Frau nach der Menopause beziehungsweise der fruchtbaren Phase abnimmt, immer noch Gewicht. Das haben wir oft genug gehört, und es hat mit der Vorstellung zu tun, die Frau sei ein leeres Gefäß, einzig dazu bestimmt, die nächste Generation auszubrüten und großzuziehen. Wenn wir das nicht mehr können, was ist dann unsere Bestimmung? Auch wenn die meisten ihren Wert nicht an den Zustand ihrer Eizellen binden, haben doch viele von uns die Botschaft verinnerlicht, wonach sich unser Wert am Tun für andere bemisst. Folglich haben wir Schuldgefühle, sobald wir nicht mehr Zeit, Kraft und Geld in unsere erwachsenen Kinder und ihre offenen Rechnungen investieren oder in unsere Kinder in der Pubertät, die die emotionalen Wirrungen der Mittelstufe durchlaufen. Die Probleme anderer Leute geraten immer wieder ganz oben auf unsere To-do-Liste, weil wir unseren Wert unter Beweis stellen wollen. Doch wenn wir uns nicht auch ausruhen oder Hilfe von anderen annehmen, brennen wir aus. Der sichere Weg dahin ist es, allen beweisen zu wollen, was für eine gute Mutter, gute Nachbarin, gute Tochter man ist. In den Worten von Tosha Silver, Autorin von *Outrageous Openness: Letting the Divine Take the Lead:* »Akzeptieren Sie sich ganz und gar, ohne Wenn und Aber. In unserer verrückten Kultur, die tatsächlich von Ihrem Selbsthass profitiert, gehört das zu den radikalsten Schritten.«[14]

Wenn wir dabei sind, die alterslosen Jahre anzutreten, können wir uns endlich davon freimachen, uns ständig zu beweisen. Wir schauen zurück und sehen, dass wir gar nicht so schlecht waren. Vielleicht bedauern wir etwas oder sind von manchen

Leuten enttäuscht, aber das gehört zum Menschsein dazu. Nun ist es an der Zeit, uns mehr auf uns selbst zu besinnen, anstatt uns immer nur um andere zu sorgen. Gemäß der chinesischen und der ayurvedischen Medizin beenden Frauen um die 60 ihr häusliches Leben und fangen an, ihre Seele weiterzuentwickeln. Unsere Fruchtbarkeit dreht sich nicht mehr um Kinder, sondern darum, etwas zu schaffen, was für uns gut ist, ebenso wie für andere.

Kreative Göttinnen

Die neue Kreativität bedeutet, überall und jederzeit neue Möglichkeiten zu erkennen. Alterslose Göttinnen sind alles andere als abgestumpft. Sie wissen, dass es immer Neues zu lernen und zu entdecken gilt. Das gilt auch für Beziehungen. Sie freuen sich des Lebens, sind neugierig und spielerisch. Eine Freundin von mir ist zum Beispiel auf eine tropische Insel gefahren, wo es eine türkisblaue Lagune gab. Sie war quasi außer sich und ist natürlich sofort in das nächste Boot geklettert, um mit der Gruppe am Korallenriff schnorcheln zu gehen. Zwei Frauen, die neben ihr saßen und ungefähr 20 Jahre jünger waren, hatten indessen nichts Besseres zu tun, als sich über den lauten Bootsmotor und den Fahrtwind zu beschweren, darüber, dass es schwierig sein würde, in den Wellen am Riff zu navigieren, wenn sie ins Wasser springen würden. Hallo? – Ihr seid gerade in einer funkelnden Lagune und haltet mit den Fischen Zwiesprache! Wenn ihr das nicht genießen könnt, dann solltet ihr mal in euch gehen und euch für die weltlichen Freuden von Mutter Erde öffnen.

Alterslos leben hat vor allem mit Lebenskraft zu tun, mit dem Schöpferischen, das neues Leben hervorbringt, mit der heiligen Weiblichkeit. Unter dem Pflaster liegt der Strand, Gras sprießt überall, die Natur will hoch hinaus und immer weiter, wenn es sein muss. Lebenskraft liegt in unserer Natur. Allerdings nutzt es nichts, wenn man lediglich Nahrungsergänzungsmittel zu sich nimmt, Pillen schluckt und immer brav seine Übungen macht; das allein ist nicht der Weg zum Anti-Aging. Nur das alterslose Leben bringt Spannkraft und Jugendlichkeit zurück.

Ich bin wirklich sehr für körperliche Bewegung und gesundes Essen. Aber Sie werden bestimmt nicht jünger, wenn Sie sich in einen schlecht beleuchteten Übungskeller zwingen und auf dem Crosstrainer in Schweiß geraten, während Sie auf eine Wand starren oder einen News-Channel gucken. Auch auf all die leckeren Dinge zu verzichten, die Sie so gern mögen, bringt Sie keinen Schritt weiter. »Bekämpfen« Sie das Altern nicht, wenn Sie stattdessen einfach den Tanz des Lebens tanzen und den Körper lustvoll bewegen können. Auch eine ideale Kombination aus Krafttraining, leichter Aerobic und Intervalltraining wird Sie nicht alterslos werden lassen. Wenn Sie an Ihrer Trainingszeit feilen, tun Sie's, aber glauben Sie nicht, es sei die Glücksformel. Der wahre Quell der Jugend ist das Glück und die Verbindung zu dem, was Tosha Silver das »Göttlich Geliebte« nennt (oder wie auch immer Sie es nennen wollen – Gott, die Göttin, die Quelle, die höhere Kraft, das Universum, Alles, was ist). Die Anti-Aging-Formel heißt: das Leben lieben, neue Dinge probieren und Erlebnisse genießen. Freude stellt sich ein, wenn wir uns mit der Lebenskraft verbunden fühlen.

Auch wenn Ihre Haut nicht mehr so strahlt wie mit 20, können Sie doch Lebendigkeit ausstrahlen, wenn Sie sich als Ausdruck des Göttlichen begreifen, als ein Geschöpf, durch welches das Göttlich-Geliebte wirkt. Vielleicht bedeutet das für Sie, sich nicht mehr die Haare zu färben, um das Grau zu verstecken; oder es bedeutet, das endlich einmal zu tun, weil es Ihnen egal ist, was andere davon halten. *Sie* entscheiden, was Sie alterslos sein lässt und wie Sie sich selbst ausdrücken. Wenn Ihre Tochter sagt: »Mensch, Mama, du bist zu alt, um das zu tragen«, entgegnen Sie: »Nein, bin ich nicht!« Stehen Sie auf und wehren Sie sich gegen die Kulturbestimmer im Ressort Spaß und Freiheit, besonders in Ihrer eigenen Familie. Auch unseren Töchtern sollten wir beibringen, alterslos zu sein. Sie sollten gar nicht erst denken, ab einem bestimmten Alter sinke ihr Wert, und ihre ersten Lektionen haben mit Ihnen zu tun.

Wenn es um Gesundheit und Lebenskraft geht, können Sie die Zeiger der Uhr durch Neugier und Offenheit zurückdrehen. Haben Sie jedoch keine Angst, bei etwas zu bleiben, wenn es für Sie stimmig ist. Wenn Sie eine analoge Frau im digitalen Zeitalter sind und es Ihnen davor graust herauszufinden, wie eine neue Technik funktioniert, dann genießen Sie den Umstand, dass Sie erfahren genug sind, um zu wissen, was der Mühe wert ist und was nicht. Wenn Ihnen nach Neuem ist, dann probieren Sie es aus, weil Sie es möchten und nicht aus Angst zurückzubleiben. Durch das Hören neuer Bands und Musiker bleiben Sie alterslos und mit der Gegenwart verbunden, genauso wie im Zusammensein mit Leuten, die 20, 30 oder sogar 40 Jahre jünger sind als Sie. Dabei werden Sie auch erleben, dass Kunst und Musik gänzlich zeitloser Natur sind. Ich kenne 20-Jährige, die die Musik von Jimi Hendrix oder Bruce Springsteen lieben und auf Vinylplatten stehen. Meine Tangogruppe umfasst Menschen zwischen 25 und 75. Das Alter ist vollkommen unwichtig. Alterslos leben indes bedeutet, dass für die eigenen Entscheidungen nicht die Angst, sich lächerlich zu machen, ausschlaggebend ist, sondern das Gefühl des Sichwohlfühlens im eigenen Körper und Neugier auf die Welt.

Die heilige weibliche Energie

Empfangen und Annehmen ist eigentlich der Ausgleich für jenen Modus des Tuns und Handelns, der uns nur allzu vertraut ist. Durch eine Krise oder einen Weckruf wird uns dann plötzlich klar, dass wir so nicht weitermachen können, all unsere Lebensenergie einsetzend, ohne je aufzutanken, immer nur geben, selten bekommen. Das nenne ich eine »Knochenmarkspende«. Denn energetisch gesehen ist es das!

Nicht nur Frauen befinden sich in einem Übergang. Überall auf der Welt merken Menschen, dass sich das Leben ändert. Astrologisch gesehen befinden wir uns dann in einem »Zeitenwechsel«, wenn die Erde sich in das elfte Haus des Tierkreises zurückbewegt. Das ist der Moment, in dem sich das Weibliche in Partnerschaft mit dem Männlichen erhebt – sowohl in uns als auch zwischen Mann und Frau. Selbst wenn Sie keine Anhängerin der Astrologie sind, können Sie erkennen, dass die Menschen sich stark verändern und sich von den überkommenen Vorstellungen abwenden. Technologien, besonders die Telekommunikation, haben einen großen Einfluss darauf, wie wir uns gegenseitig und als Teil eines größeren Ganzen wahrnehmen. Uns bricht das Herz, wenn wir online ein Video sehen, das auf der anderen Seite der Erde gedreht wurde. Wir sind den Tränen nahe, wenn wir sehen, wie sich ein Kind darüber freut, dass es etwas toll hinbekommen hat, aufgenommen mit dem Smartphone seines Vaters und nun auf unserem eigenen zu sehen, während wir am Flughafen warten. Wir ahnen die Wahrheit, so schön beschrieben im Buch meines Freundes Dr. Larry Dossey, *One Mind: How Our Individual Mind Is Part of a Greater Consciousness and Why It Matters [Ein Geist. Warum unser individuelles Bewusstsein Teil eines größeren ist und warum das etwas bedeutet].* Tatsächlich sind wir mit allem und jedem verbunden, und wenn wir nicht besser zusammenarbeiten, dann werden die Probleme »drüben« bald »hüben« sein, falls das nicht ohnehin schon der Fall ist. Die Welt braucht viel Kreativität, um all die Probleme anzupacken, und sie bedarf kluger Frauen, die im Vollbesitz ihrer Göttinnennatur sind.

Wir stehen an der Schwelle zu einem neuen Zeitalter und holen die heilige weibliche Energie zurück, das weibliche Prinzip, bekannt auch als Yin. Über sehr lange Zeiträume in der Frühgeschichte hinweg war es für das Leben und den Glauben der Menschheit bestimmend. Das heilige Weibliche beeinflusste Rituale, Zeremonien, Religionen, Mythen, Legenden und die Kunst der frühen Hochkulturen auf der ganzen Welt, weit länger als die schriftlich überlieferte Geschichte, die im Vergleich dazu ein kurzer Ausreißer ist. Geht es nach vielen Anthropologen, dann wurde das heilige Weibliche als Große Göttin oder Mutter Erde verehrt.[15] Nun, es ist Zeit, die Mutter zurückzuholen!

Wenn Ihnen das verlorene weibliche Prinzip irgendwie weit weg vorkommt, dann denken Sie nur an die Schlagwörter, die man in letzter Zeit hört. Etwa wenn einflussreiche Geschäftsleute sagen, wir bräuchten Arbeitnehmer, die kreativ sind und gut mit Leuten können (sprich: die intuitiv sind und gut kommunizieren können); oder wenn Politiker meinen, es solle Schluss sein mit der Politikverdrossenheit und mehr Zusammenarbeit geben. Männer und Frauen stellen zunehmend infrage, dass sich die Jagd nach Geld um jeden Preis lohnt. Sie hinterfragen auch den damit verbundenen Zeitaufwand, der ebenso gut in den Aufbau der Gemeinschaft oder in die Beziehungen zu anderen investiert werden könnte, unsere Kinder eingeschlossen. Weibliche Energie bedeutet, unsere Gefühle zu beachten, den Bedürfnissen des Körpers und der Erde Rechnung zu tragen. Das bedeutet zuhören und aufnehmen, was in anderen Menschen vorgeht, um es dann zu bündeln und schließlich zu verstehen, wie einvernehmliches Interagieren aussehen kann. Übrigens machen das gute Mütter automatisch. *So* könnte sich das heilige Weibliche in der modernen Welt zeigen, von der wir ein Teil sind. Kriege und Konflikte hatten wir genug, auch die Entfremdung von unseren Körpern, Gefühlen, Schmerzen und Bedürfnissen. Wie wäre es mit etwas Neuem?

Obwohl das heilige Weibliche eher mit Frauen und ihrem Anderssein in Verbindung gebracht wird, ist es doch auch Teil der männlichen Existenz. Das Männerherz fühlt tief, und den Menschen, die sie lieben, zu dienen und sie zu schützen ist Männern in Fleisch und Blut übergegangen. Schauen Sie sich das Tao-Symbol an, welches das Männliche und das Weibliche darstellt, dann sehen Sie, dass es weibliche Energie im Männlichen gibt und umgekehrt. Das Gleiche zeigt sich bei unseren Hormonen: Beide Geschlechter haben das Hormon Testosteron und das weibliche Östrogen und Progesteron. Diese Ausgewogenheit brauchen wir ebenfalls in unseren Gemeinschaften. Frauen müssen mit Männern zusammenarbeiten, um neues Leben hervorzubringen; gemeinsam müssen wir nach neuen Wegen der Begegnung und Zusammenarbeit suchen.

Die Werte des Patriarchats – oder was die Wissenschaftlerin Riane Eisler, Autorin von *Kelch und Schwert*, die Dominanzkultur nennt – müssen durch weibliche Werte ausgeglichen werden, die auf Lebenserhalt und Zusammenarbeit zielen. Wir sollten wieder mit dem Weiblich-Göttlichen in Verbindung kommen und wie der Mond sein, der zu- und abnimmt. Unsere Körper sind mit diesem seltsam schönen Gestirn verbunden, das unsere Vorfahren verehrt haben. Doch wir meinen, in unserem Bemühen, gut und ein wertvolles Mitglied der Gesellschaft zu sein, werde die Sonne niemals untergehen. Deshalb sind wir immer in Bereitschaft. Seit Tausenden von Jahren meinen wir, mehr und mehr produzieren zu müssen, ganz egal, wie hoch die Kosten sind. Immerfort treiben wir uns an. Wir messen uns im Wettbewerb, statt zu kooperieren und kreativ zu sein. Nun, da die Menschheit auf über sieben Milliarden angewachsen ist, müssen wir uns etwas einfallen lassen, um die Ressourcen zu teilen und die Zukunft friedlich und harmonisch zu gestalten.

Heute gibt es Fortschritt ohne Vernunft und Wettbewerb ohne Zusammenarbeit, da diese als »old school« gilt. Doch uns ständig mit Adrenalin, Zucker und Kaffee anzutreiben, kann nicht die Lösung sein. Das gilt auch für Sätze wie »Ich nehm mir meinen Teil, sonst macht es jemand anders« oder »Ich muss was gegen das Älterwerden machen, sonst überholt mich eine Jüngere im Job oder schnappt mir den Partner weg«. Wir müssen verstehen, wann es Zeit ist für Ruhe und Erholung, und dann – gemeinsam – überlegen, was als Nächstes zu tun ist. Zusammen.

Ob Sie sich ausgelaugt fühlen, weil Sie immer anderen gefallen wollen, oder Fast Food verschlingen oder nicht auf Ihr Inneres hören: Es ist Zeit, den Weg von Dauerleistung und Stress zu verlassen, der nur zur Erschöpfung und degenerativen Krankheiten führt. Geben Sie der Göttin in sich Raum, erneuern und verjüngen Sie sich durch tägliche Rituale, die Ihnen Kraft und Freude schenken. Das ist entscheidend für geistiges, emotionales und körperliches Wohlbefinden. Denken Sie nicht, Gesundheit sei die Abwesenheit von Krankheit, ein kurzes Durchatmen vor dem unausweichlichen Verfall des Körpers. Betrachten Sie stattdessen Gesundheit lieber als Ausdruck Ihrer angeborenen Göttlichkeit. Die göttliche Kraft ist voller Liebe und Freude. Sie hat die Macht zu heilen, wiederaufzubauen und den Körper zu stärken. Zu ihr gelangen wir nur, wenn wir uns zugestehen, was Frauen seit Millionen von Jahren verwehrt ist: ohne Reue zu genießen, uns selbst zu lieben und Freude zu empfinden.

KAPITEL ZWEI

Göttinnen wissen um die Kraft der Lust

Nur die Sinne können die Seele heilen, wie nur die Seele die Sinne heilen kann.
— Oscar Wilde, *Das Bildnis des Dorian Gray*

Die Verbindung zu meinem Tangopartner war unbeschreiblich. Wir waren einander ganz nah, ich hielt meine Augen geschlossen, während er mich fest an seine Brust drückte und wir uns gemeinsam zur Musik bewegten. Argentinischer Tango ist ein erdhafter Tanz, der die männliche und weibliche Energie in eine Bewegungsmeditation überführt und beide Partner sich geeint bewegen lässt. Dieser Tanz, der ganz auf Improvisation beruht, erlaubt einem Mann und einer Frau, Freude zu geben und zu empfangen.

Obwohl ich nicht bewusst darüber nachdachte, wusste ich, dass mein Körper und Gehirn mit körpereigenen Stoffen überschüttet wurden, die mich euphorisch machten. Ich war vollkommen geschützt und genoss das Band zwischen mir und den Männern, die in dieser Nacht meine Tanzpartner waren. Ganz vorbehaltlos kostete ich das Hochgefühl aus, das ich immer wieder neu würde entfachen können. Es fühlte sich wunderbar an, in meinem Körper zu sein.

Als der Abend zu Ende war, blickte ich auf die Straße hinunter, sah den feinen Nebel zwischen den Laternen, während ich das leise Zischen der Autoreifen auf den regennassen Straßen vernahm. Ich fühlte über Stunden hinweg ein angenehmes Prickeln, ja, Leichtigkeit und Leuchten ohne bitteren Nachgeschmack. Meine Leidenschaft auszuleben würde nicht dazu führen, dass ich zunahm, hohen Blutdruck und Schuldgefühle bekam oder mich langweilte. Ganz im Gegenteil: Argentinischer Tango hat viele gesundheitliche Vorteile, die sogar dokumentiert sind. Was ich entdeckt hatte, war reines Vergnügen, dem ich mich unbeschadet immer und immer wieder hingeben konnte.

Zum Tango zog es mich ursprünglich hin, weil ich nach einem Paartanz suchte. Und als ich diesen Tanz zum ersten Mal sah – es war eine kalte Januarnacht, und ich erhaschte von draußen einen Blick in ein Tanzstudio –, sagte jede Faser meines Körpers: *Ja!* Das war sehr sinnlich und sexy. Noch wusste ich nichts davon, dass mich dieser leidenschaftliche Tanz lehren würde, konzentriert und lustvoll Körper und Seele zu verbinden. Mit den Jahren lernte ich, mich ganz dem Gefühl hinzugeben, von einem Mann getragen zu werden und doch ganz bei mir zu sein. Diesen Tanz zu lernen, der mehr eine Art spirituelle Kampfkunst ist, war für mich eine der schwierigsten, aber auch bereicherndsten Herausforderungen überhaupt. Jahre später meinte meine Tochter Annie – sie war gerade für ein Sabbatical umgezogen: »Mama, ich will mich ja nicht in deine Angelegenheiten mischen, aber kann ich nicht mal mit dir zum Tango gehen? Du hast immer so begeistert davon erzählt, und nun hab ich es selbst erlebt.« Ganz richtig: Meine anspruchsvolle erwachsene Tochter aus New York wollte ein Stück meines Generation-50+-Lebensstils.

Wenn wir normalerweise das Wort »Lust« hören, denken wir an Sex, wobei sexuelle Lust eine Erfahrung all unserer Sinne ist. Alle Lust ist ihrer Natur nach sinnlich, weil unsere Körper den Tanz mit den schöpferischen Kräften des Universums aufnehmen. Das Leben selbst wird sexuell übertragen. Vitalität zu erleben, ob beim Tango oder einer anderen Aktivität, führt uns heraus aus unseren Köpfen und zurück in den Körper, um das Wunder der körperlichen Existenz zu erfahren. Dann nehmen wir teil am Entstehen einer neuen Welt, Geist und Körper verjüngen sich.

Ich will gar nicht in Abrede stellen, dass es sich lohnt, etwas für andere zu tun und zu gedeihlichen Umständen in der Welt beizutragen, auch nicht, dass es Freude macht zu geben. Ich habe es als ungeheuer befriedigend erfahren, jemandem in der Notaufnahme oder während einer schwierigen Geburt beizustehen. Was ich möchte, ist, der Macht der Lust wieder zu ihrem Recht zu verhelfen, denn sie kommt aus der göttlichen Kraft des Universums. Sie ist ein himmlisches Geschenk, eine Kunst, die, richtig angewandt, Freude und Glück im Körper wie im Leben verankert. Wahre Lust ist der Schlüssel zur Gesundheit.

Alle Göttinnen der Lust haben mit Sinnlichkeit zu tun, mit Erdverbundenheit; sie sind nicht von Körper und Umwelt getrennt. Die Kraft der Göttin geht einher mit Eros, Empfindung und den Freuden der Selbsterneuerung. Nehmen Sie Ihre freudige, sinnliche und irdische Natur an und hören Sie auf, Ihre Kraft immer nur anderen zu geben. Das hat nichts mit Frivolität zu tun. Es kann lebensrettend sein. Bei der preisgekrönten Dichterin Audre Lorde, mittlerweile verstorben, war ein Brusttumor entdeckt worden, der schon bis in die Leber Metastasen gebildet hatte. Man räumte ihr noch höchstens sechs Monate ein. Doch sie lebte acht Jahre unbekümmert weiter. Damals schrieb sie: »In meinen Träumen wie in Tests zu meiner Immunfunktion musste ich mich mit den schlimmen Folgen übermäßiger Anstrengung auseinandersetzen, was etwas anderes ist als das Austesten der eigenen Grenzen. Für mich zu sorgen hat nichts mit Selbstsucht zu tun. Es hat mit Selbsterhaltung zu tun, und das ist ein politischer Kampf.«[1] Jahre später habe ich Audre Lordes Vermächtnis von der Selbstsorge noch ein bisschen weitergeführt. Damals unterrichtete ich im Rahmen des Mastery Program an der Mama Gena's School of Womanly Arts in New York. Was dort gelehrt und praktiziert wurde, die Suche nach der wahren Lust, konnte nur einen positiven Effekt auf die Gesundheit haben. Um diese spontane Einsicht zu überprüfen, bat ich alle Frauen, deren Gesundheit sich im Laufe der Zeit *verbessert* hatte, einmal ans Mikro zu treten, um davon zu berichten. Ich war platt, als eine nach der anderen von Besserung, ja Heilung erzählte, ob bei Arthritis oder Eierstockzysten, bei Abstrichen mit Positivbefund und sogar Blasenkrebs. Immer war eine Besserung eingetreten, nachdem sich die Frauen ohne Wenn und Aber auf die wahre Lust eingelassen hatten. Lust ist in der Tat eine wirksame Medizin. Im Grunde wissen wir das, weil wir uns am besten körperlich regenerieren, wenn wir glücklich sind. Alterslos leben heißt: die Kraft der Lust zu kennen, zu unserem Wohl und dem der Menschen um uns herum.

Die Wiedereroberung der Lust

Wir haben fast alle verinnerlicht, den Körper den Erfordernissen der Vernunft unterzuordnen. Unsere gesamte Erziehung beruht darauf. In der Schule haben wir gelernt, ruhig auf einem Stuhl zu sitzen, nur in den Pausen auf die Toilette zu gehen und alle Aufmerksamkeit auf den Lehrer zu richten. Mit Disziplin oder Gewohnheitsbildung schaffen wir es, bei der Sache zu bleiben, von der wir glauben, sie erledigen zu müssen. Dennoch sind wir nicht dafür geschaffen, den Alltag permanent durchzuorganisieren oder anderen zu gefallen. Auch sind wir nicht dafür geschaffen, über Stunden hinweg stillzusitzen und auf Bildschirme zu starren. Unsere Gehirne sind so angelegt, dass wir Lebenskraft und Lust erleben sollen, die verjüngt. Das aber haben wir vergessen. Deshalb sollten wir diese Erfahrung wieder regelmäßig machen, am besten täglich.

Kürzlich sprach die Neuroanatomin Dr. Jill Bolte Taylor in einem Vortrag (es gibt davon auch ein Video und ein Buch) von der leicht verstörenden, aber angenehmen Erfahrung einer »schlagartigen Erkenntnis«: Ihr rationales Denken kam zum Erliegen, und das Wunder und die Euphorie einer aktivierten rechten Gehirnhälfte traten an seine Stelle. In der Regel unterdrücken wir die Aktivitäten ebendieser rechten Gehirnhälfte. Das aber vermindert das lustvolle Entspannen, die reine Freude am Sein, Teil des Schönen zu sein, das immer neu entsteht und unserer wahren Natur entspricht.

In dem Buch *Heilung im Licht: Wie ich durch eine Nahtoderfahrung den Krebs besiegte und neu geboren wurde* beschreibt Anita Moorjani eine Nahtoderfahrung – sie hatte Krebs im Endstadium –, während der sie erkannte, dass wir hier sind, um das Leben auszuschöpfen. Askese, Kargheit, Selbstverleugnung und die Missachtung des Körpers sollten nicht das sein, wonach wir trachten. Auch Siddhartha, ein Prinz, der später der Buddha wurde, hat dies entdeckt, nachdem er sich der Askese verschrieben hatte und mit nur einem Reiskorn am Tag sein Auskommen fand. Seine Reichtümer aufzugeben führte nicht zur Erleuchtung – unter einem Baum zu sitzen indessen schon. Nehmen Sie das als Bild, um wieder mit Mutter Erde und ihrer nährenden Kraft in Kontakt zu kommen.

Solange wir auf dieser Erde leben, sollten wir die einfachen Freuden suchen. Dazu gehört, die Lebendigkeit des eigenen Körpers zu spüren und mit anderen und der Erde verbunden zu sein. Denn unsere Körper sind dafür geschaffen, zu wachsen und zu gedeihen und sich selbst wieder in Ordnung zu bringen durch das irdische Vergnügen der Körperlichkeit.

Die Biochemie der Lust

Körperzellen in Gehirn, Blut und Blutgefäßen produzieren einen Botenstoff oder Gas, genannt Stickstoffmonoxid (NO), was nicht zu verwechseln ist mit Lachgas (N_2O), das beim Zahnarzt verwendet wird. Die Ausschüttung von Stickstoffmonoxid wird ausgelöst durch Lachen, einen Orgasmus oder andere lustvolle Erlebnisse, durch Meditation und Sport (Stickstoffmonoxid ist mitbeteiligt am »Runner's High«) sowie durch den Verzehr von Obst und Gemüse mit einem hohen Gehalt an Antioxidantien.

Es entspannt die Blutgefäße, was den Blutfluss steigert. Tatsächlich bedient sich Viagra dieses natürlichen Effekts: Es löst die Ausschüttung von Stickstoffmonoxid aus, wobei mehr Blut in den Penis gelangt und es so zu einer Erektion kommt. In ähnlicher Weise kann Nitroglyzerin einen Herzanfall stoppen, weil es ebenfalls Stickstoffmonoxid freisetzt, das Blutgefäße weitet und Verengungen abmildert.

Die Empfindung, die sich bei der Freisetzung von Stickstoffmonoxid einstellt, währt nur ein paar Sekunden, aber die sind *wunderbar!* Sie setzt eine Kettenreaktion weiterer Wohlfühlchemikalien im Körper frei. Man spürt, wie sich die eigene Energie verändert und ein schönes Gefühl der Entspannung einsetzt. Nachdem das Stickstoffmonoxid in den Stoffwechsel gelangt ist, wirkt es mit anderen Antikoagulanzien vorbeugend gegen Schlaganfall, es signalisiert weißen Blutkörperchen, Infektionen zu bekämpfen und Tumore zu zerstören, Neurotransmitter zu regulieren und chronische Entzündung zu verringern. Je öfter Ihr Körper Stickstoffmonoxid erzeugt und freisetzt, desto weicher, flexibler und weiter werden die Blutgefäße, weil sie gelernt haben zu entspannen. Ihr Kreislauf verbessert sich. Stickstoffmonoxid verbessert viele körperliche Funktionen und beugt ernsten Erkrankungen vor.

Mir hilft die Vorstellung, dass es sich bei Stickstoffmonoxid um die physische Entsprechung von Lebenskraft handelt (auch *Qi* oder *Prana* genannt), die den Körper belebt. Forschungen an der Stanford University zu Seeigeln haben erbracht, dass Stickstoffmonoxid freigesetzt wird, wenn Ei und Samen im Moment der Schöpfung aufeinandertreffen. Am anderen Ende des Lebensspektrums könnte das weiße Licht, von dem Menschen mit Nahtoderfahrung berichten, auf eine Explosion von Stickstoffmonoxid zurückzuführen sein. Zudem wird Stickstoffmonoxid Frühchen verabreicht, um deren Lungentätigkeit zu aktivieren, da das Lungengewebe seinem Wesen nach erektil ist. Stickstoffmonoxid ist wie der Lebensatem selbst. Es bewirkt sogar, dass Glühwürmchen leuchten.

Der Mediziner Herbert Benson beschreibt Stickstoffmonoxid als elementaren Bestandteil dessen, was man als das »Hochgefühl« von ekstatischen Flow-Erlebnissen kennt, und erklärt, dass es neue neuronale Verbindungen im Gehirn schafft. Durch die neuronalen Verbindungen bewegen sich Informationen. Es ist möglich, dass diese Änderungen im Gehirn zu neuen Mustern im Denken führen. Benson meint, Stickstoffmonoxid sei »ein biologischer Mechanismus, der die Dynamik menschlichen Glaubens, die Kreativität, körperliche und geistige Abläufe und selbst spirituelle Erfahrung umfasst«.[2]

Wut, Angst und Kummer erschöpfen Stickstoffmonoxid. Wenn das Endothel – die Gefäßwände – der Blutgefäße durch freie Radikale, bedingt durch Stress und Umweltgifte, einmal beschädigt ist, kann der Körper nicht mehr genug Stickstoffmonoxid ausschütten, um die freien Radikale und den Schaden am Gewebe einzudämmen. Der Stickstoffmonoxid-Kreislauf hingegen ist wie eine positive Feedback-Schleife: Je mehr Sie davon haben, desto einfacher ist es für den Körper, es zu vermehren. Wohlbefinden schafft Wohlbefinden. Das Leben erneuert sich fortwährend, wohingegen Wut, Angst und Kummer Lebenskraft rauben.

Als alterslose und gesunde Göttin sollten Sie lernen, Freude und Mitgefühl bewusst zu empfinden, Kummer und Unmut loszulassen. Gestehen Sie sich zu, berechtigten Ärger zum Ausdruck zu bringen. Wenn Sie etwa sehen, wie jemand ein Tier quält oder ein Kind belästigt, und Sie sich für dieses unschuldige Wesen einsetzen, dann tun Sie damit auch etwas für Ihre

Gesundheit und Ihr Gesamtwohl (natürlich nur solange Sie dabei kein körperliches Risiko eingehen). Das Schlimmste, was Sie tun können, ist, an negativen Emotionen festzuhalten.

Die Biochemie der Lust kann im Übrigen die Biochemie des Alterns aufheben: Stickstoffmonoxid ist der Ober-Neurotransmitter, der alle anderen entweder noch anregt oder reguliert: Endorphin, Dopamin, Serotonin, Oxytocin (ein Neurotransmitter, der Bindungen herstellt und etwa während des Stillens, des Orgasmus, in angenehmer Gesellschaft freigesetzt wird), desgleichen DMT (Dimethyltryptamin), das in der Zirbeldrüse entsteht und wahrscheinlich beim Träumen eine Rolle spielt.[3] Obwohl wir oft davon ausgehen, dass Neurotransmitter nur im Gehirn vorkommen, haben wir in Wahrheit überall im Körper Zellen, die eine Erregungsübertragung vornehmen können. Der Darm produziert mehr Serotonin als das Gehirn – vor allem durch die Vielzahl guter Bakterien, die dort im sogenannten Mikrobiom leben. Wenn Ihnen etwas auf den Magen schlägt oder der Darm rebelliert, dann sind das die Neurotransmitter, die mit der Nachricht kommen: »Das fühlt sich nicht gut an.« Umgekehrt können Sie ein gutes Bauchgefühl haben, wenn Neurotransmitter, die etwas mit der Stimmung zu tun haben, als Ergebnis eines angenehmen Erlebnisses, eines positiven Gedankens oder Gefühls freigesetzt werden. Deshalb geht es darum, lustvolle Erfahrungen zu machen und damit Wohlgefühl, Gesundheit und altersloses Leben zu unterstützen.

Sie haben Genuss und Freude verdient

Uns wird beigebracht, dass alles Lustvolle suspekt ist. Wir sagen »sündhaft teuer« oder »sündhaft gut«, sprechen davon, dass es uns »zu gut geht«. Jemand ist »zum Umfallen schön«, oder wir »lachen uns tot«. Dahinter steckt die Vorstellung, dass wir jemandes ganze Schönheit oder unser eigenes Lachen nicht aushalten können. Schon der Gedanke an reinen Genuss lässt uns ängstlich über die Schulter gucken und nach der Genusspolizei Ausschau halten.

Ich kann mich noch daran erinnern, wie ich mit elf Jahren in der Kirche saß und das »Große Glaubensbekenntnis« aus dem Allgemeinen Gebetbuch sprach. Dort heißt es: »Allmächtiger und allbarmherziger Vater: Wir haben gefehlt und sind abgewichen von Deinen Wegen, gleich den verirrten Schafen. Wir sind zu oft gewandelt nach dem Rat und den Gelüsten unsres eigenen Herzens. Wir haben Deine heiligen Gebote übertreten. Wir haben unterlassen, was wir thun, und gethan, was wir lassen sollten; und es ist nichts Gesundes an uns. Doch erbarme Du, Herr, Dich über uns arme Sünder.« Ich kann mich noch erinnern, dass ich dachte: *»Ich bin doch erst elf. Ich bin nicht so schlecht!«* Ich wollte in der Kirche das Heilige spüren, das Göttliche und nicht wie ein Wurm um Vergebung bitten für Dinge, die ich unmöglich getan und an die ich nicht einmal gedacht haben konnte. Ich wollte mich gut fühlen in meinem Körper und von Gott geliebt. Der hatte den Mond und die Sterne gemacht und die Gezeiten – *und* meinen Körper.

Uns schlecht und unwürdig zu fühlen ist Teil unseres Erbes der »Dominanzkultur«. Sobald uns etwas gefällt, regt sich eine leise Stimme und flüstert: »Vorsicht. Pass auf.« Wenn wir uns erst einmal körperlichen Freuden hingeben, dann liegen Selbstsucht und Hedonismus und verdiente Strafe gleich um die Ecke. Die Verdrängung und Verteufelung der Lust hat bei vielen Frauen (und Männern) dazu geführt, ihren natürlichen Instinkten zu misstrauen. Diese jedoch zeigen uns körperliches Wohlfühlen und überströmende Freude, die sich ja auch auf andere überträgt. Unser Becher wird reichlich gefüllt [Psalm 23,5, A. d. Ü.], und das immer wieder, sobald wir uns mit der Seele verbinden. Dann sind wir optimistisch und haben ein Gefühl von Weite, weil wir uns mit dem Göttlichen verbunden wissen. Unser Becher wird von der ultimativen Quelle allen Schutzes, der Zuflucht und Fülle befüllt – einer Quelle, von der wir selbst ein Teil sind. Welch eine Freude zu erkennen, dass sich Gott uns *durch uns* mitteilt.

Als ich noch verheiratet war, mochte ich meinem Mann nicht erzählen, dass ich mich massieren ließ. Es kam mir so dekadent und genießerisch vor – als ob Genießen etwas Schlechtes sei. Ich dachte, er hätte etwas dagegen, dass ich mein Geld für so etwas »Frivoles« wie eine Massage ausgab. Tatsächlich hat er mich nie dafür kritisiert, aber ich hatte die Botschaft verinnerlicht, wonach Frauen ihr Geld nicht für ihr eigenes Vergnügen »verschwenden« sollten. Viele Frauen würden allerdings den gleichen Betrag sofort ihrem Kind für eine Klassenfahrt geben oder jemandem in der Familie ein Geschenk kaufen oder für wohltätige Zwecke spenden. Aber ihn für sich und womöglich körperliche Bedürfnisse ausgeben?

Massage ist wichtig, aber nur ohne Schuldgefühle. Wenn Sie ein Problem damit haben, das Geld auszugeben, halten Sie nach

Sonderangeboten Ausschau. Ein Mann ließ sich für seine Frau per SMS über Angebote vom örtlichen Studio benachrichtigen und meldete sie dann an. Er war so klug, den Wert der Entspannung für seine Frau zu erkennen.

Wenn Sie noch immer Probleme mit der Zeit und dem Geld haben, die Ihre lustvollen Unternehmungen fordern, dann denken Sie daran, wie leicht es Männern fällt, sich mit Freunden zu amüsieren, ein paar Löcher Golf zu spielen oder ein teures Konzert zu besuchen. Sie haben keine Stimme im Kopf, die ihnen sagt, es sich gut gehen zu lassen sei egoistisch. Deshalb fragen sie sich auch nicht die ganze Zeit: *Was denken bloß die anderen* oder *Darf ich dafür Geld ausgeben?*

Mangel ist ein puritanischer Wert, gänzlich ungeeignet, Stress und chronische Entzündung zu verringern oder die Ausschüttung von Stickstoffmonoxid zu erleben. Sparsamkeit und Moral sind allerdings tief in unserem Bewusstsein verankert. Doch das sind veraltete Einstellungen. Die Körper der Frauen sind, ganz wie Mutter Erde, dazu da, Freude zu bereiten. Sie sind wie die Erde, die Mutter, die Leben hervorbringt, indem sie mit der Sonne und allen Elementen arbeitet. Die Sonne nährt die Pflanzen, die Pflanzen nähren die Tiere und uns selbst. Wir gedeihen im Überfluss. Die Tiere legen ihre Eier, die bebrütet werden oder anderen als Nahrung dienen. Bäume bringen mehr Samen hervor, als je zu Setzlingen heranwachsen, und die Vögel essen sie auf. Wir genießen schließlich die Ernte, die frischen Früchte, das Gemüse, hervorgebracht im duftend regennassen Boden, den Regenwürmer düngen. *Das* ist der Himmel auf Erden!

Lassen Sie sich nicht von Ihrem eigenen Vergnügen abhalten. Seien Sie geradeheraus, nicht defensiv oder schüchtern. Machen Sie sich klar, was Sie mögen, wollen und verdienen, und bitten Sie, wenn nötig, darum. Richten Sie sich nicht nach dem, was

Ihrer Meinung nach für Sie »ausreichend« ist. Wenn Sie lieber den ganzen Abend Schrott im Fernsehen gucken und sich die Nägel machen, statt zum Bürgertreffen zu gehen, das Sie ohnehin nur aus Pflicht besuchen, nur zu!

Das mögen kleine Freuden sein, aber sie reduzieren in der Tat Stress und damit auf längere Sicht chronische Entzündung. Vielleicht erleben Sie ja sogar eine Stickstoffmonoxidausschüttung.

Mein Rezept für Gesundheit lautet, jeden Tag etwas lustvoller zu leben. Legen Sie dieses Buch für eine Minute beiseite und notieren Sie, was Ihnen Freude bereitet. Denken Sie an die großen Dinge, aber auch an die kleinen: die Sitzheizung im Auto anschalten, wenn es draußen kalt ist. An einem klaren Morgen die Haustür öffnen und die Luft einatmen. Die ersten Momente in einem warmen Bad. Die Erfahrung, jetzt fitter zu sein und sich ganz eins mit dem Körper zu fühlen. Wie können Sie erreichen, dass Sie derlei öfter erleben? Wie können Sie langweilige Aufgaben, die Sie in der Regel unachtsam ausführen, in reiches Erleben verwandeln? Wie wäre es, eine Rock-'n'-Roll-Playlist anzulegen oder das Internetradio anzustellen, wenn Sie das nächste Mal saubermachen? Ihre Stimmung wird sich vollkommen ändern, und das Putzen wird Ihnen viel leichter von der Hand gehen!

Rituale

Sie müssen nicht jeglicher Schokolade, üppigem Essen oder Alkohol entsagen, um eine Göttin des Genusses zu sein. Studien mit gesunden Hundertjährigen haben erbracht, dass diese sehr wohl Alkohol, Zigarren oder Schokolade als Teil eines kleinen Rituals genießen. Der Schlüssel ist hier das *Ritual!* Wenn Sie einen Gang runterschalten und sich bewusst auf das Ritual einstellen, selbst wenn Sie es täglich machen, dann werden Essen, Getränk oder Zigarre vom Körper anders wahrgenommen, als wenn Sie es eilig hinter sich bringen oder bloß als Mittel einsetzen, um Wut oder Traurigkeit zu verdrängen. Denken Sie an eine japanische Teezeremonie – dort herrscht keine Eile.

Wenn Sie Schokoladenkuchen wollen, dann kaufen Sie keinen industriell gefertigten oder die Billigvariante. Backen oder kaufen Sie das Beste, setzen Sie sich in einen bequemen, schönen Sessel und genießen Sie jedes Stück langsam und bewusst. Noch einmal: Machen Sie ein Ritual draus. Können Sie sich an die Szene aus *Harry und Sally* erinnern, wo Meg Ryan beim Mittagessen einen Orgasmus simuliert? Das sollten Sie auch! Ich meine nicht, einen Orgasmus zu simulieren. Aber stöhnen und seufzen Sie ruhig, weil es so schön ist, sich zu verwöhnen. Wenn nicht, war es die süße Nascherei nicht wert, und Sie hätten sich besser einem Vergnügen hingegeben, das für Sie keine versteckten Schuldgefühle birgt.

Was ich hier beschreibe, unterscheidet sich sehr stark vom Trinken, Rauchen und Essen als Sucht. In dem Zusammenhang ist mir aufgefallen, dass man Menschen in zwei Gruppen einteilen kann: die Moderaten und die Enthaltsamen. Die Moderaten können ein Schälchen Eis genießen und es dabei belassen. Für die Enthaltsamen gilt, dass ein Schälchen unweigerlich in das Verputzen der ganzen Packung mündet, auch bleibt es nie bei einem Keks. Deshalb fahren Enthaltsame am besten, wenn sie an fünf oder sechs Tagen ganz auf Zucker verzichten, um an dem einen oder den zwei anderen Tagen zu essen, was sie wollen. Sind Sie eine Moderate oder eine Enthaltsame? Wenn Sie es nicht bei einem Keks belassen können, dann ist es besonders gut, wenn Sie Ihre zahlreichen anderen Genussoptionen nutzen.

Und Optionen, die haben Sie reichlich! Sie können einfach mit Freunden in einer heißen Sommernacht auf dem Hof sitzen, die Füße im kühlen Wasser eines Kinderbeckens. Finden Sie eine Schaukel, schaukeln Sie sanft vor und zurück und beobachten Sie die Farben des Sonnenuntergangs. Gehen Sie barfuß auf Gras oder am Strand. Gehen Sie in den Wald. Lassen Sie die Erde Sie erneuern. Öffnen Sie sich der Lebensenergie, dem Prana, das Sie überall umgibt.

Erfreuen Sie sich Ihres Körpers, nicht nur sexuell, sondern insgesamt auf sinnliche Weise. Dazu gehören Geschmack und Gerüche, ein schöner Anblick, Geräusche und Berührungsempfindungen, etwa durch eine Massage oder die sanfte Berührung eines weichen Gewebes oder einer Feder auf der Haut. Wenn Sie sich in Ihrer Kleidung wohlfühlen, dann macht sich das auch an Ihrer Stimmung oder Einstellung bemerkbar. Machen Sie es sich bequem. Legen Sie steife Kleidungsstücke ab und tragen Sie fließende Stoffe. Legen Sie Parfüm auf, wenn Sie mögen, auch wenn Sie nicht groß weggehen. Versprühen Sie etwas davon im Raum. Es gibt Firmen, die nehmen viel Geld für ein »Duftdesign«, durch das Geschäfte eine einladende Atmosphäre bekommen sollen. Nutzen Sie Düfte, um Ihr Auto oder Ihre Wohnung angenehm zu machen. Spielen Sie Musik oder Aufnahmen natürlicher und beruhigender Geräusche, wenn Sie arbeiten oder den Haushalt erledigen. Diese Tätigkeiten werden dann ebenfalls zu genussvollen Ritualen.

Verbündete

Ich glaube fest an »Verbündete«, wenn es darum geht, Zeit zum Genießen zu finden. Finden Sie eine oder zwei Freundinnen, die gemeinsam mit Ihnen zur Gruppenmeditation, einer Bioessenverkostung oder zur Volkstanznacht im Bürgerhaus gehen. So können Sie sich gegenseitig ermuntern, den Termin einzuhalten. Wenn Ihre Freundinnen oder Ihr Partner kein Interesse daran haben, dann heißt das nicht, dass Sie auf das Vergnügen verzichten sollten. An den sozialen Medien schätze ich besonders den Umstand, dass man dort Menschen mit ähnlichen Interessen finden kann. Richtig angewandt kann man mit einem anderen Menschen virtuell kommunizieren und den Kontakt dann im richtigen Leben in einem Café, bei einem Event oder einem Kurs fortsetzen. Achten Sie darauf, dass die Unternehmung offline angenehm und gesellig ist. Da das meiste an der Kommunikation nonverbal ist, ist die Kommunikation hier umfassender.

Lassen Sie sich von der Freude Ihrer Freunde anstecken. Manche Leute werden missmutig und eifersüchtig, wenn sie in den Social Media Posts anderer von ihren Ferien, dem, was sie erreicht haben, und so weiter lesen. Doch Menschen, die Positives teilen, vermelden oder als Video einstellen, fühlen sich im

Ergebnis glücklicher. Wenn Sie glücklich sein wollen, lösen Sie sich von dem Gedanken, dass das Leben ein Nullsummenspiel ist, dass es jemand anders schlechter geht, weil Sie glücklich sind. Geld, Vergnügen, Freude oder Erholung sind nicht limitiert. Üben Sie einen bewussten Umgang mit Vergnügen und Glück. Ihr Triumph geht nicht mit dem Nachteil einer anderen Person einher. Wenn es jemandem richtig gut geht, dann wird auch in Ihnen etwas aufgerichtet, es sei denn, Sie lassen sich von Eifersucht und Neid bestimmen. Wenn Sie einer bildhübschen Frau auf der Straße begegnen, dann denken Sie nicht: *Oh, hätte ich doch bloß ihren Körper und eine Haut wie sie.* Denken Sie: *Sie ist ein Teil von mir.* Lächeln Sie und erfreuen Sie sich an ihrer Schönheit. Schließen Sie sie in Ihrer Erfahrung mit ein. Sie sind auch ein Teil von ihr, und dadurch kann sie von Ihrer Weisheit profitieren, die Sie der Welt zu geben haben. Die Frau wiederum erlebt Ihre Freude durch Ihr Lächeln.

Übung: Angeben, dankbar sein, sich etwas wünschen

Von dieser Übung las ich zum ersten Mal in *Mama Gena's School of Womanly Arts: Using the Power of Pleasure to Have Your Way with the World* von Regena Thomashauer. Ich finde, sie eignet sich hervorragend, um unsere Alltagserfahrung in eine Perspektive zu rücken und durch Herausforderungen zu lernen, für Gutes dankbar zu sein. Diese Übung soll Sie daran erinnern, wie wichtig es ist, das Leben zu genießen, anstatt bloß den nächsten Punkt auf der To-do-Liste anzugehen. Mama Gena nennt die Übung die »Dreifaltigkeitsübung«: Angeben, Danken, Wünschen.

Erstens: Womit können Sie angeben? Worauf sind Sie gerade stolz?
Zweitens: Was gefällt Ihnen gerade, wofür können Sie dankbar sein? Was in Ihrem Leben möchten Sie würdigen?
Drittens: Was wünschen Sie sich? Wenn Geld, Zeit und die Naturgesetze kein Hindernis wären, was würden Sie sich jetzt wünschen?
Versuchen Sie, diese Übungen jeden Tag zu machen. Beantworten Sie die Fragen in Ihrem Tagebuch, und denken Sie darüber nach. Reden Sie mit anderen darüber. Ich stelle diese Fragen gern beim Essen meinen Töchtern oder Freunden. Laden Sie Ihre Verbündeten ein, um Ihre Tageseinträge gemeinsam zu besprechen. Bislang hat dies immer bewirkt, dass sich alle besser fühlten, vielleicht wird sogar etwas Stickstoffmonoxid freigesetzt.

Optimismus und Vergnügen

Pessimismus kann eine schlechte Angewohnheit sein, so wie negatives Denken und Selbstgespräche. Und glauben Sie mir, mehr ist da nicht daran – es sind Gedankenmuster, die sich verändern lassen. Vielleicht sind Sie in einer Familie mit einem Hang zur Depression aufgewachsen. Man hat sich darin eingerichtet mit dem Hinweis »So sind wir halt«. Doch mir ist gleich, wie es um Ihre Familienkultur steht oder ob Ihr Gehirn auf Negativität gepolt ist. Sie haben die Macht, es zu verändern.

Die Forschung von Dr. Joe Dispenza, dokumentiert in seinem Buch *Du bist das Placebo – Bewusstsein wird Materie,* zeigt, dass »Neuronen, die zusammen feuern, auch zusammen wachsen«. Als Erstes müssen Sie den Entschluss fassen, Ihre Denkgewohnheiten zu ändern, und dann müssen Sie handeln. Was Sie brauchen, sind starke Gefühlszustände von Glück und Freude. Sie müssen sehen und erleben, wie Sie sich auf neue positive Weise verhalten, und diese neuen Gewohnheiten dann durch Affirmationen und Selbstreflexion, zum Beispiel durch Tagebuchschreiben, bekräftigen. Die Forschung zeigt, dass Dankbarkeit zu größerem Optimismus führt. Ganz bewusst können Sie Gewohnheiten entwickeln, die Sie zu mehr Optimismus führen und die Stimmung verbessern. Dazu zählen etwa gesundes Essen, Therapie, Sport, Humor, die Anonymen Alkoholiker, das 12-Punkte-Programm oder einfach mehr Aufmerksamkeit und Dankbarkeit.

Benutzen Sie positive Formulierungen, wenn Sie Ihr Leben beschreiben. Wenn Sie den Eindruck haben, dass Ihr Pensum »zu heftig« oder »irre viel« sei, zieht Sie das nur herunter und macht es Ihnen schwerer, zu entspannen und die Leichtigkeit des Seins zu spüren. Nutzen Sie die Sprache, um die Freude am Tun zu verstärken. Sagen Sie: »Diese Woche hab ich wirklich viel Interessantes auf dem Zettel!«

Sind Sie schon einmal ausgezeichnet worden? Haben Sie Dinge, die Sie an Ihre Verdienste, Ihre Intelligenz oder Schönheit erinnern? Stellen Sie sie zuhause oder im Büro aus; verstecken Sie sie nicht in einer Schublade, nur weil jemand denken könnte, Sie seien »selbstgefällig«. Seien Sie selbstbewusst und genießen Sie es.

Von Abraham Lincoln ist der Satz überliefert: »Die meisten sind so glücklich, wie sie es sich vornehmen.« Entscheiden Sie sich, glücklicher zu sein, und Sie werden tatsächlich glücklicher sein – *vorausgesetzt,* Sie helfen sich selbst durch Praxis auf die Sprünge. Handeln heißt die Devise! Positiv und optimistisch sein zu wollen ist eine Disziplin und erfordert Mut. Negativ zu sein ist viel einfacher. Lassen Sie sich nicht damit davonkommen, dass das Glas immer halb leer ist.

Wenn Sie sich der Disziplin des Optimismus verschreiben, dann sind Sie auch vor dem Ansatz der westlichen Medizin gefeit, der ständig fragt: »Was geht als Nächstes kaputt?« Unser medizinisches System basiert auf der Problemfindung, auf der Prophezeiung »Ihr Körper steht vor dem Zusammenbruch, also seien Sie wachsam«. Denken Sie bewusst nicht so. Ihr Körper ist keine Fehlkonstruktion, nur darauf wartend, Sie zu verraten und zu bestrafen. Gesundheitliche Rückschläge und schlechte Testergebnisse sind Botschaften des Körpers, dass Sie ihn nicht gut genug pflegen. Hören Sie auf ihn und ändern Sie Ihre Gewohnheiten, um die Selbstheilungskräfte zu unterstützen. Auf der Zellebene erneuert sich der Körper permanent. Alle drei Tage hat sich die Magenschleimhaut erneuert. Warten Sie nicht mehr auf eine schlechte Diagnose. Erfreuen Sie sich Ihres Körpers in seinem jetzigen Zustand, auch wenn Sie noch dabei sind, für mehr Freude, Spaß und Genuss zu sorgen. Der Körper regeneriert sich im Umfeld Ihrer Gedanken, Gefühle und Erwartungen. Sorgen Sie dafür, dass diese positiv sind.

Über Depression

Bei einer Depression sind die Gehirnchemie und die Neurotransmitter involviert, die in vielerlei Hinsicht beeinflusst werden können, etwa durch regelmäßigen Sport. Sollten Sie sich für ein Antidepressivum entscheiden, um auf die Botenstoffe im Gehirn einzuwirken, dann denken Sie daran, dass Medikamente bei Ängsten und Depression allenfalls zusätzlich Verwendung finden sollten und kein Ersatz sind für die Verarbeitung Ihrer Gefühle oder das Einüben neuer Gewohnheiten für Körper und Seele als Teil der Heilung. Auch wenn es Ihnen schwerfällt, positiv und optimistisch zu sein, dann versuchen Sie doch, Gewohnheiten zu entwickeln, die eine positive Stimmung unterstützen – und lassen Sie nicht nach darin, die für Sie nötigen Änderungen vorzunehmen.

Depression kann im Übrigen mit Blutzuckerschwankungen zu tun haben, Ausdruck einer spirituellen Entfremdung sein oder ganz einfach eines Vitamin-D-Mangels. Stellen Sie sicher, dass Sie ausreichend mit Vitamin D versorgt sind. Eine Depression kann aus dem Vermeiden einer wichtigen Entscheidung herrühren, etwa sich aus einer schwierigen Ehe oder Arbeitsplatzsituation zu lösen. Darin zu verharren macht es noch schwieriger, positiv gestimmt zu sein und alterslos zu leben.

Vor diesem Hintergrund sollten Sie ernsthaft nach einer Lösung suchen, wenn bei Ihnen deutliche Symptome von Lethargie oder einer Depression auftreten. Warten Sie nicht damit, sich professionelle Hilfe zu holen. Bedenken

Sie bitte, dass Medikamente bei psychischen Erkrankungen lebensrettend sein können. Zögern Sie nicht, sie zu nehmen. Danken Sie ihnen, und bleiben Sie dran.

Doch am allerwichtigsten: Tun Sie was, irgendetwas, um den Prozess der Erholung einzuleiten. Räumen Sie eine Schublade auf, fegen Sie die Außentreppe, helfen Sie im Tierheim aus. Mein Kollege Bob Cooley sagt immer, dass Kreativität bei Depression die Heilung ist. Der Meinung bin ich auch. Traurigkeit ist ein Zeichen dafür, dass es einen Verlust zu betrauern gilt oder dass man mehr für sich einstehen muss. – Sie ist kein Dauerzustand. Ihr natürlicher Zustand ist Freude! Die Erholung von einer Depression ist möglich, wenn Sie bereit sind, sich in Bewegung zu setzen. Egal, in welche Richtung.

Wahre Selbstsorge

Die Sache mit dem »Es sich verdient haben« habe ich ja schon einmal erwähnt. Seien Sie deshalb gewarnt, dass jahrtausendealte Schuldgefühle auf Sie niedergehen werden, wenn Sie sich dem Genießen und der Lust zuwenden. Vielleicht meinen Sie, Sie seien egoistisch oder selbstzentriert, wenn Sie mehr Lebensfreude und Genuss möchten. Das drückt sich schon in unserer Sprache aus: »Sich selbst beweihräuchern«, »Hochmut kommt vor dem Fall«, »Eigenlob stinkt«, »Werde nicht größenwahnsinnig«, »Das steigt dir noch zu Kopf«. Haben Sie Angst, die Leute könnten Sie für »selbstgefällig« halten? Nur einer von fünf ist tatsächlich narzisstisch. Das sind Menschen, die alles an sich ziehen, sich auf Kosten anderer amüsieren und für Probleme andere verantwortlich machen. In ihnen lauert ein Abgrund, den noch so viel Liebe oder Aufmerksamkeit nicht füllen können. Meist sind sie von Menschen umgeben, die zu viel geben. Wenn es in Ihrem Leben so jemanden gibt, dann sollten Sie wissen, dass es weder möglich noch wünschenswert ist, den inneren Abgrund dieser Person zu beseitigen.

Wollen Sie Ausgeglichenheit in Ihr Leben und das der Menschen in Ihrem Umfeld bringen, dann müssen Sie sich abgewöhnen, dauernd zu viel zu geben. Wenn Sie sich ständig Sorgen um die Gefühle anderer machen, sind Sie vielleicht einfach zu empathisch oder zu aufopferungsvoll und brauchen daher dringend mehr Eigenfürsorge. Wie Amanda Owen, Autorin von *The Power of Receiving,* schreibt: »Wer Probleme mit dem Geben hat, zieht meist Menschen an, die Probleme haben, etwas anzunehmen.« Sollten *Sie* nun befürchten, narzisstisch zu sein, Sie sind es nicht. Glauben Sie mir, Narzissten denken nicht daran, wie andere sie wahrnehmen, und auch nicht an ihre eigenen Versäumnisse.

Selbstaufopferung ist der Schatten der Selbstzentrierung. Das Bedürfnis, Aufmerksamkeit auf sich zu ziehen, indem man zur Märtyrerin wird, hat mit der Dominanzkultur zu tun. Sie profitiert davon, dass Frauen immerzu geben, um gesellschaftliche Akzeptanz zu finden. Dabei wissen wir alle, wie unangenehm es ist, mit Märtyrern zusammen zu sein. Ständig machen sie uns Schuldgefühle und werden ärgerlich, wenn wir nicht ständig zur Kenntnis nehmen, was sie alles zum Wohle anderer tun. Doch wenn Sie zu viel geben, kommen Sie in ein Ungleichgewicht.

Alles Schöne entweicht aus Ihrem Leben, und Sie erleben einen Dauerfrust, der oftmals zu Krankheit führt. Für ein Leben als alterslose Göttin müssen Sie wissen, was Ihnen Freude macht, und dann die Schuldgefühle fahren lassen.

Die Disziplin der Lebenslust ist wie eine Investition in die Gesundheit. Ein fröhliches Herz und ein Körper, der Genuss und Pflege erfährt, sind die beste Krankenversicherung. Der mittlerweile verstorbene Peter Calhoun, der erst Priester der Episkopalkirche und später Schamane war, hat immer betont, dass alle Naturvölker wussten, dass Heilung aus der körperlichen Urerfahrung von Lust und Ekstase resultiert. Sie kommt nicht durch den Intellekt. Fünf Minuten in der Küche zu einem Song tanzen, den Sie mögen, den Hund oder die Katze streicheln, die Ihnen bedingungslose Liebe entgegenbringen, diese Dinge können viel bewirken. Sie müssen sie nur regelmäßig tun.

Sie können sich alle Wohltaten zu eigen machen. Ich gehe zum Beispiel gerne zu Charity-Veranstaltungen in die großen Häuser. Also solche Traumhäuser, in denen jeder Raum von Designern gestaltet wurde; da freue ich mich dann an der Ästhetik. Anfänglich hatte ich Mühe, mir vorzustellen, dass ich mich in einem solchen Haus tatsächlich wohlfühlen könnte. Sie waren irgendwie zu mondän, und allein sie zu begehen fühlte sich wie ein Einbruch an. Niemals würde ich es mir leisten können, dort zu leben. Da brauchte ich mir nichts vorzumachen. Mittlerweile gehe ich dort hinein, als ob mir das Haus gehört. Ich nehme die Karte des Empfangsmenschen. Warum nicht fantasievoll sein bei der Suche nach Genuss – ob ich nun meine eigene Küche neu gestalte oder das Designerschlafzimmer von jemand anders angucke? Kinder malen sich oft etwas aus, aber als Erwachsene bringt es uns in Verlegenheit, wenn wir die größte Quelle des

Wohlbefindens aktivieren: unsere Fantasie! Doch die Lustzentren in unserem Gehirn wissen nicht, dass Ihnen die Luxuswanne im Hotel, in die Sie langsam hineinsteigen, gar nicht gehört. Sie wissen auch nicht, dass Sie das Gemälde im Kunstmuseum nicht behalten dürfen. Sie wissen lediglich, dass es Ihnen gerade himmlisch geht.

In Italien wird Kunst seit jeher von Menschen aller sozialen Schichten geschätzt. Sie »gehört« auch Menschen, die finanziell zu kämpfen haben, weil die Kunst das Erbe des gesamten Volkes ist. Die Italiener haben es raus. Denken Sie an all die Filme, in denen eine lustentwöhnte Engländerin oder Amerikanerin nach Italien geht und sich dort dem Luxus sinnlicher und ästhetischer Erfahrungen überlässt. Dann kommt ein Mann ins Spiel, den sie je nach Stimmung erhört oder auch nicht. *Eat, Pray, Love; Verwünscht; Unter der Sonne der Toskana; Traum meines Lebens; Zimmer mit Aussicht:* In all diesen Filmen geht es darum, runterzukommen und sich Zeit fürs Genießen zu nehmen. Auch die Griechen haben das verstanden. Sehen Sie sich den Film *Auf Wiedersehen, mein lieber Mann* über eine Engländerin an, die unglücklich verheiratet ist und erst dann wieder zum Glück findet, als sie allein durch Griechenland reist und zu sich selbst gelangt. Ihre Ehe rettet sie am Ende auch noch.

Wir alle wissen um die ruhige, entspannende Freude, die sich in der Gegenwart anderer einstellt, beim Betrachten einer schönen Aussicht, bei gutem Essen, Lachen und Gesellschaft. Haben Sie einen Griesgram in der Gruppe, nehmen Sie ihn oder sie einfach als Typus. Vielleicht hat er oder sie sogar einen trockenen Humor, den Sie genießen können, ohne die Kommentare zu ernst zu nehmen. Lächeln Sie über die Vorhersagbarkeit der Beschwerden, aber lassen Sie sich nicht davon runterziehen.

Und dann: Tanzen Sie! Göttinnen bewegen sich. Alle Eingeborenenkulturen haben den Tanz genutzt, um das Leben zu feiern. Wir heilen durch Tanz, Bewegung, Klang und Tränen. Eve Ensler *(Die Vagina-Monologe)* initiierte am Valentinstag 2013 zusammen mit der globalen Bewegung One Billion Rising (www.onebillionrising.org) eine weltweite Aktion, die zur Feier der Lebendigkeit und Widerstandskraft sexuell missbrauchter Frauen (ca. 1 Milliarde) aufrief. Die Beteiligten waren aufgerufen, aufzustehen und ein paar Minuten freudig zu tanzen. Viele Frauen lieben das Tanzen, tun es aber nicht. Warum verleugnen wir uns?

Ich zum Beispiel tanze in meinem Wohnzimmer, das laut Feng Shui das genaue Zentrum meiner Wohnung ist. (Feng Shui ist die chinesische Kunst der Anordnung im Raum, um den Fluss der Lebenskräfte zu verbessern.) Mehr als 30 Jahre lang wurde der Raum nur in den Ferien genutzt, das heißt, die meiste Zeit war er praktisch ohne Leben. Erst als ich alle Möbel rausgenommen hatte, konnte ich den Raum, der einen Parkettboden hat, als Tanz- und Yogastudio nutzen. Nun nutze ich ihn regelmäßig. Einmal habe ich eine Tangoparty gegeben zum Gedenken an den 11. September, an die Überlebenden, die einander halfen, und die Toten. Einer der Teilnehmer erzählte mir im Anschluss mit brüchiger Stimme, dass sein Bruder damals ums Leben gekommen war. Das hatte ich nicht gewusst. Leise sagte er: »Das hat mir gutgetan«, und drückte mich fest. Was gibt es Besseres, als geeint in fester Umarmung der Toten zu gedenken, zu schöner Musik tanzend?

So etwas können Sie auch machen. Öffnen Sie Ihr Heim, Ihr Herz, Ihr Wohnzimmer. Das Leben will nicht mit Schondeckchen auf den Bezügen, nicht unter einem Schleier aus Gram gelebt werden.

Prägen Sie sich gut ein: *Genuss ist das A und O für die Gesundheit* und hat nichts mit Egoismus zu tun. Genuss ist ein Geschenk für Sie und die Menschen in Ihrer Umgebung. Ihre Freude macht es den anderen leichter, sich ebenfalls zu freuen – wie ein Kreis aus Lob und Freude, der von Ihnen ausgehend immer weitere Kreise zieht und alle anderen beflügelt.

Übung: Gipfelerlebnis

Erinnern Sie sich an die zwei, drei Momente in Ihrem Leben, in denen Sie eine absolute Glückserfahrung hatten. Lassen Sie sich Zeit, um sich an alle Einzelheiten zu erinnern. Lassen Sie die Gerüche, Klänge, Ihre Gefühle wieder erstehen und auch, wie sich der Moment anfühlte. Erleben Sie alles noch einmal. Für den Körper macht es keinen Unterschied, ob Sie eine Situation gerade erleben oder sie sich bloß vorstellen. Indem Sie also bestimmte Momente neu erstehen lassen, ändern Sie Ihre Biochemie und setzen Stickstoffmonoxid, Endorphine und Serotonin frei, die den Stoffwechsel und die Zellerneuerung anregen. Oft vergessen wir, auch aus kleinen Dingen Freude zu ziehen, oder sehen Freude nur im Kontrast zu einer unangenehmen Erfahrung. Als Jugendliche nahm ich einmal an einer Kanufreizeit teil, bei der ich unabsichtlich das Kanu zum Kentern brachte. Den Rest der Fahrt verbrachte ich klitschnass und frierend. Als wir schließlich das Hotel erreichten, konnte ich ein heißes Bad nehmen. Bis heute erinnere ich mich an den Riesenunterschied zwischen dem Bad und der Kälte, die bis in meine Knochen gedrungen war. Doch wenn alles immer angenehm wäre, dann wäre es auch langweilig, und man würde die kleinen Wohltaten des Lebens nicht mehr würdigen, etwa die, warm und trocken zu sein. Versuchen Sie, sich so einen intensiven Moment des Kontrastes zwischen Missbehagen und anschließendem Wohlgefühl vorzustellen. Erleben Sie ihn noch einmal. Dadurch trainieren Sie die Fähigkeit, nicht abzustumpfen, oder umgekehrt, auch die kleinen Dinge zu schätzen.

Lachen Sie und entspannen Sie sich!

Es ist erwiesen, dass Lachen viele Vorteile hat, von vermindertem Entzündungsrisiko über niedrigeren Blutdruck, größere Immunität bis hin zu einem besseren Gedächtnis, einem schnelleren Stoffwechsel und einer besseren Sauerstoffversorgung des Blutes. Lachen ist schmerzlindernd, weil es Beta-Endorphine freisetzt, die Wohlfühlbotenstoffe.

Nun ist mein Motto, dass man über alles, was man ernst nimmt, auch scherzen darf. Vor Jahren, als ich noch am Cleveland Institute of Music Harfenunterricht nahm, half ich eines Abends einer Mitharfenistin, ihr Instrument aus einer Seniorenresidenz zu manövrieren, wo wir für die Bewohner gespielt hatten. Während wir das unhandliche Instrument den Flur heruntertrugen, hörte ich, wie eine ältere Frau zu einer anderen sagte: »Heute war ein schöner Tag. Niemand ist hingefallen.« Ich musste so lachen und mein Harfenende abstellen. Nach Atem ringend meinte ich schließlich zu meiner Freundin: »Sollte meine Vorstellung von einem schönen Tag einmal darin gipfeln, dass bloß keiner hinfällt, dann ist es wirklich Zeit abzutreten. Hilf mir dann bitte.« Meine Freundin war geschockt über meinen schwarzen Humor, aber ich glaube wirklich, dass man nicht mehr lebendig ist, wenn man seinen Sinn für Humor verloren hat. Dann wartet man nur noch auf das Ende.

Lachen aus dem Bauch heraus überspült Sie mit Stickstoffmonoxid. Der Buddhismus kennt den lächelnden Buddha, um uns an die heilende, lebensbejahende Kraft des Lachens zu erinnern. Ich wünschte, dass es noch mehr spirituelle Traditionen gäbe, die uns bei der Entspannung unterstützten. Nur weil etwas bedeutsam ist, heißt es nicht, dass es nicht auch zum Schreien komisch sein kann.

Lachen Sie, machen Sie sich einen Spaß draus. Wenn Sie sich dem Lustvollen öffnen, dann kommt es auch. Haben Sie keine Angst, Ihre To-do-Liste auszudünnen und obendrüber »Genuss« zu schreiben.

Die Rolle der Männer bei der weiblichen Lust

Viele Männer haben es heutzutage nicht leicht. Schon im historischen Vergleich weisen Männer eine höhere Selbstmordrate auf als Frauen, nicht zuletzt deshalb, weil Frauen viel eher einen Therapeuten aufsuchen. In den USA bewegt sich die Selbstmordrate von Männern in den mittleren Jahren auf einem Allzeithoch. Sie haben das Gefühl, vom Leben abgeschnitten zu sein.

Dazu müssen Sie wissen, dass viele kleine Jungen von Kindheit an immer und immer wieder hören: »Sei ein Mann«, »Du bist doch kein Mädchen«. Um in unserer Kultur zu überleben, müssen sie sehr früh Gefühle von Angst und Traurigkeit unterdrücken. Das führt dazu, dass viel zu viele von ihnen Angst und Wut verdrängen, die später möglicherweise in Gewalt und Depression münden. Deshalb brauchen Männer Unterstützung, um Zugang zu ihren Gefühlen zu finden, statt dass ihnen wiederholt gesagt wird, sie sollten »die Zähne zusammenbeißen«.

Weil Männer oft von ihren Gefühlen abgeschnitten sind, können sie sich nicht so gut mit unseren verbinden, was es ihnen wiederum erschwert, die weibliche Lust zu unterstützen. Der tiefste Wunsch des Mannes ist es, der Göttin zu dienen – das heißt dem Leben. Diese Wahrheit liegt der Legende von König Arthur zugrunde oder den Geschichten von braven Rittern, die ihre Leute schützen. Sehen Sie sich auch die Comicbücher oder Science-Fiction-Filme an. Sie sind unsere neuen Mythen. Der Mann will das Weibliche oder das Feminine beschützen und ihm dienen.

Das Problem ist nur, dass, wenn es um den Dienst an der

Frau im richtigen Leben geht, Männer sich oftmals ungeschickt anstellen, weil sie nicht zuhören, wenn es darum geht, was Frauen wirklich wollen und brauchen. Unterstützen wir sie jedoch dabei, der Göttin in uns zu dienen, und loben sie für ihr Tun – inklusive der kleinen Dinge im Leben –, dann werden sie sich für uns erst recht ins Zeug legen.

Um von Männern Unterstützung zu erhalten und durch sie Genuss zu empfinden, sollten Sie jedoch nicht mit Forderungen aufwarten, sondern Wünsche äußern. Sonst fühlen sich Männer in ihrem Stolz verletzt und schalten ab. Gehen Sie davon aus, dass die Männer in Ihrem Leben Ihnen Vergnügen bereiten wollen, und erkennen Sie es an, wenn dies geschieht. Das kann heißen, sich für das Öffnen der Tür zu bedanken. Und sicher, ich weiß, dass Sie es auch alleine können. Aber denken Sie daran, dass Nehmen eine Fähigkeit ist, die geübt sein will.

Wenn erst einmal Genuss und Spaß ganz oben auf Ihrer Liste stehen, dann will der Mann dabei sein. Egal wie alt Sie sind, Männer werden Sie attraktiv finden, wenn Sie alterslos leben und Freude ausstrahlen. Wer wollte das nicht? Um einen Vergleich mit dem Tanzen heranzuziehen: Mein ganzes Leben habe ich auf einen Mann gewartet, der mit mir tanzen gehen würde. Doch erst als ich allein hinging, habe ich gemerkt, dass es eine ganze Community von Tanzwilligen beiderlei Geschlechts gibt. Immer finde ich Männer, die zum Tanzen bereit sind. (Allerdings musste ich auch meinen Teil dazu beitragen und gut genug werden, damit das Tanzen mit mir vergnüglich ist.) Auch muss ich mich nicht zwangsläufig mit Männern verabreden, um tanzen zu können, weil ich den Tanz selbst verkörpere. In jeder Stadt auf der Welt kann ich mit Fremden, die noch nicht einmal Englisch sprechen, Tango tanzen. Männer laufen zur Hochform auf, wenn sie sich vom Weiblichen gewürdigt fühlen.

Vielleicht bedeutet für Sie Genuss und das Annehmen des Lustvollen etwas anderes als Paartanz. Vielleicht ist für Sie der unterstützende Partner auch gar kein Mann. Vielleicht ist es eine Frau, die ganz unverstellt ist beim Geben und Nehmen. Wie dem auch sei, seien Sie Männern gegenüber offen und lassen Sie zu, dass diese Ihnen und anderen Frauen zu Diensten sind.

Nun ist es nicht so, dass Männer verlören, wenn Frauen ihre Lust genießen oder zu »Gewinnerinnen« im Wettbewerb der Geschlechter werden. Vielmehr profitieren alle, Männer wie Frauen, wenn wir Frauen durch das weibliche Prinzip des Empfangens, der Lust und der Erdverbundenheit ausgeglichen sind. Eine Frau, die Genuss und Lust leben kann, macht auch das Leben eines Mannes erfüllter. Denn nicht eine Frau, die ihre Rechnungen selbst bezahlt und den Haushalt macht, nimmt ihm die Last, sondern eine, die ihr Leben leidenschaftlich lebt.

Allzu lang haben Frauen alles schaffen wollen. Doch auf Männer wütend zu sein, ihnen verbittert oder abweisend zu begegnen, macht das Leben nicht lebenswerter. Sie zu bestärken, sich dem Wohl der Frau zu widmen, dagegen schon.

Vor Freude strahlen!

Vor Freude strahlen – das können Sie auch. Dafür brauchen Sie keine Erlaubnis. Ihr Glück dient schließlich der Welt genauso wie Ihnen selbst, versprühen Sie Energie!

Und so funktioniert es: Das elektromagnetische Feld Ihres Herzens verbindet sich mit dem Energiefeld, welches uns allen gemeinsam ist – Sie sind also gewissermaßen mit der Lust verbunden, die durch das ganze Universum strahlt. Wissenschaftler kennen diese Felder, fassen sie aber nicht unbedingt metaphysisch auf. So haben sie das Higgs-Boson, das Higgs-Teilchen, entdeckt, ein Beweis für theoretische Physiker, dass Energie zu Materie wird. Catherine Ponder, Pastorin der Unity Church, nennt es »göttliche Substanz«. Andere nennen es das Gottesteilchen. Wenn Sie sich freuen, verändert sich das Energiefeld um Sie herum. Das wiederum beeinflusst die physische Wirklichkeit. Stickstoffmonoxid und Endorphine werden im Körper ausgeschüttet. Wie sich die Energie der Freude in der Welt außerhalb des Körpers niederschlägt, ist ein wunderbares Geheimnis.

Also machen Sie sich das Motto zu eigen: *Freude ist wichtig.* Freude macht Sie alterslos. Erträumen Sie sich ein freudvolles Abenteuer, gehen Sie darauf zu und setzen Sie es um. Die Chancen stehen gut, dass jemand Sie begleitet. Fahren Sie in die Stadt, um Tangounterricht zu nehmen. Mieten Sie sich eine Hütte im Wald für ein Mädelswochenende im Winter. Holen Sie ein Kartenspiel hervor oder ein Spielbrett, trommeln Sie ein paar Leute zusammen und lachen Sie sich schlapp über eine Trivial-Pursuit-Frage.

Jetzt ist die Zeit des Genießens. Ich kann mich noch an das

Ende meiner Facharztausbildung erinnern. Da war ich 30 und hatte mich, angefangen mit dem Kindergarten, nonstop in der Ausbildung befunden. Meine Mitstudenten würden sich nun weiterqualifizieren, doch ich fragte mich, wie lange ich noch hinter der Mohrrübe am Stecken herlaufen müsste und wann ich endlich das Hier und Jetzt genießen würde. Ich hatte die Nase voll, und deshalb lehnte ich ein Stipendium für die weitere Spezialisierung als Fachärztin für Geburtshilfe und Gynäkologie ab. Es war Zeit, mein Leben zu leben. Wie ist das bei Ihnen?

Tango oder singen zu lernen nährt die Obdachlosen nicht und ist auch nicht das Gleiche, wie im Hospiz auszuhelfen. Aber diese Vorhaben sind dennoch wichtig. Wir haben gelernt, dass gute Frauen ihre Freizeit immer für andere opfern, allzeit zu Diensten sind, nie an sich selbst denken. Beim Tango hingegen geht es nur um mich, darum, in meinem Körper zu sein. Doch wenn ich Tango tanze, gebe ich auch anderen die Lizenz für Genuss und Selbstbelohnung. Die Freude fängt in unseren Körpern an, als Stickstoffmonoxid und als Neurotransmitter. Als positive Energie heilt sie unsere Zellen und strahlt nach außen, wo sie andere heilt – und die Erde. Tanzen ist in der Tat eine Form der Heilung. Alle Formen ekstatischer Erfahrung können heilend sein, nicht nur für Sie, sondern auch für andere. Therapie indessen kann Ihnen helfen, eine andere Perspektive einzunehmen und negative Denkmuster aufzubrechen.

Das Leben ist zu kurz, um es auf den billigen Plätzen zu verbringen. Deshalb: Kaufen Sie die besten Karten oder werden Sie ehrenamtliche Platzanweiserin, dann können Sie im Orchestergraben sitzen. Finden Sie heraus, was Ihnen guttut. Werden Sie zur alterslosen Alpha-Göttin des Genießens und der Lebenslust. Ja, machen Sie Genuss zum Sakrament, so beschenken Sie sich und die Welt.

KAPITEL DREI

Göttinnen nutzen die Heilkraft von innen

Frauen, sucht nach eurer ursprünglichen Kraft – jenseits von Moden, Gebräuchen, Religionen. Eignet euch das Wissen an, welches ihr hattet und immer haben werdet – Wissen, das keine Religion je erfasst, keine Kultur je bestimmt hat. Forscht tief in eurem Bauch und dem Verstand, der in ihm ruht: Intelligenz vom Ursprung her, eure wahre Stimme, eine, die euch nicht verrät und euch immer zur Wahrheit der Liebe führt, zum freudigen Sein, zum Frieden – zur Stimme des Lebens selbst.

— Padma und Anaiya Aon Prakasha, *Womb Wisdom: Awakening the Creative and Forgotten Powers of the Feminine*

Tonis Hodgkin-Lymphom war wieder zurückgekehrt, eine Krebsart, die Blut und Lymphknoten befällt. Der Hämoglobinwert sinkt ab, und die roten Blutkörperchen werden weniger. Toni lag im Krankenhaus mit Fieber und Anämie, ihr Hämoglobinwert war gefährlich niedrig. Eine Bluttransfusion wurde angesetzt. Überzeugt von der Kraft des Geistes bat Toni den Arzt, ob sie noch ein paar Stunden Zeit bekommen könnte, um dann den Test zu wiederholen. Dann rief sie ein paar Naturheilkundige an, die per Telefon arbeiteten, und stellte sich mit deren Hilfe prächtige rote Blutkörperchen vor, die durch ihren Kreislauf strömten. Als der Test wiederholt wurde, zeigte sich, dass ihr Hämoglobinwert deutlich angestiegen war. Tatsächlich hatte sie so viele rote Blutkörperchen, als hätte sie die empfohlene Blutspende erhalten.

Als Toni mir diese Geschichte erzählte, war ich nicht überrascht. Ich musste daran denken, wie wir während des Medizinstudiums gelernt hatten, Gesundheit als etwas Mechanisches zu sehen, ohne dabei die Kraft des Geistes in Betracht zu ziehen. Der Einfluss von Emotionen und Gedanken auf unsere Körper ist als Placeboeffekt bekannt. Dieser starke Effekt wird jedoch bestenfalls als Kuriosität gehandelt, schlimmstenfalls als ein Phänomen, das die Überprüfung der Wirksamkeit von neuen Medikamenten erschwert. In den Jahrzehnten meines Patientenkontakts sowie aus zahllosen Studien habe ich gelernt, dass der Placeboeffekt selbst eine wirksame Medizin ist. Er kann bewusst zur Heilung eingesetzt werden. Warum sollten wir davon nicht Gebrauch machen?

»Körper, heile dich«

Als Kinder sehen wir mit Staunen die Selbstheilungskräfte des Körpers am Werk, etwa wenn ein aufgeschürftes Knie oder ein Knochenbruch heilt. Doch als Erwachsene sind wir uns der bemerkenswerten Fähigkeit des Körpers zur Selbstheilung oft nicht mehr bewusst. Der Schlüssel zur Selbstheilung ist das Verhältnis von Krankheitserregern – Pathogenen – und der Immunantwort. Niemand ist ganz frei von gesundheitlichen Risiken. So haben wir alle Krebszellen im Körper oder Mikroorganismen, die uns krank machen würden, würden sie nicht permanent in Schach gehalten. Jeder hat zivilisationsbedingte Gifte im Blut und in den Organen. Es ist schlicht unmöglich, ein perfekt sauberes Leben zu führen. Tatsächlich hat sogar die Angst vor Krankheitserregern eine immunschwächende Wirkung, die es dann wahrscheinlicher macht, dass Sie *wirklich* erkranken.

Die Ursprünge der westlichen Medizin liegen im Studium der Pathologie: dem Paradigma von Krieg und Kampf gegen Eindringlinge. Gesundheit indessen und das, was sie fördert, kommt in Studium und Unterricht kaum vor. Deshalb sehen wir unsere Körper oder die Umwelt als Kriegsgebiete, die ein Waffenarsenal von Pillen und OPs erforderlich machen, um den Kampf gegen Bakterien oder den Körper aufzunehmen. Doch der rein krankheitsbezogene Ansatz – und die Angst, die ihm zugrunde liegt – hat sich überlebt. Es ist an der Zeit, die Weisheit und Macht des inneren Heilers zurückzuerobern.

Ohne Zweifel hat die westliche Medizin ihre Verdienste in der Versorgung akuter Krankheiten. Wenn man von einer Leiter fällt und sich den Arm bricht oder eine Prellung hat, dann möchte man natürlich in die Notaufnahme, um Hilfe zu bekommen. Ich bin ein großer Fan der westlichen Medizin und ihrer bemerkenswerten Fähigkeit, eine Hüfte zu ersetzen oder ein Trauma zu behandeln. Wenn eine Krankheit lebensbedrohlich ist, dann möchte man die besten Untersuchungsmethoden und die beste Behandlung überhaupt. Doch die meisten medizinischen Probleme sind nicht akut: Sie entwickeln sich über einen langen Zeitraum, während dessen wir jederzeit eingreifen können. In den Worten des weltberühmten Mikrobiologen Dr. Myron Wentz: »Wir sterben zu lange und leben zu kurz.« Die meisten Erkrankungen werden nicht einfach durch ein Virus hervorgerufen oder einen physischen Einzelfaktor. Sie haben mentale, gefühlsmäßige, spirituelle und energetische Aspekte. Der beste Ansatz bei Krankheiten ist deshalb ein ganzheitlicher und nicht bloß ein körperlicher Eingriff.

Krankheiten und Störungen sind Teil der Natur. Krankheit kann für uns ein ganz wichtiger Anstoß sein, nach innen zu schauen und uns mit den Emotionen auseinanderzusetzen, die wir ein Leben lang verdrängt haben. Vor Jahren schon meinte der Arzt Bernie Siegel, mit dem ich den Vorsitz der Amerikanischen Gesellschaft für ganzheitliche Medizin teilte: »Das eigentliche Problem der meisten Patienten ist ihre Unfähigkeit, sich selbst zu lieben.« Das ist so wahr, und es gilt für uns alle. Wir müssen lernen, uns so zu lieben, wie die Seele es tut: ohne Wenn und Aber. Wir sollten uns selbst lieben, aber nicht wegen unserer Verdienste oder dem, was wir für andere tun, sondern einfach deshalb, weil wir kostbare Wesen sind. Das ist im Kern die Botschaft, die uns Menschen vermitteln, die schon einmal klinisch tot waren, dann jedoch zurückgekehrt sind. Wir werden mehr geliebt und geschätzt, als wir uns vorstellen können. Und wir können lernen, für uns auf liebevolle Weise zu sorgen – körperlich, emotional, geistig und spirituell – so wie für ein geliebtes Kind. Dadurch wird unsere Lebenskraft automatisch gestärkt.

Frauen haben gelernt, perfektionistisch zu sein, immer auf dem Sprung, immer im Einsatz für andere, ausruhen nur, wenn es absolut nötig ist. Essen ist für uns oft nur noch etwas, das man im Vorbeigehen herunterschlingt. Darüber hinaus verbringen wir viele Stunden im Sitzen, beim Fahren, vor dem Computer und so weiter. Da kommt dann die Bewegung als weitere Pflicht einer endlosen Liste gerade recht. Doch wir überfordern uns, wenn wir immer noch mehr hinzufügen, weil wir glauben, es tun zu müssen.

Unsere Körper sind jedoch vom Ursprung her nicht für das endlose Sitzen gemacht, auch nicht dafür, im Auto nährstoffarmes, kalorienreiches Junkfood aus dem Drive-in vor einer roten Ampel herunterzuschlingen. Schlaf und Ruhe sind absolut entscheidend, wie etwa Arianna Huffington in ihrem Buch *Die Neuerfindung des Erfolgs* so eindringlich beschrieben hat. Ein Leben ohne Bewegung, Schlaf und gutes Essen macht nicht nur schlapp und lässt Sie schneller altern, sondern überfordert Hormonregulation, Immun- und Zentralnervensystem. Schlaf ist für mich die Medizin Nr. 1. Guter Nachtschlaf löst die meisten meiner Probleme in ein, zwei Tagen, weil ich mich wieder stärker fühle. Der gleiche Effekt stellt sich ein, wenn ich alles loslasse, was mich daran hindert, die Göttin in mir zu leben. Sich jeden Tag zu bewegen, etwa vom Computer oder Fernseher aufzustehen und sich wieder hinzusetzen – und das 32-mal am Tag –, stärkt das Immunsystem und lässt die gesunden Kräfte der Schwerkraft für Sie arbeiten!

Ihr Immunsystem hat natürlicherweise Hochs und Tiefs. Die Lymphozyten, eine Untergruppe der weißen Blutkörperchen, finden sich unter anderem in den Windungen der Gebärmutter, wo sie mit dem Menstruationszyklus zu- und abnehmen, genau wie der Mond. Deshalb ist Ihre Immunität vor und während der Menstruation etwas geringer, weshalb Sie in dieser Zeit auch öfter erkältet sind, mehr Kopfschmerzen haben oder anderweitig unpässlich sind – vorausgesetzt, Sie bekommen Ihre Tage noch. Die allmonatliche Absenkung der Immunität verschwindet zumeist nach der Menopause. Für ein starkes Immunsystem ist Pflege sehr wichtig. In Sachen Selbstsorge ist der Menstruationszyklus ein guter Ratgeber. Gehen Sie wohlwollend und liebevoll mit sich um, um Krämpfe und das prämenstruelle Syndrom zu vermeiden.

Der unglaubliche innere Heiler, der in jedem von uns steckt, wird durch den ultimativen Heiler, die göttliche Liebe (Gott), ermächtigt. Der Schlüssel zur Heilung unserer Wunden liegt in der Arbeit mit dieser Kraft, darin zuzulassen, dass sie uns nährt. Sie darum zu bitten, Wut, Trauer und Groll aus den Wunden der Vergangenheit zu entfernen, das ist die Lösung. Doch nur wenn wir uns der eigenen Empfindsamkeit und unseres Mitgefühls klar werden, können wir das Bedürfnis nach Heilung anerkennen. Schmerz jeder Art, ob emotional oder körperlich, ist ein wichtiger Weg zur göttlichen Liebe. Nur eine unmittelbare Verbindung zu ihr kann uns für immer heil machen.

Die ultimative Heilerin, die göttliche Liebe, ist eine Art innere Gärtnerin. Sie kümmert sich um alle Pflanzen ohne die Sorge, das Unkraut könne die Sämlinge überwuchern und ihnen das Licht wegnehmen. Sie bereitet neues Wachstum vor. Eine Kriegerin ist sie nicht. Sie stürmt nicht in die Schlacht, um eine Krankheit oder ein Virus mit einer versierten Armee aus Untersuchungen und Pillen auszumerzen. Dafür kennt sie die Kraft des Körpers, neue gesunde Zellen zu schaffen, Gewebe, Organe und Kreisläufe. Wir können sie um Hilfe bitten, statt allein von einem Arzt die Heilung zu erwarten. Ärzte können uns sehr wohl bei der Heilung unterstützen, aber es sind der Körper und das Göttliche, die die Arbeit vollbringen.

Apropos Körper: Die Göttin sollte sich von der Vorstellung verabschieden, ihr Körper sei unsauber, hässlich oder mangelhaft. Tatsächlich haben wir verinnerlicht, dass die Erfahrung des Göttlichen rein ist, der Körper jedoch unsauber und unrein: Er pupst, pinkelt und blutet. Doch während man uns beigebracht hat, unseren Körper hässlich zu finden, entdecken wir unsere göttliche Natur überhaupt erst durch den Körper. Wie schön er geschaffen ist, sollten wir bewundern, und wir sollten das Geschenk des inneren Heilers genießen – die Fähigkeit, unsere Immunität zu stärken, Gifte zu entsorgen und Zellen zu reparieren. Wir sind wie Mutter Erde, die recycelt und verjüngt, wenn wir Hormone zurückabsorbieren, weil sie nicht mehr gebraucht werden, oder wenn wir das Unnötige beschneiden oder neue Zellen und neuronale Netzwerke im Hirn entstehen lassen.

Der Körper ist weder unzivilisiert, noch bedarf er der Zähmung. Er ist das Gefäß unserer schöpferischen Lebenskraft, der Tempel, in dem wir den Himmel auf Erden erfahren sollen. Wenn wir das erkennen, dann erkennen wir auch, dass unser Körper der einzige Ort ist, an dem dies möglich ist. Dann verleugnen wir unsere Bedürfnisse nicht mehr, sondern leiten die alten Gifte aus, die sich in unseren energetischen Zentren angereichert haben, erobern unsere Lebenskraft zurück und erwecken den inneren Heiler. Dann passiert das Wunderbare, sei es, dass wir uns neu erfinden, sei es, dass wir unsere Gesundheit wiedererlangen.

Mehr als ein Rezept

Mein Verständnis den inneren Heiler betreffend hat sich über die Jahre entwickelt. Im Medizinstudium hatte ich gelernt, einen Fall aufzunehmen, eine Diagnose zu stellen und die angemessene Therapie zu finden, Rat zu geben oder ein Rezept auszustellen, um die Patientin dann in der Hoffnung wegzuschicken, sie würde schon das Richtige für ihre Gesundheit tun. Doch dann habe ich gemerkt, dass den Frauen zu helfen mehr bedeutete als Aufklärung und ein Rezept.

In den Achtzigerjahren kamen die Frauen scharenweise in meine Klinik, denn ich stand in dem Ruf, PMS-Symptome ernst zu nehmen, was damals für Frauenärzte nicht selbstverständlich war. Ich verschrieb das volle Programm zur Stressbekämpfung: weniger Kaffee, Zucker, Alkohol und Tabak; dann Vitamin B, natürliches Progesteron und andere Zusätze. Meinem Rat folgend haben dann kurze Zeit später meine Patientinnen berichtet, dass die Symptome verschwunden waren. Doch nach drei Monaten waren viele wieder dort, wo sie mal angefangen hatten, weil sich die »verbotenen« Dinge wieder eingeschlichen hatten, ohne dass der Stress gewichen wäre. Und die Symptome waren natürlich auch wieder da.

Warum nur hielten sich meine Patientinnen nicht an den ärztlichen Rat? Ich wusste nicht, wie ich sie motivieren sollte, ihren Lebensstil zu ändern, denn ich dachte, Aufgedunsensein und Kopfschmerzen, Reizbarkeit und Stimmungsschwankungen sollten reichen, um bei einem Vorsatz zu bleiben.

Als ich mit meinen Patientinnen sprach, sah ich allmählich die verbreiteten Muster von Kindheitstraumen, Missbrauch,

Missbrauchsahnungen, unausgesprochenen Eheproblemen und alle möglichen emotionalen Angelegenheiten, die wenige Tage vor Menstruationsbeginn an die Oberfläche kamen. So kam mir die Verbindung von ungelösten Traumen und dem prämenstruellen Syndrom in den Sinn. Damals fiel mir auf, dass der Menstruationszyklus allmonatlich eine gute Gelegenheit zur Tiefenheilung bot.

An diesem Punkt habe ich mich dann gefragt, warum so viele Frauen an einem Zyklus litten, der doch eigentlich – dem 28-tägigen Zyklus des Mondes folgend – ein absolut natürlicher war. Warum hatte der Schöpfer uns Frauen so geschaffen? Mit der Zeit bemerkte ich, dass auch ich vor der Periode und in den Tagen nach deren Einsetzen sehr sensibel war, ganz mit der Seele verbunden. Meine Erfahrung war daher nicht nur sehr verbreitet, sondern ein Geschenk, eine Gelegenheit, mein Leben auf allen Ebenen neu anzugehen. Stellen Sie es sich so vor: Vor und während Ihrer Periode gehen die Gezeiten zurück, das Wasser ist auf dem Tiefstand. Alles am Grund, was Sie nicht wahrhaben wollen, wird sichtbar. Ihr eigentliches Bedürfnis nach Ruhe, gutem Essen, Genuss, Fürsorge und so weiter – wird durch die Tiefe Ihrer Gefühle kommuniziert. Das ist nichts Schlimmes. Wut, Trauer, Angst oder Eifersucht sind eine biologisch untermauerte Gelegenheit zur Selbstveränderung. Betrachten Sie Ihre Gefühle als Wegweiser zu Ihren wahren Bedürfnissen. Lernen Sie die Lektionen, die Ihre Gefühle Sie lehren wollen.

Als ich mich damit beschäftigte, wie Frauen im Verlauf der Geschichte und an ganz unterschiedlichen Orten der Welt ihre Menstruation erleben, erfuhr ich, dass es nordamerikanische Indianerstämme gab, die sich bei grundsätzlichen Fragen auf das intuitive Wissen menstruierender Frauen verließen. Da dämmerte es mir, dass eine Frau, die nicht mit unbewältigten Traumen oder Missbrauch beschäftigt ist, die sensible Zeit vor und während der Menstruation zu Erneuerung und Aufbau nutzen kann – ganz wie die Gebärmutter selbst. Sie kann mit ihrer Seele in Berührung kommen. Wie ich in *Frauenkörper, Frauenweisheit* schrieb: »Ebbe und Flut von Träumen, Kreativität und hormonellen Veränderungen, mit unterschiedlichen Zyklusphasen assoziiert, eröffnen uns ungeahnte Möglichkeiten, die Verbindung zu unserem verborgenen Wissen zu vertiefen. Das ist für die meisten Frauen ein längerer Prozess, der beinhaltet, dass wir Licht ins Dunkel unserer eigenen Geschichte bringen und allmählich zu einer veränderten Betrachtungsweise unserer Zyklen kommen, um diese so auf neue Weise in unser Leben zu integrieren.«[1]

Latham Thomas, Autorin von *Mama Glow: A Hip Guide to Your Fabulous Abundant Pregnancy,* ist eine moderne Yogalehrerin und Coachin, die diese Weisheit inmitten des Trubels von New York lebt. Jeden Monat nimmt sie während ihrer Periode ein paar Tage frei und nutzt diese Zeit zur Verjüngung. Wie die indigenen Frauen, die während ihrer Periode in ein separates Zelt zogen, erkennt auch sie den heiligen Charakter dieser Zeit. Darüber hinaus ist ihr klar geworden, dass diese bewussten Verwöhnrituale ihr mehr als genug Energie und Ausdauer geben, um den vermeintlichen Zeitverlust auszugleichen. Ihre beeindruckende allmonatliche Selbstsorge ist umso erstaunlicher, wenn man bedenkt, wie schwierig es für die meisten von uns ist, überhaupt einmal abzuschalten – insbesondere im Zeitalter der Informationsflut!

Eric Schmidt, der Vorstandsvorsitzende von Google, sagt, wir Menschen generierten in zwei Tagen so viel Information wie vom Anbeginn der Zivilisation bis 2003.[2] Doch trotz der Revolution in der Informationstechnologie ist unsere zyklische Natur seit Tausenden von Jahren dieselbe. Wir sind immer noch mit dem Mond und den Gezeiten verbunden. Unsere emotionalen Bedürfnisse verschwinden nicht einfach, nur weil unsere To-do-Listen so viel länger geworden sind.

Um sich zu wandeln, muss eine Frau zum Grund ihrer Gefühle vorstoßen, die tief unter der Oberfläche des Bewusstseins verborgen liegen. Sie muss begreifen, dass jede einzelne Emotion für ein echtes Bedürfnis steht. Dann braucht sie Ruhe und Unterstützung und muss auf den inneren Heiler hören, der auf Veränderung pocht.

Finden wir den Mut, das zu tun, erfahren wir die Gesundheit und das Wohlbefinden, auf das wir als Göttin einen Anspruch haben.

Der emotionale Radar

Der innere Heiler weiß, dass Gefühle uns wahrhaft zu dem führen, was die Heilerin Mercedes Kirkel »unsere göttlichen Eigenschaften« nennt. Zunächst wollen schwerere und dunklere Gefühle wie Kummer und Wut zum Ausdruck kommen, um verwandelt zu werden. Nur so können wir gedeihen. Das heilende Loslassen erleben wir durch Tränen, Bewegung und Klang. Die matriarchalischen Kulturen früherer Zeit verstanden die Kraft von Tanz und Gesang als Mittel, um den Stamm zu heilen und die Gemeinschaft mit den Lebenskräften selbst zu verbinden. Während sie tanzten, sangen und chanteten, erfuhren die Menschen das ganze Spektrum der Gefühle von Freude bis Schmerz. Während die Tränen flossen, verließen Kummer und

Zorn den Körper und kehrten zur heiligen Quelle zurück. Die Autorin Rita Schiano schreibt: »Tränen sind Gottes Geschenk. Unser Weihwasser. Sie heilen uns im Fließen.«

Die sogenannten »negativen« Gefühle sind starke Anzeichen für das Unerfüllte in uns, doch das ist Teil unseres Menschseins. Wir alle haben Bedürfnisse: nach Verbundenheit, Intimität, Bestätigung, Sicherheit, Liebe, Zugehörigkeit und Ruhe, um nur ein paar zu nennen. (Es gibt eine wunderbare [englischsprachige] Liste der menschlichen Bedürfnisse auf der Webseite von The Center for Nonviolent Communication unter www.cnvc.org. Dort gibt es ebenfalls ein Inventar der Gefühle.) Doch den meisten von uns hat man weisgemacht, dass wir unsere Bedürfnisse zugunsten der Bedürfnisse anderer zurückstellen sollen. Doch wenn wir das tun, müssen unsere Gefühle immer lauter schreien – oftmals durch körperliche Symptome –, um überhaupt Gehör zu finden.

Wenn Sie das nächste Mal wütend oder ärgerlich sind, dann bleiben Sie bei dem Gefühl – beschuldigen Sie weder *sich* noch jemand *anderen*. Töten Sie nicht den »Überbringer der Botschaft«. Bleiben Sie bei Ihrem Gefühl, damit Sie die Botschaft entziffern können. Fragen Sie sich: »Was brauche ich jetzt? Was fehlt mir?« Dann benennen Sie das Bedürfnis. Ein Beispiel: Sie sind in Eile, und jemand schnappt Ihnen den Parkplatz weg, auf den Sie warteten. Sie sind wütend und frustriert. Halten Sie einen Moment inne und lassen Sie zu, dass das Gefühl von Ihnen Besitz ergreift. Sie sind ganz nah dran, ohne es ändern zu wollen. Dann fragen Sie sich: »Was brauche ich?« Vielleicht kommen Antworten wie diese: *Mehr Freizeit, sodass ich nicht ständig in Eile bin. Der andere Fahrer sollte mehr Respekt haben. Mehr Schlaf, dann bin ich nicht immer so kaputt.* Ein Bedürfnis anzuerkennen ist der erste Schritt hin zu seiner Befriedigung.

Dr. Mario Martinez verweist im Übrigen auf den Wert berechtigten Ärgers. Ärger, der hochzüngelt, wenn unsere Integrität oder die eines anderen bedroht ist. Wenn jemand zu der Kellnerin unfreundlich ist, die Sie bedient, dann ist es total okay sich zu äußern, anstatt nichts zu sagen. Wir sollten berechtigten Ärger zulassen, wenn es angemessen ist, und auch der Situation entsprechend reagieren. Vielleicht bedeutet das zu warten, bis wir zuhause Dampf ablassen können.

Machen Sie eine Affirmation, dass Sie sehr wohl in der Lage sind, für sich zu sorgen – entweder mithilfe einer anderen Person oder durch Ihre Verbindung zum Göttlichen. Wenn Sie auf Ihre Gefühle hören, wird es Ihnen eher gelingen, alterslos zu leben, als wenn Sie sich durch alten Groll und Kummer runterziehen lassen. Das wirkt sich bloß auf die Zellen aus. Bringen Sie Freude ins Spiel, schütten Sie Stickstoffmonoxid aus und suchen den Rat des inneren Heilers, um Körper, Geist und Seele wiederherzustellen.

Wie der innere Heiler arbeitet

Krankheiten kommen nicht einfach so aus dem Nichts. Sie sind das Endresultat eines Vorgangs, der seine Zeit braucht. Ganz buchstäblich sind sie Zeichen eines Ungleichgewichts, sind das Ergebnis jahrelangen Versäumnisses, sich mit den Bedingungen von Gesundheit zu befassen, mit Genuss, emotionalem Ausdruck und berechtigtem Zorn. Das aber wird in unserer Kultur zumeist nicht gelehrt! Wenn Sie indessen auf die Botschaften

Ihres Körpers hören und sie befolgen, dann können Sie Krankheiten vorbeugen oder sie zurückdrängen, bevor sie chronisch werden.

Die meisten von uns teilen die kulturell vermittelte Ansicht, dass Krankheit und Gebrechlichkeit unvermeidlich sind. In unserer Kultur sind sie normal, ja. Doch wenn Sie sich in jenen Weltgegenden umschauen, wo die Menschen merklich älter werden und dabei gesund sind, etwa im japanischen Okinawa oder auf der Insel Ikaria in Griechenland, dann werden Sie sehen, dass Krankheit im Alter nicht die Norm sein muss.

Die häufigsten chronischen Erkrankungen – Herzkrankheit, Arthritis, Krebs, Demenz und Diabetes – beginnen mit einem chronisch erhöhten Level des Stresshormons Cortisol. Dieses zusammen mit einer zuckerreichen Ernährung, die den Blutzuckerspiegel auf- und absinken lässt, führt zu einer Insulinresistenz, chronischer Entzündung und Oxidation, die am Ende allen chronisch degenerativen Erkrankungen zugrunde liegen. Wenn die Entzündungen nicht kontrolliert werden, führen sie zu Schäden an den Blutgefäßwänden. Die beschädigten Gefäßwände lassen Blutplättchen dort anhaften und verkleben, wo sie Ablagerungen – Plaques – bilden. Am Ende verhärten sich die Arterien – und das auch im Kopf. Oxidation ruft Zellschäden hervor, vor allem in den Mitochondrien, den Kraftwerken der Zelle.

Auch die meisten Krebsarten entwickeln sich mit der Zeit und in Phasen. In einem gesunden Körper erneuern sich die Zellen und sterben dann irgendwann ab, damit sie durch jüngere, weniger mutationsanfällige Zellen ersetzt werden. Die Hauptwirkung des programmierten Zelltods – Apoptose – ist, dass mutierte Zellen absterben, bevor sie sich teilen und zu einem Tumor werden können. Der Zelltod wird von den Mitochondrien ausgelöst. Wenn die DNA einer Zelle durch eine Mutation beschädigt ist (und zumeist sind es mehrere Mutationen), dann erfüllen die Mitochondrien der betroffenen Zellen ihre Arbeit nicht mehr korrekt. Die beschädigte Zelle lebt weiter und teilt sich, vielleicht angetrieben durch überschüssiges Östrogen, Transfette oder hohen Blutzucker. Die Anhäufung mutierter Zellen wurde lange als Carcinoma in situ bezeichnet, was bedeutet, dass sich der Krebs in einem begrenzten Gebiet (in situ) befindet. Das bedeutet auch, dass er noch nicht in das benachbarte Gewebe eingewandert ist. Ein Karzinom in situ wird allgemein als Krebs im Stadium 0 bezeichnet – eine recht unglückliche Bezeichnung, die dazu führte, dass Tausende eine Behandlung erfuhren, die sie nicht brauchten. Das liegt daran, dass man bis vor Kurzem die Biologie dieses Zelltyps noch nicht verstand. Der Wissenschaftler und Arzt H. Gilbert Welch, ein Experte für Krebs-Screening, bezeichnet einen solchen Zellhaufen als etwas, *mit* dem wir sterben, aber nicht *an* dem wir sterben.[3] In den allermeisten Fällen hält das Immunsystem entartete Zellen davon ab zu wachsen. Unglücklicherweise ist es dieses gutartige Geschehen, das oft im Screening erkannt wird.

Und es ist auch wahr, dass, wenn entartete Zellen nicht vom Immunsystem zerstört und durch ein neues Netzwerk von Blutgefäßen mit Nährstoffen versorgt werden, sie sich zu einem invasiven Krebs ausweiten können. Dann lösen sich möglicherweise Zellen ab und gelangen durch den Blutkreislauf an andere Orte im Körper. Das nennt man dann Metastasierung. Krebs wird in Stadien eingeteilt, je nachdem, wie weit er in den Körper vorgedrungen ist. In Stadium 4 ist die Metastasierung am weitesten fortgeschritten und verbreitet. Fast alle Todesfälle durch Krebs finden in diesem Stadium statt.

Was bedeutet das nun? Der konventionelle Therapieansatz bei Krebs ist die »frühe Diagnose«, weil man annimmt, dass einen Krebs durch OP, Bestrahlung und Chemotherapie im frühen Stadium zu entfernen die beste Methode der Heilung sei. Unglücklicherweise ist dieser Ansatz nicht der beste. Denn schließlich lässt jeder von uns Tag für Tag Krebszellen entstehen, was wir aber nicht wissen, da der Körper sich selber heilt. Eine Studie an 200 000 Norwegerinnen zwischen 50 und 64, veröffentlicht in der Novemberausgabe 2008 der *Archives of Internal Medicine,* beobachtete diese über einen Zeitraum von zwei Jahren. Die Hälfte erhielt eine Mammografie und eine Tastuntersuchung der Brust, während die andere Hälfte kein regelmäßiges Screening vornahm. Die Frauen in der Mammografiegruppe hatten 22 Prozent mehr Brustkrebsbefunde als die Gruppe ohne Screening. Daraus schlossen die Forscher, dass die nicht untersuchten Frauen die gleiche Krebshäufigkeit hatten, sie das frühe abnorme Zellwachstum jedoch selbst ausgleichen konnten.[4]

Was passiert nun, wenn wir zu aggressiv etwas »reparieren« wollen, was unser Körper möglicherweise auf natürliche Weise schafft? Seit Einführung des Mammografie-Screenings 1980 sind 1,3 Millionen Frauen mit sogenanntem Brustkrebs diagnostiziert worden, wobei es sich in Wahrheit um ein duktales Karzinom in situ handelte, eine Zellwucherung der Milchgänge, die niemals Krankheitswert bekommen hätte. Viel zu viele Frauen haben diese Diagnose bekommen und sind dann im Anschluss, um den Krebs auszumerzen, übertherapiert worden, unter anderem durch die beidseitige Brustentfernung, Bestrahlung oder Chemotherapie. Allein im Jahr 2008 wurden 70 000 Frauen überdiagnostiziert. Auch wenn einige Frauen sicherlich von der frühzeitigen Diagnose profitiert haben – für die Mehrheit der Frauen ist das nicht der Fall.[5] (Mehr zur Brustgesundheit in Kapitel 4.)

Da wir alle Frauen kennen, die an Brustkrebs gestorben sind, ist er für uns eine große Bedrohung. Dennoch überschätzen die meisten Frauen das Risiko, an Krebs zu sterben. 60 bis 80 Prozent der Brustkrebsfälle fallen in die Zeit nach der Menopause, sind nicht aggressiv und metastasieren nicht. Zwar kann Brustkrebs auch bei jüngeren Frauen vorkommen oder aggressiv sein, doch das entspricht nicht der Regel. Aufklärung und Bewusstsein können bei allen Krankheiten die Risikoeinschätzung verzerren und zu unnötigen Ängsten führen. (Für mehr Informationen zu Brustkrebs nach den Wechseljahren s. http://www.krebsinformationsdienst.de/tumorarten/brustkrebs/brustkrebsrisiken-uebersicht.php.)

Wenn wir schon mehr Bewusstsein wollen, dann sollten wir uns vor allem Folgendes vor Augen führen: Der Körper ist ein wunderbares Werk des Schöpfers, das sich fortwährend erneuert, um alles geschmeidig am Laufen zu halten. Zellen erneuern sich immerfort. Ihr Körper ist so angelegt, dass er jederzeit in Krankheitsvorgänge eingreifen kann, um vorzubeugen, runterzufahren oder die Umkehr einzuleiten, damit Sie in den natürlichen Zustand der Gesundheit zurückfinden. Ihr Immunsystem ist dafür gemacht, einen Gang höher zu schalten, um alle Erreger, die sich Zugang verschafft haben, zu bekämpfen. Wenn Sie es dann auch noch durch mehr freudvolle Erfahrungen unterstützen, wird es ihm noch besser gelingen, Erreger zu umzingeln, zu schwächen und abzutöten.

Die Mittel der westlichen Medizin sollten genutzt werden, wenn es nötig ist, aber sie sind nicht das erste und einzige Mittel, wenn es darum geht, gesund und alterslos zu leben. Der Arzt hilft Ihnen bei der Überwachung von Symptomen des Ungleichgewichts und dabei, die Zeichen zu lesen, damit Sie mehr für Ihre Gesundheit tun. Doch es ist der Schöpfer im Inneren, der Sie gesund werden lässt. Wahre Gesundheit kommt von göttlicher Liebe und gibt Ihnen Lebendigkeit.

Medizin auf Rezept

75 Prozent aller Menschen über 65 nehmen regelmäßig Medikamente, im Durchschnitt fünf.[6] Die meisten davon sind nicht nötig. Die Menschen, denen ich mich verbunden fühle, haben eine ganz andere Lebenseinstellung. So sagt meine Freundin und Kollegin, die Ärztin Gladys McGarey: »93 ganz ohne Pillen.« Sie macht immer noch Lobbyarbeit für eine andere Medizinkultur und ist in der ganzen Welt unterwegs, um sich für die Gesundheit von Schwangeren und Müttern starkzumachen.

Wenn Sie es mit chronischen Erkrankungen zu tun haben, dann können Sie von gewissen Medikamenten, die die Symptome in Schach halten, profitieren, beispielsweise in Fällen, wo eine Entzündung eingedämmt oder der Blutdruck gesenkt werden muss. Aber tun Sie sich einen Gefallen: Affirmieren Sie bei jeder Tabletteneinnahme, dass Sie wieder gesund und munter werden. Es kann nämlich gut sein, dass Sie die Pille schon bald nicht mehr brauchen. Seien Sie bis dahin dankbar für die Verfügbarkeit einer hilfreichen Medikation!

Obwohl sich die westliche Medizin zu stark auf Medikamente und Operationen fokussiert, gibt es doch auch Gutes von der Medizinfront zu berichten. Zu den Verbesserungen gehört zum Beispiel, dass im Medizinstudium jetzt auch die Rolle von Entzündungen bei der Krankheitsentstehung gelehrt wird oder dass multiprofessionelle Teams eingerichtet werden, etwa in der Geburtshilfe. Nicht zuletzt gerät die hohe Rate an Kaiserschnitten und eingeleiteten Geburten in die Kritik, welche während der letzten 30 Jahre zu einer Verdoppelung der Todesfälle im Kindbett beigetragen hat. Auch haben die eingeleiteten Geburten die Zahl der Frühchen erhöht – und das nur, weil wir zu viel eingreifen! Die Schwangerschaft ist selbst eine gute Metapher: Der Körper hat seine eigene Zeit. Wir müssen aufhören, aggressiv einzugreifen, nur weil wir die Dinge kontrollieren wollen. Je mehr Patienten und Ärzte das erkennen, desto eher kommt es zu Änderungen im Gesundheitswesen. Aber versteifen Sie sich nicht, darauf zu warten. Schöpfen Sie schon jetzt aus Ihrer Fähigkeit zur Selbstheilung.

Keine Angst vor Genen!

Gene sind eine Blaupause, kein Schicksal! Es bekümmert mich, dass so viele Frauen meinen, drastische OPs vornehmen zu müssen, aus Angst, mit ihren Genen stimme etwas nicht. Wir sehen bisweilen Frauen, die sich beide Brüste amputieren lassen, aber nicht *nach* einer Brustkrebsdiagnose, sondern allein weil sie fürchten, durch eine Genmutation ein hohes Risiko zu haben, an Brustkrebs zu erkranken. Natürlich sollte man jeder Frau Entscheidungen in Bezug auf die eigene Gesundheit zugestehen. Aber in den Medien kommt am Ende eine Geschichte heraus wie: »Tapfere Mutter opfert Brüste, damit ihre Kinder nicht leiden müssen.« In all diesen Fällen wissen wir nicht, wie das Brustkrebsrisiko bemessen wurde, doch es exakt auszurechnen, ist beim aktuellen Forschungsstand sehr schwierig. Was die Medien immer außen vor lassen, ist die Rolle der Epigenetik – der Genregulation – oder der Genexpression im Krankheitsfall. Die Wissenschaft weiß mittlerweile, dass unsere DNA nicht nur aus Genen zusammengesetzt ist, sondern auch sogenannte Genschalter aufweist, die gewisse Gene zu gewissen Zeiten in einem bestimmten Umfang aktivieren. Wir haben mehr Einfluss auf die Epigenetik, als die meisten annehmen.

Als das Human Genome Project in den 1990ern seinen Anfang nahm, dachten Forscher, sie würden mehr als 120 000 Gene identifizieren können. Zu ihrer Überraschung stellten sie fest, dass wir nur 25 000 haben – weniger als in einer Kornähre oder einer Fruchtfliege. Es sind also nicht die Gene, die die meisten unserer Erfahrungen steuern, sondern ihre *Expression.* Auch wenn die Epigenetik noch in den Kinderschuhen steckt, wissen wir doch, dass die Genexpression sehr stark von unseren Vorstellungen und Gefühlen sowie von unserem Lebensstil beeinflusst wird. Die sogenannte Junk-DNA, von der Wissenschaftler zunächst dachten, sie habe keine Funktion, ist vielleicht der Schlüssel der Genexpression und ihrer Beeinflussung. Dass wir anfänglich glaubten, dass dieser wichtige Teil der DNA »Müll« sein muss, wirft ein Licht auf unsere Engstirnigkeit im Hinblick auf die wunderbaren Systeme des menschlichen Körpers.[7]

Die Wissenschaft weiß, dass die DNA das genetische Erbe der eigenen Eltern und Vorfahren ist. Es ist gut möglich, dass es auch deren emotionale Erfahrungen reflektiert. Sofern Forscher mehr über unsere DNA herausbekommen, finden wir womöglich auch heraus, dass sie die Traumen unserer Vorfahren umfasst. Experimente mit Mäusen haben gezeigt, dass die Abneigung gegen bestimmte Gerüche an den Nachwuchs weitergegeben wurde, nachdem die Eltern gelernt hatten, bestimmte Gerüche zu meiden. Sie bekamen dabei kurze Schocks, sobald sie einen bestimmten Geruch erschnüffelt hatten.[8]

Wir wissen, dass bei Herzkrankheiten enge Familienangehörige durchaus ähnliche Gene oder Genmarker gemeinsam haben, und ebenso finden wir, sobald wir in die Familiengeschichte gehen, wiederholt Herzen, die gebrochen sind, im Konflikt stehen oder an der Liebe gehindert wurden. In meiner Familie etwa sind viele vor der Zeit an einer Herzkrankheit gestorben. Meine Großmutter mütterlicherseits starb mit 68 an einem Herzanfall. Aber meine Mutter, fast 90, sagt: »Das hat nichts mit mir zu tun.« Sie lebt nicht mit emotionalen Belastungen wie meine Großmutter, und sie lebt gesund und aktiv. Selbst wenn sie »schlechte Gene« für eine Herzkrankheit haben sollte, hat sich das bislang nicht bemerkbar gemacht und wird es vermutlich auch nicht mehr tun.

Energien außerhalb des Körpers beeinflussen unsere Gesundheit ebenfalls. Keiner von uns ist eine Insel, sondern die Vorstellungen unserer Familien, Freunde und unserer Kultur beeinflussen uns. Vielleicht gehören Sie auch zu denen, die die Emotionen anderer empathisch aufnehmen – mit Auswirkung auf den eigenen Stresslevel. Haben Sie jemals ein Gespräch oder auch nur einen Telefonanruf mit dem Gefühl beendet, sich sofort hinlegen und schlafen zu wollen? Das kam, weil diese Person buchstäblich Ihre Lebenskraft abgesaugt hat. Entsprechend hat Dr. Mario Martinez gezeigt, dass unsere Gesundheit stark mit den Vorstellungen unserer Kultur zusammenhängt. Kopfschmerzen bzw. Migräne bieten dafür ein gutes Beispiel. Sie werden in verschiedenen Ländern unterschiedlich wahrgenommen und behandelt. In Frankreich werden sie mit der Leber in Verbindung gebracht, in England mit der Verdauung. In den USA hingegen heißt es, sie würden von den Nervengefäßen beeinflusst. Entsprechend variieren die Therapien von Land zu Land.

Strahlung und Umweltverschmutzung sind darüber hinaus zwei externe Faktoren, die das Körpergeschehen beeinflussen und auch, welche Gene exprimiert werden. Strahlung verursacht

Schäden an der DNA, die zu Krebs führen können, solange der Schädigung der Zellen nicht Einhalt geboten wird. Dankenswerterweise hilft Sonnenlicht – das auch eine Strahlungsquelle ist – unserem Körper, Vitamin D zu produzieren, ein lebenswichtiger Nährstoff für gute Gesundheit. Tatsächlich schätzen Experten, dass ein optimaler Vitamin-D-Level das Krebsrisiko halbiert!

Es ist wenig förderlich, sich um die eigenen Gene zu sorgen oder darum, ob man die Krankheiten, die in der Familie liegen, geerbt haben könnte. Nicht die Genetik an sich ist das Problem, sondern vor allem die Sorge, welche schlimme Krankheit einen erwischt haben könnte, zusammen mit dem anhaltenden Stress, der die Folge von ängstlichem, pessimistischem Denken ist. Die Tatsache, dass Sie das Gen für eine bestimmte Krankheit in sich tragen, heißt nicht, dass dieses auch in Erscheinung tritt. Man schätzt, dass 80 Prozent aller Krankheiten im Kopf anfangen. Dazu der metaphysische Heiler Edgar Cayce: »Der Geist ist das Leben, das Bewusstsein ist der Erbauer, das Physische Ergebnis.« Mit anderen Worten: Arbeiten Sie mit dem Geist, um das Haus (Ihre Gesundheit) zu bestellen, und beziehen Sie dafür Ihre Gedanken, Bilder und Gefühle mit ein. Wenn Ihnen eine Gartenmetapher zusagt, dann stellen Sie sich den Geist als Wind, Regen und Sonne vor. Das Bewusstsein sät die Saat. Der Körper ist der Garten. Wollen Sie Angst säen oder Vertrauen, das Sie mit einer positiven Einstellung und förderlichen Gewohnheiten bewässern?

Wenn Sie sich also für die Selbstsorge entscheiden, und zwar nicht, indem Sie nur auf die Gesundheit bestimmter Organe schauen, sondern sich dem Schöpfer offen anvertrauen – physisch, emotional und spirituell –, dann beeinflussen Sie wirklich den Ausdruck Ihrer Gene. Leben und lieben Sie aus vollem Herzen, ohne Angst vor Ihrer DNA. Ihre Gene ändern können Sie nicht, Ihre ererbten gefühlsmäßigen Muster indessen schon. Hier ein Gebet zur Inspiration: »Göttlich Geliebtes: Wandle mich, damit ich meinem Körper und meinen Genen trauen kann.«

Lassen Sie sich bei Ihrer Wahl vom inneren Heiler leiten

Sollen Sie einen Gentest machen, um Gene zu finden, die, falls sie exprimieren, eine schlimme Krankheit hervorrufen können? Mein Gefühl sagt mir, Sie sollten Ihre Entscheidung davon abhängig machen, was Sie mit der Information vorhaben. Überlegen Sie, ob das wirklich die Information ist, die Sie brauchen. Würden Sie Ihren Lebensstil ändern, um Ihr Erkrankungsrisiko zu senken? Und wenn ja, warum machen Sie es dann nicht gleich? Wenn Ihnen die negativen Resultate nur als Ausrede dienen, Ihren Körper nicht optimal zu versorgen, warum dann testen? Weniger als fünf Prozent aller Krebsfälle haben mit Genetik zu tun. Mal angenommen, Sie finden heraus, dass Sie die Genmutation BRCA1 haben, die mit Brustkrebs assoziiert ist, dann heißt das nicht, dass Sie notwendigerweise Brustkrebs bekommen. Diese Mutation nicht zu haben bedeutet wiederum nicht, dass Sie keinen Krebs bekommen. Hinzu kommt, dass Gentests sehr unzuverlässig sein können, weil nur ein kleiner Abschnitt des Genoms sequenziert wird. Eine Entscheidung auf der Basis eines Gentests zu treffen ist so, als wollte man die Persönlichkeit eines Menschen anhand eines Schnappschusses ermitteln.

Eine Frau namens Naomi kommt aus einer Familie, in der gehäuft Autoimmunerkrankungen der Lunge mit tödlichem Ausgang aufgetreten sind. Weder kann man den Krankheitsverlauf verlangsamen, noch ist die Krankheit heilbar. Die einzige Hoffnung ist eine Lungentransplantation. Auf diese Weise hat sie schon mehrere Verwandte verloren, darunter ihre Mutter, und sie weiß, dass sie durch Lungentests Aufschluss darüber bekommen kann, wie hoch ihr eigenes Risiko ist. Auch gibt es einen Gentest, der zeigt, ob sie eine Mutation geerbt hat, die mit der Krankheit in Verbindung steht. Dennoch hat sie sich gegen die Lungenfunktions- und Gentests entschieden. Stattdessen möchte sie so gesund wie möglich leben und sich regelmäßig über den Forschungsstand informieren, der Menschen mit dieser Krankheit gewisse Hoffnungen macht. Sie atmet, bildlich gesprochen, frei – ohne Angst, jemanden vor den Kopf zu stoßen oder zu enttäuschen. Perfektionismus und Es-allen-recht-machen-wollen, sagt sie, gehörten zum Familienmuster, das sie nicht übernehmen oder an ihre Kinder weitergeben werde.

Sie sagt auch, dass sie als Kind beobachtet habe, wie ihre Mutter und deren Schwester die Konfrontation vermieden, wenn sie sich gestritten hatten; stattdessen beschwerten sie sich bei ihrer Mutter, die dann die Botschaft an die Schwester weiterleitete. Weil die Frauen niemals direkt miteinander stritten, war die Spannung zwischen ihnen enorm hoch. Doch wie soll man sich entspannen, wenn man nie wissen kann, ob nicht die geliebte Person auf einen böse ist? Naomi wurde älter und ahmte das Muster ihrer Mutter nach. Sie versuchte, Gedanken zu lesen, und ging wie auf Eierschalen, auch machte sie sich ewig Sorgen, ob die Mutter sich vielleicht über sie geärgert hatte. Doch irgendwann wurde ihr klar, dass sie mit dieser Spannung unmöglich weiterleben konnte. Sie fing an, regelmäßig Sport zu treiben, und machte eine kognitive Verhaltenstherapie, um aus ihren ängstlichen Denkmustern herauszufinden. Nachdem ihre Mutter erkrankt war und mit Sauerstoff versorgt werden musste, fing Naomi mit einer Achtsamkeitsmeditation an. »Als ich sah, welche Mühe meine Mutter mit dem Atmen hatte und wie ihr das Angst machte, als ich hörte, dass ihre größte Angst war, sterben zu müssen, weil sie keine Luft bekam, da wusste ich, dass atmen lernen in jeder Hinsicht der Schlüssel zu meinem eigenen Wohl war. Ich wusste, dass ich kürzertreten musste, mich auf mich selbst konzentrieren und nicht die ganze Zeit herumrennen durfte, getrieben von der Sorge um andere und der Sorge, was sie von mir denken mochten.«

Naomi betrachtet ihren inneren Heiler als Hilfe, um sich selbst besser zu verstehen, sodass sie keine Autoimmunerkrankung ausbildet. Autoimmunerkrankungen betreffen zu 80 Prozent Frauen. Sie entstehen, wenn das Immunsystem körpereigene Zellen und Gewebe angreift – wenn das Selbst also das Selbst angreift. Es ist auffällig, dass Frauen nach einer Periode chronischen Stresses eine Autoimmunerkrankung entwickeln, etwa nachdem sie jahrelang ihre alten Eltern gepflegt haben. Das wollte Naomi auf keinen Fall. Die Wut und die chronische Entzündung in ihrem Körper und ihrer Seele arbeiteten schon gegen sie. Doch sie wollte lieber gesund und glücklich sein, als all den alten Groll in sich festzuhalten, auch wenn sie ihrer Meinung nach durchaus das Recht dazu gehabt hätte. »Es war wirklich himmelschreiend, dass ich so viel Zeit mit der Pflege verlor und dass die Entscheidung, den Bedürfnissen meiner Eltern so viel Raum zu geben, mit der Vernachlässigung meiner eigenen Familie und von mir selbst einherging. Aber es war meine Entscheidung, und ich stand dazu, auch wenn ich mit den Konsequenzen nicht immer glücklich war«, erklärt sie.

Das Schlimmste, was Sie sich in puncto Gesundheit antun können, ist, Wut, Angst und Trauer zurückzuhalten. Ihre Lebenskraft sollte stark sein, damit sie die Zellreparatur und Zellerneuerung unterstützen kann, Entzündungen und den Cortisolspiegel drosseln, den Blutzuckerspiegel stabil halten und den oxidativen Stress verringern kann (dazu später mehr). Naomi hört auf ihren inneren Heiler und trifft gute Entscheidungen – solche, die von einer göttlichen Kraft geleitet und nicht angstgetrieben sind. Sie weiß, dass sie ihr Immunsystem stärken kann, wenn sie sich annimmt, wie sie ist, wenn sie die Sorge davor ablegt, wie andere sie sehen, und sie in Verbindung mit dem inneren Heiler bleibt.

Wenn Sie emotionale Stressoren abmildern und Umweltgifte vermeiden, können Sie Ihren Heiler bei seiner Arbeit an Ihrer Gesundheit unterstützen und verhindern, dass krankheitsrelevante Gene Ausdruck finden. Doch übertreiben Sie es nicht: Niemand kann allen Giften ganz entgehen.

Keine Angst vorm Testergebnis

Die Zahlwerte eines Testergebnisses können hilfreiche Indikatoren für einen Zustand sein, der angegangen werden muss. Man sollte sie aber auch nicht überbewerten und sich ihretwegen unnötig sorgen. Geht es nach Gerd Gigerenzer, Direktor des Max-Planck-Instituts für Bildungsforschung in Berlin und Autor des Buches *Risiko. Wie man die richtigen Entscheidungen trifft,* überschätzen sowohl Ärzte als auch Patienten das Krankheitsrisiko, was generell zu vielen unnötigen Untersuchungen führt. Die Wahrheit jedoch ist: Gedanken und Vorstellungen haben einen viel größeren Einfluss auf die Gesundheit als Ihre Testergebnisse (so wie Sie auch mehr gesundheitlichen Einfluss haben als Ihre Gene). Einmal habe ich mitbekommen, wie ein Mann auf der Intensivstation beatmet wurde, mit einer Sauerstoffsättigung, die so niedrig war, dass er eigentlich hätte ohnmächtig sein müssen. Dennoch saß er aufrecht und schrieb sein Testament auf einen gelben Schreibblock. Das war eigentlich nicht mehr möglich, aber sein Geist zwang seinen Körper, den Anweisungen zu folgen. Außerdem habe ich mehr als genug rüstige Achtzigjährige mit Cholesterinwerten über 300 gesehen. Es war gut, dass sie offensichtlich nie Statine bekommen hatten, um ihr Cholesterin zu senken. Gesundheitliche Probleme hatten sie deshalb jedenfalls nicht.

Medizinische Tests sind viel weniger zuverlässig, als die meisten Leute glauben. Wie oft ist es nicht schon passiert, dass jemand sagte: »Gerade war ich beim Arzt, alles in Ordnung«, und, noch ganz beruhigt vom Untersuchungsergebnis, am nächsten Tag einen Herzanfall erlitt? Und umgekehrt: Wie oft hat sich nicht schon jemand blendend gefühlt, dann die Diagnose einer schlimmen Krankheit bekommen und ist dann binnen Monaten gestorben? Wenn ein Patient eine schlechte Nachricht erhält, ist es weniger die schlimme Neuigkeit als die hormonelle Stressreaktion, die den Krankheitsverlauf beschleunigt. Tatsache ist, dass man herausgefunden hat, dass Stresshormone Botenstoffe produzieren, die das Wachstum bestimmter Krebsarten beschleunigen.[9]

Manchmal kommt es vor, dass Testergebnisse eine negative Auffälligkeit nachweisen, dies aber bei Wiederholung nicht tun – die Werte sind wieder im Normbereich. Ich hatte schon

Patienten, die im OP feststellen mussten, dass ihr ursprünglicher Befund verschwunden war. Das passiert häufiger, als wir denken. Auch Ärzte sind nur Menschen – und daher fehlbar. Wenn fünf Pathologen Ihr Biopsieergebnis lesen, kommen fünf verschiedene Interpretationen dabei heraus. Faktoren, die sich auf die Akuratesse der Ergebnisse auswirken, sind unter anderem das Labor, der diensthabende Laborarzt oder die Tageszeit.

Das Problem an allen Tests ist, dass immer weitergesucht wird, sobald mal eine Abnormalität aufgetreten ist, weil die Ärzte auf keinen Fall etwas »übersehen« wollen. Das hat mit der Ausbildung und dem ganzen System zu tun. Für Ärzte und Patienten ist es schwierig, eine Haltung des »Abwartens und Teetrinkens« an den Tag zu legen und sich stattdessen auf eine Änderung des Lebensstils zu konzentrieren. Ein Beispiel ist die Tastuntersuchung der Gebärmutter. Wenn Sie keine Beschwerden haben, die auf eine Erkrankung hinweisen, gibt es keinen Grund, dass der Arzt oder die Ärztin Handschuhe anzieht, zwei Finger in die Vagina einführt und dann auf den Bauch drückt, um Uterus und Eierstöcke zu ertasten. Mir wurde in meiner Ausbildung beigebracht, dies bei allen Frauen so zu machen. Öfter, als mir lieb war, habe ich dann auch etwas gefühlt, das ich nicht ganz zuordnen konnte. Diese Frauen habe ich dann zum Ultraschall geschickt. Wenn das nichts Definitives erbrachte, ging es weiter zur Bauchspiegelung – ein Eingriff, der eine Vollnarkose erfordert. Meistens war dann alles normal. Auf der anderen Seite fand ich auch Dinge, die ich nicht erwartet hatte – etwa Endometriose bei einer gesunden Frau ohne jegliche Symptome. Daraus habe ich gelernt: Eine Diagnose bedeutet nicht, dass man krank sein muss.

Wir bemerken zunehmend, dass wir oft zu aggressiv in Bereichen behandelt haben, bei denen es um Befunde ging, die sich *vielleicht* in der Zukunft als problematisch hätten erweisen können. Den Nachteil der Mammografien habe ich ja bereits erwähnt. Die neuen hochauflösenden Geräte finden immer mehr Läsionen, die nie zum Problem werden. Der Pap-Test oder Abstrich ist auch so ein Test, der ein Umdenken erfordert. Wenn eine Frau gesund ist, gibt es eigentlich keinen Grund für einen jährlichen Abstrich. In den USA geben wir jährlich 5,4 Milliarden Dollar für die Durchführung der Tests und 1,2 Milliarden Dollar für Anschlussuntersuchungen aus, nur um ein Prozent Frauen unter den Teilnehmerinnen zu finden, deren Abstrich vom Gebärmuttermund auf eine mögliche Zellveränderung hinweist. Gebärmutterhalskrebs ist auf dem Rückzug, die Erkrankungsrate im Jahr 2002 lag bei 8,2 Prozent pro 100 000 Frauen. Deshalb rät nun die Amerikanische Gesellschaft für Kolposkopie und Zervixpathologie zu einer Untersuchung auf Gebärmutterhalskrebs lediglich alle fünf Jahre statt einmal pro Jahr, vorausgesetzt, der Zellbefund des Abstriches ist unauffällig. Das gilt auch für das humane Papillomavirus (HPV).[10] Glücklicherweise schafft es die überwiegende Mehrheit der Frauen mit einem gesunden Immunsystem, das HP-Virus selbst zu vertreiben. Das heißt mit anderen Worten, für die meisten Frauen stellt es *kein* Problem dar.

Natürlich sieht die Sache anders aus, wenn Sie Schmerzen, Ausfluss, eine Schwellung oder Hautveränderungen haben. Dann sollten Sie schauen, was mit Ihrem Körper und Ihren Gefühlen los ist. Wenn allerdings Untersuchungen für Sie gleichbedeutend mit Gesundheitsvorsorge sind, dann verpassen Sie die Chance, Ihr quicklebendiges inneres Selbst anzuzapfen. Sie warten dann implizit auf Schlimmeres, statt sich mit Lebendigkeit und Lebhaftigkeit zu rüsten. Aber machen Sie nur, lassen Sie sich testen – und wenn Ihnen die Ergebnisse nicht zusagen, dann gehen Sie das Ganze mit der Kraft Ihres

Bewusstseins und Ihrer Gefühle an, und später machen Sie den Test noch einmal. Seien Sie nicht überrascht, wenn das Ergebnis anders ausfällt.

Und doch gibt es Tests, die Ihnen wirklich nützen können. Der des Nüchternblutzuckers ist einer davon. Ihr Nüchternblutzucker sollte nicht höher sein als 85 mg/dl und eine Stunde nach dem Essen nicht höher sein als 120 mg/dl. Sich ein Blutzuckermessgerät anzuschaffen ist sicherlich nützlich (die günstigsten kosten um die 10 Euro). Testen Sie Ihren Blutzucker regelmäßig, dann wissen Sie genau, welche Nahrungsmittel und Aktivitäten ihn hochschnellen lassen. Auch die Messung des Nüchterninsulins kann nützlich sein, genauso wie die Untersuchung des Vitamin-D-Spiegels. Beim Vitamin D sollten Sie das 25(OH)D [Calcidiol, eine Vitamin-D-Vorstufe, A. d. Ü.] bestimmen lassen, nicht das Calcitriol (1,25(OH)2D3). Der 25(OH)D-Wert gibt darüber Auskunft, wie viel Vitamin D im Blut vorhanden ist. Das kann der Arzt bestimmen oder ein Online-Labor (s. Quellen für Empfehlungen). Ihr Wert sollte bei 40 bis 80 ng/ml liegen – und es bedarf im Allgemeinen einer Aufnahme von täglich mindestens 5000 IE von Vitamin D3 [Cholecalciferol, A. d. Ü.], um diese Werte zu erreichen bzw. zu halten. Auch sollten Sie sichergehen, dass Ihr Blutdruck bei ca. 120:70 liegt. Kleine Abweichungen in beide Richtungen sind möglich. Die Werte, die ich hier für Blutzucker angebe, sind übrigens niedriger als die Standardwerte, beim Vitamin D sind sie dagegen höher. Das hat mit dem Unterschied zwischen Minimal- und Optimalwerten zu tun. Die alterslose Göttin zielt natürlich auf das Optimum.

Während also die moderne Medizin und diverse Untersuchungen ihre Berechtigung haben, sollten Sie nicht den Einfluss Ihrer Vorstellungskraft auf die Gesundheit unterschätzen. Der Heilpraktiker und Autor Dr. Andrew Weil hat mir schon vor Jahren gesagt, dass eine der Hauptsünden der modernen Medizin darin liege, dass sie die Fähigkeit unterminiert einzuschätzen, wie es einem geht. Wenn also die Testresultate nicht mit dem übereinstimmen, wie Sie sich fühlen, dann stellen Sie sie infrage. Der frühere New Yorker Bürgermeister Ed Koch, bekannt für seinen unverkrampften Populismus, stellte sich gern mal in die Eingänge der U-Bahn und fragte die Leute: »Wie geht's mir heute?« Das sollten medizinische Tests auch tun – nachhaken, wie es um Ihre Selbstsorge steht.

Und bedenken Sie bitte stets: Egal wie Ihre Diagnose ausfällt, Hoffnung gibt es immer! In den letzten 20 Jahren hat sich unser Verständnis von der Verbindung zwischen Körper und Seele sehr viel weiterentwickelt. In seinem Buch *Du bist das Placebo – Bewusstsein wird Materie* schildert Dr. Joe Dispenza die Ergebnisse seiner ausgedehnten Forschung (gestützt auf moderne bildgebende Verfahren), die zeigt, dass es sehr wohl möglich ist, die Biologie von Gehirn und Körper zu beeinflussen, wenn man den Placeboeffekt zur Anwendung bringt. Das heißt, wenn Sie daran glauben, dass etwas funktioniert, dann wird es das meistens auch tun. In ihren Studien zu unerklärlichen Heilungen bei Krebs hat Dr. Kelly Turner, Autorin von *Radical Remission: Surviving Cancer Against All Odds* eine Reihe von Faktoren ausfindig gemacht, die das Überleben begünstigen, wenn die Medizin am Ende ihrer Weisheit ist. Viele dieser Faktoren sind mit denen identisch, die ich im Programm der alterslosen Göttin empfehle, etwa das Loslassen unterdrückter Gefühle, soziale Unterstützung einzuholen, eine bessere spirituelle Verbindung, die Umstellung der Ernährung etc.

Je früher Sie Ihren Beschwerden nachgehen, desto größer die Chance, eine Lösung zum Guten zu finden – und das gilt auch für die Plage der Allergien! Trauen Sie der göttlichen Liebe und nutzen Sie den Placeboeffekt positiver Gedanken. Machen Sie sich die Macht des Bewusstseins bei Krankheit oder Gesundheit klar. Vermeiden Sie negative Selbstgespräche. Das ist so ein Frauending, es ist unglaublich, wie sehr wir uns durch Selbstkritik schaden. Die Schriftstellerin Anne Lamott meint gar, der Verstand sei oftmals ein gefährliches Terrain, das man besser nicht alleine aufsucht!

Was ich nicht möchte, ist, dass Sie sich im Krankheitsfall die »Schuld« zuschieben. Auf gar keinen Fall! Das Bewusstsein hat Kraft, doch das gilt auch für das kollektive Bewusstsein oder die göttliche Seele. Wir wissen nicht immer, warum etwas passiert, was dahintersteckt oder warum wir krank werden, obwohl wir alles dafür getan haben, positiv zu bleiben. Was wir allerdings wissen, ist, dass jede Situation im Leben uns die Gelegenheit gibt zu mehr Heilung, mehr Liebe und mehr Mitgefühl – für uns und für andere. So werden wir gesünder und auch die Menschen um uns herum.

Trauen Sie Ihrem Instinkt

Um Ihren inneren Heiler zu aktivieren, sollten Sie Ihrer Intuition und Ihren Instinkten trauen. Wenn Ihnen nicht ganz einleuchtet, was der Arzt Ihnen rät, dann achten Sie auf Ihren Widerstand und gehen Sie ihm nach. Manchmal meinen wir zu wissen, dass etwas nicht gut für uns ist, auch wenn wir nicht genau sagen können, warum. Dann wieder kann ein wenig Nachforschung und logisches Denken uns in instinktiven Ahnungen bestärken. Man hat uns zwar beigebracht, uns selbst zu misstrauen und nur den Ärzten Glauben zu schenken, aber unsere Körper lügen nicht. Vielleicht haben Sie auch einen bedeutungsvollen Traum, der Ihnen Ihre Situation verdeutlicht, oder Sie fühlen eine Art Schwere oder haben einen Widerstand, der nichts mit Angst zu tun hat, sondern mit einer inneren Gewissheit. Wenn das der Fall ist, ignorieren Sie es nicht. Deshalb habe ich auch meinen Patientinnen immer gesagt: »Wenn Ihnen vor einer Operation nicht wohl ist, dann rufen Sie mich an und sagen ab.« Ich habe immer deutlich gemacht, ich würde sie jederzeit – und sei es am Tag des Eingriffs – mit Freuden aus dem OP-Plan streichen, sollten sie ihre Meinung geändert haben! Glauben Sie mir, die Erlaubnis, auf sich selbst zu hören, nimmt einem wirklich die Angst und macht den Weg frei für den inneren Heiler!

Nicht jeder medizinische Rat passt auf alle Menschen, und ich muss an dieser Stelle einmal klipp und klar sagen, dass die Medien die Menschen durch das dauernde Schüren von Ängsten einschüchtern. Die Grippeimpfung ist ein Beispiel, die Impfung gegen Gürtelrose (Herpes Zoster) ein anderes. Ich kann mir nicht helfen, aber die Zahl der Menschen, die eine Gürtelrose bekommen, ist sprunghaft angestiegen, seitdem die Windpockenimpfung in den USA Standard wurde. Immerhin handelt es sich um das gleiche Virus! Da fragt man sich schon: »Was geht hier vor?« Auch die Datenbasis für eine massenweise Impfung gegen Grippe ist viel dürftiger, als wir anzunehmen verleitet werden, wobei ja nur abgeschätzt wird, welche Virusart diesmal die Menschen befallen könnte. Was hier in Wahrheit verkauft wird, ist ein Gefühl der Sicherheit. Wenn es Sie verunsichert, *keine* Schutzimpfung zu machen, dann ist die Spritze wohl für Sie in Ordnung. Schließlich ist unser Gefühl von Sicherheit ausschlaggebend für die Immunlage. Aber in Anbetracht der Tatsache, dass Impfstoffe nicht 100 Prozent sicher sind, plädiere ich dafür, Ihr Bedürfnis nach Sicherheit lieber durch etwas zu stillen, das weniger Risiken aufweist. Der Grippeimpfstoff, der nebenbei bemerkt zur Haltbarmachung fast immer Quecksilber, ein bekanntes Nervengift, enthält, steht auch in dem Ruf, bei einigen Menschen Autoimmunerkrankungen hervorzurufen. Doch die Herdenmentalität, wenn es um Impfungen geht, schafft leider keine Immunität bei der Herde. Genau wie bei den medizinischen Tests lautet die Frage hier: Warum sorgen Sie nicht selbst für sich?

Statt der Angst nachzugeben und sich prophylaktisch gegen Grippe impfen zu lassen (oder Statine zu nehmen oder die Eierstöcke entfernen zu lassen, kurz alles zu machen, »weil es doch das Richtige ist«), empfiehlt sich, eine einfache Gesundheitsformel anzuwenden:

- Stärken Sie Ihren Körper, damit er Bakterien und Viren bekämpfen kann.
- Verringern Sie chronische Entzündungen und die Arbeit der freien Radikale, die Zellen und Gewebe beschädigen.
- Geben Sie Ihrem Körper Zeit, Raum und ein angenehmes Umfeld, damit er sich, wenn nötig, selbst reparieren und heilen kann; das beinhaltet auch die Einnahme von Antioxidantien.
- Folgen Sie Ihren Eingebungen, wenn es darum geht, eine Verschlimmerung zu verhindern und Schaden abzuwenden, auch wenn das eine OP bedeutet oder die Einnahme von Medikamenten. Hauptsache, es fühlt sich für Sie richtig an.

Wenn es zu Impfungen, einer Medikamentierung oder OP kommt, informieren Sie sich über die Vor- und Nachteile. Holen Sie eine zweite Meinung ein, wenn Sie eine Operation in Erwägung ziehen. Dann ziehen Sie Ihren inneren Heiler zurate. Wenn sich die Behandlung für *Sie* richtig und sinnvoll anfühlt, dann lassen Sie die Angst los. Sprechen Sie ein Segensgebet, wenn Sie sich der Behandlung unterziehen, füllen Sie sie mit göttlicher Liebe auf und bitten Sie die Seele, die Behandlung hilfreich anzuwenden, damit Sie ganz zum gesunden Selbst zurückfinden. Wenn Sie eine Diagnose oder ein Ergebnis erhalten, das Sie ängstigt, dann entspannen Sie sich mit ein paar Atemzügen, verbinden Sie sich mit dem Schöpfer und dem sanften, leisen Säuseln im Inneren. Überantworten Sie die Diagnose und Ihren Körper dem Schöpfer – als ein Opfer. Das Göttliche hat Sie erschaffen. Das Göttliche weiß, was zu tun ist. Nun warten Sie auf Führung.

Hier ist ein Gebet, das ich immer spreche: »Mit des Geistes und der Engel Hilfe stelle ich mir die göttliche Liebe überall in meinem Körper vor. Ich bringe göttliche Liebe zu meinem/r (hier den Körperteil nennen, der betroffen ist). Nun bitte ich um die Lösung meiner Erkrankung durch die göttliche Liebe, so wie es dem Schöpfer gefällt.« Nachdem Sie das gesagt haben, halten Sie den Atem ein paar Sekunden lang an und atmen Sie dann stoßweise durch die Nase aus, so als ob Sie sie von Schleim befreien wollten. Anschließend konzentrieren Sie sich sanft auf die jeweilige Körperregion und stellen Sie sich vor, wie die göttliche Liebe Sie mit Licht und Heilung erfüllt.

Denken Sie daran, dass ich hier einen spirituellen Prozess beschreibe und nicht ein körperliches oder gedankliches Geschehen. Wenn Sie ernsthaft um göttliche Hilfe bitten, wird sie Ihnen immer zuteil. Die göttliche Liebe erledigt den Rest.

Wenn Sie um Hilfe gebeten haben, dann achten Sie auf alles, was Sie an möglicher Führung erhalten. Als ich kürzlich diesen Prozess für eine Freundin anleitete, bat ich sie darum, erst die Bitte zu formulieren und mir dann zu erzählen, was sie hinterher »hörte« oder »sah«. Was sie sagte, war: »Traurigkeit.« Dann bat sie einfach darum, die Traurigkeit möge von der göttlichen Liebe freigegeben werden.

Da Sie nun den inneren Heiler, der von der göttlichen Liebe unterstützt und geführt wird, kennengelernt haben, lassen Sie uns einige häufige Beschwerden und die zugehörigen Diagnosen unter der Vorgabe betrachten, dass Ihr innerer Heiler für Sie parat steht. Was auch immer Sie in gesundheitlicher Hinsicht beschäftigt, Sie können Ihre Sorgen und Ängste in Prozesse verwandeln, die den Garten Ihrer Gesundheit gedeihen lassen. Denken Sie dabei immer daran, dass der innere Heiler eine Atmosphäre der Zuversicht und des Vertrauens braucht. Wenn Sie einmal nicht mehr weiterwissen und verunsichert sind, dann sprechen Sie die Worte: »Göttlich Geliebtes, wandle mich in jemanden, der einer göttlichen Führung vertraut und weiß, dass mir der nächste Schritt gezeigt wird.«

KAPITEL VIER

Göttinnen wissen, wie Gesundheit geht

Ich bin zu der Überzeugung gelangt, dass Krebs
die physische Entsprechung ist
für das extreme Bedürfnis zu wachsen.
— Dr. Lewis Thomas, ehemaliger Leiter des
Memorial Sloan Kettering Hospital

Kürzlich wurde ich von einem bekannten Frauenmagazin um zehn Gesundheitstipps gebeten. Das kommt öfter vor, denn jeder wünscht sich einfache Hinweise für die Gesundheit. Die Chefredakteurin wollte, dass ich mit so etwas käme wie Zucker reduzieren, mehr Wasser trinken, Freundschaften pflegen – halt die typischen Wohlfühltipps. Ich sagte aber auch, dass es wichtig sei, eine Beziehung zum Göttlichen zu haben. Die Chefredakteurin meinte daraufhin: »Wir sind ein klassisches Magazin. Über Gott zu sprechen geht für unsere Leserschaft ein bisschen weit. Könnten Sie stattdessen nicht lieber sagen ›Gehen Sie regelmäßig zur Vorsorge‹?« Tja, wenn man bedenkt, dass regelmäßige Vorsorgeuntersuchungen erwiesenermaßen nicht gesünder machen, wohingegen 90 Prozent der Amerikaner sagen, sie glaubten an Gott … Aber eine Chefredakteurin will »da nicht ran«, weil wir gelernt haben, dass Spiritualität das eine ist und Gesundheit etwas anderes.

Wenn Sie sich wieder mit dem Geist und mit Ihrer eigenen Seele verbinden und sich selbst als Göttin betrachten, dann gewinnen Sie eine ganz andere Sicht auf die Gesundheit. Dann spüren Sie, dass Sie viel mehr Kraft haben, um für Ihr eigenes Wohlbefinden zu sorgen, als Sie dachten. Denn Sie müssen es nicht allein bewerkstelligen, sondern können auf die Hilfe der göttlich-weiblichen Kraft vertrauen. Sie weiß, wie sie Wasser entgiftet, alten Wildwuchs beschneidet und neues Leben hervorbringt. Natürlich wollen Sie gesund älter werden, und das können Sie auch. Doch Sie sollten auch anerkennen, dass es wichtig ist, mit dem inneren Heiler in Kontakt zu sein, dessen Weisheit und Macht vom Geist herrühren. Gute Gesundheit kommt von oben, durch Gefühle und Gedanken, nicht durch Nahrungsergänzung und Tests (auch wenn beides helfen kann).

Wenn Sie ein chronisches Leiden haben, dann kennen Sie sicherlich die notwendigen medizinischen Maßnahmen, wissen, dass Stress die Symptome intensiviert und gute Pflege sie deutlich verringert. Aber ob krank oder nicht, lösen wir uns von der Vorstellung, Gesundheit sei von den Genen oder vom Alter bestimmt.

Allzu oft geht es in der Debatte über die Gesundheit von Frauen ab 40 um die Schwankung der Sexualhormone (Östrogen, Progesteron und Testosteron) sowie um Krankheiten und Niedergang. Da vergisst man leicht, dass unsere Körper von allein Zellen reparieren und fortwährend erneuern. Aber Sie sind ja auf dem Weg zu einem neuen Gesundheitsbewusstsein und wollen erfahren, wie Sie durch den richtigen Ausgleich den Körper in seinen Funktionen unterstützen.

Ja, die Hormone haben einen Einfluss auf Ihre Gesundheit, aber das gilt vor allem für die Stresshormone. Daher sollten Sie auf ausreichend Schlaf achten, denn den benötigt der Körper für die Erholung und die Zellerneuerung. Und anstatt sich Gedanken zu machen über Erkrankungen des Herzens, der Brust, der Gebärmutter, der Eileiter und des Gehirns, sollten Sie lieber all diese Organe durch gute Nahrungsmittel, angenehme Gedanken und gute Gefühle unterstützen. Darüber hinaus sollten Sie Aktivitäten nachgehen, die der Gesundheit dienen, und ich meine jetzt nicht einfach nur körperliche Bewegung. Ich meine, auf die Seele zu hören, Liebe, Kreativität und Freude zu leben. Ich möchte, dass Sie beim Thema Frauengesundheit ganzheitlich vorgehen und Ihren Körper als Spiegel von Gefühlen, Gedanken und von spirituellem Wohlergehen betrachten. Das Herz ist mehr als ein Muskel, das Becken mehr als ein Ort, an dem ein Baby heranwächst. Sie sind so viel mehr als die Summe Ihrer Teile!

Dr. Mario Martinez bezeichnet Krankheiten als Ausdruck eines Ungleichgewichts im Körper, das irgendwann zu etwas messbar Krankhaftem führt. Die moderne Medizin widmet sich nichts anderem als dem Studium dieses Krankhaften. Doch wenn wir uns um die von Dr. Martinez so genannten »Gesundheitsursachen« kümmern, dann sind wir dem Pathologischen einen Schritt voraus. Für ihn hat Gesundheit ursächlich zu tun mit: allen starken Gefühlen wie Mitgefühl, Freude, Liebe; einer erhöhten Aufmerksamkeit (die sich auf das Positive richtet); und der Äußerung berechtigter Wut, wenn man in seiner Integrität verletzt wurde. Dabei spielt es keine Rolle, ob die Verletzung Jahre zurückliegt. Die Wut wirklich zu spüren und dann von ihr loszulassen, kann sehr gut für die Gesundheit sein. Doch ganz gleich, wie es um Ihre Gesundheit steht: Durch eine gesunde Lebensführung können Sie sie verbessern – und das ist so viel mehr, als bloß eine Krankheit zu behandeln.

Das Geheimnis der Hormone

Hormone haben sehr viel Aufmerksamkeit erfahren, aber die Wahrheit ist, dass um und in der Menopause das Hormon Nummer 1 nicht etwa das Östrogen ist oder das Progesteron, ja selbst Testosteron nicht, sondern: Cortisol. Als Stresshormon wird Cortisol vom Körper in akuten Stresssituationen eingesetzt, um physische Gefahr abzuwehren. Stellen Sie sich einmal vor, Sie seien eine Höhlenbewohnerin, die blitzschnell davonlaufen muss oder mit einem großen Stein nach einer zischelnden Giftschlange wirft, die gerade im Begriff ist, Sie anzugreifen. Zudem aktiviert Cortisol vorübergehend das Immunsystem, für den Fall, dass die Gefahr nicht in Gestalt einer Schlange daherkommt, sondern als Bakterium oder Virus, das in den Körper eingedrungen ist. Es löst eine Entzündungsreaktion aus, wobei weiße Blutkörperchen sich um einen Krankheitserreger versammeln, um ihn erst zu isolieren und dann zu attackieren. Diese Reaktion, vom sympathischen Nervensystem gesteuert, beginnt sehr früh. Das Problem ist, dass, wenn das Cortisol und sein Partner Epinephrin (Adrenalin) nicht schnell wieder aus dem Blutkreislauf verschwinden, sondern stattdessen für Tage, Wochen oder Monate bleiben, es zu einem gegenteiligen Effekt kommt: Immunsystem und Energieniveau werden geschwächt. Deshalb schwächen ständige Sorge, Traurigkeit, chronischer Ärger und Groll das Immunsystem, machen Haut und Knochen dünn, führen zu Gewichtszunahme und bereiten insgesamt den Boden für Depressionen, Krebs und Herzerkrankungen. Sollten Sie jemals gesehen haben, wie jemand durch hohe Cortisongaben wie Prednison aufgegangen ist wie ein Ballon, dann sind Sie Zeuge der Wirkung von zu viel Stresshormonen gewesen.

Östrogen, Progesteron und Testosteron bekommen zwar viel mehr mediale Aufmerksamkeit als Cortisol und Adrenalin, haben aber viel weniger nachteilige Auswirkungen auf die Gesundheit. Wahr ist, dass die Menge dieser Hormone sich während der Wechseljahre ändert, und auch, dass dieser Wechsel eine Reihe von Beschwerden verursachen kann. Aber nichts an der Menopause an sich hat mit einer Hormonhölle zu tun, einem möglichen Ausrasten oder Gefühl, in einer sexuellen Wüste herumzuirren. Es ist ein Mythos, dass eine gesunde, glückliche Frau mit dem endgültigen Versiegen ihrer Eierstockfunktion zu einer asexuellen alten Hexe wird. Nach dem Ende der Wechseljahre ist der Hormonstatus der gleiche wie vor der Pubertät, und das ist völlig in Ordnung. Abgeschlagenheit, Schlaflosigkeit, mangelnde Libido, Schusseligkeit, Reizbarkeit und Hitzewallungen müssen nicht Teil der Wechseljahre sein. Wenn nötig, können Sie diese Symptome mit ein wenig hormoneller Unterstützung lindern.

Lassen Sie uns zunächst sehen, wie die Dinge aus dem Lot geraten. Während Ihre Eierstöcke die Hormonproduktion verringern, übernehmen die Nebennieren einen Teil der Produktion von Progesteron, Östrogen und Testosteron sowie DHEA (Dehydroepiandrosteron) – das eine Vorstufe für andere Hormone ist. Wenn nun aber die walnussgroßen Nebennieren, die auf den Nieren sitzen, mit einer Überproduktion von Cortisol und Adrenalin beschäftigt sind, ermüden sie und müssen Prioritäten setzen. Das tun sie zugunsten der benötigten Stresshormone, was wiederum die Produktion und den Stoffwechsel Ihrer anderen Hormone beeinträchtigt.

Wenn die Hormone stressbedingt aus dem Gleichgewicht gekommen sind, dann können Sie das spüren. Nachmittags, so gegen 16 Uhr, lechzen Sie nach Zucker, wenn das Cortisol natürlicherweise auf dem Tiefpunkt ist. Wenn Sie dann nach einem Cupcake greifen, statt einen kurzen Spaziergang zu machen, der dem Körper helfen würde, das Cortisol auf natürliche Weise zu reglementieren, werden die Nebennieren noch weiter zur Cortisolproduktion angeregt, die den Blutzuckerspiegel hochbringt. Vier Uhr nachmittags entspricht im Tageszyklus so etwas wie dem prämenstruellen Syndrom: Jetzt sollten Sie spazieren gehen, ein Nickerchen machen oder mit Ihrer inneren Führung Kontakt aufnehmen – auf jeden Fall nicht zum Zucker greifen. Sind Sie sich über das Verhältnis von Blutzucker, Gefühlen, Ernährungsweise und Bewegung im Klaren, dann reagieren Sie auf Cortisolschwankungen nicht durch das Konsumieren von Zucker oder Alkohol – was Ihren Hormonstatus eher verschlimmern würde.

Wenn Ihre Gebärmutter und/oder Ihre Eierstöcke entfernt worden sind oder wenn Sie, durch die Hormonschwankungen bedingt, keine Lust auf Sport haben oder darauf, die Ernährung umzustellen, oder auf Sex oder andere Sachen, dann sollten Sie Ihren Hormonstatus überprüfen lassen und ihn gegebenenfalls ausgleichen, entweder durch bioidentische Hormone oder durch Phytoöstrogene wie *Pueraria mirifica* (siehe Quellen). Es gibt drei Wege, um die Hormone zu überprüfen: Speicheltests, Bluttests und Urintests. Nachdem ich mit allen drei Varianten über Jahre gearbeitet habe, halte ich den Urintest für den verlässlichsten. Er bestimmt nicht nur Östrogen, Progesteron und Testosteron, sondern auch Muster in der Freisetzung von Stresshormonen (mehr dazu s. Quellen).

Wenn Testergebnisse und Symptome darauf hindeuten, dass Ihr Östrogenspiegel niedrig ist, würde ich die Einnahme von Phytoöstrogenen vorschlagen, die pflanzlicher Herkunft sind (was genau und weitere Empfehlungen s. Quellenteil). In diesem Bereich gibt es ziemlich viel Verwirrung, und viele Frauen sorgen sich unnötig, dass Stoffe aus Traubensilberkerze, Maca, Leinsamen oder *Pueraria mirifica* zu Krebs führen könnten. Lassen Sie mich ganz klar sagen: Es gibt keinen belastbaren Hinweis für die kanzerogene Wirkung von Phytohormonen. Wenn Sie sich die Moleküle von Pflanzensteroiden wie Phytoöstrogenen unter dem Mikroskop ansehen würden, dann könnten Sie sehen, dass ihr chemischer Aufbau ein ganz anderer ist als bei Östrogen von Säugetieren. Sie können daher nicht in der gleichen Weise östrogensensitives Gewebe stimulieren, wie ein synthetisch hergestelltes Hormon es kann. Nebenbei gesagt: Auch Brokkoli, Erdnüsse, Mandeln, Äpfel und andere ganz gewöhnliche Nahrungsmittel enthalten Phytoöstrogene.

Bedenken Sie auch, dass es oftmals keinen direkten Zusammenhang gibt zwischen dem, wie sich eine Frau fühlt, und ihren Hormonwerten. Ich habe Frauen mit sehr niedrigen Östrogen- und Testosteronwerten erlebt, deren sexuelles Verlangen absolut okay war, und andere mit bombigen Testosteron- und Östrogenwerten ohne jegliche Lust auf Sex. Wenn Sie also ganz auf einen Test setzen statt auf Ihr Befinden, laufen Sie Gefahr, dass Sie sich aus bloßer Sorge Medikamente und Ergänzungsmittel zuführen, die Sie gar nicht brauchen.

Schlaf und zelluläre Erneuerung

Eine der häufigsten Beschwerden von Frauen ist die Schlaflosigkeit. Schlaf ist zweifelsohne die beste Möglichkeit, um überschüssige Stresshormone abzubauen, die bei hormonellem Ungleichgewicht der wahre Schuldige sind. Guter Schlaf ist absolut notwendig für die hormonelle Gesundheit, und weniger Stress verbessert wiederum den Schlaf.

Glücklicherweise können kleine Veränderungen im Lebensstil bewirken, dass Sie besser einschlafen und durchschlafen. Versuchen Sie zunächst Folgendes: Entfernen Sie alle elektrischen Gegenstände einschließlich von Uhren mit Anzeigenbeleuchtung aus Ihrem Schlafzimmer. Zur Not decken Sie sie ab. Arbeiten Sie kurz vor dem Zubettgehen nicht mehr am Computer, Tablet oder Smartphone.[1] Gehen Sie nach Möglichkeit immer zur gleichen Zeit ins Bett und schlafen Sie mindestens acht Stunden. Schauen Sie vor dem Schlafengehen keine Nachrichten und keine aufwühlenden Filme. Absolvieren Sie auch kein anstrengendes Training. Wenn eine Hitzewelle im Anmarsch ist, schließen Sie einfach die Augen und stellen Sie sich etwas Kühles vor, etwa, dass Sie in einem Iglu säßen. Ich bin eine große Verfechterin eines Kissens mit Kühlauflage (z. B. Chillow). Zudem haben Forschungen ergeben, dass Meditation Hitzewallungen deutlich verbessert: Setzen Sie sich hin, richten Sie Ihre Aufmerksamkeit auf Ihre Ein- und Ausatmung und wiederholen Sie gegebenenfalls ein Mantra wie »Frieden«, »Einatmen«, »Ausatmen« für ungefähr 20 Minuten. Tatsächlich führt jeglicher Stressabbau zur Verringerung von Hitzewallungen. (Weitere Anregungen zum Umgang mit Symptomen der Menopause finden Sie in *Die Weisheit der Wechseljahre.*)

Wenn es mit den wechseljahrsbedingten Schlafstörungen oder Hitzewallungen sehr schlimm sein sollte, dann empfehle ich den Kräuterzusatz *Pueraria mirifica.* Andere hilfreiche Mittel sind Baldrian, Melatonin oder Epsom-Salz (Magnesiumsulfat). Doch probieren Sie auch Gele, Öle oder Badesalz aus, um sich zu entspannen.

Pueraria mirifica: A-ma-ta

Da ich mich schon seit vielen Jahren an der Front der Frauengesundheit tummle, bin ich schon länger an natürlichen Ansätzen der Behandlung von Wechseljahrsbeschwerden interessiert. Dazu gehören auch Stoffe, die sich insgesamt positiv auf die Gesundheit von Frauen auswirken. Vor Jahren rief mich ein gewisser Dr. Sandford Schwartz aus Thailand an, der – ursprünglich aus New York stammend – dort forschte und viel Erfahrung mit dem Heilkraut *Pueraria mirifica* hatte. Dr. Sandy, wie er genannt wird, überzeugte mich, die Eigenschaften dieser Pflanze näher zu untersuchen, ja sie unter der patentierten Form des Puresterol selbst auszuprobieren. Es gibt verschiedene Unterarten von *Pueraria mirifica,* und um die volle Wirksamkeit auszuschöpfen, muss sie von erfahrenen Sammlern zur richtigen Zeit geerntet werden. Dann müssen die aktiven Inhaltsstoffe standardisiert werden. Und das ist dann Puresterol – ein patentierter, standardisierter Auszug von

Pueraria mirifica aus Thailand, wo es nachhaltig gewonnen wird. Beeindruckt von der Forschung und der Wirkung, von der Frauen berichteten, fing ich schon bald mit meiner eigenen Firma an, um die frohe Botschaft dieser Substanz zu verkünden. Die Firma heißt A-ma-ta, ein Name, der sich vom thailändischen Begriff für »alterslos« ableitet. Ich wollte, dass Frauen überall die Gelegenheit bekommen, ihre Wechseljahrsbeschwerden durch dieses Heilkraut zu lindern und darüber hinaus seine »verjüngenden« Effekte zu erleben. Ich hatte nie vor, eine eigene Firma zu gründen, aber da ich es nun getan habe, liegt die Qualitätskontrolle in meiner Hand, und ich kann sicherstellen, dass Frauen die richtige Menge und die richtige Rezeptur bekommen. *Pueraria mirifica,* so konnte gezeigt werden, baut Knochendichte auf, strafft die Brüste und lindert Scheidentrockenheit.[2] Auch nehmen die Scheidenwände an Dicke zu. Diese werden nämlich mit der Zeit dünner und können dadurch beim Geschlechtsverkehr Schmerzen verursachen.[3]

Frauen berichten Wunderbares im Zusammenhang mit den A-ma-ta-Produkten. Das begeistert mich. »Ich hatte überhaupt keine Erwartungen«, schreibt eine Kundin auf der A-ma-ta-Webseite, »aber bereits zwei Wochen nach den ersten Tropfen kann ich wohl sagen, dass ich geschockt war über die krasse ›Verjüngung‹ da unten. Überrascht, erfreut und beeindruckt.« Eine andere Frau schrieb: »Seit zwölf Tagen nehme ich A-ma-ta, und – Ladys aufgemerkt – es hilft wirklich. Ich habe mehr Energie, bin ruhiger, ausgeruhter, und auch meine Hitzewallungen sind seltener und nicht mehr so schlimm.« Noch eine andere Frau berichtet vom Tag drei der Einnahme von A-ma-ta: »Ich bin endlich einmal zu einer vernünftigen Zeit eingeschlafen und tatsächlich ausgeruht und ohne brennende Augen erwacht. Nach ein paar Wochen ... bin ich nun effektiver, ruhiger, ausgeglichen und fröhlich. Ich bin gespannt, was in Zukunft noch passiert.«

Wenn Sie diese einfachen Mittel gegen Schlaflosigkeit ausprobiert haben und das Problem immer noch besteht, könnte es auch sein, dass Ihr Körper möchte, dass Sie die tiefer liegenden Ursachen angehen. Als Sue in den mittleren Jahren eine Scheidung durchzustehen hatte, wachte sie jede Nacht um drei Uhr auf. Egal, was sie machte, das Muster blieb. Irgendwann hörte sie auf, dagegen anzugehen, und entschied sich stattdessen, mit Papier und Bleistift die Träume und Anregungen zu notieren, die zu dieser Nachtzeit hochkamen. Schließlich freute sie sich sogar auf ihre nächtlichen Eingebungen. Aus ihren gesammelten Notizen entstand schließlich ein Buch.

Mein Freund Dr. Wayne Dyer schreibt all seine Bücher im Morgengrauen. Er glaubt, dass Gott uns dann am nächsten ist. Und auch wenn ich nicht dafür gemacht bin, am frühen Morgen zu schreiben – meine besten Träume habe ich so zwischen halb acht und halb neun morgens –, ist mir doch bewusst, dass die am meisten yinhafte Phase der Nacht, also die dunkelste, um 4 Uhr ist, wenn der kreative Strom wahrscheinlich besonders stark ist. Das ist auch die Zeit, in der sowohl Tiere als auch Menschen am häufigsten gebären. Und vielleicht ist es auch die Zeit, in der unsere Seelen zu uns durchdringen möchten, um uns dabei zu helfen, unser höchstes Selbst hervorzubringen. Statt also gegen die Schlaflosigkeit anzugehen, sollten Sie sie vielleicht als Geschenk ansehen, das Sie mit Ihrem kreativen Fluss in Verbindung bringt.

Ein gesundes Herz

Brustkrebs wurde mit einer rosa Schleife versehen [in Anlehnung an die rote Aids-Schleife, A. d. Ü.], und nun wird auch die Herzkrankheit bei Frauen erkennbar gemacht, und zwar durch ein rotes Kleid, denn Herzkrankheiten sind mittlerweile die Haupttodesursache bei Frauen, noch vor Brustkrebs. Die meisten Menschen sind mittlerweile dahingehend beeinflusst, dass sie glauben, man müsse eine Krankheit haben, um zu sterben. Dieser Glaube, der im Übrigen der Lebensfreude gar nicht guttut, wird durch die ständigen Wohltätigkeitskampagnen nur noch verstärkt, wobei keine von ihnen je das Erkrankungsrisiko zu vermindern vermocht hat. Es ist vielleicht sogar andersherum, denn das, wogegen wir uns wenden, bleibt. Das entspricht dem Gesetz der Anziehung: Wir werden zu dem, was wir denken oder worüber wir uns sorgen. Deshalb sollten wir uns im Umgang mit Herzerkrankung, Brustkrebs oder sonst etwas zunächst einmal mit dem Gedanken vertraut machen, dass wir auch ohne Krankheit im Schlaf sterben können, wenn unsere Zeit gekommen ist! Denken Sie an das Ziel: »Glücklich und gesund sterben!«

Eine Herzkrankheit entwickelt sich bei den meisten Frauen

sehr langsam. Tatsächlich zeigte die Bogalusa-Herzstudie der Universität von Tulane, die sich über einen Zeitraum von 44 Jahren erstreckte, dass Arteriosklerose – der Anfang einer arteriellen Verstopfung, die schließlich zur Herzerkrankung führt – zuweilen schon bei Fünfjährigen besteht.[4] Das heißt, dass Sie Jahre haben, um das Problem anzugehen und es eventuell zurückzudrehen, wenn Sie auf Ihre Gesundheit achten.

Es gibt einige Fakten über Hormone, die alle Frauen kennen sollten. In seiner Forschung mit Rhesusaffen (und später mit Menschen) konnte Dr. Kent Hermsmeyer zeigen, dass natürliches Progesteron, im Unterschied zu synthetischem wie etwa in der Pille Provera [Wirkstoff: Medroxyprogesteron, A. d. Ü.], bewirkt, dass die Koronararterien entspannen.[5] Viele Frauen mit Angina pectoris (Herzschmerzen) täten daher gut daran, natürliches Progesteron zu nehmen, während sie sich vor den synthetischen Varianten hüten sollten. So musste die berühmte Women's-Health-Initiative-Studie 2002 abgebrochen werden. Sie hatte Prempro (und darin u. a. Medroxyprogesteron) als Hormonkombination der Wahl verwandt, um Wechseljahrsbeschwerden anzugehen. Forschungen haben jedoch belegt, dass diese künstliche Hormonzusammenstellung mit einer erhöhten Sterberate durch eine Herzerkrankung einhergeht. Tatsächlich hat die Studie gezeigt, dass die Frauen, die das künstliche Hormon einnahmen, nicht nur ein höheres Risiko hatten, eine Herzerkrankung zu erleiden, sondern auch an Brustkrebs zu erkranken. Seitdem hat es in der Medizin einen Strategiewechsel gegeben. Man empfiehlt zur Linderung der Symptome nun die niedrigste Dosierung des Hormons für so kurze Zeit wie möglich.

Und es gibt noch weitere gute Neuigkeiten: Das Herz ist nicht nachtragend. Vergeben kann es sogar sehr gut. Allerdings möchte und muss es sich frei fühlen. Die Last alten Grolls dagegen ist ihm zu viel. Viele Menschen, die einen Herzinfarkt hatten, haben Heilung gefunden, als sie begannen, ihr Leben »von ganzem Herzen« zu leben. Die Weisheit des Herzens hat mit Leidenschaft, Hingabe und freigiebiger, tiefer Liebe zu tun. Der »Stein«, der durch Vergebung »vom Herzen fällt«, ist für das Herz besser als alle Hormone. Und die Person, die Ihnen am meisten vergeben kann, sind immer noch Sie selbst. Enttäuschungen und strenge Selbsturteile loszulassen ist für das gesunde Herz und ein altersloses Leben unabdingbar.

Ein gebrochenes Herz kitten

In dem Jahr nach meiner Scheidung bekam ich das erste Mal Brustschmerzen. Ich holte meine 16-jährige Tochter vom Ferienlager ab und hatte mir unser Wiedersehen und eine fröhliche Heimfahrt vorgestellt. Meine Älteste war zu dem Zeitpunkt schon auf dem College, und so hatte ich nach 24 Jahren Ehe ein leeres Nest und ein leeres Bett. Ich bin vom Sternzeichen her Waage, und auch noch andere Planeten stehen dort, mein natürlicher Zustand ist also einer der Partnerschaft. Meine Seele aber hatte entschieden, dass es Zeit war, diese Eigenschaft auf die Probe zu stellen. Lernen, allein zu sein, ohne in Panik zu verfallen, stand nun auf dem Plan. Das Universum sorgte dafür, dass ich Schritt für Schritt Menschen in meiner Nähe verlieren würde, um zu lernen, meine Bindung an andere zu lockern.

Als ich meine Tochter abholte, schlief sie ein, kaum dass sie im Auto saß, was mir eine dreistündige Fahrt in Schweigen bescherte. Ich war allein mit meinen Gedanken. Als wir nach Hause kamen, stürzte sie hinein und rief ihre Freunde an. So viel zum Thema fröhliches Wiedersehen! Ich fühlte mich wie das fünfte Rad am Wagen, gerade noch gut genug, um die Rechnungen zu bezahlen und das Auto zu fahren.

Als ich so in der Einfahrt stand, kam mein erster Anfall mit Brustschmerzen. Sie strahlten in den Nacken aus, und ich wusste, dass die Schmerzen mit dem Herzen zu tun hatten – aber ich wusste auch, dass es kein Herzanfall war. Dennoch ließ ich ein EKG machen und den Blutdruck messen, um sicher zu sein. Alles war okay. Der Herzschmerz an jenem Tag wollte mir zeigen, dass es an der Zeit war zu wachsen und loszulassen, damit meine Tochter wegen meiner Sehnsucht nach Partnerschaft nicht ihr eigenes Wachstum abwürgen musste.

In den Jahren danach spürte ich den gleichen Herzschmerz ungefähr zwei Mal im Jahr. Und jedes Mal diente er als eine Art Warnung vor einer schwierigen emotionalen Lektion, die ich noch lernen musste. Nie dauerte der Schmerz länger als 15 Minuten. Herzkrankheiten liegen bei mir in der Familie, aber etwas anderes auch: das Muster, »die Dinge glattzubügeln«, »friedlich zu sein«, »sich die Dinge zu Herzen zu nehmen«. Mir nicht »alles zu Herzen zu nehmen«, sondern mich lieber meinen wahren Gefühlen zu stellen, ganz gleich wie unangenehm sie sein mochten, fiel mir schwer. All der Schmerz kam aus meinem gebrochenen Herzen, davon, dass ich nicht die Liebesbeziehung hatte, nach der ich mich so stark sehnte.

Die Wahrheit ist, dass ich ganz schön viel zu heilen hatte. Vom Verstand her wusste ich, dass ich mich ganz machen musste – dass ich also herausbekommen musste, wie man »ganz, vollkommen, an gar nichts mangelnd« wird (so formuliert es Pastorin Jill

Rogers in ihrem Workshop der Sieben Heiligen Schritte). Aber das eine ist, eine Idee intellektuell zu erfassen, und das andere, sie auch zu erleben, also wahrhaftig zu spüren, dass man ganz und vollständig ist, ohne einen Mangel zu empfinden – ob mit oder ohne Beziehung. Das gilt besonders für eine alleinstehende Frau in den alterslosen Jahren, die auch noch auf Liebesromane steht!

An männlicher Aufmerksamkeit mangelte es mir nicht, besonders seit ich gelernt hatte, wie man sich der männlichen Führung beim Tango überlässt. Nur war es so, dass die meisten, die sich für mich interessierten, mir nur rein freundschaftlich etwas bedeuteten, und die, für die ich mehr empfand, vergeben waren. Es war ein äußerst schmerzhaftes Muster. Mal dachte ich, *Gott sei Dank. Endlich habe ich einen Mann gefunden, der mich anzieht, nicht auf meinen Erfolg eifersüchtig ist, der gesund und gut in Form ist und mich auch sympathisch findet. Aber natürlich ist er emotional nicht ansprechbar, weil es Altlasten in seinem Leben gibt. Wirklich? Spinne ich?* Ach, was für ein Herzschmerzdrama. »Ich bin zum Alleinsein verdammt«, stöhnte sie, während sie erbärmlich schluchzend zu Boden sank …

Der erste Schritt, um mein Herz wirklich zu heilen, bestand darin, der Wahrheit ins Auge zu blicken: ohne Wertung, ohne Vertuschen, ohne Scham. Heute bin ich absolut sicher, dass ich, hätte ich nicht so ernsthaft meine Vergangenheit und meine Beziehungsmuster bearbeitet (dazu mehr im nächsten Kapitel), früher oder später wirklich einen Herzinfarkt bekommen hätte. Oder vielleicht Brustkrebs. Stattdessen gelang es mir, Jahre des Herzeleids in ein weises, geheiltes Herz zu verwandeln, voller Mitgefühl für mich und für andere. Fortan brauchte ich mich nicht mehr an die Menschen, die ich liebte, wie wahnsinnig zu klammern!

Während viele Menschen nach Tabak, Alkohol oder Essen

süchtig sind, war ich von Beziehungen abhängig. Als ich mir das unumwunden klarmachte und es dann ungefähr eine Million Mal(!) Gott hinhielt, auf dass er es wandelte, konnte ich irgendwann mein Herz gesunden lassen. Heute ist mein Herz frei, glücklich und ganz. Was für eine Erkenntnis! Was für eine Erleichterung! Das nenne ich Herzprävention. Und die sollen Sie auch haben!

Das Herz von Herzen lieben

- *Ihr Herz ist das Energiezentrum des Körpers.* So wie die Sonne im Zentrum unseres Sonnensystems steht, so ist Ihr Herz jenes »sonnige« Zentrum, das den ganzen Körper nährt.
- *Ihr Herz wird immer siegen.* Kommt es zum Konflikt zwischen Herz und Verstand, dann wird das Gefühl immer gewinnen. Wenn Sie nicht auf Ihr Herz hören, kann es krank werden und Sie damit zum Zuhören zwingen. In dem Ausdruck »Sie war nicht mit ganzem Herzen dabei«, wenn etwa eine Beziehung in die Brüche geht oder jemand einen Job aufgibt, steckt viel Wahrheit. Wenn Sie nicht mit ganzem Herzen dabei sind, warum sind Sie dann überhaupt dabei?
- *Vergeben Sie anderen und sich selbst.* Vergebung ist eine sehr starke Medizin für den Körper. Die Forschung hat gezeigt, dass Vorbehalte und Feindseligkeit ernsthafte Risikofaktoren für einen Herzinfarkt sind. Auf der anderen Seite ist der alte Bibelspruch »Ein fröhliches Herz tut dem Leib wohl« auch wahr. An Groll und Ärger fest-

zuhalten lässt Sie altern. Doch Vergebung bezieht sich nicht nur auf andere. Es bedeutet auch, den eigenen Wert zu erkennen und sich von Verletzungen zu lösen, von wem oder was auch immer sie stammen. Befreien Sie sich aus den Klauen der Vergangenheit.

- *Schauen Sie auf das, was Sie lieben oder schön finden, um Ihre Flucht- oder Abwehrreaktionen zu beruhigen.* Dr. Richard Davidson von der Universität Wisconsin, einer der führenden Neurowissenschaftler, konnte anhand von MRI-Aufnahmen gesunder Gehirne zeigen, dass es auf der Unterseite des Gehirns eine Struktur namens Gyrus fusiformis gibt. Sie stellt den Gegenpol zur Amygdala dar, dem Mandelkern, einem primitiven Zentrum im Gehirn, das für Gefahren und Flucht- bzw. Kampfreaktionen zuständig ist. Der Gyrus fusiformis hingegen erkennt Dinge, die wir lieben und schätzen. Je mehr wir uns darauf konzentrieren, desto aktiver wird der Gyrus fusiformis und desto ruhiger der Mandelkern. Dadurch werden die Liebes- und nicht die Angstverbindungen verstärkt.
- *Schaffen Sie Herzkohärenz.* Herzkohärenz entsteht dann, wenn Sie die wilden Unregelmäßigkeiten Ihres Herzschlags ausgleichen, damit Ihr Herz nicht plötzlich aus einem Zustand der Entspannung heraus wild zu schlagen anfängt, weil es eine Gefahr annimmt, die in Wirklichkeit gar nicht gegeben ist. Sie können Ihr Herz so trainieren, dass es nicht mehr so stark auf emotionale Stressoren anspringt und Sie somit nicht dauernd Flucht- oder Abwehrreaktionen im Alltag erleben. Eine

Möglichkeit, für Herzintelligenz und Herzfrequenzvariabilität (HFV) zu sorgen, ist ein Biofeedgerät, etwa das emWave von HeartMath. Doch Sie können genauso gut meditieren oder bewusst atmen oder, wie ich schon sagte, regelmäßig an etwas denken, das Sie lieben und schätzen. Sehen Sie Filme und hören Sie Musik, durch die Sie sich geliebt und liebesfähig fühlen. Schauen Sie immer wieder auf Bilder, die Ihnen etwas bedeuten: Ihre Kinder, Welpen, schlafende Babys, Kunst, Naturbilder, was auch immer. Mit der Zeit können Sie den ausgeglichenen Herzzustand willentlich herstellen, indem Sie einfach die Emotionen, die mit den geliebten Dingen in Verbindung stehen, in sich aufsteigen lassen.

- *Hören Sie auf das, was Ihr Herz bewegt:* Ausgediente Gedankenmuster und Bilder können Sie ändern oder loslassen. Meine Brustschmerzen sind geheilt, so wie mein Herz. Mein Leben erfüllt mich, weil ich gelernt habe, das Göttliche an erste Stelle zu setzen – nicht einen Mann. An diesen Punkt zu gelangen war jedoch, ehrlich gesagt, schwieriger als Medizinstudium, Gerichtsprozesse und Scheidung zusammen. Doch es war auch viel aufregender und hat sich viel mehr gelohnt – es war das, wofür ich geboren wurde. Am Ende habe ich die heilige Hochzeit des Männlichen und Weiblichen in mir vollzogen – *hieros gamos (Hierogamie).* Auch Sie haben ein Herz, dafür geschaffen, ganz, unbeschädigt und geheilt zu sein. Und das hat nichts damit zu tun, ob Sie einen Partner haben oder nicht. Sobald Ihr Schmerz überwunden ist und Sie eine feste Verbindung zum Göttlich

Geliebten in Ihrem Inneren haben, werden Sie merken, dass Freude und Optimismus Ihr natürlicher Zustand sind. Dann ist das alterslose Leben etwas ganz Selbstverständliches.

- *Essen Sie hochwertiges Essen, besonders Gemüse und gesunde Fette. Damit fördern Sie Ihre Herzgesundheit und lassen dem Herzen Liebe angedeihen. Machen Sie sich aber keinen Stress mit dem gesunden Essen.* Vermeiden Sie, wann immer es geht, Fertiggerichte, raffinierten Zucker und Transfette (das sind hydrierte und teilhydrierte Öle, die häufig in Snacks und Fertigdesserts vorkommen). In den letzten 70 Jahren ist der Anteil dieser Nahrungsmittel an unserer Ernährung insgesamt stark angestiegen, während der Verzehr von antioxidantienhaltigem Gemüse zurückgegangen ist. Die Veränderung fällt mit einer Zunahme von Herzerkrankungen zusammen. Die Transfette und Zucker führen zu oxidativem Stress, der den Blutgefäßwänden zusetzt, solange man nicht mit ausreichend Antioxidantien dagegenhält.
- *Erleben Sie starke Gefühle!* Machen Sie regelmäßig etwas Schönes. Das wird Ihr Herz weiten und es fit halten. Tanzen gehen, Kino und Konzerte, mit Freunden essen gehen, Massagen geben oder nehmen, mit Katze oder Hund spielen – tun Sie, was immer Ihnen guttut, und zwar regelmäßig. Oft essen wir zu viel Zucker oder trinken zu viel Alkohol, um schmerzhafte Gefühle durch den opiumähnlichen Effekt auszuschalten. Angenehmes zu erleben führt da wieder hinaus. So sind wir Menschen. Doch chemisch vermittelter »Genuss« ist kein

Ersatz, er macht abhängig. Verwöhnen Sie sich lieber mit echtem Genuss.

- *Bewegen Sie sich und genießen Sie es.* Der Körper ist für Bewegung gemacht. Dadurch zirkulieren das Blut, die Lymphe und der Sauerstoff. Sportliche Betätigung ist gut für ein gesundes Herz und genussvolle sportliche Betätigung erst recht. Denken Sie daran: Wenn Sie nur 32-mal am Tag vom Computer aufstehen, bewirkt das schon Wunder, da sich auf diese Weise keine Gifte ansammeln und die Zellen keinen Schaden nehmen.
- *Verbinden Sie sich mit der göttlichen Liebe.* Mehr als alles andere nährt dies Ihr Herz. Bitten Sie das Göttliche, Ihnen dabei zu helfen, diese Verbundenheit zu spüren. Und dann hören Sie einfach hin. Sprechen Sie: »Die göttliche Liebe nährt mein Herz, erfüllt mein Leben.«

Cholesterin und das Herz

Immer noch kursieren die alten Mythen über Cholesterin und das Herz, obwohl die Forschung längst bestätigt hat, dass Cholesterin aus Nahrungsmitteln oder hohe Cholesterinwerte *kein* Risiko für eine Herzerkrankung darstellen. Tatsache ist, dass Ihr Gehirn und Nervensystem zum großen Teil aus Cholesterin bestehen, eine lebenswichtige Substanz, die der Körper selbst herstellt (weshalb Sie beim Verzehr tierischer Produkte Cholesterin zu sich nehmen). Es wird unter anderem für die Herstellung von Vitamin D und von gewissen Hormonen benötigt. Wenn daher Ihr Gesamtcholesterinspiegel zu niedrig ist, kann der Körper nicht genügend Hormone für das einwandfreie Funktionieren des Körpers herstellen. Depressionen können die Folge sein. Je geringer Ihr Cholesterin, desto niedriger Ihr Testosteron und Ihre sexuelle Lust. Cholesterin ist eine wichtige Vorstufe für Hormone, die mit der Libido zusammenhängen. Als LDL (Low Density Lipoprotein) und HDL (High Density Lipoprotein) bezeichnete Moleküle sind eigentlich Cholesterintransporter, welche die lebenswichtige Substanz zu den Zielzellen schaffen und den Rest zu den Organen, die es verstoffwechseln und ausscheiden.

Dem HDL kommt die Aufgabe zu, das überschüssige Cholesterin zur Leber zu verfrachten, wo es verarbeitet wird. Das LDL hingegen deponiert Cholesterin an den Rezeptoren der Zellmembran. LDL wird nur dann zum Problem, wenn es durch freie Radikale oxidiert. Ein freies Radikal ist ein Molekül, das durch den Verlust eines Elektrons instabil wird. Daraufhin versucht es sich anderenorts ein Elektron zu beschaffen, um das verlorene auszugleichen. Traditionellerweise sprechen Ärzte von LDL als »schlechtem Cholesterin«, aber das ist nicht zutreffend. Es gibt nämlich mehr als einen LDL-Typ. LDL-B ist dicht, klein und oxidiert eher als die anderen LDL-Typen wie LDL-A und LDL-1. Oxidiertes LDL ist groß und klebrig und passt nicht gut auf die Zellrezeptoren, die an Cholesterin binden. Es haftet am Cholesterin und bleibt schließlich an den Zellwänden entzündeter Arterien kleben, wo es den Anfang der Plaque bildet. Um dem entgegenzuwirken, sollten Sie immer genug Antioxidantien im Körper haben. Dadurch wird die Oxidation von LDL und den Gefäßwänden verhindert. Cholesterin aus der Nahrung lässt das LDL nicht oxidieren, frei Radikale schon.

Achten Sie auf eine Ernährung, die frei ist von Transfetten, die das schlechte LDL erhöhen und das gute HDL absenken, die ferner frei ist von überflüssigem Zucker, der das LDL oxidieren lässt. Eine Ernährung, die reich an Zucker ist und zugleich wenig Ballaststoffe enthält, führt zu einer Erhöhung der Blutfette (Triglyzeride), die dann im Körper eingelagert werden. Und denken Sie daran: Sogar Vollkorn wird zu Zucker. Manche Menschen reagieren empfindlicher auf Getreide als andere, achten Sie deshalb darauf, wie Ihr Körper reagiert und auch wie hoch Ihr Blutzucker ist.

Triglyzeride (TG) sind ein eigenständiger Risikofaktor für eine Herzerkrankung, und hohe Werte haben fast immer mit einer hochglykämischen Ernährung zu tun, bei der die Blutzuckerwerte kurzzeitig hohe Spitzen erreichen. Im Allgemeinen sollten Triglyzeride unter 150 liegen, und bei den Cholesterinwerten sollte HDL über 45 (über 67 wäre ideal) und das LDL bei 130 oder darunter liegen. Allerdings ist das Verhältnis von HDL zum Gesamtcholesterin (Gesamtcholesterin geteilt durch HDL) ein viel genauerer Indikator für das Risiko einer Herzerkrankung als das Gesamtcholesterin allein. Wenn das Verhältnis bei 4,0 oder darunter liegt, ist alles in Ordnung. Lassen Sie nicht zu, dass man Ihnen Statine nur wegen Ihres Cholesteringesamtwerts verabreicht! Mittlerweile gibt es sogar einen noch genaueren Cholesterintest: ein Lipidprofil, das die Zahl und die Größe der LDL- und HDL-Partikel ausweisen kann und die Höhe der Triglyzeride miteinbezieht. Genauso wie beim LDL sind nicht alle HDL-Teilchen gleich. HDL-1 ist kleiner und dichter als HDL-2 und neigt zur Oxidierung. Sie wollen aber größere und leichtere Partikel – und die bekommen Sie durch gesättigte Fettsäuren. Haben Sie sehr hohe LDL-Werte, kann das auch daran liegen, dass Sie sehr viele kleine LDL-B- und weniger LDL-A-Partikel haben. Ein hoher LDL-Wert kann deshalb unproblematisch sein, weil er vielleicht nur bedeutet, dass Sie viele große und leichte LDL-A-Teilchen haben. Umgekehrt kann ein hoher HDL-Wert bei einem Standardtest auch in die Irre führen: Solange es nicht die kleinen, dichten Partikel sind, ist ein hoher HDL-Wert sehr gut.

Für ein gesundes Herz sollten Sie Eier, Fisch und Fleisch aus Biohaltung essen. Vollkorn und Zucker, der nicht mit Ballaststoffen als Frucht gegessen wird, sind problematisch. Ich bin sehr für die sogenannte Paläodiät zu haben, die in etwa dem entspricht, was unsere Vorfahren aßen, bevor die Agrarrevolution vor 10 000 Jahren einsetzte und Körner aus Weizen oder Reis zum Hauptnahrungsmittel wurden. Bei der Paläodiät essen Sie Pflanzen, aber auch Eier, Fleisch, Fisch und Nüsse, dazu gesunde Öle wie kaltgepresstes Olivenöl oder Kokosöl, ferner ein wenig natürlichen Zucker wie Honig, Beeren oder Stevia. Dieser Diät können Sie sogar als Veganerin folgen (Näheres dazu in Kapitel 8). Auch wenn Sie bei der Paläodiät mehr gesättigte Fettsäuren zu sich nehmen, hat das *keine* ungesunden Cholesterinwerte zur Folge und ist nicht schlecht für Ihr Herz.

Wollen Sie Ihr Herz schützen, dann sollten Sie eine chronische (zelluläre) Entzündung und eine Beschädigung der Arterienwände vermeiden, indem Sie Zucker und Stress vermeiden, Ihre Gefühle zum Ausdruck bringen und Ihren Körper genussvoll bewegen. Regelmäßiges Training, Meditation und die Konzentration auf das, was Gesundheit ausmacht, wird das gesunde HDL erhöhen. Wenn Sie oder Ihr Arzt sich Sorgen wegen des Cholesterins machen, dann seien Sie äußerst vorsichtig mit Statinen, die zu oft verschrieben werden. Ein hoher Cholesterinwert ist nicht Ursache einer Herzerkrankung – die zelluläre Entzündung hingegen schon. Den LDL-Wert durch Statine zu senken, wird der Krankheit nicht vorbeugen, denn es ist eine Tatsache, dass die Hälfte aller Menschen, die herzkrank werden, gar kein hohes Cholesterin haben! Wenn Ihr Gesamtcholesterin niedriger liegt als 240 bis 275 mg/dl und Ihr HDL bei 60 liegt oder darüber, dann empfehle ich ganz sicher keine Statine als Cholesterinsenker. Diese haben ernsthafte Nebenwirkungen, wie ein höheres Brustkrebsrisiko, Demenz, Muskelschmerzen (Myositis) und Herzinfarkt, weil sie dem Körper Coenzym Q10 entziehen, ein lebenswichtiges Spurenelement, das Energie in den Mitochondrien bereitstellt. Bedenken Sie auch, dass Statine bei Frauen nicht so effektiv sind wie bei Männern. Zudem korreliert ein stark verminderter Cholesterinwert bei Frauen über 50 mit einem frühen Tod, Depression und einem höheren Krebsrisiko. Haben Sie keine Herzerkrankung, wird eine Verringerung des Cholesterinwerts Ihre Sterblichkeit nicht senken. Wenn Sie indessen herzkrank sind, können Statine kardiovaskuläre Ereignisse verringern, etwa einen Herzinfarkt, nicht aber Ihre Sterblichkeit insgesamt beeinflussen. Mit anderen Worten: Wenn Sie herzkrank sind, dann sorgen Sie gut für Ihr Herz, aber greifen Sie nicht übereilt zu Statinen.[6] Fazit: Ein hoher Cholesterinspiegel ist bei den meisten Herzerkrankungen nicht die Ursache. Und das Cholesterin zu senken, ohne chronische Entzündungen und die Sehnsüchte Ihres Herzens anzugehen, bringt Sie nicht weiter.

Gesunde Brüste

Wir sollten anfangen, anders über Brüste zu sprechen. Statt zu formulieren: »Wie lässt sich Brustkrebs vermeiden und frühzeitig aufdecken?«, sollten wir lieber sagen: »Wie frau Ihre Brust pflegt und sich an ihr erfreut.«

Es besorgt mich, dass bestimmte Frauen ihre Brüste als zwei potenziell krebsanfällige Zonen auf ihrem Brustkorb betrachten. Machen Sie aus dem Abtasten keine Strafexpedition und vermitteln Sie eine solche Einstellung auch nicht Ihren Töchtern oder Enkelinnen. Vielleicht sehen Sie Ihre Brüste lieber als »Herzkissen«, die vom Energiefeld Ihres liebenden Herzens genährt werden. Wenn Sie sie berühren, tun Sie es liebevoll. Massieren Sie sie von den Brustwarzen zum Herzen hin und zu den Lymphknoten unter den Armen. Affirmieren Sie das Vermögen Ihrer Brüste, gesund zu sein.

Die Brüste stehen für Nahrung und die tiefen Bande der Liebe. Sie stehen auch für die Fülle von Mutter Natur, die uns immer unterstützt, Leben hervorbringt und mit allem versorgt, damit wir wachsen und gedeihen. Selbst wenn Sie nicht gestillt wurden und niemals gestillt haben, enthalten Ihre Brüste die Energie von Liebe und Nahrung. Wenn Sie sich von der Liebe abgeschnitten haben, verraten wurden oder Zuneigung aus Angst zurückgehalten haben, können diese emotionalen Erfahrungen das Energiezentrum des Herzens beeinflussen und die Funktion von Zellen und Geweben der Brust beeinflussen.

In *Frauenkörper, Frauenweisheit* gibt es eine Geschichte, die ich hier wiederholen möchte. Einmal hatte ich eine Patientin, die zwei mit Flüssigkeit gefüllte Zysten in der linken Brust hatte, die im wahrsten Sinne des Wortes über Nacht gekommen waren. Als ich sie fragte, was bei ihr in den Bereichen Nähren und Empfangen anstehe, hat sie mir erzählt, dass ihre jüngste Tochter, »die Kleine«, gerade ausgezogen war, um aufs College zu gehen. Und zwei Tage zuvor war ihre geliebte, uralte Katze gestorben. In der Nacht, bevor die Zysten gekommen waren, hatte sie geträumt, sie stille ihren Säugling – die Tochter, die gerade aufs College gegangen war. Als ich die Flüssigkeit ihrer Brust absaugte, staunten wir beide nicht schlecht: Das war Milch! Ganz deutlich meldete ihr Körper das Bedürfnis, zu stillen und, im Gegenzug, nach den beiden schweren Verlusten genährt zu werden. Von dieser Patientin habe ich gelernt, dass der Shakespeare'sche Ausdruck »die Milch der Menschenliebe« mehr ist als eine bloße Metapher. Ihr Körper zeigte dies buchstäblich.

Wenn wir in die Lebensphase kommen, in der unsere Mütterlichkeit nicht mehr so gefragt ist wie damals, als unsere Kinder klein waren – als unsere Beziehungen, Unternehmen oder kreativen Projekte gerade am Anfang standen –, müssen wir überlegen, was wir mit unserer Milch der Menschenliebe anfangen, die doch unsere Gabe an die Welt ist. Um uns selbst zu stärken und unsere Brustgesundheit zu erhalten, muss unsere Fähigkeit zu nähren zum Ausdruck kommen können. Gleichzeitig müssen wir verstehen, dass Liebe auf Gegenseitigkeit basiert. Geben Sie anderen zu viel, ohne sich selbst zu nähren, oder wenn Sie anderen kein Vertrauen entgegenbringen und folglich deren Liebe nicht empfangen, haben Sie womöglich eine Energieblockade in Ihrem Herzchakra. Das Herzchakra ist das Energiezentrum der Brust und mit dem Energiefeld des gesamten Körpers verbunden. Es beeinflusst die Brüste stark. Eine Energieblockade kann sich körperlich zeigen, wenn sie zu lange anhält.

Gesunde Brüste sind solche, die geliebt werden. Doch viele Frauen haben verinnerlicht, sich ihrer Brüste zu schämen. Und oft heißt es, dass große vorstehende feste Brüste Männer anziehen. Das ist einer der Gründe, warum die Zahl der Brustimplantate bei Frauen laut der Amerikanischen Gesellschaft für ästhetisch-plastische Chirurgie von 101 176 Eingriffen 1997 auf 330 631 2012 angestiegen ist.[7] Aber es sind nicht Form oder Größe unserer Brüste, die uns Macht oder Attraktivität verleihen. Es ist das Verhältnis, das wir zu ihnen haben und zu dem, wofür sie stehen – ausgewogenes Geben und Nehmen von Nahrung und Lust –, was uns zu schönen, starken Göttinnen macht.

Ziehen Sie Brustimplantate in Erwägung, kann das für Sie die richtige Entscheidung sein, doch Sie sollten auch die Nachteile kennen. 40 Prozent der Frauen mit Brustimplantaten verlieren das Gefühl in den Brustwarzen, und dieses ist für die meisten Frauen ein elementarer Bestandteil ihrer Sexualität. Wenn Sie außerdem die Brüste nicht regelmäßig massieren, kann es passieren, dass die Implantate von Narbengewebe eingekapselt werden, was zur Folge hat, dass sich die Brüste hart anfühlen. Neuere Implantate reißen nicht mehr und fühlen sich viel natürlicher an. Dennoch sind es Fremdkörper direkt über dem Herzen, die ein Hindernis darstellen können für die liebende Energie eines anderen. Auch lassen Brustimplantate eine Frau 18-mal anfälliger werden, an einem seltenen Brustkrebstypus zu erkranken, dem anaplastisch-großzelligen Lymphom.[8] Dennoch sind viele Frauen ganz glücklich mit ihren Implantaten, und es ist nichts dabei, sie zu wollen. Seit urdenklichen Zeiten hat jede Kultur ihre Verschönerungideale, ob Stammestätowierungen, Ringe zur Halsverlängerung oder Brustimplantate. Sie müssen entscheiden, wie Sie sich schön und begehrenswert fühlen, und dann bestimmen, ob Sie den Schritt zur Veränderung Ihres Körpers machen wollen.

Unabhängig von der Größe Ihrer Brüste sind hier ein paar Tipps, wie Sie Ihre Brüste hegen und pflegen.

Die Brüste lieben

- *Berühren Sie Ihre Brüste regelmäßig liebevoll:* Wenn Sie Ihre Brüste berühren, schicken Sie ihnen Herzenergie. Tatsächlich war als Embryo das Gewebe Ihrer Hände mit dem verbunden, was später Ihr Herz wurde! Brustmassage beschleunigt den Lymphfluss und den Transport von Sauerstoff und Nährstoffen durch das Blut. Machen Sie das jeden Tag unter der Dusche. Machen Sie jedoch keine Brustmassage, wenn Sie akut Brustkrebs haben. Schicken Sie Liebe zu Ihren Brüsten, indem Sie die Hände auf ihnen ruhen lassen und ihre Schönheit und Unversehrtheit bekräftigen.
- *Machen Sie die Übung der Hirschkuh (Female Deer Exercise):* Die Übung der Hirschkuh ist eine alte taoistische Übung, die Frauen über Jahrhunderte geholfen hat, Hormone, Gebärmutter und Brüste gesund zu halten. Regelmäßig durchgeführt lindert sie Menstruationsbeschwerden deutlich, darunter verstärkten Blutfluss und Krämpfe. Mehr dazu können Sie in Stephen T. Changs Buch *The Tao of Sexology: The Book of Infinite Wisdom* oder in einem Online-Video erfahren. Die Grundidee ist jedoch folgende: Sie sitzen halb im Schneidersitz auf dem Boden und pressen den Hacken des einen Fußes an Ihre Schamgegend. Sind Sie nicht gelenkig genug, um diese Position zu erreichen, dann nehmen Sie einen Ten-

nisball, legen ihn gegen Ihre Scham und drücken dann mit dem Hacken. Reiben Sie jetzt beide Handflächen aneinander, bis ein kribbelndes Gefühl entsteht. Pressen Sie die Hände für ein paar Sekunden auf die Brust und bewegen Sie die Handflächen dann langsam im Kreis. Kreisen Sie circa 50- bis 100-mal in die Richtung, die Ihnen am angenehmsten ist. Eine Kreisbewegung beider Hände nach innen soll die Brust vergrößern, eine nach außen soll überschüssige Energie ableiten. Während Sie kreisen, spüren Sie, wie die Energie Ihres Beckens in die Brüste aufsteigt und die Herzenergie in das Becken herabsinkt. Vermeiden Sie eine Überstimulation der Brustwarzen. Sie können sehr empfindlich sein.[9] Es ist schön, die Übung der Hirschkuh gleich in der Frühe oder als Letztes vor dem Schlafengehen unter Verwendung eines pflegenden Öls zu machen. Ich persönlich mag Kokosöl. Doch Granatapfelöl ist auch ganz wunderbar.

- *Hören Sie auf, negative Selbstgespräche über Ihre Brüste zu führen, und verbünden Sie sich auch nicht mit anderen Frauen über das Thema Ich-finde-meine-Brüste-sind-zu …:* Freundesgruppen oder Familienmitglieder beeinflussen einander in der Wahrnehmung und im Verhalten. Brechen Sie als Erste in der Familie oder Freundinnengang mit der Gewohnheit, sich über die Größe und Form ihrer Brüste zu beklagen. Machen Sie sich stark und sagen Sie: »Mein Busen ist wunderbar. Ich mag ihn, wie er ist. Wie ist das bei euch?« Warten Sie ab, was passiert.

- *Seien Sie offen für die Liebe, die Ihnen von anderen entgegengebracht wird, seien Sie offen für Leidenschaft, Zuneigung und Lob. Geben Sie all das auch selbst ohne Vorbehalt, Eifersucht oder Halbherzigkeit:* Nehmen Sie alle Komplimente mit einem einfachen »Danke schön« an, ohne das Lob zu relativieren oder zu schmälern. Zu seinen positiven Eigenschaften und Qualitäten zu stehen, hat nichts mit Narzissmus zu tun!
- *Erkennen Sie Ihre Gefühle an und bringen Sie sie ehrlich zum Ausdruck:* Finden Sie heraus, wann Sie die Wahrheit vermeiden wollen. Tun Sie dies, damit sich jemand anders besser fühlt? Sorgen Sie sich um die Gefühle anderer, nicht aber um Ihre eigenen? Weiter hinten im Buch lernen Sie mehr darüber, wie Sie Kummer, Ärger und Angst loslassen können. Fürs Erste üben Sie, »sich die Dinge nicht so zu Herzen zu nehmen«.
- *Lassen Sie so oft es geht den Büstenhalter weg, damit Ihre Lymphe ungehindert fließen kann:* Haben Sie große Brüste, kann das nach einer Weile schmerzen, auch beim Sport. Stellen Sie allerdings sicher, dass Sie nicht den ganzen Tag einen Büstenhalter tragen und schon gar nicht nachts. Wenn Sie Töchter und Enkelinnen haben, vermitteln Sie ihnen, dass Freiheit den Brüsten gut bekommt. Es gibt keinen Beleg dafür, dass der Verzicht auf einen Büstenhalter die Brüste früher hängen lässt. Dass wir Büstenhalter beim »Sport« oder zur »Unterstützung« benötigen, ist einfach ein Kulturmythos, der wahrscheinlich irgendwann von einem Korsagenhersteller ins Leben gerufen wurde. Büstenhalter

sind modische Accessoires und können Ihre Garderobe aufs Reizendste ergänzen, medizinisch notwendig aber sind sie nicht!

- *Achten Sie auf Anzeichen hormoneller Fehlregulation:* Schmerzende Brüste etwa können auf einen Jodmangel oder einen zu hohen Östrogenspiegel verweisen.
- *Schwitzen Sie regelmäßig:* Durch Schwitzen baut der Körper auf natürliche Weise Gifte ab und senkt hohe Cortisolspiegel. Durch sportliche Betätigung können Sie gesunde Spiegel an Östrogen und anderen Hormonen halten. Regelmäßiger Sport verringert das Brustkrebsrisiko, wahrscheinlich, weil er den Körperfettanteil verringert. Im Körperfett wird gegebenenfalls zu viel Östrogen gebildet. Einer großen Studie zufolge senken Frauen, die schlank sind und sich viermal die Woche sportlich betätigen, ihr Brustkrebsrisiko um 70 Prozent.[10]
- *Nehmen Sie Vitamin D3, und zwar 2000 bis 5000 IE pro Tag – entweder durch ein Präparat oder über das Sonnenlicht:* Bedenken Sie, dass die meisten Frauen zusätzlich zu regelmäßigem Sonnenlicht eine Ergänzung brauchen. Lassen Sie erst Ihren Vitamin-D-Level bestimmen, um zu wissen, wo Sie stehen. Optimale Vitamin-D-Spiegel liegen zwischen 40 und 80 ng/ml (oder 100 bis 150 nmol/L). Die Forschung hat gezeigt, dass ein Spiegel von 52 ng/ml verglichen mit einem Wert von 13 ng/ml das Brustkrebsrisiko halbiert.[11]
- *Ernähren Sie sich gesund. Essen Sie Dinge mit einem niedrigen glykämischen Index, viel ballaststoffreiches Gemüse und pflanzliche Fette:* Zu den ballaststoffreichen Gemü-

sen zählen etwa Brokkoli und Kohl, Kurkuma, Knoblauch, Zwiebeln, Tomaten, Grünkohl und Blattkohl (Brassica oleracea). Genießen Sie Nüsse, Lein-, Hanf- oder Chiasamen. Essen Sie Fisch oder nehmen Sie Fischölkapseln, damit Sie genug Omega-3-Fettsäuren bekommen. Dieses Antioxidans verringert ebenfalls das Brustkrebsrisiko. Eine hochglykämische Diät befördert mit der Zeit eine Insulinresistenz. Reduzieren Sie Zucker und Getreide und behalten Sie gesundes Fleisch, Fisch, Käse und Eier bei. Dazu kommen gesunde Fette wie Kokosnussöl, Avocado-, Macadamianuss- und Leinöl. Machen Sie sich keine Sorgen um Fette aus gesunden Quellen.

- *Nehmen Sie Antioxidantien wie Vitamin C:* Ich empfehle 1000 bis 5000 mg Vitamin C pro Tag. (Die allgemeinen Ergänzungsempfehlungen finden Sie in Kapitel 12.)
- *Nehmen Sie Coenzym Q10 (Ubiquinon):* Ein niedriger Coenzym-Q10-Wert wird mit Brustkrebs in Verbindung gebracht. Die wenigsten beziehen es in ausreichender Menge aus der Nahrung. (Innereien etwa haben viel Coenzym Q10, aber die meisten Frauen essen keine.) Niedrige Coenzym-Q10-Spiegel können zu Brustschmerzen während der Menopause führen. Nehmen Sie 10 bis 100 mg pro Tag oder 70 bis 100 mg pro Tag, wenn Sie ein hohes Brustkrebsrisiko haben. Sofern Sie Statine als Cholesterinsenker nehmen, ergänzen Sie auf jeden Fall Coenzym Q10, weil Statine den Spiegel dieses wichtigen Spurenelements senken.
- *Nehmen Sie Jod:* Für die Brüste sind 3 mg Jod optimal,

der Körper braucht zusätzlich ca. 9 mg – das macht zusammen 12,5 mg als Nahrungsergänzung. Die beste Jodquelle sind ansonsten Kelp (Seetang) und Bioeier. Jodiertes Speisesalz ist zwar besser als nichts, allerdings verflüchtigt sich das Jod im Salz. Um herauszufinden, ob Sie einen Jodmangel haben, kaufen Sie Lugolsche Lösung in der Apotheke und streichen Sie sie auf die Innenseite des Arms. Das macht einen Fleck, der auch noch 24 Stunden später sichtbar ist. Falls nicht, haben Sie einen Jodmangel. Wenn Sie Schilddrüsenprobleme haben, dann heben Sie Ihren Jodlevel langsam an, am besten unter Aufsicht eines Arztes oder Heilpraktikers, der sich damit auskennt.

- *Trinken Sie maßvoll, wenn überhaupt:* Schon ab einem Glas Alkoholhaltigem pro Tag erhöht sich Ihr Brustkrebsrisiko um 60 Prozent. Noch höher ist das Risiko bei Frauen, die eine Hormonersatztherapie machen. Alkoholgenuss vermindert die Fähigkeit der Folsäure, ein B-Vitamin, die DNA zu reparieren. Wenn Sie Alkohol trinken, nehmen Sie einen Vitamin-B-Zusatz und denken Sie daran, dass Gesundheit mit Freude zu tun hat, nicht mit Abhängigkeit. Das genussvolle Glas Wein zum Essen ist etwas ganz anderes als eines, das dazu dient, Sorgen oder Traurigkeit zu unterdrücken.
- *Rauchen Sie nicht:* Rauchen erhöht das Brustkrebsrisiko. Genau wie Trinken versiegelt Rauchen das Herzchakra.

Mammografie-Screening

Regelmäßige Mammografien gelten als der Goldstandard der frühen Brustkrebserkennung, aber es ist wichtig, die ganze Wahrheit über Mammografie und Brustgesundheit zu kennen.

Zunächst einmal gibt es, wenn überhaupt, nur sehr wenig Beweise dafür, dass eine jährliche Mammografie ab dem 40. Lebensjahr überhaupt Leben rettet. Das ist der Grund, warum die Preventive Services Task Force (USPSTF) der USA [ein unabhängiges Expertenpanel, das in Fragen der Vorsorge und Vorbeugung evidenzbasiert berät, A. d. Ü.] im Jahr 2009 neue Richtlinien verabschiedet hat, die weniger Mammografie-Screenings empfehlen.[12] Während die alten Richtlinien ab 40 ein Screening alle ein bis zwei Jahre empfahlen, sehen die neuen Richtlinien der USPSTF eine Mammografie nur alle zwei Jahre im Alter zwischen 50 bis 74 vor. Da die Amerikanische Krebsgesellschaft ihre Empfehlungen nicht angepasst hat, folgen die meisten Frauen nach wie vor den älteren Empfehlungen und lassen ab 40 jedes Jahr eine Mammografie machen, auch wenn es inzwischen neue Erkenntnisse gibt.

Zweitens ist Mammografie-Screening nicht immer gut. In einer wegweisenden Studie von 2012, veröffentlicht im *New England Journal of Medicine* (die ich bereits im dritten Kapitel erwähnt habe) hat Dr. Gilbert Welch als Experte in der Risikobewertung von Krebsfrüherkennung klargestellt, dass in den letzten 30 Jahren bei Mammografie-Screenings 1,3 Millionen Frauen falsch diagnostiziert wurden, weil ihre Aufnahmen ein duktales Karzinom in situ (DCIS) zeigten.[13] Wie ich schon in Kapitel 3 dargelegt habe, ist ein DCIS kein Krebs, sondern eine Zellwucherung, die sich in den meisten Fällen niemals zu Brustkrebs entwickelt. Das heißt, die Frauen sterben nicht *an* ihr, sondern *mit* ihr. Autopsien an gesunden Frauen zwischen 40 und 50, die bei Autounfällen ums Leben gekommen waren, haben gezeigt, dass bei 40 Prozent dieser Altersgruppe ein duktales Karzinom in situ der Brust vorliegt. Begriffe wie »Krebs« und »Vorkrebsstadium« lassen Frauen und Ärzte zu überzogenen therapeutischen Maßnahmen greifen, sobald ein DCIS festgestellt wird.

Das Problem ist, dass ein hoher Handlungsdruck besteht, sobald ein DCIS im allerfrühsten Stadium gefunden wird, was bei den neuen hochauflösenden Mammografiegeräten schnell passiert. Daher haben Dutzende von Frauen eine Bestrahlung oder OP, Brustentfernung oder Chemotherapie bekommen, die unnötig waren. Das kann ja wohl nicht gut sein! Außerdem hat eine Studie ergeben, dass eine Röntgenaufnahme der Brust auf lange Sicht das Risiko für eine Herzerkrankung erhöht.[14]

Dankenswerterweise hat eine Arbeitsgruppe des National Cancer Institute empfohlen, dass das DCIS umbenannt werden soll, damit Patienten weniger in Sorge geraten und davon absehen, unnötige oder potenziell schädigende Behandlungen vornehmen zu lassen wie das Entfernen der Brust. Die Forscher empfehlen, dass alle Zellanomalien dieses Typs zusammen mit den vielen Läsionen, die bei Untersuchungen der Prostata, Schilddrüse, der Lunge und anderen Krebsvorsorgeuntersuchungen gefunden werden, überhaupt nicht als Krebs bezeichnet werden sollten. Stattdessen schlagen sie das Akronym IDLE vor [Wortspiel mit »faul«, A. d. Ü.] für »indolent lesions of epithelial origin« bzw. »schmerzfreie Läsion der oberen Hautschicht«. Am Ende siegt doch die Vernunft![15]

Handelt es sich also um einen IDLE-Befund, bedarf es keiner aggressiven Therapie, denn sehr oft heilt sich der Körper selbst. Dies wird von der Datenlage absolut gestützt, weshalb das Swiss Medical Board im Frühjahr 2014 empfahl, alle neuen Mammografie-Früherkennungsprogramme einzustellen mit der Begründung, dass sie mehr schaden als nutzen. Im entsprechenden Bericht im *New England Journal of Medicine* heißt es: »Auf jeden verhinderten Tod einer Frau durch Brustkrebs in einem Zeitraum von 10 Jahren mit jährlichem Screening, beginnend ab 50, kommen 490 bis 670 Frauen mit einer wahrscheinlich falsch-positiven Mammografie plus Folgeuntersuchung, 70 bis 100 mit einer unnötigen Biopsie und 3 bis 14 mit überdiagnostiziertem Brustkrebs, der klinisch niemals auffällig geworden wäre.« Ich weiß, dass das schockierend für Sie ist, aber es ist wichtig, sich die neuesten Informationen genau anzuschauen und seine Entscheidungen nicht von veralteten Daten und überholten Strategien abhängig zu machen.[16]

Es ist vor allem deshalb in den letzten Jahren so leicht gewesen, Frauen die Mammografie zu verkaufen, weil den meisten weisgemacht wurde, dass eine Früherkennung durch Mammografie Leben rette. In der Tat war das die Hoffnung, als die Mammografie eingeführt wurde. Unglücklicherweise hat sich diese Hoffnung, ähnlich wie bei der Einnahme von Premarin und Provera in der Women's-Health-Initiative-Studie zur Prävention von Herzerkrankungen, nicht erfüllt. Dennoch glauben laut Umfragen bis zu 70 Prozent aller Frauen, dass die Mammografie Leben rettet.[17] Tatsache hingegen ist, dass bessere Krebstherapien mehr Leben retten – und nicht die Früherkennung durch Mammografien. Es wird Zeit, dass Frauen im Hinblick auf die Mammografie und deren Begleiterscheinungen informierte Entscheidungen treffen. Doch das können sie nicht, solange sie zweierlei glauben: erstens, dass ihre Brüste permanente Überwachung brauchen, und zweitens, dass die Vorteile der Mammografie die Risiken überwiegen.

Kürzlich bat mich eine Frau um Rat, ob sie weiterhin Mammografien machen lassen solle, zu denen die Frauenärztin ihr dringend riet. Nach einem heftigen Jahr, in dem sie sich nur um andere gekümmert und sich selbst vernachlässigt hatte, war irgendwann im Milchgang ihrer rechten Brust Mikrokalk aufgetreten (symbolisch steht die rechte Seite für die »gebende« Seite des Körpers). Eine Biopsie hatte ergeben, dass der Mikrokalk gutartig war. Über einen Zeitraum von fünf Jahren hat er dann auch nicht zugenommen. Dann ließ sie erneut eine Mammografie vornehmen, wieder nach einem besonders anstrengenden Jahr der Pflege anderer. Diesmal hatten die Mikroverkalkungen zugenommen. Eine Biopsie lehnte sie ab, willigte aber ein, in Zukunft weitere Mammografien vornehmen zu lassen, um die Sache weiter zu beobachten. Zwischenzeitlich hatte sie in mehreren Sitzungen Tiefenmeditation einen dunklen schweren Fleck im Energiefeld über ihrer rechten Brust gesehen. In ihrer Vorstellung hatte sie tiefe Liebe eingeatmet und sie in den Fleck hinein ausgeatmet, bis sie merkte, dass er sich auflöste. In einer Sitzung mit einem Energieheiler bemerkte dieser sofort eine Entzündung in der betroffenen Brust, ohne dass sie es erwähnt hatte, wodurch sie auf das Energiefeld, das ihre Zellen beeinflusste, noch weiter einwirken konnte. In der nächsten Mammografie tauchte noch einmal eine Mikroverkalkung auf, in den folgenden Jahren dann nicht mehr. Nach zehn Jahren der Sorge um ihre Brust, nach all dem Druck, invasive und teure Untersuchungen, die immer weitere Strahlenbelastungen mit sich bringen würden, durchführen zu lassen, entschied sie, dass es nun reichte. Ihr Bauchgefühl und ihr Verstand sprachen ihr zu, es mit Liebe zum eigenen Körper und zu ihren Brüsten zu versuchen und Veränderungen so gut wie möglich selbst im Auge zu behalten. Auch ich riet ihr, in dieser Angelegenheit auf ihren inneren Heiler zu hören. Und bis heute ist nichts passiert. Das nenne ich ein Beispiel dafür, wie sich alterslose Göttinnen um die Gesundheit ihrer Brust kümmern können!

Bessere Brustpflege

Es gibt in der Tat eine bessere Brustkrebsvorsorge. Anders als die Mammografie mit ihrer Strahlenbelastung von Brustkorb und Brust bildet die Thermografie Wärme im Brustgewebe ab, das einer zellulären Entzündung geschuldet sein kann. Es ist sozusagen ein Funktionstest, weil die Ergebnisse mit dem wechselnden Blutfluss im Gewebe variieren: Wenn sich nämlich Blutgefäße neu bilden, um entartete Zellen mit DNA-Mutationen zu versorgen, entsteht dabei Wärme, die mit einer Infrarotkamera festgehalten werden kann. Das bedeutet, dass man potenzielle Probleme erkennen kann, lange bevor sie Krankheitswert bekommen. So kann man die Entzündung in der Brust behandeln und dann nach drei Monaten ein weiteres Thermogramm durchführen, um zu sehen, ob die Entzündung wieder verschwunden ist.

Wenn Sie ein dichtes Brustgewebe haben, kann bei einer Mammografieuntersuchung etwas Problematisches angezeigt werden, einfach, weil es schwieriger ist, ein dichtes Gewebe abzubilden. Auch das entfällt bei der Thermografie. Thermogramme sind angenehmer, weil sie die Brust nicht drücken. Seit mehr als 40 Jahren gibt es Forschung über sie und mehr als 800 befürwortende Studien, die von Experten durchgeführt wurden.

Durch Thermografie können Sie und Ihr Arzt proaktiv etwas für Ihre Brustgesundheit tun, lange bevor ein Problem auftritt. Am besten wenden Sie sich an jemanden, die oder der Erfahrung sowohl mit Mammografie als auch mit Thermografie hat und die Grenzen und Vorteile beider Techniken kennt. Einer der besten Experten ist hier der Radiologe Dr. Tom Hudson. Er hat schon Frauen auf der ganzen Welt bei der Interpretation ihrer Befunde geholfen und das hervorragende Buch *Journey to Hope. Leaving the Fear of Breast Cancer Behind* geschrieben.

Auf Ihre Brüste zu achten und sie zu pflegen ist wichtig, ganz gleich, ob Brustkrebs bei Ihnen oder in Ihrer Familie vorgekommen ist oder nicht. Bedenken Sie aber auch, dass nur zwei Prozent aller Brustkrebserkrankungen auf einer Genmutation beruhen, etwa BRCA1 oder BRCA2 (wobei erstere ein höheres Risiko beinhaltet als die zweite). Mutationen dieser beiden Gene werden auch mit Eierstockkrebs in Verbindung gebracht.[18] Vor diesem Hintergrund ist bei Brust- oder Eierstockkrebs, wenn keine Genmutation vorliegt, das Vorkommen dieser Krebsarten in der Familie entscheidender für das eigene Brustkrebsrisiko als das genetische Risiko.[19] Vielleicht ist das emotionale Erbe in unseren Familien dafür ursächlich.

Bei der Debatte um das mit einer BRCA1-Genmutation einhergehende Risiko ist immer wieder auf die »87-prozentige Möglichkeit, an Brustkrebs zu erkranken«, hingewiesen worden. Wenn wir diese Zahl jedoch eingehender betrachten, dann sehen wir, dass sie ein gutes Beispiel für das mangelnde Verständnis der genetischen Ursachen von Krankheit ist. Zunächst klingt die Zahl 87 beängstigend, weil sie so hoch ist und recht konkret. Ein wenig Nachforschung zeigt jedoch, dass die Zahl auf alten Schätzungen beruht, die längst von den National Institutes of Health [die dem US-Gesundheitsministerium unterstehen, A. d. Ü.] infrage gestellt werden. Tatsächlich hat eine Studie von 1997 das Brustkrebsrisiko durch Varianten des Gens BRCA1 auf ca. 56 Prozent beziffert und das von Eierstockkrebs auf nur 16 Prozent. Auch basierten die Originalzahlen von im Höchstfall 84 bis 87 Prozent auf Studien an Frauen, die sowohl die Genvarianten als auch eine familiäre Häufung von Brust- und Ovarialkrebs *über zwei Generationen* aufwiesen, nicht nur einer.[20]

Hinzu kommt, dass wir nicht wissen, wie viele Frauen der Originalstudie niedrige Vitamin-D-Spiegel hatten (nochmal: ausreichende Vitamin-D-Spiegel können das Brustkrebsrisiko halbieren!) oder regelmäßig Alkohol tranken (wodurch sich das Brustkrebsrisiko erhöht) oder regelmäßig Sport machten, ein gesundes Körpergewicht hatten, genug Jod aufnahmen und viel Obst und Gemüse aßen (was risikomindernd ist). Je genauer man sich die Forschung anschaut, desto deutlicher wird, dass man das individuelle Brustkrebsrisiko nicht mit einer Zahl wiedergeben kann, sondern auch Lebensstilfaktoren berücksichtigen muss.[21] Selbst wenn Sie Brustkrebs in einer Brust hatten, liegt die Wahrscheinlichkeit, ihn auch in der anderen gesunden Brust zu bekommen, bei vier bis fünf Prozent, was niedrig ist, besonders wenn Sie keine BRCA1- oder BRCA2-Genmutation haben. Nochmal: Schauen Sie sich die Statistiken genau an, um richtig einschätzen zu können, was die Forschung als Risiko ausweist.[22]

Sollten Sie einen Gentest in Erwägung ziehen, dann überlegen Sie, warum. Garantien gibt es bei keinem Gentest, egal ob das Ergebnis positiv ist oder negativ. Ganz gleich, wie Sie sich entscheiden oder wie Ihre Ergebnisse ausfallen mögen, die beste Vorsorge in Sachen Brustgesundheit ist ein liebevolles Verhältnis zu Ihren Brüsten, ein Lebensstil, der Ihre Brustgesundheit fördert, und, wenn Sie besorgt sein sollten, eine Überwachung als Form der Selbstliebe und Selbstsorge, nicht als Strafexpedition. Suchen Sie einen Arzt oder eine Ärztin, die Thermogramme erstellen und die Befundung machen, damit Sie selber Früherkennung als Teil der Selbstsorge betreiben können.

Es gibt immer Hoffnung: Wenden Sie sich an die göttliche Ordnung

Nichts beansprucht unsere Aufmerksamkeit so sehr wie eine Erkrankung. Die Seele spricht durch unseren Körper. Und die gute Nachricht lautet, dass es immer Hoffnung gibt, ganz gleich welcher Art. Anita Moorjani, Autorin von *Heilung im Licht,* war krebsbedingt schon im wahrsten Sinne des Wortes tot geglaubt – sie hatte Tumore in ihrem Körper, die so groß waren wie Zitronen. Während ihrer Nahtoderfahrung entdeckte sie, dass etwas Liebendes auf sie wartete. Als sie in ihren Körper zurückkehrte, wusste sie, dass alles gut werden würde. Und tatsächlich: All ihre Tumore verschwanden. Auf die Frage, ob sie noch regelmäßig zum Arzt gehe, meinte sie kürzlich bei einer Lesung, dass das nicht mehr der Fall sei, weil ihr dort immer gesagt werde, sie befinde sich in der »Remission«, ganz so, als warte man auf die Rückkehr des Krebses. Da sie aber den Tod schon erfahren hat, wozu noch sorgen? Auch meinte sie, dass sie keine Angst habe, noch einmal an Krebs zu erkranken. Jenseits unserer sinnlich wahrnehmbaren Wirklichkeit gibt es weitere Realität, und wenn wir wirklich in Schwierigkeiten sind, wird diese stärker.

Auf Tosha Silvers Facebookseite bin ich auf eine Geschichte gestoßen, die mich so berührt hat, dass ich die Einsenderin darum gebeten habe, sie hier veröffentlichen zu dürfen. Die Geschichte läuft darauf hinaus, sich der Liebe und Freude hinzugeben und nicht der Angst, ähnlich wie bei Anita Moorjani. Hier also das, was Annette Perez über ihre Erfahrung mit Brustkrebs im Stadium 4 zu sagen hat:

Bei mir wurde ein Brustkrebs im Stadium 4 diagnostiziert, dessen Metastasen sich bereits auf die Lunge, Leber, Nieren, Wirbelsäule und das Gehirn ausgebreitet hatten. Mein »Verfallsdatum« lag bei sechs Monaten. Ich entschied mich gegen eine Chemotherapie und Bestrahlung, weil beide aggressiv gewesen wären und ich mich an diesem Punkt mehr um die Lebensqualität sorgte als um die Lebenslänge. Zum Zeitpunkt der Diagnose fühlte es sich an, als pulsierte die Krankheit in meinem Körper. Ich hatte all die typischen Symptome. Wie schon zuvor in meinem Leben fing ich sofort damit an, mich aus der dunklen Ecke oder »dem Abgrund«, wie ich ihn nenne, herauszuarbeiten. Einen Monat später schickte mir eine Freundin eine Ausgabe von *Outrageous Openness* von Tosha Silver. Ich habe es geradezu verschlungen! Es war genau das, was ich angesichts meiner jüngsten Herausforderung brauchte. Zu Beginn der Reise wollte ich unbedingt kämpfen und forschte, was das Zeug hielt, um herauszufinden, was ich selbst tun könnte, um mir zu helfen. Wenn ich mit anderen sprach und herumforschte, geriet ich ganz aus dem Häuschen, ich ackerte regelrecht, aber in einer fahrigen, unguten Art. Erst als ich lernte, loszulassen und etwas beiseitezutreten, damit das Göttlich Geliebte seine Arbeit machen konnte, kam es zu schönen Momenten und eindrücklichen Gelegenheiten. Ich entspannte mich und erlaubte dem Göttlichen, mich liebend zum jeweils nächsten Schritt zu führen, zu dem, was ich gegebenenfalls selbst tun musste. Informationen taten sich auf, Licht fiel auf jede neue Richtung oder Handlung meinerseits, Menschen erschienen auf meinem Weg. Am Anfang vertraute ich alles dem Göttlich Geliebten an, weil mir alles viel zu viel und es auch nicht nötig war, dass ich alles alleine trug. Zwei Monate nach meiner Diagnose war ich schmerzfrei und voller Energie, und alle Symptome waren verschwunden. Ich musste nach vier Monaten eine Brustamputation vornehmen lassen, doch diese Herausforderung durchstand ich vollkommen mühelos. Die ersten drei Tage nach der Operation hatte ich Schmerzen, danach – nichts mehr. Die verschriebenen Schmerzmittel ließ ich unangetastet, ich brauchte sie nicht. Als ich nach sechs Monaten mein »Verfallsdatum« überschritten hatte, fühlte ich mich immer noch super, hatte keine Symptome und konnte sogar wieder ein aktives Leben führen! Der Onkologe und der Operateur waren beide verblüfft über meine Fortschritte und mehr als sprachlos, dass ich sogar recht gut klarkomme. Doch am wichtigsten ist, dass ich Frieden empfinde, einen Frieden, nach dem ich mich schon mein ganzes Leben gesehnt habe, ihn aber nicht wirklich empfinden konnte – bis heute. Und es geht mir immer noch gut, obwohl mein »Verfallsdatum« schon lange überschritten ist.

Das sind Worte voller Weisheit und Inspiration!

Hormone und Brustgesundheit

Wie ich bereits sagte, glaube ich, dass die Hormone, mit denen Sie sich in der Lebensmitte am meisten befassen sollten, die Stresshormone sind. Wollen Sie dennoch Ihre Sexualhormone ausgleichen lassen, dann vermeiden Sie synthetische Hormone und probieren Sie stattdessen Phytoöstrogene. Wenn Sie jedoch für die Menopause synthetische Hormone nehmen oder solche auf der Basis von Pferdeurin (wie etwa Premarin), behalten Sie im Auge, dass die Forschung Ihnen aufgrund dessen ein höheres Risiko für Brustkrebs bescheinigt.

Pflanzliche Phytoöstrogene hingegen bergen kein höheres Brustkrebs- oder Eierstockkrebsrisiko. Hinzu kommt, dass sie von vielen Frauen sehr gut vertragen werden. Für diejenigen, für die Phytoöstrogene nichts bringen, sind vielleicht bioidentische Hormone eine Option.

Denken Sie auch daran, dass die *Women's Health Initiative Study,* bei der Tausende von Frauen eine Hormonersatztherapie (HET) in Form von Prempro (Premarin auf der Basis von Pferdeurin und Provera, ein synthetisches Progestagen) bekamen, 2002 plötzlich gestoppt werden musste, als Forscher herausfanden, dass Frauen in der Menopause, die diese Hormone nahmen, höhere Raten an Brustkrebs und Herzerkrankungen aufwiesen. Unglücklicherweise unterscheiden Forscher nicht immer zwischen den drei Hormonersatzstoffen – synthetischen, bioidentischen und phytoöstrogenartigen. Hinzu kommt, dass viele Ärzte und Gesundheitsdienstleister die Unterschiede nicht verstehen. Deshalb werden Frauen oft unnötigerweise von etwas abgeschreckt, das ihnen Erleichterung verschaffen könnte.

Dankenswerterweise gibt es nun eine neue spannende Forschung, die bestätigt, dass bioidentische Hormone viel sicherer sind als synthetische. Forscher des Karolinska-Instituts in Schweden haben, angeführt von Professor Gunnar Söderqvist, herausgefunden, dass verschiedene Arten der HET einen unterschiedlich großen Einfluss auf die Gene haben, die mit Brustkrebs in Verbindung stehen. Ihre Studien zur Genaktivität in den Brüsten junger gesunder Frauen haben erbracht, dass synthetisches Provera und Premarin (das in der *Women's Health Initiative Study* verwandt wurde) sehr viel wahrscheinlicher zu einer mit Krebs verbundenen Genexpression führt als bioidentisches Östrogen-Gel, aufgetragen auf die Haut zusammen mit bioidentischem Progesteron in Tablettenform. Dieses Ergebnis, vorgetragen auf dem World Congress on the Menopause in Cancún im Jahr 2014, macht den Weg dafür frei herauszufinden, welche Hormonersatztherapie den kleinsten Effekt auf das Brustkrebsrisiko haben wird. Das ist eine gute Neuigkeit.

Wo Ihre Kreativität sitzt

Das Becken samt Muskeln, Bindegewebe und Organen, die hier eingelassen sind (Uterus, Eierstöcke, Blase, Harnröhre, die Beckenbodenmuskeln und der Dickdarm) bilden zusammen das kreative Zentrum des Körpers. Hier nimmt alle Kreativität ihren Anfang. Frauen nutzen dieses Zentrum, um Kinder zu gebären, andere tun es nicht, doch uns allen zugänglich ist seine lebenspendende Energie für Ideen, neue Projekte oder Bilder im Hinblick darauf, wer wir sind und was unsere Aufgabe hier auf Erden sein könnte. Das Becken steht mit dem zweiten Chakra in Verbindung, dem energetischen Zentrum des Körpers, regiert von unserer Beziehung zu Geld, Sex und Macht.

Wenn Ihr Bewusstsein nicht gänzlich vom Körper losgelöst ist und Sie nicht das Gefühl haben, von Ihrer unteren Hälfte abgeschnitten zu sein, dann wissen Sie vielleicht, dass angenehme Gedanken und Aktivitäten die Durchblutung und Empfindungsfähigkeit von Sexualorganen und Becken erhöhen. Unsere Seelen betreten den Körper durch unsere Hüften auf der Hinterseite des Beckens, wo das Kreuzbein oder Sacrum – der »sakrale« Knochen – sitzt. Diesen Ort nennt die Physiotherapeutin Tami Lynn Kent, Autorin von *Wild Feminine,* die »spirituelle Tür«. Es ist der Zugang zum »Geburtsplatz«, der Ort, wo Energie Form annimmt. Becken und Genitalien sind das heilige Zentrum, das Gebiet im Körper, wo Sie die Energie finden, die alles hervorbringt – sei es ein Buchprojekt, eine Beziehung oder ein Kind.

Wenn wir auf unsere Beckenenergie hören, die uns kreativer und risikobereiter macht, die uns mehr Lust erleben und keine

Angst davor haben lässt, was andere sagen oder denken, dann huldigen wir zugleich der weiblichen Kraft in uns. Verschließen wir uns jedoch in dieser Hinsicht, dann bekommen wir womöglich Symptome, die auf ein Ungleichgewicht und eine Störung des Beckens hindeuten. Mit Zysten und heftigen Monatsblutungen will uns Mutter Natur womöglich sagen: »Pass auf! Verpufft deine Kreativität in einem Job, der nichts bringt, oder in einer ebensolchen Beziehung? Schiebst du die Verantwortung für deine eigene Kreativität auf etwas oder andere ab, nur um ihnen zu unterstellen, sie hielten dich zurück? Was will aus dir heraus?«

Einmal hörte ich die Motivationscoachin Esther Hicks die Geschichte erzählen, wie sie das wunderbare Bild einer befreundeten Künstlerin bewunderte. Auf die Frage: »Wie lange hast du dafür bloß gebraucht?«, erwiderte die Frau: »76 Jahre.« So verhält es sich mit unserem kreativen Ausdruck. Mit jedem Jahr, das wir auf der Erde zubringen, werden wir kreativer, *wenn* wir uns aktiv mit dieser Lebensenergie verbinden. Wer sich auf diese Energie einlässt, lebt oft ein freudvolles und glückliches Leben. Deshalb werden Dirigenten so alt, obwohl sie viel reisen und Probenpläne auf ihnen lasten. Obwohl schon weit über 80, meinte der Entertainer George Burns, dessen Karriere mit Ende 70 nochmal angezogen hatte, dass er noch 100 werden müsse – er sei nämlich bis dahin »gebucht«. Wenn auch Sie kreativ leben und sich Selbstausdruck verschaffen, wenn Sie ein Quell der Freude und des Humors sein wollen, dann werden auch Sie gebucht. (Und ja, George Burns wurde 100, und zwar fröhlich und bei guter Gesundheit. Die Zigarre gehörte im Übrigen zu seinen »Genussritualen« und war offensichtlich Teil seiner Vorsorgestrategie!)

Wie oft unterdrücken wir Frauen unsere kreativen Impulse, weil wir uns nicht trauen oder nicht die Aufmerksamkeit auf uns ziehen wollen. Einer der Gründe, warum unsere Kultur so sehr auf berühmte Schauspieler und Musiker, Künstler und Prominente steht, ist, dass diese Menschen für die Bereitschaft stehen, die Bühne zu betreten und das zu tun, was so viele von uns sich nicht trauen: das Risiko einzugehen, in der Öffentlichkeit zu versagen, gedemütigt und für unseren Beitrag beurteilt zu werden. Prominente Frauen, ob Schauspielerinnen, Rednerinnen oder Kulturschaffende, müssen großen Mut und ein starkes Selbstvertrauen haben, um Jahr für Jahr immer wieder hinauszugehen, trotz der Kritik, die sie in einer Kultur ernten, die sich mit dem ungehemmten kreativen Ausdruck der Frau schwertut. Sie können mir glauben, dass sie es nicht des Geldes wegen tun. Es ist so viel einfacher, im Hintergrund zu bleiben und all jene mit Seitenhieben zu bedenken, die ihr Blatt ausspielen und auf eine Bühne gehen oder vor der Kamera stehen. Aber es ist viel gesünder, um mit Theodore Roosevelt zu sprechen, »Großes zu wagen«. Seien Sie mutig und leben Sie aus Ihrer kreativen Mitte.

An einem bestimmten Punkt in unserem Leben, vielleicht wenn die Phase unmittelbarer Mutterschaft abgeschlossen ist, müssen wir mit unserer Kreativität in Kontakt kommen und sie auf etwas lenken, das uns Freude bereitet und inspiriert: ein Buch schreiben oder Gedichte verfassen, Malen lernen, Tanzen lernen. Der Kreativimpuls kann sich auch in neuen Ideen, Geschäftsmodellen oder Technologieanwendungen niederschlagen. Die Möglichkeiten sind unbegrenzt, und je älter wir werden, desto unmittelbarer wird unser Zugang zur kreativen Energie.

Es gibt Zeiten, in denen eine Frau ihrem kreativen Potenzial Rechnung tragen möchte, aber von ihrer eigenen Angst ausgebremst wird. Wie kann sie es wagen, kreativ sein zu wollen, wo doch ihre Altersvorsorge nicht gesichert ist?! Dass wir unserem kreativen Drängen nicht nachgeben, liegt oft an unserem Sicherheitsbedürfnis oder der Sorge, unsere Familie oder

Freunde abzuweisen, die meinen, wir sollten andere Prioritäten setzen. Der einzige Weg aus diesem Dilemma ist, die Ängste beim Namen zu nennen und zu lernen, für sich selbst einzustehen, auch wenn Kinder, Mann und Boss zu wissen meinen, worauf wir unsere Zeit und Energie verwenden sollten.

Zysten, Krebs und Schmerzen im Bereich des Beckens sind alles Hinweise darauf, dass wir unserer Sehnsucht nach einem Leben voller Kreativität und Echtheit folgen sollen, mit weniger Angst und mehr Abenteuer. Vieles von dem, was ich bereits über das Krebsrisiko gesagt habe, trifft auch auf diesen Bereich des Körpers zu. Das Becken beherbergt unser »unteres Herz«, wenn Sie so wollen. Sind Sie je vergewaltigt oder auf eine Weise gedemütigt worden, die Ihr Sicherheitsgefühl beeinträchtigt hat? Wenn ja, wird sich das in Ihrem Becken niederschlagen. Die Gesundheit Ihrer inneren Organe im Beckenraum zeigt auch, wie gut Sie mit den kreativen Energien umzugehen gelernt haben, die mit Geld, Sex und Macht in Zusammenhang stehen. Die Eileiter sind ganz buchstäblich »die Eier« der Frau – Organe, die mit Zielstrebigkeit zu tun haben, damit, wie Sie Ihre Interessen in der Welt verfolgen. Ganz oft wird dieser Drive über einen Mann ausgelebt – oder durch die maskulinen Seiten –, und Beschwerden im Beckenraum sind oftmals das Ergebnis. Zumindest sollten Sie sicherstellen, dass Sie Ihre Eierstöcke behalten. Viel zu oft werden diese routinemäßig mit entnommen, wenn die Gebärmutter wegen gutartiger Beschwerden entfernt wird. Die Eileiter sind ein Leben lang wichtig für die Hormonproduktion, und das postoperative Risiko für die Knochengesundheit und das Gehirn ist in den allermeisten Fällen viel höher als das des Eierstockkrebses. Ausführlich widme ich mich diesen Punkten in *Frauenkörper, Frauenweisheit.*

Wenn Sie dieses Buch hier lesen, können Sie sich mit Ihrem

»geburtlichen Feld« verbinden und das an Unterstützung einwerben, was Sie brauchen, um für sich den Himmel auf Erden zu schaffen. Fragen Sie die Seele, was Sie tun sollen. Und lesen Sie auch das Kapitel über Sexualität; darin erfahren Sie noch mehr über das Becken sowie darüber, was es mit Macht und Sexus zu tun hat – und auch über die Psoas-Muskeln, die mit ihm verbunden sind.

Der Muskeltonus des Beckenbodens

Wenn wir nicht mit unserem Becken in Verbindung sind, wirkt sich das auch auf die Beckenbodenmuskulatur aus. Ich möchte wetten, dass Sie im Biologieunterricht nichts über diese Muskeln gelernt haben!

Die Beckenbodenmuskulatur besteht aus verschiedenen miteinander verbundenen Muskelgruppen, die die inneren Organe des Beckens halten. Zusammen wirken sie wie ein Trampolin oder eine Hängematte, die sich vom Steißbein bis zum Hüftknochen erstreckt. Diese Muskeln verlieren an Spannung, wenn man sie nicht gut und regelmäßig nutzt, was bei den meisten Frauen der Fall ist, die zu viel sitzen und fast niemals hocken. Dann arbeiten sie nicht mehr so zusammen, wie sie sollten, was zur Dysbalance führt. Wenn die Beckenbodenmuskeln zu viel Spannung verlieren, kann es sogar zu einem Vorfall kommen, nämlich dann, wenn die Organe, die von den Muskeln gehalten werden, nach unten durch das Diaphragma pelvis, den Beckenboden, rutschen. Vorfälle werden zumeist operativ behandelt, aber besser ist es, zu einer Physiotherapeutin zu gehen, die weiß, wie man den Beckenboden wieder aufbaut. Auch klassisches Pilatestraining ist bei der Rehabilitation hilfreich.

Schwache Beckenbodenmuskeln können zu Inkontinenz unter Stress (Urin läuft nach dem Niesen, Lachen oder einer Bewegung hinaus) oder zu einem ständigen Harndrang führen. Beide Formen der Inkontinenz können sich mit der Zeit verschlimmern, wenn die Ursache, etwa ein erschlaffter Beckenboden, nicht behoben wird. In den USA ist Inkontinenz einer der Hauptgründe, warum Frauen in Altenheime kommen, doch man redet nicht darüber, dass Mama Hilfe beim Auf-die-Toilette-Gehen braucht. Eine von vier Frauen hat Stressinkontinenz. Zeit also, die Scham und Geheimnistuerei sein zu lassen und ernsthaft über dieses vermeid- und behandelbare Problem zu sprechen!

Frauen sagen oft »Meine Blase ist klein« oder »Seit der Geburt ›muss‹ ich immerzu«, aber beides ist keine korrekte Beschreibung von Harndrang oder Stressinkontinenz. Bei Letzteren handelt es sich um behandelbare Symptome, typisch für Frauen, deren Beckenbodenmuskeln keine Muskelspannung aufweisen. Ärzte empfehlen dann womöglich Einlagen oder Erwachsenenwindeln, eine OP oder Medikamente. Diese blockieren die Nervenenden des Muskels, der wiederum die Blase daran hindert, Urin abzusondern. Sie wirken. Aber sie haben auch Nebenwirkungen wie Mundtrockenheit, und sie ändern nichts an dem zugrunde liegenden Problem der erschlafften Beckenbodenmuskulatur.

Warum ist ein schwacher Muskeltonus des Beckenbodens so häufig? Unsere Körper sind für konstante Bewegung geschaffen und für das Hocken: Über Tausende von Jahren verbrachten Frauen die meiste Zeit hockend, während sie Mahlzeiten zubereiteten, kochten, Wurzeln sammelten, sich unterhielten, urinierten und defäkierten oder gebaren. Wir aber stehen immer, sitzen oder liegen, was die Beckenbodenmuskeln schlaff macht. Die Situation kann sich nach der Geburt oder nach Unterleibsoperationen, wie einem Kaiserschnitt oder einer Gebärmutterentfernung, noch verschlimmern. Das Risiko solcher Eingriffe wird aber oft auch überzogen dargestellt, denn auch Frauen, die noch nie geboren haben, können einen schlaffen Beckenboden haben. Doch egal wie alt Sie sind, Sie können die Muskulatur und Blase trainieren, damit Sie den Harndrang spüren und tagsüber alle drei bis vier Stunden auf die Toilette gehen und einmal in der Nacht, wenn überhaupt.

Wie Sie Ihren Beckenboden unterstützen

- *Trinken Sie viel Wasser:* Für die Gesundheit ist eine gute Flüssigkeitsversorgung unabdingbar, auch wenn Sie häufigen Harndrang oder Stressinkontinenz haben. Machen Sie nicht den Fehler und trinken Sie zu wenig in der vergeblichen Hoffnung, dass sich damit Ihr Problem löse. Die Blase hat ein Fassungsvermögen von knapp einem halben Liter bzw. zwei Tassen Flüssigkeit. Das heißt, selbst wenn Sie acht Gläser Wasser am Tag trinken, sollten Sie nicht alle zwei Stunden das Gefühl haben, auf die Toilette gehen zu müssen. Die Blase meldet zwar den Drang zu gehen, aber das tut sie nur, weil sie durch Signale aus dem Gehirn, die ihren Ursprung in den Muskeln des Beckenbodens sowie dem Blasenschließmuskel haben, irritiert wird. Müssen Sie tatsächlich Wasser lassen, sollte die Beckenbodenmuskulatur das ans Gehirn melden, was wiederum der Blasenmuskulatur meldet, sich zusammenzuziehen. Dadurch weitet sich der Blasenausgang, und der Urin fließt natürlich ab. Sind Ihre Beckenbodenmuskeln indessen schwach, senden sie das Signal, auch wenn es gar nicht nötig ist. Ihre Blasenmuskeln ziehen sich dann zusammen, und Sie müssen versuchen, ganz bewusst den Urin aufzuhalten.

- *Trainieren Sie Ihre Beckenbodenmuskulatur regelmäßig:* Viele Frauen haben die Kegel-Übungen gelernt, die der Gynäkologe Arnold Kegel schon in den späten Vierzigerjahren entwickelt hat. Seine Übungen konzentrieren sich vor allem auf die Stärkung eines Muskels, des Musculus pubococcygeus, der beim Aufhalten des Harns zum Einsatz kommt. Dr. Kegel war auf der richtigen Spur, aber es reicht nicht, nur einen einzigen Muskel der Beckenbodenmuskulatur zu trainieren. Dadurch bleiben die anderen Muskeln schwach, und das kann es nicht sein. Damit die gesamte Beckenbodenmuskulatur gekräftigt wird und richtig funktionieren kann, brauchen Sie zunächst ein Gefühl, wo diese überhaupt sitzt. Dann können Sie sie auch trainieren. Durch das 32-malige Aufstehen und wieder Hinsetzen pro Tag etwa wird Ihr Beckenboden der Schwerkraft ausgesetzt. Das allein hilft bereits. Bei einer anderen Übung zur Kräftigung etwa liegen Sie auf dem Boden, Knie angewinkelt, der untere Rücken hat Bodenkontakt. Führen Sie Ihren Mittelfinger in die Vagina ein. Ziehen Sie nun die Vagina zusammen, sodass Sie spüren, wie Ihr Finger leicht gedrückt wird. Spannen Sie dabei keine anderen Muskeln an, etwa die Muskeln des Pos. Machen Sie mindestens einmal pro Tag eine Folge von kurzen, schnellen und langen Kontraktionsübungen, so lange, bis Sie einen Unterschied im Druck Ihrer Vagina merken und Sie weniger Stressinkontinenz und Harndrang verspüren.

- *Hocken Sie!* Sich hinhocken unterstützt die natürliche Dehnfähigkeit und den Tonus – die Spannung – der beteiligten Muskeln. Wann immer Sie duschen, sollten Sie sich hinhocken, um Wasser zu lassen. Die Schließmuskeln am Po, die Sie bei dieser Gelegenheit benutzen, um das Gleichgewicht zu halten, unterstützen den Tonus der Beckenbodenmuskulatur. Ihre Harnröhre zeigt dann nach unten, wodurch die Schwerkraft das natürliche Fließen des Urins unterstützt. Hocken Sie sich ruhig auch einmal tagsüber hin.
- *Nutzen Sie die Zeit auf der Toilette, um Ihre Beckenbodenmuskulatur aufzubauen:* Eine Gewohnheit sollten wir alle ändern, und das ist die Art, wie wir auf die Toilette gehen. Frauen sitzen tendenziell gerade – ganz wie echte Damen, statt sich vorzubeugen und/oder die Füße auf einen Hocker zu stellen, damit die Knie höher kommen. Ob beim Stuhlgang oder Wasserlassen: Lehnen Sie sich beim Sitzen vor und stützen Sie die Ellenbogen auf die Knie, oder stellen Sie die Füße auf einen Tritt, damit die Knie über der Taille liegen. In dieser gehockten Position werden die Beckenbodenmuskeln gekräftigt.
- *Machen Sie regelmäßig Kniebeugen, um Ihre Pomuskeln (Glutealmuskulatur) zu stärken:* Die meisten Beckenbo-

denprobleme sind das Ergebnis einer muskulären Dysbalance, nicht des Alterns. Schauen Sie sich mal die Arbeit von Katy Bowman an, die eine tolle Übungsserie auf YouTube eingestellt hat. Mit ihr können Sie eine gute Ausrichtung der Beckenbodenmuskulatur erlernen: www.youtube.com/watch?v=OrMU2tQ2SUk.

- *Entspannen Sie sich und drücken Sie nicht, wenn Sie urinieren oder defäkieren:* Weil wir es anderen oft recht machen und unsere vollen Terminpläne einhalten wollen, neigen wir dazu, den Harndrang aufzuhalten, bis sich die Gelegenheit bietet, auf die Toilette zu gehen. Dort drücken wir dann ordentlich, damit der Urin schnell abfließen kann. Das Drücken aber stärkt bestimmte Muskeln, die dann die Arbeit der schwachen Beckenbodenmuskulatur übernehmen. Machen Sie sich keine Sorgen über die Nächste in der Schlange und nehmen Sie sich Zeit!
- *Vermeiden Sie unnötigen Harndrang:* Es gibt einen einfachen Trick, um dem falschen Müssen müssen zu entgehen, vor allem wenn Sie nicht viel getrunken haben, dass es noch einen Gang auf die Toilette rechtfertigt. Pressen Sie Ihre Beckenbodenmuskeln zusammen, halten Sie die Spannung für fünf Sekunden und entspannen Sie dann. Machen Sie das fünf Mal. Dann atmen Sie mehrmals langsam und tief ein und aus. Der Drang sollte nun deutlich weniger stark sein. Vielleicht müssen Sie die Übung noch einmal wiederholen, um das Gefühl, auf die Toilette zu müssen, noch weiter zu vermindern.

Diese Liste ist nur eine vereinfachte Darstellung dessen, was Sie tun können, um Ihre Beckenbodenmuskeln wieder aufzubauen. Buchtipps für weitere spezielle Übungen finden Sie in den Quellen. Nutzen Sie auch ihre Website, um Physiotherapeuten zu finden, die sich auf die Behandlung von Inkontinenzproblemen und schwachen Beckenbodenmuskeln bei Frauen spezialisiert haben.[23]

Außerdem möchte ich klassisches Pilates empfehlen, das bestens geeignet ist, um den Tonus der Beckenbodenmuskulatur zu erhöhen. Pilates wird von vielen Physiotherapeuten mit verwandt, um die Rumpfmuskulatur zu stärken. Sie spricht sehr gut auf die Schwerkraft an. (Der Rumpf ist der Teil des Körpers, den man in den 1940ern beim Baden mit einem Einteiler abdeckte.) Auch sollte ich erwähnen, dass all das Stärken und Tonisieren Wunder für ein lustvolles Sexualleben bewirkt.

Doch das Wichtigste, was Sie über Ihren Körper wissen sollten, ist dies: Was auch immer sich gerade in Ihrem Körper abspielt, Sie können jederzeit auf Ihre Selbstheilungskräfte zurückgreifen und gesund sein. Unterstützen Sie sich durch gute Gewohnheiten, die Ihnen Freude bereiten, und nicht durch solche, die auf Scham und alten Verteidigungsmechanismen beruhen. Süchte, Vermeidungsverhalten und Es-allen-recht-machen-wollen sind Verhaltensweisen, die viel zu vielen Frauen zur Gewohnheit geworden sind, weil es ihnen unangenehm ist oder sie Angst davor haben, schwierige Gefühle zuzulassen. Gefühle der Trauer, des Grolls, der Scham und Wut können wir so weit in das Unterbewusste verdrängen, dass wir ihre Existenz vergessen. Doch tagein, tagaus sondern diese Gefühle entzündliche Botenstoffe ab, die in unseren Blutkreislauf gelangen und uns altern lassen. Damit aber die Göttin gesund sein kann, muss sie lernen, unbeirrt zu trauern und zu toben, um sich dann wieder den schönen Gefühlen und reichen Erfahrungen zu überlassen. Nur so kann man sich von den alten, schalen und zerstörerischen Energien freimachen. Nur so werden wir alterslos, wie es unserer Natur entspricht.

KAPITEL FÜNF

Göttinnen trauern, toben und machen weiter

Euer Schmerz ist das Zerbrechen der Schale, die euer Verstehen umschließt. …
Und könntet ihr in eurem Herzen das Staunen über die täglichen Dinge des Lebens bewahren, würde euch der Schmerz nicht weniger wundersam scheinen als die Freude.
— Khalil Gibran

Vor einigen Jahren bekam ich das, was man eine »frozen shoulder« nennt, eine Entzündung der Schultergelenkkapsel. Sie ist unter Frauen in den mittleren Jahren sehr verbreitet und wird wie alles andere auch mit Hormonspiegeln und der Menopause in Verbindung gebracht. Ich wusste aber, dass das nicht mein Problem war. Der Schmerz kam eines Tages, anscheinend aus dem Nichts, als ich ein Stück Holz in den Ofen legte. Ich spürte einen rasenden Schmerz in meiner linken Schulter, ließ das Stück Holz fallen und fiel sogar auf die Knie. Am nächsten Tag konnte ich meinen Arm nicht nach hinten strecken, ohne vor Schmerz zu wimmern. Der Schmerz blieb. Weil ich keine Verletzung hatte, vermutete ich, dass er emotionale Gründe hatte und dass der Schmerz und die Unbeweglichkeit, so real sie auch waren, aus ungeklärten Gefühlen herrührten. Denn das Gehirn macht keinen Unterschied zwischen emotionalen Schmerzen und solchen, die aus einer Verletzung herrühren. Tatsächlich haben Untersuchungen am Gehirn gezeigt, dass sich Schmerzen, die emotionalen Ursprungs sind, in genau den gleichen Arealen lokalisieren lassen wie körperlicher Schmerz.

Durch meine Arbeit mit Tausenden von Patienten und meine eigene Erfahrung mit Gefühlen und Krankheit weiß ich seit Langem, dass Krankheiten und körperliche Beschwerden – einschließlich solcher, die durch Unfälle oder Viren verursacht werden – irgendwo auch eine emotionale Komponente haben. Wenn wir wüssten, was die emotionale Komponente wäre, bräuchten wir sie nicht auf der körperlichen Ebene zum Ausdruck bringen! Deshalb also war ich sicher, dass es alte emotionale Wunden in der Gegend meines Herzens, der Rippen und Schultern geben musste, allesamt verbunden mit dem vierten Chakra, dem Herzchakra. Auch wenn ich das alles vom Verstand her erfassen konnte, konnte ich mir den Grund nicht erklären, und obwohl ich wusste, dass mein Schmerz psychosomatisch sein musste, hat mir das keine Linderung verschafft. Mit der Hilfe eines ganzheitlich arbeitenden Chiropraktikers und meines Pilateslehrers brachte ich Monate damit zu, meinen Brustkorb zu weiten und meine Schulter zu bewegen. Das half, den Schmerz zu lindern und meine Beweglichkeit etwas zu verbessern. Aber dennoch wusste ich, dass der Schlüssel zu meiner vollständigen Erholung darin lag, aufgestaute Gefühle, die mit meinem Herzen in Verbindung standen, freizusetzen.

Über mehrere Jahre führte ich eine Beziehung mit einem Mann, den ich sehr liebte, der sich aber nicht wirklich auf mich einlassen konnte. Auf Teufel komm raus wollte ich die Beziehung retten, die in vielerlei Hinsicht meiner gescheiterten Ehe ähnelte. Weil ich es nicht schaffte, dass die Beziehung meinen Bedürfnissen entsprach, stellte ich meine Attraktivität infrage – ein altes Thema bei mir. Konnte es sein, dass meine Schulterschmerzen (und die gelegentlichen Brustschmerzen, die ich seit zehn Jahren einmal im Jahr hatte) etwas mit der Beziehung zu diesem wichtigen Mann in meinem Leben zu tun hatten?

Sosehr ich als Jugendliche meinen Vater idealisierte – er kümmerte sich nun mal um meine Mutter und um deren Bedürfnisse und verdiente natürlich den Unterhalt für die Familie. Das war eine Zeit, als ich mir gewünscht hätte, dass ER, der Mann Nummer eins in meinem Leben, meine Attraktivität bestätigt hätte. Eines Tages, ich muss auf der Mittelschule gewesen sein, tanzte ich mit meinem Vater Walzer in der Küche, um diesen Tanz zu lernen. Mein Vater war ein guter Tänzer, und als wir fertig waren, fragte ich ihn, was er denke – in der Hoffnung, er würde mich loben. Er entgegnete: »Du schlägst dich ganz gut, zumindest, wenn es dunkel wäre und der Mann betrunken.« Der Stachel meines Vaters, seines Zeichens Skorpion, stach mich tief, und zwar mitten ins Herz. Über mein Tennisspiel machte er ähnliche Bemerkungen, obwohl ich stundenlang übte und alles dafür tat, um ihm zu gefallen. Doch er nahm sich weder die Zeit, es mir beizubringen, noch dafür zu sorgen, dass ich Unterricht bekam, sondern kritisierte mich einfach auf seine direkte Art.

Ich bin sicher, dass seine Bemerkungen daher rührten, dass er überarbeitet war oder er sie bloß gedankenlos äußerte, so wie wir alle es manchmal tun. Auch kenne ich viele Frauen, die weit mehr gelitten haben als ich. Aber das heißt nicht, dass ich ihn hätte entschuldigen oder die emotionale Wirkung herunterspielen sollen, die es auf mich gehabt hatte, im Sinne von: »Ach du liebe Zeit, das ist doch Jahrzehnte her! Denkst du immer noch *daran?* Da musst du drüberstehen!«

Was auch immer Ihnen passiert ist – oder wie lange es her ist –, *Sie* müssen die Heilung vornehmen, nur Sie können es. Es nicht zu tun verstetigt nur den Schmerz und das Leiden. Die unsensiblen Scherze meines Vaters und seine Kommentare hatten eine Verletzung hervorgerufen, die sich in mein Gewebe eingenistet hatte. Als sich nun dieses alte Thema bei mir als Erwachsene wiederholte, nach all den Jahren, machten sich die alten Gefühle, die ich als Kind empfunden hatte, in meiner Schulter bemerkbar. Mein Körper sagte mir, dass ich die alten Verletzungen heilen musste.

Doch das begriff ich nicht sofort. Eine leise Ahnung hatte ich während einer Session mit Dr. Doris E. Cohen, Autorin des Buches *Repetition: Past Lives, Life, and Rebirth.* Dr. Cohen ist seit 40 Jahren klinische Psychologin, arbeitet aber auch spirituell und mit Träumen. Seit einigen Jahren schon hatte sie mir geraten, das Thema meines Vaters in Angriff zu nehmen, aber damals war ich noch nicht so weit gewesen. Es brauchte die Wiederholung des ursprünglichen Herzeleids mit meinem Vater – in Gestalt einer erwachsenen Liebesbeziehung –, um das Ganze durch körperliche Schmerzen an die Oberfläche zu bringen. Durch die Stärke meiner Beschwerden war ich nun bereit, noch einmal auf die Gefühle zu schauen, die mit meinem Vater zu tun hatten, und mich, wie von Dr. Cohen vorgeschlagen, der Arbeit zu stellen, die zur Heilung notwendig war.

Drei Tage lang stellte ich jeweils den Wecker auf 15 Minuten, um eine Wut- und Trauer-Session abzuhalten. Während der ersten fünf bis zehn Minuten jeder Sitzung stellte ich mir vor, mein Vater säße vor mir, und ließ meiner Wut freien Lauf. Das hatte er nun davon! Ich schrie ihn an, dass er vor Jahren solche gedankenlosen und verletzenden Bemerkungen gemacht hatte. Ich beschimpfte ihn, weinte: »Wie konntest du, verdammte Sch… nochmal, so mit deiner Tochter reden?« Zusätzlich nahm ich ein Handtuch und schlug damit auf eine solide Holzkonstruktion ein, während ich wütete, bis ich müde wurde.

Nach diesen Sessions – aber manchmal auch schon wenige Minuten nach ihrem Beginn – fand ich mich auf dem Bett in Fötushaltung wieder, weinend und schluchzend: »Ich will meinen Papa.« Es war der Schrei eines kleinen Mädchens. Das gebrochene Herz dieses Mädchens hatte mein Beziehungsleben über Jahrzehnte nicht über einen gewissen Level hinausgehen lassen. Das Ausmaß meiner Trauer überraschte mich. Aber hinter jeder Wut verbirgt sich fast immer eine Kränkung. Mein allgegenwärtiges Selbst stand als »Zeuge« dabei, während ich durch die Stadien des reinen, ungehemmten Zorns ging, in Kontakt kam mit meinem Kummer, ihn herausließ, um mir schließlich körperlich etwas Gutes zu tun. Jedes Mal nahm ich danach ein Bad mit Epsom-Salz. Während ich im warmen Wasser saß, stellte ich mir vor, wie all die Gifte aus meinem Körper und meiner Seele strömten und im Abfluss verschwanden.

Nachdem ich diese Wut- und Trauerprozedur drei Tage hintereinander gemacht hatte, widmete ich mich an den nächsten beiden Tagen jeweils fünf bis zehn Minuten der »aktiven Imagination«. Dabei stellte ich mir genau vor, was mein Vater in den Zeiten, wo er so kritisch war, hätte zu mir sagen sollen. Ich stellte mir vor, wie er mit mir in der Küche tanzte und meine Schönheit, Anmut und tänzerische Geschicklichkeit lobte. Ich stellte mir auch vor, dass ich vor Stolz ganz aus dem Häuschen geriet ob des Lobes meiner guten Eigenschaften.

Nachdem ich alle Gifte aus meinen Zellen vertrieben hatte, machte ich mich daran, sie durch eine neue Geschichte umzuprogrammieren. Das war, wie Steine von einem Acker zu klauben, bevor man neue Samen sät. Ich habe auch noch ein wenig mit dem Handtuch und dem Wütendsein gearbeitet, um meinen Frust rauszulassen über jenen emotional unerreichbaren Mann. Nach zwei Wochen waren der Schulterschmerz und die Unbeweglichkeit fast weg. Es brauchte noch einen Monat, um die volle Beweglichkeit wiederherzustellen und den Schmerz ganz zu lindern, dann aber war ich sogar während meiner Pilatesstunden schmerzfrei.

Eine meiner Einsichten während der Heilung, die sich nach und nach einstellte, war, dass meine mangelnde Selbstliebe sich in einigen meiner engsten Beziehungen spiegelte. Die Menschen spiegelten mir die Einstellung, die ich mir selbst gegenüber hatte, zurück! Mein Intellekt wollte mich das erst nicht sehen lassen. Aber durch die Traumarbeit mit Dr. Cohen und durch das Herauslassen der Gefühle für meinen Vater konnte ich allmählich die Rolle erkennen, die mich in alten Mustern festhielt. Hier ist zu beachten, dass ich nicht etwa fand, kein Recht auf meine alten Gefühle zu haben oder dass mein Vater nicht irgendwie grausam war, dass mein defensives Verhalten oder meine Entscheidungen – etwa mich mit einem unerreichbaren Liebhaber abzugeben – nicht doch gerechtfertigt waren. Ich sage nur, dass ich mich von dem befreite, was mir *nicht mehr nützlich war.* Ich stand für mich ein, für meinen Wert. Ich schwor, dass ich eine bessere Behandlung verdient hatte, und die konnte nur von dem Punkt ausgehen, den ich kontrollieren konnte: wie ich mich selbst behandelte. Die Tatsache, dass einem verletzte Gefühle, Kummer oder Verteidigungsverhalten zustehen, heißt nicht, dass es einem guttut. Sie haben die Möglichkeit zu entscheiden, ob es sich lohnt, aus Mangel an Vertrauen, aus Zynismus und aus Vermeidung an Altem festzuhalten, sich dabei schlecht zu fühlen und die Gesundheit zu opfern und dafür neue Möglichkeiten auszuschlagen. Es liegt an Ihnen, Entscheidungen zu treffen. Ich gebe Ihnen nur den Rat, all den alten Müll zu entsorgen, damit Sie gedeihen können.

Heilung ist immer eine Kombination aus emotionaler, körperlicher und spiritueller Arbeit. Und wir alle haben noch Unerledigtes zwischen uns und unseren Eltern oder anderen wichtigen Figuren aus unserer Kindheit. Diese Muster jedoch bilden den lebenslangen Rahmen für unsere Gesundheit und unsere Beziehungen, weil sich in den ersten Jahren unsere grundlegenden Vorstellungen über die Welt im Allgemeinen und unseren Selbstwert im Besonderen herausbilden. Als Kinder haben wir nicht die Fähigkeit, unsere schmerzhaften Erfahrungen emotional oder geistig zu verarbeiten. Vielleicht meinen wir, dass die bösen Worte anderer an uns abgeprallt sind oder wir alles doch schon durch eine Therapie und durch Tagebuchschreiben bearbeitet haben. Dann aber kommt es plötzlich zu körperlichen Beschwerden oder einer emotionalen Krise – oder zu beidem. Das ist der Punkt, an dem wir merken, dass wir unverarbeitete Dinge in uns tragen, die hochkommen und rausmüssen, und zwar auf dem gleichen Weg, wie sie hereingekommen sind: durch die Energiefelder und Gewebe des Körpers.

Unsere Körper lieben uns so sehr, dass sie alles Nötige dafür tun, damit wir die Lieblosigkeit uns selbst gegenüber erkennen, die uns so viel Herzschmerz bereitet. Die Botschaft von Krankheit und Schmerz kann lauten: »Es ist Zeit, heilende Liebe in dein Energiefeld zu bringen. Du hast lange genug gelitten. Ich werde mal ein wenig aufdrehen, damit du durch Schmerz aufmerksamer wirst und dein Herz beschützt.«

Wo die Gefühle feststecken

Wenn Sie nicht immer wieder auf Ihre Empfindungen achten und Ihren Gefühlen freien Lauf lassen, bleiben diese stecken und führen schließlich zu einer Erkrankung. Je älter das Trauma, desto tiefer ist es verborgen. Wir lernen, unseren Schmerz abzuschirmen und »durchzuhalten«, und nach einigen Jahrzehnten sind die meisten von uns darin versiert, und es stecken viele alte Gefühle in uns fest. In unserer Kultur lernen wir nicht, Gefühle, die hochkommen, loszulassen, und das gilt erst recht für solche Gefühle, die tief vergraben sind.

Als ich ein Teenager war und die Trennung von meinem ersten Freund durchlitt, nahm mich mein Vater in den Arm und sagte: »Das sind die Gefühle. Manchmal muss man sie einfach wieder loswerden.« Von dem, was uns guttut, handelt auch unsere Alltagssprache. »Etwas loswerden« bedeutet, Herz, Lunge und Schultern von der Bürde des Lieblosseins und Sich-ungeliebt-Fühlens zu befreien, sich »etwas von der Seele reden«. Kummer, Wut, Verletztsein und Groll sind alles Formen der Lieblosigkeit uns selbst und anderen gegenüber. Und obwohl wir manchmal für einen kurzen besonderen Moment spüren, wie die Bürde des »Ungeliebten« ganz einfach von uns genommen wird, wird sie doch oft erst dann von uns genommen, bis wir unter ihrem Gewicht auf die Knie sinken. Doch wir brauchen nicht so lange zu warten, um uns zu befreien! Wir müssen nicht krank werden, um zu merken, dass wir der Heilung bedürfen.

Ich habe meinen Vater sehr geliebt. Ähnlich waren wir uns nicht, und ich habe zu ihm aufgeblickt. Er war ein Pionier in der, wie wir heute sagen würden, ganzheitlichen Zahnmedizin.

Mein Vater pflegte zu sagen, dass man den Gesundheitszustand eines Menschen durch den Blick in dessen Mund abschätzen kann. Seine Philosophie von Gesundheit und Krankheit stand in direktem Kontrast zu dem seiner Schwester und seines Bruders, die beide konventionelle Ärzte waren. Für mich wurde sie zur Grundlage meiner eigenen ganzheitlichen medizinischen Praxis. In meinen Augen konnte mein Vater nichts falsch machen. Aber lange nach seinem Tod hat mich überrascht, wie viel Groll in mir schlummerte. Ich dachte mir, dass alltägliche Missverständnisse und einfache Fehler, die Eltern im Zuge der Erziehung machen, nicht die Wunden schlagen konnten, die ein Leben lang nicht heilen.

Wir können die Mitglieder unserer Familie von Herzen lieben und bewusst entscheiden, ihnen zu vergeben, was immer sie uns auch angetan haben. Tatsache ist, dass dieser Schritt für unsere Heilung entscheidend ist. Aber er ist nicht genug. Wir müssen immer noch unseren Körper von den alten Verletzungen, der Wut und dem Kummer befreien. Der gesundheitliche Nutzen ist immens.

Wenn der Schmerz der Blockade größer ist als der, den es kosten würde, frei zu werden, dann ist das die Gelegenheit, die Schmerzen der Vergangenheit loszulassen und ungehindert zu wachsen. Wenn Sie an den Punkt gekommen sind, wo Sie bereit sind für den Durchbruch, werden auf die eine oder andere Weise Gefühle kommen. Wenn Sie sie ignorieren oder zurückdrängen, kommen sie immer wieder. Und je länger Sie warten, desto eher bringen sie körperliche Beschwerden mit sich, um Sie für die Heilung zu öffnen.

Es gibt vier Grundwahrheiten über verborgene Gefühle, die Sie unbedingt wissen müssen, wenn Sie eine alterslose Göttin sein wollen:

- Wir lagern unsere Gefühle in unseren energetischen Feldern und Geweben ab, wo sie Jahre überdauern können, unterdrückt und in Wartestellung, bis wir den Mut finden, sie zum Ausdruck zu bringen.
- Unverarbeitete Gefühle der Wut, des Kummers, der Trauer und der Beschämung sind eine echte Gefahr für Gesundheit und Wohlergehen. Sie führen dazu, dass der Körper dauerhaft Stresshormone produziert. Das führt zu Zellalterung, Entzündung und allen möglichen Beschwerden, die wir, wie Sie schon gesehen haben, mit Altern in Verbindung bringen.
- Arbeiten Sie Ihre Gefühle auf: Lernen Sie zunächst die dahinterliegenden Bedürfnisse zu verstehen und sie dann durch Bewegung, Klang und Tränen freizugeben. Es bedarf vielleicht der Wiederholung – und der Techniken, die Sie in diesem Kapitel lernen –, um die Gefühle an die Oberfläche und schließlich hinauszubefördern. Ich weiß, dass es leichter gesagt ist als getan, sogenannte »negative« Gefühle zuzulassen und freizugeben. Schuldgefühle sind in unserer Gesellschaft weit verbreitet, uns wird beigebracht, uns unserer selbst und unserer starken Gefühle zu schämen, die andere in Verlegenheit bringen, besonders unsere Wut. Wie die Forscherin zum Thema Scham Brené Brown in ihrem Buch *Verletzlichkeit macht stark* schreibt: »Wir alle haben Angst über Scham zu reden. Je weniger wir über Scham sprechen, umso mehr Kontrolle gewinnt sie über unser Leben.«[1]
- Sie brauchen keine Angst vor den Gefühlen zu haben, die an die Oberfläche kommen, denn sie sind nicht von Dauer und werden Sie nicht überwältigen – auch wenn Sie vielleicht anfänglich genau das befürchten. Die gute Nachricht ist, dass wir biologisch dafür geschaffen sind, Gefühle zu haben und sie immer wieder zum Ausdruck zu bringen.

Vielen von uns hat man beigebracht, dass es reicht, wenn wir verstandesmäßig anerkennen, dass wir ausgerastet sind, traurig waren, eifersüchtig, pikiert oder beschämt, und wir uns mit der Frage nach dem Warum auseinandersetzen und den Vorsatz fassen, uns künftig anders zu verhalten. Falsch! Emotionen haben eine energetische und körperliche Realität, die nicht einfach auf wundersame Weise verschwindet, wenn man zu sich selbst sagt: *Ich möchte meiner Mutter nicht mehr böse sein, deshalb werde ich mich einfach nach ihren Ferienplänen richten und mich davon nicht weiter herunterziehen lassen.* Sie verschwinden nicht einfach deshalb, weil man ein paar Mal geweint oder jemanden angeschrien oder mit dem Therapeuten gesprochen hat. Die Denkmuster zu ändern ist sicher wichtig, aber das ist nicht genug. Sie haben viel emotionale Energie, die auch herausmuss. Wie Dr. Joe Dispenza sagt: »Emotionen sind die Sprache des Körpers. Und sie sind auch Ausdruck der Vergangenheit.« Wir können unsere Körper oder unsere Gesundheit nicht einfach ändern, indem wir auf neue Gedanken kommen. Wahre Veränderung umfasst sowohl die Gedanken als auch unsere emotionalen Verbindungen, die uns in der Vergangenheit festhalten.

Die *einzige Möglichkeit,* um Wut, Schuldgefühle, Kummer oder Angst wirklich loszuwerden, so dass sie uns gesundheitlich nicht schaden, liegt darin, sich auf den Weg der emotionalen Freigabe oder Loslösung zu machen. Lernen Sie aus Ihren Erfahrungen. Vielleicht mit der Hilfe eines Coaches oder Therapeuten – es gibt viele, die emotionales Lösen in ihren Sitzungen mit anbieten. Nachdem Sie gelernt haben, was Sie über den Ursprung Ihrer Gefühle und Ihres Verhaltens wissen müssen, hüten Sie sich jedoch davor, Ihre Kindheitstraumen immer wieder durchzugehen. Das hat nichts mit emotionalem Freigeben zu tun. Die Autorin Anne Wilson Schaef formulierte diese Crux mir gegenüber einmal so: »Wir holen unseren ganzen Mist hervor, legen ihn auf einen Altar und huldigen ihm!« Und unglücklicherweise erwarten wir Selbiges dann auch von anderen, was der Grund ist, warum »Opfer« so manipulativ sein können. Wie vielen von uns hat man geraten, unliebsame Gefühle zu unterdrücken, ja, andere mit Samthandschuhen anzufassen, weil sie noch mit einer Sache rangen, die womöglich gar nichts mit uns zu tun hat? Vielleicht hat man Ihnen gesagt: »Sprich nicht vor Tante Mabel davon. Du weißt, dass sie eine Tochter verloren hat und nie darüber hinweggekommen ist.« Freundlich zu sein ist das eine, aber den Familientraumen über Generationen hinweg zu huldigen ist schlicht ungesund!

Wir alle bunkern ein gewisses Maß an Müll zum Kompostieren. Bringen Sie ihn raus, damit er zu fruchtbarer Erde werden kann und etwas Neues entsteht. Lernen Sie von ihm, schreiben Sie ein Gedicht über ihn, tanzen oder schreien Sie ihn raus, um Heilung zu finden. Machen Sie etwas Besseres aus Ihrem Müll, damit er nicht Ihr Leben bestimmt und Sie krank macht. Und wenn Sie schon am Kompostieren sind, können Sie auch gleich noch die alte Vorstellung, dass durch Leiden Vergebung erlangt wird, mit auf den Haufen werfen. Sie werden keine VIP-Karte für den Himmel bekommen, wenn Sie sich hier auf Erden quälen. Das alte Lied von der Buße hat ausgespielt. Doch in vielen von uns klingt es noch an.

Wenn es zu schmerzlichen Gefühlen kommt, dann ist es wichtig, sich nicht an ihrer Dramatik zu weiden. Es macht einen Unterschied aus, ob wir Gefühle an die Oberfläche bringen, um sie zu verarbeiten, oder sie künstlich am Leben erhalten. Unterliegen Sie nicht einem modischen Zynismus. Identifizieren Sie sich nicht mit Ihren depressiven Gefühlen, reden Sie sich auch nicht ein, die Welt habe sich gegen Sie verschworen, nur um fortan mit dem Schlimmsten zu rechnen. Schwelgen Sie lieber in den Pfründen der »Pronoia«, von Autor und Astrologen Rob Brezsny als »Glaube daran« beschrieben, »wonach die Welt sich verschworen habe, um uns immerfort zu segnen«. *Das* nenne ich eine gesunde Einstellung!

Warten Sie nicht auf optimale Umstände, um glücklich zu sein, darauf, dass Sie abgenommen haben, keine Fehler finanzieller Art mehr machen oder welcher Art Ihre ehrgeizigen Ziele auch sein mögen. Legen Sie Musik auf und tanzen Sie *jetzt*! Ihre Freude hilft nicht nur Ihnen, sondern auch der Welt. Bewegen Sie die unteren Chakren, öffnen Sie Ihr Herz. Lassen Sie die Lebenskraft zum Zuge kommen. Sie ist wie eine saftige reife Frucht, die üppigste bunteste Pflanze oder ein superlauter, frecher Song. Danach legen Sie das Versprechen ab, all die alten Gifte rauszulassen, damit Sie frei und alterslos leben können.

Lassen Sie uns also auf die Gefühle schauen, die Sie bergen. Welchen Einfluss haben sie? Wie wird man sie wieder los, um Platz zu schaffen für die heilenden Kräfte der Liebe, des Lachens, des Stolzes und der schieren Freude, am Leben zu sein?

Von den Gefühlen lernen

Sind Sie in der Lebensmitte, wurde Ihr Herz mindestens einmal durch jemanden oder etwas gebrochen, wenn nicht öfter. Durch Kummer wird das Herz weise, denn es muss geknackt werden, damit Sie Ihre Göttlichkeit erfahren. Je mehr Sie versuchen, sich Kummer zu ersparen, und den Schmerz stattdessen mit Trinken, Rauchen, Essen oder Negierung bekämpfen, desto schlimmer wird er und desto tiefer gräbt er sich ein. Glücklicherweise verleiht Ihnen Kummer, den Sie überstanden haben, die Stärke, sich Gefühlen zu stellen, denen man sonst eher aus dem Wege geht.

Wut, Angst, Trauer, Verrat, Verlassensein oder Beschämung sind die Gefühle, die wir gemeinhin vermeiden wollen, was uns zum Nachteil gereicht. Beschämung ist am schmerzlichsten, weil sie uns daran hindert, uns den anderen Gefühlen zuzuwenden. Eigentlich gibt es gar keine »negativen« Emotionen, denn sie alle haben eine Funktion. Sie sind unser angeborenes Frühwarnsystem, das uns anzeigt, was wir wirklich brauchen und was wir ändern müssen. Wut und Angst – und mit ihnen verbundene Emotionen – werden im limbischen System des Gehirns erzeugt, das sich sehr früh entwickelt hat, um uns vor Gefahren zu schützen. Sehen wir eine Gefahr, dann schaltet das limbische System auf Wut, Angst oder den Drang zu fliehen. Doch wir erleben Wut und Angst auch als Reaktion auf Gedanken oder Situationen und Menschen, die gar nicht wirklich gefährlich sind.

Es ist gut, dass wir mit Angst reagieren, weil Angst und Wut uns runterkommen und klären lassen, was wir denken und fühlen, bevor wir mit Ja oder Nein auf was auch immer antworten. Angst und Wut sind jedoch keine Lebenseinstellung.

Wie Stephen Covey in seinem Buch *Die 7 Wege zur Effektivität für Familien* schrieb und dabei Viktor Frankl zitiert: »Zwischen Stimulus, Reiz und Reaktion gibt es einen Raum. In diesem Raum liegt unsere Macht, die Reaktion zu wählen. In unserer Reaktion liegen unser Wachstum und unsere Freiheit.« Alterslos zu leben bedeutet, dass wir uns aus Freude und aus der Möglichkeit heraus zu handeln entscheiden und nicht in einem Teufelskreis aus Angst, Wut und Kummer verharren. Diese Erfahrung kann man auch Weisheit nennen, die Dr. Joe Dispenza auf geniale Weise beschreibt, nämlich als »eine Erinnerung«, die »nicht emotional aufgeladen ist«.[2]

Mit Kummer verhält es sich ein bisschen anders als mit Wut oder Angst. Er hat weniger Energie – eher nimmt er sie uns weg. Traurig werden gehört zum Leben, aber wenn Sie Ihren Kummer zu lange mit sich herumtragen, wird Sie das schnell alt machen. Unterdrücken Sie Ihren Kummer nicht, weil Sie meinen, Ihre Tränen zurückhalten zu müssen. Was machen Sie als Erstes, wenn Sie Menschen weinen sehen? Wahrscheinlich sagen Sie, dass sie nicht zu weinen brauchen, und versuchen, ihnen die Trauer auszureden. Auch werden Sie sie höchstwahrscheinlich in den Arm nehmen, um ihren Schmerz zu lindern. Dann hören Sie wieder auf, damit es nicht unangenehm wird.

Hier ein guter Weg: Nachdem sich die Tochter zehn Minuten auf der Wohnzimmercouch in Selbstmitleid und Traurigsein ergangen ist, sagt die Mutter zu ihr: »Ich weiß, du bist traurig, und es tut mir leid. Vielleicht solltest du ein bisschen in deinem Zimmer weinen.« Sie verurteilt die Tochter nicht und findet auch nicht, sie sei zu empfindlich. Sie legt ihr jedoch nahe, dass es manchmal besser ist, mit seinen Tränen allein zu sein. Nach einer Weile schaut die Mutter nach, ob die Tochter auch nicht in ihrer traurigen Stimmung festgefahren ist, zugleich räumt sie ihr einen Raum für Traurigkeit ein. Wäre es nicht schön, wenn wir uns gegenseitig ermutigen könnten, unsere Traurigkeit herauszulassen, aber uns dabei nicht so stark verlieren, dass alle Beteiligten meinen, sie müssten sich in den nächsten Sessel werfen und auch weinen?

Gedanken und Bilder können die Glut der Trauer noch anfachen, und das Gleiche gilt für andere Gefühle. Deshalb ist es wichtig, sich alle depressiven und pessimistischen Einstellungen und Gefühle anzuschauen und sich zu überlegen, ob sie sich nicht ersetzen lassen. Neulich habe ich ein paar alte Dias, die ich jahrzehntelang nicht angesehen hatte, einscannen lassen. Ich war vollkommen platt, wie hübsch ich in den ersten Jahren meiner Ehe aussah. Damals aber fühlte ich mich überhaupt nicht hübsch. Dass mein Ehemann mir des Öfteren sagte, es stünde mir gut, wenn ich abnähme, machte die Sache auch nicht besser. Jahrelang glaubte ich, ich sei zu dick und als Frau nicht attraktiv. Solche Ansichten – und die Scham und der Kummer, die sie mit sich bringen – äußerten sich schließlich in einer entzündeten Schulterkapsel, Brustschmerz und als großes Myom an meiner Gebärmutter. All diese Beschwerden habe ich rückgängig gemacht, indem ich mir der mit ihnen verbundenen Bilder und Gefühle bewusst wurde, um sie dann freizugeben. Mit jeder Häutung der Zwiebel wurde ich gesünder und glücklicher – was eigentlich der Naturzustand des Körpers ist. Von welchen alten Bildern und Gefühlen müssen Sie sich lösen? An welcher Trauer halten Sie fest?

Mit diesen Ausführungen möchte ich keineswegs relativieren, wie stark Sie von Wut, Angst oder Trauer betroffen sind. Es ist wirklich schlimm, über das Ende einer Beziehung oder den Verlust eines Jobs nachzudenken, doch solche Dinge passieren – wir müssen sie als Teil des Lebens akzeptieren. Sie können Ihre

Lebensumstände nicht einfrieren und zukünftiges Leid vermeiden, aber Sie haben die Wahl zwischen einem Leben in Sorge und einem Leben voller Zuversicht. Das, was in der Regel als Sicherheit bezeichnet wird, ist sowieso nur eine Illusion. Andererseits können Sie sogar dann ein Gefühl von Sicherheit erlangen, wenn Sie sich in einem Übergangszustand befinden oder in Umständen, die nicht so sind, wie Sie sie gerne hätten. Die Kraft in Ihrem Inneren, um etwa Gefühle wie Vertrauen und Zuversicht zu schaffen, ist unglaublich. Mit dieser Fähigkeit können Sie Seele und Körper buchstäblich neu verdrahten. Doch um das zu können, müssen Sie sich als Erstes mit dem Göttlichen verbinden.

Das Problem selbst ist nicht wirklich das, was wir fürchten, sondern uns graut vor dem Gefühl der Angst, das an uns nagt. Viele Frauen, ich selbst eingeschlossen, haben eine Urangst davor, irgendwann obdachlos zu sein und allein in einem Pappkarton auf der Straße zu leben. (Als ich neulich einer Freundin davon erzählte, meinte sie nur: »Ach, du hattest einen Karton?«) Diese Angst vor der totalen Hilflosigkeit und dem Bankrott ist zwar bei den meisten von uns irrational – aber es gibt sie dennoch, sie kommt aus dem kollektiven Unbewussten hoch. Im Allgemeinen kümmern wir Menschen uns umeinander, und Hilfe kommt manchmal von unerwarteter Seite, wenn wir unser Leben dem Göttlich Geliebten anvertrauen. Als alterslose Göttin zu leben bedeutet, die Angst loszulassen und das Vertrauen zu stärken.

Benennen Sie Ihre Angst und verwandeln Sie sie, statt an ihr festzuhalten. Eines meiner Lieblingsgebete, um Angst zu heilen, geht so: »Göttlich Geliebtes, wandle mich in jemanden, der darauf vertraut, dass der perfekte Ausgang aus dieser Situation schon auserkoren ist. Mach mich zu jemandem, der entspannen kann und loslässt.« Sprechen Sie dieses Gebet (oder etwas Sinnverwandtes wie zum Beispiel den Psalm 23), wenn die Angst vor der Zukunft oder dem Unbekannten Sie im Griff hat. Mit der Zeit wird es zur Gewohnheit. Loslassen und Gott machen zu lassen, kann man lernen.

Formen der Scham

Angst und Wut sind wie Unkraut, die sich von Schuldgefühlen ernähren, und diese sind ein Gift, das wir loswerden müssen, wenn wir alterslos sein wollen! Immer und immer wieder haben wir gehört, dass unsere Bedürfnisse nicht wichtig und wir egoistisch sind, wenn wir uns um uns selbst kümmern. Kein Wunder, dass wir Angst vor unseren Gefühlen haben. Einmal hat mir ein Patient erzählt: »So sicher war ich, dass mich zuhause keiner wollte, dass ich sogar vermied, tief zu atmen, aus Angst, ich könnte anderen den Sauerstoff wegnehmen.« Schuldgefühle haben noch die Funktion, uns auf bestimmte Dinge aufmerksam zu machen, aber Scham ist einfach nur giftig. Brené Brown unterscheidet deshalb zwischen Schuld und Scham: Schuldgefühle entstehen dann, wenn Sie glauben, etwas falsch gemacht zu haben, während die Scham Sie glauben macht, dass *Sie* das Problem sind. Das bedeutet, dass ein *gesundes* Schuldempfinden uns aufrüttelt, wenn wir wirklich egoistisch oder grausam waren. Es schafft eine gute Distanz zwischen Menschen und verhilft uns zu einem Ausgleich zwischen unseren Bedürfnissen und denen anderer. Durch unser Gewissen bekommen wir Schuldgefühle, wenn wir schamlos waren, gedankenlos gegenüber den Gefühlen und Bedürfnissen anderer.

Doch ungerechtfertigte Scham ist etwas ganz anderes und schlichtweg die schädlichste und schmerzlichste Emotion, die wir Menschen haben. Sie entzieht uns Lebenskraft und Kreativität und führt dazu, dass wir unsere Energie in Selbsthass vergeuden, statt uns zu bessern. Auch vergessen wir, dass wir wie alle anderen Liebe und Akzeptanz verdient haben. Zu viele Frauen fürchten sich deshalb davor, Risiken einzugehen und Fehler zu machen, ob auf gesellschaftlicher Ebene oder sonst wo, weil sie sich vor der Kritik anderer fürchten. Und das ist auch kein Wunder, da es ständig passiert.

Frauen werden ständig wegen irgendeiner Sache kritisiert. Vor allem dafür, nicht perfekt zu sein: Sie sind zu dünn oder zu dick, zu schön oder zu bieder, zu plapperig oder zu ernst, zu emotional oder zu kalt und natürlich zu sexy oder zu unerotisch. Sie können nur verlieren, wenn Sie versuchen, der Perfektionspolizei alles recht zu machen. Mary Pipher, Autorin von *Pubertätskrisen junger Mädchen. Wie Eltern helfen können* verweist darauf, dass Mädchen in der Pubertät merken, dass sie dem Perfektionsanspruch anderer niemals gerecht werden können. Entsprechend erhält ihr Selbstwertgefühl einen gehörigen Knacks. Es hat den Anschein, dass es, ganz gleich, was wir tun, immer Kritik gibt, die uns davon abhält, zu wachsen und zu gedeihen.

Manchmal werden wir sogar kritisiert, weil wir glücklich sind. Neulich erzählte mir eine Frau, am Meditationszentrum habe man ihre Gruppe instruiert, zu Ehren eines Durchbruchs in der Bürgerrechtsgesetzgebung, den es gerade gegeben hatte, über Gleichheit zu meditieren. Anschließend sprachen die Teilnehmer über ihre Erlebnisse. Ein Mann berichtete, er habe über all die Arbeit meditiert, die noch ausstehe, ja, dass es für ihn unerträglich sei zu merken, wie die Leute das neue Gesetz feierten, wo es doch so begrenzt sei. In Wahrheit beschämte er damit die Menschen, die die Sache positiv auffassten: »Wie könnt ihr es wagen, gut drauf zu sein, wo es noch so viel zu tun gibt!« Das ist ein krasses Beispiel für den von mir so genannten »pessimistischen Überlegenheitsanspruch«. Glücklichsein sollte nicht beanstandet werden!

Für Gesundheit und Glück ist es entscheidend, dass Sie lernen, derlei Manipulation frühzeitig zu erkennen, und sich von ihr nicht überrumpeln lassen. Die dahinterliegende Logik ist nämlich die: Es kann Ihnen gar nicht schlecht genug gehen, als dass Sie nicht noch die Lage derer verbessern könnten, denen es schlechter geht, Sie können nicht traurig genug sein, als dass Sie nicht noch denen helfen könnten, die noch trauriger sind, und Sie können nicht arm genug sein, um nicht noch die Not derer zu lindern, die noch verzweifelter sind. Die Vorstellung, dass Leiden uns irgendwie heiliger macht, wurzelt in dem sogenannten »Nullsummenmodell«. Es ist eine der wesentlichen Triebkräfte der westlichen Kultur. Diese Sicht besagt, »die Ressourcen sind begrenzt. Wenn du mehr willst, bekommt jemand anders weniger.« Doch das stimmt einfach nicht! Das Nullsummenmodell gilt nicht für Wohlergehen und Glück.

Schuldgefühle halten Sie zurück

Schuldgefühle sind Gift, nicht nur für Ihre Gesundheit, sondern auch für Ihre Kreativität, Ihr Lernvermögen und Ihr Wachstum. Was den Bereich der forschenden Medizin anbelangt, können Sie sicher sein, dass am Ende jeder Forschungsstudie, die neue und sogar hilfreiche Informationen präsentiert, etwa die Vorteile von Vitamin D betreffend, steht: »Weitere Studien sind nötig.« Das ist wie eine Art Mantra, das den Arzt aus der Verantwortung entlässt, eine eigene Position zu beziehen. Schließlich ist es peinlich, wenn er mit seiner Arbeit letztendlich falschliegt. Am Anfang meiner Tätigkeit als Frauenärztin und Geburtshelferin habe ich viele Forschungsstudien gelesen, aus denen hervorging, dass durch die Einnahme von Folsäure in der Schwangerschaft das Risiko eines Babys, einen offenen Rücken zu bekommen, reduziert wird. Dennoch brauchte das American College of Obstetrics and Gynecology 15 Jahre, um diese Maßnahme offiziell zu empfehlen. Wie viele Babys nahmen Schaden, nur weil Scham und Angst Ärzte davon abhielten, das Richtige zu tun? Immer noch warten wir auf die offizielle Genehmigung, mit der intrauterinen Überwachung des Fötus Schluss zu machen, die für Mutter und Kind nichts bringt, außer das Risiko eines Kaiserschnitts zu erhöhen. Die aktuelle Forschung sagt ebenfalls ganz klar, dass optimale Vitamin-D-Spiegel im Serum Ihr Brustkrebsrisiko halbieren und das Risiko für andere Krebsarten, etwa Darmkrebs, ebenfalls deutlich verringern. In der Schwangerschaft ausreichend Vitamin D zu geben reduziert die Wahrscheinlichkeit, dass das Kind später an Diabetes Typ I erkrankt. Das sollte inzwischen Allgemeinwissen sein. Doch fast niemand wagt es, den ersten Schritt zu machen, aus Angst, etwas Falsches zu tun.

Vor welchen Veränderungen scheuen Sie sich, nur weil Sie Angst haben, sich wegen eines Fehlers schämen zu müssen? Ist es der Wunsch, perfekt zu sein, der Sie davon abhält, sich selbst auszudrücken? Doch wer abenteuerlich leben will, muss Risiken eingehen. Nicht alle Risiken sind angenehm, aber wir können nur dann hinzulernen, uns verändern und Neues schaffen, wenn wir uns zugestehen, unbeholfene und ungeübte Novizen zu sein, die es ab und zu vergeigen. Es schadet der Gesundheit und unserem Wohlergehen, wenn wir den Drang nach Wachstum und Neuem abstellen. Denken Sie daran, Kreativität *ist* Lebenskraft. Trennen Sie sich von ihr ab, dann sind Sie von allem abgeschnitten.

Um es klar zu sagen: Durch Scham verharren wir in den Dingen. Weil wir oft fürchten, uns zu schämen, etwa weil wir nicht »gut« sind oder weil wir unloyal waren, stellen wir unsere Bedürfnisse zurück, um es stattdessen allen recht zu machen. Weil es zum Beispiel in unserer Kultur nicht klar ist, was »richtige« Trauer ist, fühlen wir uns schuldig, weil wir zu traurig sind – oder nicht traurig genug. Vielleicht trauern Sie lange, um zu beweisen, was für eine gute Ehefrau, Mutter oder Tochter Sie sind. Beinahe geht es Ihnen schon wie Scarlett O'Hara, die unbedingt tanzen möchte, aber stattdessen die trauernde Witwe gibt, von Kopf bis Fuß in Schwarz.

Auf der anderen Seite drängt man Sie vielleicht, »es hinter sich zu lassen«, obwohl Sie noch gar nicht so weit sind. Trauer ist ein Prozess, kein Ereignis. Eine Bekannte von mir hat ihren Sohn bei einem Autounfall verloren. Ein Jahr später meinte ihr

Mann, dass es nun »genug« sei. Doch wir brauchen unterschiedlich viel Zeit, um uns von einem Verlust zu erholen. Wie können Sie für jemand anders entscheiden, wann die Trauer ein Ende haben soll?

Manchmal machen Menschen Ihnen Schuldgefühle, weil sie eifersüchtig sind und denken: *Diese Gelegenheit hätte ich auch gerne gehabt! Das ist ungerecht!* Viele Leute haben, was Gay Hendricks das »Problem des Erwartungshorizonts« nennt: Den Betroffenen kommt es so vor, als gäbe es ein oberes Limit für Freude, Erfolg oder Glück. Der Erwartungshorizont steht mehr oder minder fest, wenn wir circa elf Jahre alt sind, bis dahin haben wir gelernt, was es in Sachen Liebe, Erfolg und Freiheit zu erwarten gibt. Wenn wir diesen »Erwartungshorizont« überschreiten – durch mehr Erfolg, Liebe oder was wir sonst für möglich hielten und zu verdienen glaubten –, dann werden wir krank oder verwickeln uns in Streitigkeiten oder haben einen Unfall, damit wir wieder unter jenes unbewusste Niveau kommen.[3] Paramahansa Yogananda sagt: »Jeder hat bestimmte Eigenarten, die ihn einschränken. Nicht Gott hat sie Ihnen gegeben, sondern Sie selbst. Wollen Sie etwas verändern, denken Sie daran, dass Ihre Gewohnheiten, so seltsam sie sind, nichts anderes sind als die Manifestation Ihrer Gedanken.« Haben Sie keine Angst, Ihre Grenzen zu überschreiten!

Schamgefühle freigeben

Das Leben ist zu kurz, um es beschämt und eingeschränkt zu verbringen. Das führt nur zu Ängstlichkeit und Depression, die uns Lebenskraft entzieht, weil wir immerzu versuchen, den begehrten Idealpunkt der Perfektion zu erreichen, an dem wir der Kritik und Beschuldigung enthoben sind. Die Sache ist nur: So einen idealen Punkt gibt es nicht. Um uns von Schuldgefühlen zu befreien, müssen wir sie zunächst einmal wahrnehmen, um dann am Ende über sie zu lachen – und über uns selbst. Der Glücksforscher Robert Holden zeigt, dass Schuldgefühle dort keine Chance haben, wo es ein befreites Lachen gibt.

Menschen, deren Leben auf dem Schuldprinzip basiert, hängen der falschen Idee an, dass sie umso bessere Menschen sind, je schlechter sie sich selbst behandeln. Die westliche Kultur und viele Religionen versuchen uns weiszumachen, dass Leiden uns etwas bringt und wir für unsere Existenz büßen müssen.

Unsere Biologie orientiert sich daran und reagiert entsprechend. Dr. Mario Martinez hat viele Beispiele von Stigmata erforscht, also offene Wunden an den Handflächen und Füßen, die mit Jesu Wunden am Kreuz verbunden werden. Die Wunden infizieren sich nicht, heilen aber auch nicht und sind schmerzhaft. Zu Dr. Martinez' Fällen gehört auch der berühmte Padre Pio, und seine Forschung wird von der katholischen Kirche unterstützt. So manchen hat er geholfen, sich vom Schmerz zu befreien, einfach indem er gezeigt hat, dass es nicht des Leidens bedarf, um der Gemeinschaft zu dienen.[4]

Wie Stigmata können auch Krankheit oder Unfälle das Ergebnis kultureller Bilder von Leid oder Bußnotwendigkeit sein. Anders als der Placeboeffekt (der Glaube, dass Gutes passiert) sind jene eine Art kulturelles Nocebo: die Vorstellung, dass etwas Schlimmes passiert oder passieren sollte. Je kritischer oder unerbittlicher wir uns selbst gegenüber sind, desto schlechter fühlen wir uns und desto kränker werden wir möglicherweise auch. Der Körper versteht es recht gut, Schuldgefühle durch Krankheit oder körperliche Probleme auszudrücken. Schuldgefühle werden im Gehirn in der gleichen Region repräsentiert wie körperlicher Schmerz – und sie produzieren auch die gleichen inflammatorischen Botenstoffe im Körper, die uns für Erkrankungen prädestinieren. Das ist auch der Grund, warum in der berühmten CDC-Kaiser-Permanente-Studie über negative Kindheitserlebnisse (Adverse childhood experiences (ACE)) gezeigt werden konnte, dass, wer in der Kindheit mit Schuldzuweisung, Vernachlässigung und Verrat konfrontiert war, eher und früher gesundheitliche Probleme bekommt als jemand ohne diese Erfahrung.

Doch glücklicherweise gibt es eine Alternative. Die Schamforscherin Brené Brown hat herausgefunden, dass man gegen Schuldgefühle immun werden kann beziehungsweise großzügig – ein Mensch, der »von ganzem Herzen lebt«, wie sie es nennt. Brené Brown meint, der einzige Unterschied zwischen den Großzügigen und den Schuldgeplagten sei die Vorstellung der Ersteren – Achtung, aufgemerkt! –, dass sie Liebe und Verbundenheit verdient hätten. Das war's. Nichts weiter. Menschen, die von ganzem Herzen leben, finden sich in jeder gesellschaftlichen Gruppe. Sie führen ein erfülltes Leben und haben gute emotionale Bindungen zu anderen. Von ganzem Herzen zu leben kann man lernen. Es fängt damit an zu akzeptieren, wo man gerade steht. Es hat mit Mitgefühl und Selbstverständnis zu tun, damit, die kulturelle Vorstellung zurückzuweisen, der zufolge Selbstsorge egoistisch und falsch ist.

Wie viele von uns halten an Angst, Trauer, Verletzungen und der falschen Annahme fest, wir hätten unsere große Chance verpasst oder seien von anderen abgehalten worden, das Leben zu führen, das wir eigentlich wollten. Einschränkende Vorstellungen können alte Gefühle am Leben halten wie ein Krebs, der nicht absterben will. Sobald Sie sie bemerken, lösen Sie sie mit göttlicher Liebe und Verständnis auf. Oder sprechen Sie morgens bzw. abends ein paar Minuten lang das ultimative Erfolgsmantra von Gay Hendricks: »Tag für Tag mache ich mich weit für Fülle, Erfolg und Liebe. Ich ermutige die Menschen in meiner Umgebung, dies auch zu tun.« Das Unterbewusste ist sehr empfänglich für die Worte *weit werden*. Das Wort und das Gefühl der Weite helfen Ihnen, den einschränkenden Erwartungshorizont fahren zu lassen.

Alles muss raus

Die Gefühle herauszulassen ist nicht schön: Dabei sieht man nicht aus wie eine makellos dünne Hollywooddiva der 1940er, der eine Träne aus feuchtglänzendem Auge über die Wange rinnt. Viel eher sind Sie ein gerötetes, schluchzendes und schniefendes Häufchen Elend – doch was soll's? Lassen Sie's raus! Nicht das Stirnrunzeln macht Ihnen die Mimikfalten, sondern der langsame Tod, den Sie sterben, wenn Sie Ihre Gefühle wegstecken oder verdrängen durch Trinken, Rauchen und der Sorge, was die Leute von Ihnen denken mögen, wenn Sie die Karten auf den Tisch legen. Wollen Sie, dass Ihre Zellen altern? Dann bleiben Sie bei Scham und Schuld.

Gemäß der traditionellen hawaiianischen Vorstellung lässt die Göttin Pele Vulkane ausbrechen aus Wut darüber, dass sie nicht mit ihrem Liebhaber zusammen sein kann. Sie sehnt sich nach sexueller Lust und Befriedigung, und wenn sie die nicht bekommt, dann geht es rund! Wir sollten natürlich nicht vergessen, dass die Inseln von Hawaii überhaupt erst durch Vulkaneruptionen entstanden sind – ein Prozess, der bis heute anhält. Seit seiner Eruption im Jahr 1983 hat der Mount Kilauea auf Hawaii mehr als 2185 km^2 neues Land geschaffen. Wut kann also auch eine Kraft der Erneuerung und des positiven Wandels sein, wenn man sie lässt. Lassen Sie den Ärger zu Ihrer ganz persönlichen vulkanischen Kraft werden: für neue Entscheidungen, Zellen, Beziehungen und Möglichkeiten frisch aus Ihrem Knochenmark! [Hier wird auf die Entstehung von Blutzellen im Knochenmark angespielt, A. d. Ü.]

Als ich den Ärger auf meinen Vater freiließ, ahnte ich bereits, dass sich damit nicht nur meine Schulterentzündung heilen ließ, sondern auch meine Angst, nicht attraktiv genug zu sein. Ich wollte als Frau wieder begehrenswert sein, wollte glauben, dass ich eine scharfe sinnliche Frau sei, mit der zusammen zu sein sich jeder Mann glücklich schätzen müsse. Das aber war mir erst möglich, als ich merkte, dass mich die Gefühle daran hinderten: Es würde kein neues Leben für mich geben, solange ich immer noch dem Ärger und der Wut meines alten anhing.

Übung: Kummer und Wut überwinden

In ihren Workshops stellt die Unity-Church-Pastorin Jill Rogers eine Methode vor, um verwickelte Gefühle der Wut und des Kummers zu lösen. Die Übung habe ich im Rahmen der gefühlsmäßigen Befreiung von meinem Vater selbst angewandt. Sie können sie ebenfalls machen, wenn es darum geht, sich gegenüber Nahestehenden von Wut und Kummer zu lösen. Dabei werden Sie merken, dass sich am Grund Ihrer Wut über jemand anders Kummer und Wut verbergen, weil dessen Herz Ihnen verschlossen blieb. Für die Übung brauchen Sie einen Wecker, ein Handtuch (ein Frotteehandtuch eignet sich am besten) und einen Stuhl, den Sie vor sich hinstellen.

Stellen Sie die Uhr auf fünf oder zehn Minuten, nicht mehr, um Ihren Ausbruch in Grenzen zu halten und nicht von ihm überwältigt zu werden – auch nicht von Ihren ermüdeten Armmuskeln! Auge in Auge mit dem Stuhl stellen Sie sich vor, dass die Person, auf die Sie wütend sind, dort sitzt. Dann fangen Sie an, es ihr richtig zu geben! Drehen Sie sich nun um und schlagen Sie mit dem Handtuch auf eine harte Oberfläche ein, eine Wand, eine Tür oder einen Türrahmen. Sie sollten natürlich darauf achten, dass die Oberfläche es aushält. Jill findet (und ich pflichte ihr bei), dass es das Knallen des Handtuchs sowie lautes Schreien ist, was so befriedigend ist.

Lassen Sie es richtig krachen, zeigen Sie der Person im Stuhl, wie wütend und zornig Sie sind. Formulieren Sie Ihre Sicht der Dinge und sagen Sie ihr genau, was an ihr Sie so wütend macht. Nehmen Sie die übelsten Schimpfwörter, die Sie kennen! Auch wenn Sie der Person auf einer psychologischen Ebene schon verziehen haben, hängt das verletzte Kind in Ihnen der Wut noch nach. Es geht hier nicht um die Heilung Ihres erwachsenen Selbst. Es geht um das wütende und verwundete kindliche Selbst, das immer noch Ihre Hormone, Immunität und Nerven bestimmt. Lassen Sie es zu Wort kommen!

Nach ein paar Minuten des Handtuchschlagens, Fluchens und Schreiens sind Sie dann womöglich für folgende Erklärung bereit: »Ich hasse es, dass dein Herz mir verschlossen ist.« Wenn nicht – wenn Sie noch zu sehr verstrickt sind in Ihrer Wut, dann verschieben Sie das auf die nächste Sitzung. Aber lassen Sie den Schritt nicht aus!

Wenn wir auf jemanden sehr wütend sind, dann oft deshalb, weil wir zu dieser Person in Liebe verbunden sein wollen, sie es aber aus irgendeinem Grunde nicht zulassen kann. Zu sagen: »Ich hasse es, dass dein Herz mir verschlossen ist«, trägt der Tatsache und dem Kummer Rechnung, dass Sie nicht das mit der Person erleben konnten, was Sie wollten, brauchten und verdienten.

Bei der Übung sollten Sie nicht versuchen, mit der Person »spirituell« oder mitfühlend umzugehen – sie ist sowieso nicht da! Vergeben Sie ihr oder ihm nicht zu früh. Andernfalls blockieren Sie die Heilung. Haben Sie erst einmal damit angefangen, Wut, Verletzungen und Groll unter Aufbäumung und Tränen loszulassen, dann merken Sie vielleicht sogar, wie der Druck aus Ihren Zellen weicht. Spüren Sie nach, wie sich Ihr Körper und Energiefeld jetzt anfühlt. Wenn Sie mit der Person noch zu tun haben, achten Sie darauf, ob sich Ihre Reaktionen ihr gegenüber verändern, wenn Sie wieder mit dieser Person zusammentreffen.

Emotionale Befreiung sollte mit Heilungsarbeit fortgesetzt werden (s. unten für Vorschläge) und regelmäßig wiederholt werden, so lange, bis Sie bei sich eine Veränderung fühlen. Glauben Sie allerdings nicht, Sie könnten den Befreiungsschlag auslassen und gleich zur Heilung übergehen. Beim Loslassen von Schmerzen gibt es keine Abkürzung!

Vergebung ist kein intellektueller Vorgang. Wenn Sie versuchen, in Gedanken jemandem zu vergeben, der oder die Sie verletzt oder verraten hat, Sie aber Wut, Groll und Kummer nicht herauslassen, ist das genauso, als schnitten Sie einen Löwenzahn ab und ließen die langen Wurzeln in der Erde zurück. Vergebung ist ein Prozess und erfordert emotionale Befreiung von Körper und Seele. Lassen Sie sich nicht von den Gefühlen der anderen Person ablenken. Das sind nicht Ihre! *Es kommt auf Ihre Gefühle an.* Denken Sie daran, dass es hier um *Ihre* Heilung und Befreiung geht. Sie müssen nichts mit der anderen Person besprechen – niemals! Umgekehrt braucht die andere Person sich bei Ihnen auch nicht zu entschuldigen. Sie müssen sich nicht mit ihr versöhnen, ja, sie nicht einmal wiedersehen. Darum geht es nämlich nicht. Natürlich wollen Sie nicht mehr wütend sein, aber dazu müssen Sie Ihre wahren Gefühle hochkommen lassen und zum Ausdruck bringen. Wenn Sie spüren, wie Kummer oder Wut im Zuge der Arbeit allmählich verebben, können Sie Ihre Vergangenheit objektiver betrachten und unterscheiden, was zu Ihnen und was zu jemand anders gehört. Vergeben heißt nicht, dem, was die andere Person getan hat, zuzustimmen. Es ist der Entschluss, die vergifteten Gefühle, die noch da sind, freizugeben und feste Grenzen abzustecken, um nicht wieder verletzt zu werden. Dr. Mario Martinez betrachtet Vergebung als Befreiung aus der Gefangenschaft des Selbst. Es ist ein Prozess, bei dem Selbstwert und Eigenliebe zurückerobert werden, die Sie versehentlich der Person übertrugen, die Sie verletzt hat. Vergebung hat mit lieben und sich befreien in der Gegenwart zu tun. Die alten Gefühle fahren zu lassen und sie durch eine liebevolle Haltung sich selbst gegenüber zu ersetzen ist, wie auf einen Berg zu steigen und die saubere frische Luft zu atmen.

Der Schmerz, der den Schmerz beendet

Wenn Menschen Sie verraten, Sie ablehnen oder sich Ihnen gegenüber verschließen, ist das sehr schmerzhaft. Das ist so, als hätten Sie ein Furunkel, das aufgestochen werden muss, oder einen Splitter im Fleisch. Wenn Ihr Körper eine Entzündung veranlasst, sendet er Flüssigkeiten zu der fremden Substanz oder dem Objekt, das herausmuss, und dies wiederum ruft eine besondere Schmerzempfindlichkeit hervor. Der Druck ist groß. Blut kann nicht dorthin, um den Fremdkörper oder das Gift auszuspülen. Wenn Sie das Furunkel eröffnen oder den Splitter herausdrücken, ist das erst sehr schmerzhaft, dann aber fließen Säfte, die die Zone reinigen. Tränen, Schweiß, Urin, Schleim und Blut, die aus der Haut treten, entfernen allesamt Gifte, weshalb Ihre Augen jucken und Ihre Nase läuft, wenn Sie erkältet sind. All das kann auch als Metapher für unser Bedürfnis dienen, den Gefühlen freien Lauf zu lassen und alles herauszuspülen. Der Meditationslehrer Stephen Levine sagt in seinem Buch *Sein las-*

sen: Heilung im Leben und im Sterben, die starken Gefühle zu spüren sei »der Schmerz, der den Schmerz beendet«.[5] Llorraine Neithardt erinnert sich, wie ihr Mentor Reverend Phyllis Woodbury zu ihr sagte: »Meine Liebe, der einzige Weg zum Himmel führt durch die Pforten der Hölle.«[6]

Sich mal so richtig auszuweinen kann erleichternd und heilsam sein. Es löst angestaute Gefühle der Wut und des Kummers. Deshalb hat die berühmte Schriftstellerin Karen (Tania) Blixen in *Sieben phantastische Geschichten* geschrieben, dass Salzwasser die Kur für alles sei: »Schweiß, Tränen oder die salzige See«. Filme und Musik, bei denen Sie weinen müssen, lassen Sie ebenfalls in Kontakt mit blockierten Gefühlen kommen und helfen, diese zu lösen. Filme wie *Freundinnen* oder *Wie ein einziger Tag* werfen sozusagen schon mal die Pumpe an, danach können die Gefühle hoch- und rauskommen. 2012 schauten meine Töchter und ich uns den Film *Les Misérables* an. Die Stelle, wo Anne Hathaway »I Dreamed a Dream« singt, birgt die ganze Verlassenheit, Trauer und Hoffnungslosigkeit der Frauen. Sie ist so befreiend, dass man den kurzen Clip separat verkaufen sollte – an alle Frauen, die sich einmal ausweinen müssen! Wir drei waren jedenfalls in Tränen aufgelöst.

Tatsächlich ist Weinen, um die Gefühle herauszulassen, gut für die Gesundheit. Kommen Ihnen die Tränen in einem ungünstigen Augenblick, schlage ich vor, leise zu sagen: »Geht nicht weg, Gefühle. Ich komme wieder auf euch zurück. Bitte kommt wieder.« Wenn sich dann die Gelegenheit bietet, gehen Sie an einen geeigneten Ort oder finden Sie eine geeignete Situation, wo Sie den Tränen ihren Lauf lassen mit allem, was dazugehört.

Versuchen Sie es jedoch nicht mit Gewalt. So wie man bei einer Zangengeburt dem Baby schaden kann, ist es nicht klug, Gefühle zu erzwingen, solange Sie nicht stark genug sind, sie auch zu verarbeiten. Der Körper weiß, wie er heilt. Sicherlich können Sie ein bisschen nachhelfen, sobald sich erste Regungen zeigen, aber Sie müssen *mit* der Natur arbeiten, nicht *gegen* sie. Graben Sie nicht wild nach verborgenem Schmerz, sondern lassen Sie ihn langsam hochkommen. In einem *New York Times*-Blog konnte man lesen, dass Soldaten mit einer posttraumatischen Belastungsstörung sich scheuen, eine Therapie zu machen, aus Angst, sie könnten unter Druck gesetzt werden, im Detail über ihre Erfahrungen zu sprechen, bevor sie dazu in der Lage wären. Diese Soldaten ahnen vielleicht intuitiv, dass es sie überwältigen würde, sich zu einem so frühen Zeitpunkt mit ihrem Trauma zu konfrontieren.[7]

Auch durch Meditation, Reiki oder Massage können Sie Zugang zu Ihren Emotionen finden. All das beruhigt den Geist und macht es so dem Körper leichter, Gefühle nach oben zu bringen, um sie loszulassen. Wenn Sie zu einem Heiler gehen, der Energiearbeit macht, oder zu einer Masseurin, dann gehen Sie sicher, dass diese Sie bei Ihrer Arbeit des Loslassens unterstützen, am besten durch aufmunternde Worte wie: »Sehr gut! Das machen Sie gut! Lassen Sie es raus!«

Auch durch Bewegung kann man Gefühle befreien. Unter eingeborenen Völkern war es üblich zu tanzen, zu singen und Anrufungen für die Heilung vorzunehmen. Erkennen Sie Kummer und Wut und bewegen Sie dann Ihren Körper so, dass er zu einem ursprünglichen Ort des Heilens findet.

Singen und Sprechen geben den Emotionen gleichfalls eine Stimme. Singen Sie allein für sich oder im Chor. Ich kenne Frauen, die jedes Mal, wenn sie sich treffen, die Lagerlieder aus ihrer Pfadfinderzeit singen. Mittlerweile machen auch ihre Ehemänner und Kinder mit, denn wenn sich die »Mädels« treffen, gibt es kein Halten mehr. Dann wird Freundschaft gefeiert und ihre gegenseitige Zuneigung über all die Jahre, die Stärke, die sie einander gaben bzw. bekommen haben. Finden Sie es nicht auch toll, wie Frauen – besonders Schwestern oder gute Freundinnen – anfangen zu kichern, sobald sie sich sehen?

Befreiung und Erleichterung

Wenn Sie Gefühle ablassen, welche auch immer es sein mögen, werden Sie sich leichter fühlen. Schaue ich mir heute Videos von vor 20 Jahren an – das war noch vor meiner Scheidung –, dann bin ich schockiert, wie verschlossen ich auf ihnen aussehe und klinge. Ich war gefühlsmäßig ganz unfrei, weil ich fürchtete, meiner Angst, dem Schmerz und der Wut zu begegnen. Stattdessen habe ich fleißig meine Ehe gerettet, die Familie zusammengehalten, mich um mein berufliches Fortkommen gekümmert und versucht, zum Wohle meiner Patienten, für die ich mich verantwortlich fühlte, eine neue Sprache in der Frauengesundheit zu finden. Das alles war eine große Last.

Wenn man sich dann schließlich die Gefühle erlaubt, ist man erstaunt, wie schnell der Durchbruch kommt. Sie kommen und gehen ganz natürlich, auch wenn es vielleicht den Anschein hat, das Weinen oder Wüten höre niemals auf. Achten Sie mal darauf, wie Kinder schreien – und dann plötzlich wieder aufhören. Sie schniefen kurz und spielen dann weiter. Weder grübeln sie, noch halten sie an Wut und Trauer fest.

Vor diesem Hintergrund sollten Sie Gefühle nicht zu stark werden lassen. Sonst denken Sie womöglich noch, alles sei zu viel, die Tränen hörten niemals auf, und Sie fallen wieder in ein tiefes schwarzes Loch. Eine solche Angst kann dazu führen, dass Sie sich wieder verschließen. Schaffen Sie daher einen Raum, in dem Sie Ihren Gefühlen freien Lauf lassen, und nutzen Sie dazu ein befreiendes Ritual.

Wie man ein Befreiungsritual macht

Rituale sind sehr wirksam, weil sie uns helfen, den Kopf abzuschalten und mehr im Körper zu sein. Nehmen Sie sich für das folgende Ritual 15 bis 30 Minuten Zeit.

Nehmen Sie Stift und Papier und legen Sie eine Musik auf, die Sie im Herzen berührt.

Zünden Sie eine Kerze an und sprechen Sie ein Gebet oder fassen Sie den Vorsatz, Ihre Gefühle zu befreien. Sie können beispielsweise sagen: »Ich möchte meine Seele bitten, mir bei der Befreiung von meiner Wut oder Trauer im Hinblick auf … (hier das Passende einsetzen) zu helfen. Ich bitte auch meinen Schutzengel, meine Führer und Lehrer, die Mutter Maria (oder welche geistigen Wesen Sie auch immer hinzuziehen wollen). Bitte helft mir in der nächsten halben Stunde, dasjenige zu lösen, was zur Befreiung ansteht.« Denken Sie daran, dass es nicht so sehr auf die Worte ankommt, sondern auf die Absicht, Heilung durch die Freigabe alter Emotionen zu finden.

Schalten Sie die Musik an.

Atmen Sie tief ein und aus und fangen Sie dann an, der Person, die Sie verletzt hat, einen Brief zu schreiben. Bringen Sie all Ihre Gefühle zu Papier. Lesen Sie sich das

Geschriebene nach Ablauf der halben Stunde laut vor. Spüren Sie den Gefühlen nach. Weinen Sie ruhig, wenn nötig.

Verbrennen Sie das Papier. Stellen Sie die Musik aus. Danken Sie Ihren Führern und pusten Sie die Kerze aus.

Wiederholen Sie das Ganze, falls nötig. Kummer und Wut loszulassen kann wie das Schälen einer Zwiebel sein. Es gibt Schichten. Und die wollen eine nach der anderen behandelt werden.

Nach dem Loslassen der Gefühle werden Sie sich wie befreit fühlen. Ihre Muskeln entspannen, und Ihr ganzer Körper fühlt sich wie gereinigt an. Vielleicht müssen Sie sogar lachen. Dann können Sie den Heilungseffekt noch verstärken, indem Sie Ihre Energie bewusst ein wenig verändern. Ich zum Beispiel tanze gern, schaue einen lustigen Film oder lese etwas Anregendes, das mich ermutigt, alles dem Göttlichen zu übergeben. Belohnen Sie sich für die schwere Arbeit mit den alten Emotionen!

Nach einem solchen Befreiungsritual können Sie auch ein Bad mit Epsom-Salz, Mineralsalz oder Meersalz nehmen. Das entspannt Ihren Körper und entgiftet. Durch Bäder kann man sich auf wunderbare Weise etwas Gutes tun. Noch in der Wanne oder später können Sie die Augen schließen, Affirmationen machen oder ein Gebet zum Göttlich Geliebten sprechen. Um sich weiterhin in Ihrer Heilung zu unterstützen, können Sie auch das machen, was ich mit meinem Vater gemacht habe, und sich vorstellen, wie das schmerzliche Szenario idealerweise anders abgelaufen wäre (s. oben). Ich hatte mir vorgestellt, mit meinem Vater zu tanzen, seine Unterstützung und Wertschätzung zu erfahren; unter seinem zustimmenden Blick sah ich mich vor Stolz förmlich strahlen.

Humor erhöht Ihre Schwingungen und bewirkt, dass Sie sich gut fühlen. Also nichts wie ran! Lachen Sie – über sich, die Situation. Reißen Sie einen Witz, wenn Sie zum Taschentuch greifen. Beschämung, Angst und Trauer kommen gegen das Lachen nicht an.

Sie können auch ein Gebet sprechen wie etwa: »Göttlich Geliebtes, lass mich mich selbst lieben und sehen, wie begehrenswert, klug und wunderbar ich bin.« Sprechen Sie das ungefähr drei Wochen lang einmal am Tag laut vor sich hin. Affirmationen trainieren Ihren Geist, sich mit der neuen Situation wohlzufühlen, die Sie gewählt haben: ein Zustand, in dem Sie stark sind und von ganzem Herzen liebesfähig. Sprechen Sie Ihre Affirmationen mit Inbrunst, so lange, bis Sie eine Veränderung merken. Diese vollzieht sich erst im Inneren und ist dann auch äußerlich erkennbar. Ganz so wie der Agape-Pastor Michael Beckwith sagt: »Affirmationen lassen die Dinge nicht geschehen, sie heißen sie willkommen.« Wie wahr!

Auch empfehle ich das Einssein-Heilprogramm von Robert Fritchie, dem Begründer des World Service Institute. Er erklärt es in seinen Webinaren zum Heilwerden von innen (Healing Yourself from Within). Bob hat das großartige Buch *Being at One with the Divine* geschrieben und lehrt und vermittelt die Kraft der göttlichen Liebe auf der ganzen Welt. Über Jahrzehnte hinweg hat er die heilende Kraft seiner Energie dokumentiert.

Um wirklich von emotionalen, körperlichen oder spirituellen Wunden geheilt zu werden, müssen Sie sich zuallererst mit der göttlichen Liebe verbinden – diese Liebe steht allen Menschen offen, wir müssen nur darum bitten. Diese Verbindung herzustellen ist von entscheidender Bedeutung für ein Leben als alterslose Göttin! Bob hat für diesen Anlass ein Gebet geschaffen – ein Bittgesuch an die göttliche Liebe. Auf seiner Webseite finden Sie mehr zu diesem wirklich hilfreichen Ansatz, aber selbst eine Bitte um Liebe auf eigene Faust kann schon sehr viel bewirken.

Übung: Petition der göttlichen Liebe

Bob Fritchies Bittgesuche an die göttliche Liebe sind Gebete, die die Kraft Ihrer Seele nutzen, um sich mit dem Schöpfer zu verbinden. Hier ist ein Beispiel: »Mithilfe meiner Seele und der Engel lenke ich die göttliche Liebe zu mir. Ich möchte meine Seele bitten herauszufinden, ob ich an irgendeiner Stelle glaube, unwürdig oder nicht liebenswert zu sein. Ich bitte darum, dass sie sie auflösen möge, damit sie Heilung finden durch die göttliche Liebe, so wie der Schöpfer es will.«

Nachdem Sie die Botschaft formuliert haben, atmen Sie tief durch die Nase ein. Halten Sie für ein paar Sekunden die Luft an. Dann atmen Sie stoßweise durch die Nase wieder aus. Durch die Einatmung ziehen Sie die Energie nach innen, durch die nasale Ausatmung senden Sie sie zurück ins Universum.

Die Worte sind nicht so wichtig, es ist die Absicht, die zählt. Wenn Sie hinzufügen »so wie der Schöpfer es will«, stellen Sie Ihren Wunsch in einen größtmöglichen Zusammenhang. Es gibt womöglich Gründe für Ihre derzeitige Situation, die viel komplexer sind, als Sie denken.

(Weitere Informationen über die göttliche Liebe und den Zugang zum kostenlosen Heilungsprogramm dort unter www.worldserviceinstitute.org.)

Praxis der Achtsamkeit

Meditation, Gebet und geistige Übungen sind hilfreich, um mit Ihren Gefühlen in Kontakt zu kommen, bei ihnen zu bleiben und sie schließlich freizugeben. Bei körperlichen Schmerzen kann es passieren, dass sie sich im Licht Ihrer Liebe und Ihres Bewusstseins auflösen, wenn Sie einfach nur bei ihnen bleiben und die göttliche Liebe oder Gott bitten, Sie zu befreien. Das Gleiche gilt für seelischen Schmerz. Verborgene Gefühle und ungelöste Dinge können sich in Träumen zeigen. Ignorieren Sie Träume nicht, die ein starkes Gefühl in Ihnen auslösen, ganz gleich, ob es sich um einen Albtraum handelt oder nicht. Achten Sie auf Symbole und besonders darauf, wie Sie im Traum auf diese reagieren. Doris E. Cohen betont, dass Frauen oft von ihren Wohnungen träumen (die für sie selbst stehen) oder von Toiletten (die für den Wunsch nach Reinigung stehen, gerade wenn man sehr ärgerlich war und emotionale Altlasten loswerden möchte). Achten Sie auch auf die Eigenschaft von Symbolen. Träumen Sie von Wasser, und ist es womöglich kalt oder verschmutzt? Gibt es einen tiefen Bergsee, oder rinnt das Wasser aus einem Rohr? Schwimmt Abfall herum? Details wie diese können womöglich die Bedeutung entschlüsseln.

Wenn Sie Träume aufschreiben, lassen Sie auch andere Bilder, Gedanken und Gefühle zu. Sie sind Teil der Traumbotschaft. Auch schlägt Cohen vor, den Träumen eine Überschrift zu geben, so als berichteten Sie für eine Zeitung. Der Titel legt dann die Botschaft fest. So eine Überschrift könnte lauten: »Dreck auf der Toilette – eine schöne Bescherung« oder »Elternhaus zu verkaufen« oder »Der Keller ist voll: Alles muss raus«.

Schreiben Sie Ihre Träume in ein Buch. Oder nehmen Sie sie mit dem Diktafon Ihres Smartphones auf, um sie später anzuhören. Damit können Sie Ihr Leben mit Ihren Träumen vergleichen. Mit der Zeit werden sich bestimmte Themen herauskristallisieren. Zum Beispiel habe ich im vergangenen Jahr immer wieder von Wasser geträumt – von Flüssen, Seen, Badewannen, überfluteten Wohnzimmern und so weiter. Wasser repräsentiert Gefühle und Reinigung wie auch spirituelle Kraft und Fülle. In den letzten Jahren habe ich gefühlsmäßig unglaublich viel hinter mir gelassen, und heute spüre ich, wie mich das für die nächste Lebensphase vorbereitet hat.

Tagebücher sind ein guter Ort, um Ihre Gefühle aufzubewahren, und können Ihnen helfen, mit der Gewohnheit unproduktiven Räsonierens Schluss zu machen. Dort können Sie über Ihr Leben nachdenken, darüber, was wichtig ist, wenn man bedenkt, unter welchem Druck Frauen stehen, alles und alle im Auge zu behalten, nur sich selbst nicht! Ich mag Tagebücher auch deshalb, weil man in ihnen die alten Einträge durchlesen kann und dabei erfährt, ob man seine Erfahrungen verarbeitet hat und auf dem Weg des Heilwerdens vorangekommen ist. Alle meine Tagebücher bewahre ich im Keller auf (was dem Unbewussten ähnelt!). Die Einträge sind mit einem Datum versehen, sodass ich ganz einfach nachschauen kann, was ich zu einem bestimmten Zeitpunkt gedacht, gefühlt und erlebt habe. Auch bringe ich sie gern mit astrologischen Zyklen in Verbindung, etwa Jupiter- oder Saturntransiten. Über die Jahre hat sich dadurch mein Glaube an das Göttliche gefestigt, an eine höhere Macht, die viel größer ist, als ich mir vorstellen kann.

Lebendig und freudvoll im Hier und Jetzt

Emotionen müssen sich aber nicht unbedingt in den Bindegeweben und Energiezentren des Körpers ablagern, wo sie sich mit den Jahren immer tiefer eingraben. Es ist möglich, sie loszulassen, sobald sie sich zeigen, auch wenn Sie noch mit der Verarbeitung alter Gefühle beschäftigt sind. Wenn Sie sich eine freudvolle Einstellung zu eigen machen und auf die Gegenwart gerichtet sind, können Sie sich von dem Muster lösen, dass Unverarbeitetes Ihre Gesundheit und Wohlbefinden beeinträchtigt. In der Vergangenheit zu verweilen und die alten Geschichten dadurch lebendig zu halten, dass man sie immer und immer wieder unter dem Gesichtspunkt von Trauer und Verlust erzählt, wird Sie schnell altern lassen. Doch Sie müssen nicht mehr die trauernde Witwe, Mutter, Schwester oder Tochter sein. Vielleicht wollen Sie einfach nicht mehr zum Friedhof gehen oder zu der Schule, die Jahr um Jahr ein Stipendium auslobt zur Erinnerung an Ihr verstorbenes Kind. Es ist in Ordnung, nach vorn zu blicken.

Erst kommen Kummer und Wut, dann kommt die Feier dessen, was gut war, gut ist und gut sein wird. Die Party hat schon angefangen, sie heißt Leben, also ziehen Sie die Tanzschuhe an! Im Moment habe ich ungefähr acht Paar. Sie stehen auf einem Altar mit Kerzen. Ich stelle sie einfach aus, weil ich dadurch der Göttin des Tanzes in mir die Ehre erweisen möchte und weil ich möchte, dass sie mein Leben würdigt!

Dem Leben zugewandt zu sein bedeutet, auf das Gute des jeweiligen Augenblicks zu achten. Jedes Mal, wenn ich mich zum Beispiel mit Freunden zum Essen an den Tisch setze, reichen wir uns die Hände, und ich spreche ein spontanes Gebet – ich sende göttliche Liebe in das Essen, ich preise alle, die am Tisch sitzen, und oftmals kommentiere ich kurz das Gute an diesem Tag. So wird die ganze Gesellschaft mit einer anderen Energie versorgt, und dadurch kommen noch mehr Glück, tolle Leute und schöne Situationen zustande. Das können Sie auch.

Und apropos Schuhe: Wann immer Sie jemanden mit schönen Schuhen sehen, sagen Sie es ihr oder ihm: »Das sind Traumschuhe.« Machen Sie Komplimente, und danken Sie anderen Menschen, wann immer Sie können. Machen Sie einen Scherz, und alle erhalten eine Prise Stickstoffmonoxid. Freude zu schaffen gehört zu einer spirituellen Praxis. Das gilt auch für ein Ja zum Leben und ein Ja zum Sich-etwas-Wünschen, Etwas-Machen oder was immer Sie im Sinn haben, statt aus Angst und Scham nachzugeben (»Wer bin ich, danach zu fragen?«). Vor ein paar Jahren habe ich meinen Tangolehrer Paul gebeten, den ganzen Weg von Portland in Maine nach New York zu kommen, um mit mir bei der Eröffnung des Männerabends an der Mama Gena's School of Womanly Arts zu tanzen. Er sagte zu – und ich war geschockt und ganz begeistert. Als ich ihm später dankte, sagte ich: »Ich kann es gar nicht fassen, dass du gekommen bist. Du bist so ein toller Tänzer!« Darauf er: »Und ich weiß überhaupt nicht, warum du mich nicht schon früher gefragt hast. Warum sollte ich nicht kommen und mit dir in New York tanzen?« Auch wenn ich immer sehr dafür bin, hinter dem, was man will, her zu sein, hatte ich angenommen, er wolle nicht mit mir tanzen, weil ich anders als er keine Meisterin war und dass es zu viel verlangt wäre, mit mir als Partnerin aufzutreten. Wie sich herausstellte, lag ich total falsch. Er fand, es sei eine Ehre für ihn, und tatsächlich hat das Erlebnis bei ihm zu einer ganz neuen Laufbahn als Tanzlehrer geführt; seither schreibt er auch darüber, was der Tango uns alle, Männer wie Frauen, lehren kann. In diesem Fall lautet die Lehre, dass man, ohne zu fragen, nicht das bekommt, was man möchte. Wenn Ihr Anliegen echt ist und von Herzen kommt, dann werden Sie sehen, dass es die Menschen verwandeln kann, die Ihnen zu helfen bereit sind.

Lassen Sie die Vergangenheit und die alten Gewohnheiten hinter sich. Das Leben ist kein Kampf. Sagen Sie einer solchen Sichtweise mit Ritualen Lebewohl, genauso wie dem Vergangenen, dem immer wieder neues Leben einzuhauchen nichts bringt. Schreiben Sie einen Brief an die Person oder Situation, die Sie freilassen wollen. Lesen Sie den Brief einer guten Freundin oder einem guten Freund laut vor – oder einfach dem Äther. Dann verbrennen Sie ihn und lassen den Rauch in die Nacht aufsteigen als Sinnbild Ihrer Veränderung. Wiederholen Sie es, so oft Sie möchten, um sich befreit zu fühlen.

Müll rausbringen befreit

Die Vergangenheit zu entsorgen kann auch ganz konkrete Formen annehmen. Besitztümer etwa bringen eine emotionale Energie mit sich und sprechen immerfort mit Ihnen. Trennen Sie sich deshalb von Gegenständen, die Sie nicht mögen, *obwohl sie praktisch sind.* Wenn Sie die hässliche Frisierkommode von Ihrer Mutter behalten, weil es Wahnsinn wäre, sie wegzutun, und das, obwohl Sie sich jedes Mal, wenn Sie sie sehen, daran erinnern, wie Ihre Mutter auf Ihrer Kleidung herumritt, dann konservieren Sie nur die negative Energie, die Sie in diesem Punkt mit Ihrer Mutter verbindet. Eigentlich lagern Sie in der Kommode keine Pullis, sondern Frust und Enttäuschung! Werfen Sie sie hinaus und befreien Sie sich von den Gefühlen. Tatsache ist, dass eine Aufräumaktion, das Saubermachen der Spüle oder selbst ein neuer Wandanstrich sehr befreiend wirken, wenn Sie sich festgefahren oder depressiv fühlen.

Gerümpel ist nicht nur hinderlich. Es zieht Staub und Schimmel an und kann zu Atemwegserkrankungen führen. Sie können dann im wahrsten Sinne des Wortes nicht durchatmen, weil Sie so viel altes Zeug mit sich herumtragen. Deshalb ist es wichtig, sich davon zu lösen, zusammen mit den damit verbundenen Gefühlen. Sorgen Sie dafür, dass Qi, die Lebenskraft des Göttlichen, ganz frei in Ihrem Haus oder Ihrer Wohnung zirkulieren kann. Räumen Sie Hindernisse aus dem Weg.

Als alterslose Göttin haben Sie eine Wohnung verdient, die einen Ruhepol darstellt, ein Platz, an dem Sie auftanken können. Ich selbst nutze Fengshui, um innerhalb meines Hauses Zufluchtsorte zu schaffen. Fengshui basiert auf der Vorstellung, dass wir uns durch die Elemente der Natur und die Anordnung der Dinge im Raum verjüngen. Nach Jahren der Arbeit mit Fengshui umfängt mich mein Haus. Ihr Heim sollte ein Ort der Ruhe für Sie sein. Es ist nicht leicht, sich glücklich, sexy und sinnlich zu fühlen, wenn Sie sich auf Zehenspitzen durch Krimskrams bewegen oder Ihre Umgebung sagt: »Achten Sie auf alles andere, nur nicht auf sich selbst« oder »Du hast es nicht geschafft, dass diese Klamotten dir passen, regelmäßig auf dem Home-Trainer zu trainieren, finanziell so gut dazustehen wie deine Eltern oder der Ex.« Wer braucht so was in seiner Nähe?

Vielleicht sollten Sie die Kruschecken Ihres Hauses als eine Art Verdauungstrakt betrachten. Wenn diese Plätze mit alten unbenutzten Sachen vollgestellt sind, stehen die Chancen nicht schlecht, dass es Ihrem Körper ähnlich geht. Unsere Umgebung spiegelt unseren Körper wider. Und genau wie unsere Körper verlangen sie regelmäßig nach Reinigung und Zirkulation. Letztens habe ich einen Profi engagiert, der zu einem nach Hause kommt und Ordnung schafft. Ich hatte das Bad renoviert und wollte es nicht wieder mit meinem ganzen alten Zeug vollstellen. Was mit dem Badezimmer anfing, endete schließlich mit dem ganzen Haus. Ja, es war anstrengend, und deshalb habe ich mich immer mal wieder einen Nachmittag lang der Reinigung gewidmet. Nach zwei Monaten hatte ich schließlich den Platz, den ich wollte: sauber und übersichtlich (zum größten Teil). Kein Stapel Zahnbürsten mehr, den ich mal günstig erstanden und dann vergessen hatte. Kein Krimskrams, der mich bedrückt. Und besser noch: Zum ersten Mal in meinem Leben weiß ich, wo alles liegt! (Kein Scherz.)

Wenn Sie Ihr Heim als Ruhepol gestaltet haben, sorgen Sie gezielt dafür, dass dieser schöne Ort des Auftankens nicht bald schon wieder zumüllt. Machen Sie das gern parallel zum Loslassen alter Gefühle. Es wird dann nämlich leichter, gerade bei Sachen, die Sie nur »für den Fall« aufheben. Immer wenn Sie etwas Neues anschaffen, sollten Sie etwas Altes wegtun. Spüren Sie, wie gut es sich anfühlt, den Müll zu entsorgen ebenso wie die Schuldgefühle, die mit ihm einhergehen. So können Sie den Fluss des Qi, der Lebensenergie, beschleunigen. Wollen Sie dennoch wichtige Erinnerungen behalten, machen Sie ein Foto oder digitalisieren Sie Bilder und Videos, damit Sie sich erinnern können, ohne alles in Vorratsbehältern aufzubewahren.

Wenn Sie sich vom Gerümpel überfordert fühlen, machen Sie folgende Übung, um die innere und äußere Ordnung wiederherzustellen.

Übung: Das Einmaleins der Entrümpelung

Allein der Gedanke an die Zeit, die es kosten wird, alles durchzusehen und zu entrümpeln, kann einen schon mutlos machen. Deshalb hier die 15-Minuten-Methode des Aufräumens.

Erstens: Sie fassen den Entschluss und sagen laut: »Göttlich Geliebtes, wandle mich in jemanden, der organisiert ist und der in einer angenehmen Umgebung lebt. Zeig mir, was ich weggeben muss.« Stellen Sie dann die Eieruhr auf 15 Minuten und nehmen Sie sich eine Schublade oder einen Regalboden vor. Während Sie die Dinge verrücken, bieten Sie alles dem Göttlichen an. Machen Sie ein Ritual daraus, Ihr Leben zu sortieren – betrachten Sie das Aufräumen als spirituelle Praxis!

Nehmen Sie nur eine kleine, begrenzte Fläche auf einmal. Sonst sind die 15 Minuten auf einmal um, und Sie haben eine größere Unordnung als vorher. Wenn Sie mit dem Aussortieren, Saubermachen und neu Einräumen fertig sind, halten Sie kurz inne und genießen Sie, wie schön es ist, entrümpelt zu haben. Wiederholen Sie das Ganze am nächsten Tag und am übernächsten.

Sie können auch den Anregungen von Tiki Küstenmacher und Simplify Your Life folgen (www.simplify.de). Nehmen Sie einen Müllbeutel und sammeln Sie 25 Gegenstände ein, die Sie entweder wegschmeißen oder weggeben. Wenn Sie die zusammenhaben, dann schmeißen Sie den Müll weg und verstauen Sie den Rest sofort im Auto, damit er aus dem Haus kommt. Machen Sie einen Termin für den Secondhandladen oder für die Abholung durch eine gemeinnützige Organisation. Vereinbaren Sie einen Rückruf, damit die Tüte mit den Sachen auch wirklich abgeholt wird.

Können Sie sich nur schlecht von Sachen trennen und sind versucht, die Tüte wieder aus dem Kofferraum zu holen, hier ein Trick: Stellen Sie sich vor, wie jemand Ihre alten Sachen bekommt und total begeistert ist. Stellen Sie sich vor, dass jemand den Pulli anprobiert, der Ihnen sowieso nie so richtig gestanden hat, oder voller Dankbarkeit ein Elektrogerät anschließt, das Sie vielleicht einmal im Jahr benutzt haben, wenn überhaupt. Das Wissen darum, dass sich jemand über etwas freut, das Sie nicht mehr brauchen, macht es leichter, sich davon zu trennen.

Damit Ihr Heim noch mehr zu einem Ort des Energieschöpfens wird, in dem das Qi ungehindert fließen kann, lassen Sie die Natur herein. Dies kann durch Klänge oder Aquarien geschehen, durch natürliches Licht, Pflanzen, Fotos oder den Blick aus dem Fenster. All das ist nachweislich geeignet, um Stress abzubauen.[8] Verschönern Sie Ihren Wohnbereich mit natürlichen Düften oder Blumen, Tannenzapfen oder Steinen vom Strand, mit allem, was Sie mit Mutter Natur verbindet. Umgeben Sie sich mit Naturgeräuschen. Es gibt Computer-Apps oder kleine Geräte, die Vogelgezwitscher machen oder Wellen, die am Strand auflaufen, und so weiter. Dekorieren Sie Ihr Heim wie den Palast einer Göttin als Refugium und Ort des Sichbelebens.

Egal wie klein Ihre Wohnung ist, egal wie groß die Einschränkungen sind, die in Ihrem Leben walten. Öffnen Sie sich für neue Möglichkeiten, indem Sie Kummer, Zorn und Schmach heraus- und Freude hereinlassen. Emotionale Befreiung und physisches Entrümpeln machen Sie bereit für das alterslose

Leben, geben Ihnen neue Kraft und neuen Mut. Im nächsten Kapitel erfahren Sie etwas Wichtiges für das Leben als alterslose Göttin: Sinnlichkeit und Sexualität. Diese gewinnen Sie vor allem dann zurück, wenn Sie zuvor die alten Gefühle von Kummer, Angst und Schuld hinter sich gelassen haben.

KAPITEL SECHS

Göttinnen sind sinnlich und sexy

Sex beginnt weit vor der Schlafzimmertür
und klingt entsprechend nach.
— Dr. Gina Ogden, *Ich liebe Sex*

Eine Frau namens Charise war zu einem Bürgerpicknick gegangen, wo sie mit zwei Veteranen aus dem Zweiten Weltkrieg ins Gespräch kam. Die beiden flirteten ordentlich mit ihr. Sie hingegen genoss, dass die beiden Gentlemen sich so ins Zeug legten, um sie zu beeindrucken. »Ich kam mir vor wie ein französisches Dorfmädchen, das eine Flasche Burgunder mit zwei jungen Alliierten trinkt, seltsam genug, weil die beiden um einiges kleiner waren als ich und der eine sogar am Stock ging! Also die waren bestimmt um die neunzig, aber ich schwöre, dass sie mich anmachten. Ich hatte am Ende ganz vergessen, dass ich so zugelegt hab, und fühlte mich wie zu meinen besten Zeiten.«

Charises schöne Flirterfahrung in männlicher Gegenwart alter Schule ist ein gutes Beispiel für eine elementare Wahrheit. Solange wir einen Körper haben, sind wir auch sexuelle

Wesen, ob wir uns am Ende nun ausziehen oder nicht. Wenn wir frei sind von unnötiger Scham, werden wir von Sexuellem so natürlich angezogen wie die Bienen von der Blüte. Diese sind die Sexualorgane der Pflanze, die Pflanzen einsetzen, um die Bienen anzuziehen, die ihrerseits die Blüten bestäuben. Aber sie sind zugleich noch viel mehr als das: Sie sind Teil der Fülle und Schönheit des Lebens auf der Erde. Und so ist die Sexualität der Frau nicht nur eine Frage der Fortpflanzung. Wir sind immer noch verführerisch, auch wenn wir nicht mehr schwanger werden können.

Wir Menschen sind einfach auf sexuelle Lust hin angelegt. Unsere Körper wurden durch Sex geschaffen, das menschliche Leben wird sexuell übertragen. Es ist sogar denkbar, dass das Universum durch einen einzigen großen orgasmischen Bang zustande kam. Wer weiß? Was wir indessen mit Sicherheit wissen, ist, dass die meisten von uns in einem Moment der gegenseitigen Lust empfangen wurden – jedenfalls sollte es so gewesen sein. Auf einer elementaren Ebene erinnern sich unsere Zellen der Schöpfungsenergie: die Lust der Lebenskraft, die uns erhält und das Leben lebenswert macht. Diese Lebenskraft wird durch Stickstoffmonoxid, Beta-Endorphine und all die anderen Neurotransmitter der Freude und Lust übermittelt. Sexualität geht also weit über den Sexualakt hinaus. Sie handelt davon, wie das Leben selbst sich erneuert! Die Sexualpädagogin Layla Martin findet, dass der Schlüssel zum Glück einer Frau in einem guten Verhältnis zu ihrer Vulva liege. Ganz einfach. Da gebe ich ihr recht.

Weiter oben hatten Sie erfahren, dass die Seele den Körper durch das betritt, was Tami Lynn Kent die »spirituelle Tür« nennt. Das ist der Zugang zum »geburtlichen Feld«, woher alle Energie kommt. Wenn Ihnen erst einmal die grundlegende Verbindung von Sexualität, Spiritualität und Kreativität klar wird, dann sind Sie auf ein starkes Mittel gestoßen, das nicht versiegt und Sie lebendig macht.

Charise erlebte bei dem Picknick zwei Männer, die wussten, wie sie sich mit ihrer männlichen Lebenskraft und mit dem Herzen verbinden mussten. Das aber hat, wenn Sie so wollen, den »Funken« bei Charise gezündet. Auch ich habe die gleiche Erfahrung beim Tango mit Männern gemacht, die super Tanzpartner waren, ganz gleich, wie sie auf den ersten Blick wirken mochten. Vielleicht hatten sie eine Glatze, waren klein oder hatten einen Bauch, aber sie wussten sich verdammt gut zu bewegen, sinnlich und voller Gefühl. Damit machten sie es ihrer Partnerin leicht, es ihnen gleichzutun. Wenn beide Partner so tanzen, dass Herz und Hüften miteinander sprechen, ist das himmlisch. Dann steht die Zeit still, und das Altern hört auf. Körper, Geist und Seele sind für diese Sinnlichkeit, ja Sexualität gemacht. Wir alle können so etwas erfahren.

Ihr Gehirn und Ihre Hüften sollen eigentlich nicht getrennter Wege gehen. Tatsache ist, dass Ihr Becken genau wie das Gehirn Weisheit besitzt. Die eigene Sexualität bewusst zu erfahren heißt nicht, dass Sie im Hinblick auf Partner und sexuelle Praktiken wahllos sind. Es geht nicht darum, abgekoppelt von Lust und Tiefe Sex zu haben. Auch geht es nicht darum, durch Sex Menschen zu manipulieren, denn Ihre innere Aphrodite ist nicht käuflich. Das wäre unklug und moralisch fragwürdig. Es ist wie mit dem Feuer: Man kann damit kochen oder das Dorf niederbrennen – deshalb sollten Sie es verantwortungsvoll nutzen. Die Jungianerin Llorraine Neithardt, die als Medium tätig ist und die Sendung *Venus Unplugged* auf Blog Talk Radio moderiert, betont, dass die Aura unserer Sexualpartner für eine ganze Weile in unserem Energiefeld erhalten bleibt. Wenn ein Mann eine Frau penetriert, bleibt seine Energie ein Jahr lang bei ihr, während die einer Frau nur einen Monat bei ihm bleibt. Seien Sie deshalb wählerisch, wen Sie in Ihren Körper lassen, denn diese Person berührt Sie emotional und spirituell.

Der Weisheit des Beckens zu vertrauen heißt, Ihrer eigenen Verbindung zur Quelle zu vertrauen, einer Energie, die Welten schafft. Alterslose Göttinnen sind sexuell und sinnlich selbstbestimmt – ohne Scham, aber mit Unterscheidungsvermögen. Sie nehmen auf, was Sie begehren. Dann nutzen Sie es, um etwas Neues und Kostbares zu schaffen. Die Natur »verbraucht« sich nicht, sie erneuert sich. Sie nehmen Lebenskraft auf, genießen sie und schicken sie zurück in anderer Form. Darauf bezieht sich auch die Erforscherin weiblicher Sexualität Gina Ogden, wenn sie sagt, dass die Lust einer Frau in der Welt widerhallt, uns alle zu heilen.

Sie haben ein Recht auf Sex

Ein erfülltes Sexualleben zu haben, wie immer Sie es auch definieren mögen, ist in jedem Alter möglich. Dabei spielt vor allem Ihre Selbstwahrnehmung eine Rolle, und die hat nichts mit dem Alter zu tun. Wenn Sie sich sexy und sinnlich finden, sind Sie es auch, ganz egal, wie alt Sie sind oder in welcher körperlichen Verfassung.

Den meisten Frauen ist eingetrichtert worden, dass sie ungefähr ab 50 weder sexuell attraktiv noch begehrenswert sind. Andere täuschen Orgasmen vor oder geben sich über Jahre mit einem Sexualleben zufrieden, das zu wünschen übrig lässt, weil sie denken, Sex sei eben so. Auch wissen sie nicht, dass sexuelles Vergnügen in jedem Alter lernbar ist und gesteigert werden kann. Sheri Winston, Autorin des Buches *Entfalte dein erotisches Potential: Landkarte zur Erkundung der weiblichen Sexualität* findet, ein paar Töne auf dem Klavier spielen könne jeder, aber um ein Virtuose zu sein, brauche man Jahre der Übung. Das Gleiche gilt auch für die Sexualität. In puncto Können und Lust geht immer noch mehr.

Frauen haben sich zu der Annahme verleiten lassen, dass ihr sexuelles Begehren nach der Menopause verschwindet. Die Wahrheit ist, dass es Zeiten gibt, in denen sich die sexuelle Triebkraft eher nach innen und auf Erneuerung richtet statt nach außen. Die sexuelle Lust verschwindet nicht, sie orientiert sich nur um. Wenn Frauen auch nur halbwegs die Chance haben, ihr Begehren mit Partnern, die ihnen mit Respekt und Liebe begegnen, zum Ausdruck zu bringen, dann ist ihr sexueller Appetit durchaus erheblich. Doch Frauen sind von der gängigen medizinischen Forschung manchmal wie »verhext«, weil diese die weibliche Sexualität vor allem mittels Krankheitsbildern beschreibt. Wenn die Forschung nahelegt, dass fast die Hälfte aller Frauen unter sexueller Dysfunktion leiden, weiß man, dass nicht Frauen das Problem sind. Die Kultur ist es, die ihnen Probleme bereitet. So zeigte eine Studie 2008, dass von den 42 Prozent, die angeblich unter sexueller Dysfunktion litten, dies nur 12 Prozent problematisch fanden.[1]

Die Standardsexualforschung definiert normalen Sex als Geschlechtsverkehr zweimal die Woche – eine sehr enge Definition. Weibliche Sexualität ist jedoch eine Ganzkörpererfahrung und nicht nur auf die Vagina und die Klitoris beschränkt. Nebenbei bemerkt bedeutet das lateinische Wort *Vagina* »Scheide«, wie die Schwertscheide. Damit erhält ein wichtiger Teil unseres Körpers seine Bezeichnung durch Bezug auf den Penis des Mannes. Regena Thomashauer, die Leiterin der Mama Gena's School of Womanly Arts in New York, nennt die Vulva und die Vagina einer Frau schlicht »Pussy«. Nun bin ich davon im normalen Gespräch nicht so begeistert, aber ich muss sagen, dass ich den Ursprung des Wortes angenehmer finde als Vagina. Man sagt, dass »Pussy« aus dem altnorwegischen und dem altenglischen Wort für »Börse« oder »Tasche« stamme (um darin Geld aufzubewahren – mit anderen Worten die Macht zu haben!). Das P-Wort könnte auch von einem altgermanischen Ausdruck für eine Katze kommen – und was könnte anziehender und stärker sein als eine Katze, die auf niemanden hört und sich selbst genug ist? »Wenn eine Frau ihre Pussy besitzt, dann besitzt sie ihr Leben«, sagt Mama Gena.[2]

Mama Gena lehrt, dass jedes Mal, wenn eine Frau ihre Lust entdeckt – auf allen Ebenen einschließlich der sexuellen –, sie irgendwo eine andere Frau auf der Welt befreie. Es ist ein bisschen wie in dem Film *Ist das Leben nicht schön?*, als der Engel Clarence zu George sagt, dass jedes Mal, wenn er eine Glocke läuten hört, ein Engel seine Flügel bekommt, weil er ein Leben gerettet oder eine gute Tat getan habe. Das glaube ich sofort. Die Quantenphysik hat zweifelsfrei erwiesen, dass wir alle energetisch miteinander verbunden sind. Wenn also eine Frau ihr angestammtes Recht auf Lust erfährt, macht sie es der nächsten Frau damit viel leichter. Uns der Lust und sexuellen Kraft in einer Kultur zu widmen, die sexuell unterdrückend oder beschämend ist, ist ein Akt der Ermächtigung. Wenn eine Frau sexuell erwacht, verbinden sich ihr Verstand, ihre Seele und ihre Erotik, um Teil der guten Energie der Erde zu werden. Deshalb: Hauen Sie auf die Pauke und animieren Sie andere Frauen, ein Gleiches zu tun!

In jedem Lebensalter oder jeder Lebensphase können wir

uns von Grund auf neu erfinden, und das gilt besonders für die Zeit der Menopause. Ein Aspekt der Wiedergeburt ist die Zurückeroberung der Sexualität, weil wir sie der Dominanzkultur entwinden, die sagt, sie sei unnötig, da wir keine Kinder mehr bekommen. Doch unsere Sexualität ist weit mehr als das Zusammenkommen von Ei und Spermium.

Die Forschung hat gezeigt, dass ein neuer Partner eine der verlässlichsten Variablen für guten Sex nach der Menopause ist. Aber das sollte man nicht wörtlich nehmen. Die Forschung hat nämlich nicht zeigen können, dass es einen direkten Zusammenhang gibt zwischen dem Hormonstatus einer Frau und ihrer sexuellen Befriedigung. Auch konnte keine Verbindung zwischen dem Alter und sexueller Befriedigung nachgewiesen werden. Doch warum ist ein neuer Partner so wirksam? Er ist es aus dem Grund, dass Sie von DMT (Dimethyltryptamin) überschwemmt werden, einem Hormon, das in der Zirbeldrüse gebildet wird und Sie so selig macht. Es wird auch im Zustand der »Erleuchtung« ausgeschüttet. Die gute Nachricht ist, dass Sie DMT auch selbst produzieren können! Wenn Sie ein neues Verhältnis zu Ihrer Sexualität und Sinnlichkeit entwickeln, verbinden Sie sich im Grunde mit dem, was Sheila Kelley, Gründerin von S Factor Pole dancing, »das innere Tier« nennt. Sie stehen dann mit der Göttin Aphrodite in Verbindung, die durch Sie wirkt.

Ob Sie nun ledig oder gebunden sind – Sie können Ihre sexuelle Energie als Quelle von Lebenskraft und Aktivität begreifen. Auch wenn Sie Single sind und keine sexuelle Beziehung führen, können Sie Ihre sexuelle Energie ungehindert ausdrücken. Fangen Sie mit der Einsicht an, dass Ihr Körper durch sexuelle Energie entstanden ist und noch immer von ihr angetrieben wird. Und Sie sind eben ein Ausdruck dieser Quelle. Diese Quelle liebt Flirts, ist sexy und voller Lebenslust!

Als alterslose Göttin können Sie Ihre Sexualität bis weit in Ihre Sechziger und Siebziger genießen und noch darüber hinaus. Auch wenn es dem, was Sie gelernt haben, zu widersprechen scheint, zeigt die Forschung doch, dass ältere Frauen ein weitaus besseres Sexualleben haben als viele junge Frauen. Dr. Gina Ogden, Autorin der ISIS-Studie (Integrating Sexuality and Spirituality), sagt, dass Frauen in ihren Sechzigern und Siebzigern so guten Sex haben wie nie zuvor.[3]

Ein erfülltes Sexualleben fängt mit Bildern und Überzeugungen an. Wenn Sie sich erst einmal sexy fühlen, dann werden Sie auch für die Außenwelt attraktiver. Männer und Frauen wissen gleichermaßen, dass Frauen, die erregt sind und in Verbindung mit ihrer sexuellen Lust stehen, sexy sind. Es gibt kein wirksameres *Aphrodisiakum als eine Frau, die sich unwiderstehlich findet und darin schwelgt!*

Wie viele Frauen aus der Generation der Babyboomer wusste ich in jungen Jahren nicht, wie ich meiner Kraft Ausdruck verleihen könnte, ohne dadurch Männer abzutörnen oder mir asexuell oder unattraktiv vorzukommen. Vielen Frauen hatte man beigebracht, sie müssten sich, um begehrenswert zu sein, schwach und unterwürfig geben, damit sich ein Mann stark und, ja, männlich fühlen könne. Andererseits hatten wir verinnerlicht, dass die weiblichen Mittel – Unterwäsche, Make-up und schöne Kleider zum Beispiel – unserer nicht würdig seien. Auch hatten wir gelernt, die Lust unserer Partner in den Mittelpunkt zu stellen, auf Kosten unserer eigenen. Wenn das kein Doubleblind ist! Eine starke Frau sein, die sich wie ein Mann verhält – das kann's doch nicht gewesen sein.

In vielerlei Hinsicht sind Frauen aller Altersstufen noch immer dabei, sich ihr inneres erotisches Selbst anzueignen. Frauen ringen darum, wie sie sinnlich, stark, weiblich und eins mit ihrem Körper sein können. Immer noch beurteilen wir uns nach unserem Gewicht, der Brustgröße, Hüftumfang und Haar – die Liste ist endlos. Doch überzogene Selbstkritik und Schuldgefühle schalten unsere Lebenskraft ab. Um sie wieder anzustellen – und dabei auch noch guten Sex zu haben –, müssen Sie nur vier Dinge wissen und beherzigen:

Richten Sie sich an der göttlichen Kraft von Venus/Aphrodite aus, lassen Sie diese Kraft so durch Ihren Körper wirken, wie es *Ihnen* entspricht.

Lassen Sie Ihre weibliche Erotik zu, das hilft Ihrer Gesundheit.

Werden Sie zur Erforscherin Ihrer eigenen Lust (das wird nicht nur Sie antörnen, sondern auch Ihren Partner, falls vorhanden).

Machen Sie sich die starke Verbindung zwischen Spiritualität und Sexualität bewusst.

Aphrodite kehrt zurück

Viele Kulturen früherer Zeiten kannten Göttinnen der Liebe, der Sexualität und der Lust. Es gab Freya in Skandinavien, Oshun in Westafrika und Rati in Indien, um nur ein paar zu nennen. Interessant ist in diesem Zusammenhang, dass die griechische Göttin Aphrodite, deren römischer Name Venus war, nicht nur eine Göttin der Schönheit, Sexualität und Verführung war, sondern auch des Wohlstands und des Sieges. Sie stand für die elementare Verbindung zum Leben. Über Jahrmillionen war die archetypische Göttin der Liebe und der Sexualität ein Teil unseres kollektiven Bewusstseins, bis die neolithische Revolution kam, die die kollaborativen Gesellschaften ablöste und sie durch solche ersetzte, die männliche Götter verehrten. Danach haben Kulturen jahrtausendelang auf der ganzen Welt versucht, die Kraft der weiblichen Sexualität zu unterdrücken, abzuwerten, zu kontrollieren und zu dämonisieren, wobei sie die Verbindung zwischen dem weiblichen Körper und der kreativen göttlichen Kraft des Lebens lösten. Diese Dominanzkulturen verstanden sich mehr auf individuellen Triumph als auf Zusammenarbeit, und so verkörperte ein Herrscher an der Spitze der Hierarchie alle Macht. Man könnte vielleicht denken, dies sei eine *alte* Geschichte, doch vieles davon trifft auch heute zu, sogar in den USA, wo es einige Bundesstaaten gibt, die Frauen, die sich zu einer Abtreibung entschlossen haben, einen vaginalen Ultraschall aufzwingen. Es gibt Gesetzgeber, die meinen, Frauen würden ihr Herz und ihren Körper nicht gut genug kennen, um sich ohne einen derartigen Eingriff für eine Abtreibung zu entscheiden. Da denkt man, man lebte in einer modernen Welt, bis jemand kommt, der so ein Gesetz vorschlägt und man sich ernsthaft fragt, in welchem Jahrhundert man gelandet ist!

Nach Tausenden von Jahren unter der Dominanzkultur wundert es nicht, dass wir unseren Körpern und der lebenspendenden Kraft der Erde entfremdet sind. Doch tief in uns wissen wir, dass wir eigentlich sexuelle, sinnliche und lebenspendende Göttinnen sind. Tief im Inneren wissen wir auch, dass Sex und Seele zusammengehören. In einer Befragung von 4000 Frauen fand Gina Ogden heraus, dass 47 Prozent der Frauen angaben, beim Orgasmus eine Gotteserfahrung gehabt zu haben, während 67 Prozent angaben, für sie müsse Sex eine spirituelle Komponente haben, um befriedigend zu sein.[4] In die gleiche Richtung weist auch der Neurotheologe und Mediziner Andrew Newberg, der sich mit dem Verhältnis von Gehirn und Spiritualität beschäftigt. In seinem Buch *Der gedachte Gott* stellt er die These auf, dass Sexualität unsere Fähigkeit zur religiösen Ekstase beeinflusst hat.[5] Das ist nun nicht gerade das, was man im Gottesdienst zu hören bekommt!

Sexualität ist Macht. Sie ist unsere Verbindung zur schöpferischen Lebenskraft. Verbinden Sie sich mit Aphrodites Kraft und Sie spüren, dass Sie verdienen, das zu bekommen, was Sie sich wünschen. Dann geben Sie sich der sexuellen Lust und anderen Vergnügungen hin, ohne Angst zu haben, jemand könne daran Anstoß nehmen. Dann genießen Sie die Lust in vollen Zügen, die sogar multiple Orgasmen umfassen kann. Aphrodite sein heißt, eine Diva in der ursprünglichen Bedeutung des Wortes zu sein: ungehemmt in Ihren Sehnsüchten und Begierden, ungehindert in Ihrer lustvollen Jagd. Viele von uns können sich das nur schwer vorstellen, weil wir gelernt haben, nicht zu viel zu nehmen, nicht zu laut zu lachen und nicht zu viel zu wollen. Wir haben gelernt, unser Verlangen zu hinterfragen und auf keinen Fall egoistisch zu sein.

Um jedoch alterslos zu sein, müssen wir lernen, Egoismus von Selbstsorge zu unterscheiden, weil das Sichverwöhnen eine Erneuerung im Geiste Aphrodites ist, der schöpferisch sinnlichen Kraft des Lebens selbst. Selbstsorge ist ein Dienst *an* der Welt. Dazu Judy Harrow im Magazin *Gnosis:* »Aphrodites Rituale der Liebe und der Lust verbinden die inneren und äußeren Ebenen ... Wir müssen tatsächlich IHR zu Ehren tanzen, singen, feiern, Musik machen und lieben. Wir ehren SIE mit und durch unsere Körper. Dadurch segnet SIE uns. Durch diese Rituale werden die falschen Gegensätze von Körper und Geist, Bewusstsein und Natur versöhnt. Das Heilige finden wir in uns und in allen Dingen unserer wunderschönen Mutter Erde.«[6]

Freude und Unwiderstehlichkeit sind das, was Sie anderen anbieten. Zugleich laden Sie dabei Ihre eigenen Batterien auf. Das Einatmen-der-Aphrodite, nach Laura Bushnells Buch *Life Magic*, ist eine gute Übung, um sich mit der eigenen Lust zu verbinden.[7]

Übung: Aphrodite einatmen

Machen Sie einen Spaziergang, entweder allein in der Natur oder in einer belebten Straße. Stellen Sie sich beim Gehen vor, eine Frau, die sehr sexy ist, werde an Ihre linke Seite gedrückt. Dies ist die Körperseite, die Empfänglichkeit und das Weibliche repräsentiert (während die rechte für das Gebende und das Männliche steht). Ich stelle mir bei der Übung Sophia Loren oder Salma Hayek an meiner Linken vor, aber Sie können jede andere Frau nehmen, die sexy und stark ist.

Atmen Sie nun die Frau und ihre Energie ein. Stellen Sie sich vor, Sie nähmen ihre Sinnlichkeit und Sexualität auf; visualisieren Sie, wie sich Ihre eigene Lebenskraft mit jedem Atemzug vergrößert, eine Kraft, die direkt vom Göttlichen zu Ihnen geleitet wird.

Machen Sie diese Übung 3 Wochen lang täglich für ein paar Minuten und schauen Sie, was passiert. Sie können sie auch mit Affirmationen kombinieren, etwa »Ich bin Aphrodite. Ich liebe wild und ungezügelt. Ich bin die unwiderstehliche Kraft der Natur.«

Die Libido pulsiert als lebendige Kraft durch unseren Körper. Sie ist ein natürliches Verlangen nach mehr Lust und dem, was diese mit sich bringt.

Die Lebenskraft ist schöpferisch und unbegrenzt. Bäume etwa bringen viel mehr Samen hervor, als jemals keimen und zu neuen Bäumen werden. Im letzten Jahr gab es in meinem Garten den ganzen Frühling über, wann immer es wehte, reichlich gelben Pollen aus ein paar Pinien. Der Pollen bedeckte alles am Boden und hat die anderen Pflanzen mit seinen vielen Nährstoffen mitgenährt. Kürzlich habe ich erfahren, dass es genau der Pinienpollen ist, der den Waldboden zum Leben erwachen lässt und Pflanzen und Pilzen das Startsignal zum Wachsen gibt. Das ist Fruchtbarkeit! Fische legen viel mehr Eier ab als jemals schlüpfen. Und Frauen haben mehrere Orgasmen, weil im Moment der Ekstase die Lebenskraft zum Ausdruck kommt, verbunden mit reichlich Stickstoffmonoxid. Unsere Körper sind nicht darauf angelegt, Lust zu begrenzen. Sie sollen die Lust vielmehr als die Medizin erfahren, die sie in Wirklichkeit ist. Der Orgasmus ist ein Geschenk, das unsere Energiefelder buchstäblich neu ausrichtet und sich in unserer Ausstrahlung bemerkbar macht.

Wenn Sie gesund und als Göttin leben wollen, dann sollten Sie wissen, wie Sie am besten mit Ihrem angeborenen Sexualtrieb und der geistigen Energie umgehen. Lenken Sie beide in Ihr Becken und hin zu Ihren erogenen Zonen. Spiritualität und Sexualität sind zwei Seiten derselben Medaille, ungeachtet der Tatsache, dass sie seit Jahrhunderten von vielen Kulturen getrennt werden. Sollten Sie glauben, dass Sie mit zunehmendem Alter sexuell herunterfahren, dann wird wahrscheinlich auch genau das passieren. Das aber tut nicht not, und alterslos macht es Sie auch nicht. Sie können eine Sexgöttin werden, gedanklich, körperlich oder im Schlafzimmer.

Unterdrückung fängt zuhause an – und endet auch dort

Auf meinem eigenen Weg zu mehr sexueller Erfüllung habe ich andere Frauen an der Mama Gena's School of Womanly Arts (www.mamagenas.com) darin unterrichtet, durch Lust mehr Lebenskraft zu gewinnen. Als ich die Frauen so beobachtete, die ich gesünder und glücklicher zu machen mir vorgenommen hatte, wurde mir klar, dass ich selbst die weiblichen Künste genauso zu lernen hatte wie die Frauen dort – meine Töchter und ich entschieden uns, den »Meisterkurs« zu belegen.

Bei einem fröhlichen Beisammensein nach dem Unterricht forderte mich eine Frau auf, auf dem Tisch zu tanzen. Ich trinke keinen Alkohol und war demzufolge noch nie betrunken, auch nicht high durch Drogen. Durch das liebevolle Drängen all der Schwestergöttinnen genötigt wollte ich den Versuch wagen. Bis dahin hatte ich mich nie als sinnliches oder sexuelles Wesen empfunden. Ich sah mich als ernsthafte Ärztin, die ihr ganzes Leben hart gearbeitet hatte, um anerkannt zu werden. Und nun auf einmal … Ich muss sagen, erotisch in New York auf dem Tisch zu tanzen, angefeuert von Dutzenden lebhafter Frauen – das fühlte sich wirklich gut an.

Dennoch entging mir nicht, dass meine Töchter von meiner Vorführung nicht wirklich begeistert waren. Die jüngste meinte: »Also wirklich, Mama. Dich so zu sehen, finde ich nicht so lustig.«

Bumm! Sofort fiel ich aus den Wolken von Lust und Spaß

hinab auf den Boden des Schuldgefühls und der Enge. Weil ich meine Töchter nicht weiter in Verlegenheit bringen wollte, wechselte ich wieder brav in mein mütterliches asexuelles Selbst. Dann aber habe ich mit der Kulturanthropologin Anne Davin gesprochen, die damals auch bei Mama Gena lehrte. Sie erzählte mir, dass es in Eingeborenenkulturen Übergangsrituale auf der Schwelle zum Erwachsensein gibt. Dabei werden Mädchen in die Rituale des Frauseins von ihren Müttern eingeführt, die ihrerseits Jahre zuvor initiiert worden waren. In der westlichen Kultur, die nur wenig Übergangsrituale für Mädchen kennt, sind sowohl die erwachsenen Mütter als auch ihre Töchter letztendlich nicht eingeweihte Mädchen. Deshalb fühlt es sich für beide Seiten komisch an, zur gleichen Zeit die gleichen »Rituale« zu vollziehen. Anne Davin fand, ich solle mich von der Reaktion meiner Töchter nicht abschrecken lassen. Es sei zu wichtig, mein Recht auf sexuelle Lust einzulösen.

Monate später, immer noch im Meisterkurs, ging ich einmal kurz aus dem Unterrichtsraum, um etwas zu holen. Als ich zurückkam, hatten sich alle zu zweit für eine Übung aufgestellt, nur meine Tochter Ann hatte keine Übungspartnerin. Wir wussten beide nicht, worum es in der Übung ging. Dann wurden wir aufgefordert, uns sinnlich zu bewegen, die Partnerin sollte dies kommentieren. Ich musste lachen. Das war ja *klar,* dass meine Tochter und ich diese Übung gemeinsam machen mussten! Ich fing an und machte die Übung mit voller Hingabe. Ann bemerkte: »Mama, du hast dich wie eine Schlange bewegt. Das war wunderschön und hat mich sehr bewegt.« Bingo! Als sie ihre schöne erotische Bewegung machte, hab ich sie gelobt. Seit damals hat sich bei meinen Töchtern und mir viel verändert, und wir unterstützen uns dabei, lebendig zu sein und körperbewusst zu leben.

Wenn wir uns selbst befreien, befreien wir auch unsere Töchter. Sie erleben dann eine Frau, die auch nach der Phase des Kinderkriegens voller Kraft, sinnlich und schön ist, und lernen, dass auch sie später sexy und verführerisch sein können, alterslose Göttinnen eben.

Frauen verbessern ihre Lage rasend schnell, gleichsam auf der Überholspur. Als mein Vater heranwuchs, galt der nackte Knöchel einer Frau, die in einen Wagen stieg, schon als gewagt. Auf dem Höhepunkt der Frauenbewegung in Amerika trugen die Frauen Ende der 60er und Anfang der 70er den einen Tag Mini und den anderen Tag Maxi. Sie gingen ohne BH oder hatten Brautkleider im Westernstil, benutzten Kosmetik, die immer etwas mit »Baby« im Namen hatte. Es war völlig unklar, wie wir uns zu präsentieren hatten. Ende der 80er kam dann der Slogan »Dress for success« auf, der mit großen Schulterpolstern einherging, die uns mehr wie Männer aussehen ließen, dazu weiche Seidenkrawatten, die uns wie Männern Autorität verleihen sollten – nur in weich. Diese Moden zeigten vor allem die kulturelle Ambivalenz dieser Zeit. Die alten Insignien des Hollywood-Glamours von kräftigem Lippenstift über drapierten Satin hatten wir verworfen, doch nun holen wir sie uns wieder zurück. Endlich sehen wir, dass die Glamourqueens keine Leichtgewichte waren; genau wie sie können wir sexy, mächtig und smart sein. Ist es nicht super, dass der Filmstar der 1940er Hedy Lamarr, das klassische Glamourgirl, schon in den frühen 30ern einen Filmorgasmus hatte und sogar ein technisches Schlüsselelement erfand, das in der alliierten Unterseebootaufklärung Verwendung fand und noch heute ein integraler Bestandteil von Mobiltelefonen ist?

Heute können Sie Lippenstift und Raffsatin tragen, auch wenn Sie eine berufstätige Mutter sind. Sie können tagsüber

Uniform tragen und abends Jogginghosen, im Bett aber werden Sie zur erotischen Göttin. Sie können das scharfe Schulmädchen sein oder Yogahosen tragen. Es kommt nicht darauf an, was Sie tragen, sondern auf die Haltung. Kleidung und Make-up sind nur Zubehör. Ich mag die Badezimmerszene in dem Film *Taffe Mädels,* in der Melissa McCarthy Sandra Bullock klarmachen will, warum sie richtige Garderobe braucht, um sexy rüberzukommen. McCarthy macht das einfach durch ihre Bewegung, weil sie so eine weibliche Ausstrahlung hat. Dafür muss sie nicht schlank oder im herkömmlichen Sinne hübsch sein. Es geht darum, sich von dem alten Schema von Jungfrau und Hure zu lösen, das Frauen entmachtet und missachtet. Finden Sie Ihre eigene Mischung aus erdhafter Frau, die ihre Kurven einsetzt, und der taffen, smarten Frau in Hotpants, die nicht so ohne Weiteres zu haben ist.

Wie schon Dolly Parton sagte: »Finde heraus, wer du bist, und steh dazu.« Ihren persönlichen Aphrodite-Stil brauchen Sie nicht zu rechtfertigen. Entschuldigen Sie sich nicht für das, was für Sie angenehm ist. Im Übrigen haben alle Menschen weibliche Anteile. Verleugnen Sie die Ihren nicht in der irrigen Annahme, Weiblichkeit sei gleichbedeutend mit Schwäche und Inkonsequenz. Sie sollten sich auf Ihre Art Weiblichkeit zu eigen machen und zum Ausdruck bringen.

Männergesundheit

Wenn Männer 40 oder 50 werden, erleben auch sie eine Zeit des Wandels und kommen in eine neue Lebensphase. Medizinisch wird dies als Andropause bezeichnet, aber der Begriff gefällt mir nicht, weil er Männer in ähnlicher Weise »kirre« machen kann wie der Begriff Menopause die Frauen. (Mit kirre machen meine ich die kulturelle Botschaft einer Lebenskrise, in die die Leute dann auch prompt geraten – was ihnen sonst nicht passiert wäre.) Ja, bei Männern können in dieser Lebensphase die Testosteronwerte absinken, aber das ist nicht zwingend. Es hängt vom Gesundheitszustand und der Befindlichkeit ab. (Auch der Bauchumfang spielt eine Rolle: Der Bierbauch, den so viele Männer bekommen, führt zu allerlei hormonellen Missständen, weil er entzündliche Botenstoffe und überschüssiges Östrogen produziert, das die Testosteronproduktion absinken lässt.) Wie bei Frauen können sich auch bei Männern alte, verschüttete Emotionen in Form von körperlichen Problemen bemerkbar machen. Bei Männern sind das oft Erektionsstörungen und Kreislaufprobleme. Medikamente gegen Erektionsstörungen wie Cialis und Viagra lösen vielleicht das Problem, eine Erektion nicht lange genug aufrechterhalten zu können, doch verdecken sie womöglich tiefer liegende Probleme wie ungelöste Wut, Angst oder Kummer, die von einem sexuellen Missbrauch herrühren können. Ich habe Dr. Oz sagen hören, der Penis sei der »Ölstandsmesser der Männergesundheit«. Damit meinte er, dass Erektionsprobleme frühzeitig Probleme mit dem Herzen anzeigen können.

Und wie schon besprochen, sind Herzprobleme oftmals mit altem ungelöstem Kummer und Groll verbunden.

Wenn der Mann in Ihrem Leben Probleme mit der Gesundheit oder dem Sex hat, dann steckt dahinter womöglich seine Angst vor der Sterblichkeit, die sich in einem Potenzverlust zeigt. Lassen Sie ihn teilnehmen an dem, was Sie über kulturelle Portale und Biologie wissen. Legen Sie ihm nahe, dass er seinen Zenit noch gar nicht erreicht hat! (Und ja, Erektionsstörungen kommen bei Männern, die den ganzen Tag sitzen, häufiger vor. Sind Sie mit einem Mann zusammen, sagen Sie ihm, er möge aufstehen und sich lustvoll mit Ihnen bewegen!)

Weil die sexuelle Leistungsfähigkeit eines Mannes so stark mit seinem Gefühl der Macht in der Welt verbunden ist, könnte ihn das zu einer Affäre verleiten oder zu einem hohen Pornokonsum, um zu beweisen, dass er es noch »draufhat«. Erinnern Sie sich noch an den Film *Mondsüchtig*, bei dem Lorettas (Chers) Mutter Rose, gespielt von Olympia Dukakis, die Figur Johnny fragt, warum ein Mann mehr als eine Frau brauche? »Vielleicht, weil er den Tod fürchtet«, ist seine Antwort. Männer haben womöglich Sex mit einer neuen Frau, um sich wieder lebendig zu fühlen. Als seine Partnerin könnten Sie selbst diese neue Frau sein, wenn Sie sich wieder mehr mit Ihrer eigenen Lebendigkeit verbinden. Vor ein paar Jahren habe ich einen Mann um die 70 getroffen, der mir erzählte, er brauche kein Viagra mehr, weil seine Frau den Mama-Gena-Meisterkurs belegt habe und wieder mehr mit ihrer Sexualität und Sinnlichkeit verbunden sei.

Als Partnerin eines Mannes in der Midlife-Crisis unterstützen Sie Ihren Mann am besten, wenn Sie selbst ganz lebendig sind. Vielleicht mag er das anfangs nicht, weil er den Eindruck hat, die Kontrolle über Sie zu verlieren – was auch stimmt! Dennoch wird es Sie beide am ehesten davor bewahren, sich zu entfremden.

In Sachen Lust und Lebensfreude müssen Sie die Führung übernehmen. Frauen stimmen Männer ein. Lassen Sie nicht zu, dass seine Wut oder Traurigkeit Sie mit herunterzieht. Damit täten Sie weder sich noch ihm einen Gefallen. Machen Sie *nicht* den Fehler zu warten, bis Ihr Mann sich bereit erklärt, auf den Zug der Lebensfreude aufzuspringen. Steigen Sie allein zu und laden Sie ihn dann ein, Sie zu begleiten!

Anatomie der Erotik

Jahrelang habe ich nun schon Frauen in der Anatomie ihrer primären erogenen Zonen unterrichtet, etwas, das nicht mal Medizinstudenten mit Spezialisierung auf Frauenheilkunde und Geburtshilfe lernen! Glauben Sie mir, sie wird oft nicht mal erwähnt. Nur wenigen Frauen hat man gezeigt, mithilfe eines Handspiegels die äußeren Teile der erogenen Zonen selbst zu untersuchen, weshalb sie sich damit nicht auskennen. Wie oft hört man Frauen von ihrer Vagina sprechen, wenn sie eigentlich ihre Klitoris, die inneren oder äußeren Schamlippen meinen, die alle zusammen die Vulva bilden. Ist es nicht seltsam, dass die meisten von uns nicht einmal die Namen für unsere Organe »da unten« beigebracht bekommen haben?

Doch es reicht nicht, nur die grobe Übersicht zu haben, auch wenn das schon ein Anfang ist. In Abbildung 1 kommen die erogenen Zonen zur Darstellung, abzüglich der beteiligten Gehirnareale, die eine große Rolle spielen beim Erleben der Sexualität. Wenn Sie etwas benennen und zugleich tief im Körper die zugehörigen Empfindungen spüren, dann haben Sie Zugang zu Ihrer

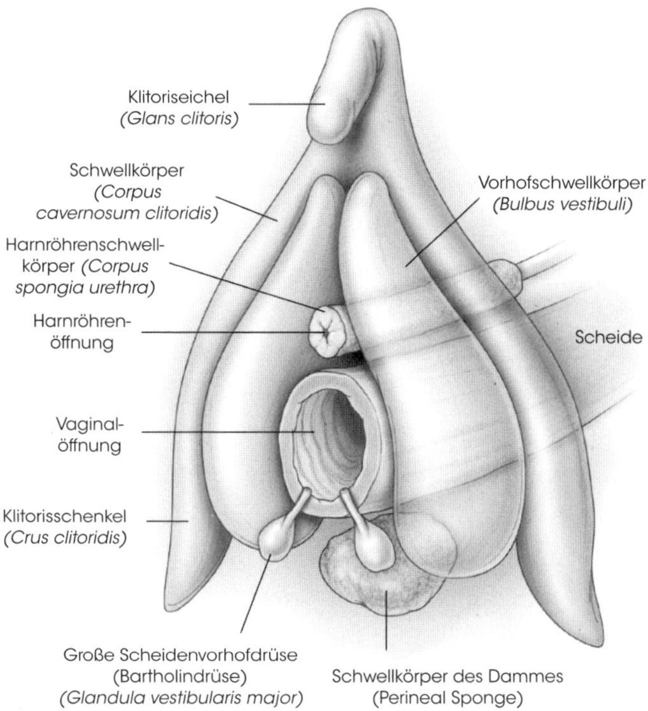

Abbildung 1: Die erogenen Zonen der Frau

ganz eigenen Kraft. Dann ist das Becken für Sie kein unbekanntes Territorium mehr, mit dem sich bloß ein außenstehender Experte auskennt. Mit der erotischen Anatomie vertraut zu werden bedeutet auch, sie sich sinnlich anzueignen und zu handhaben. Die Energie folgt auf den Gedanken. Selbst schon sich diese Abbildung anzuschauen und darüber nachzudenken, die Aufmerksamkeit auf diese erogene Zone zu lenken, wird sie durchbluten und mit Lust versehen. Auf diese Weise zünden Sie Ihr eigenes Feuer und bringen Ihr Kraft- und Lustzentrum zum Laufen!

Wurde Ihnen damals in der Schule jemals so eine Abbildung des weiblichen Sexualorgans gezeigt? Wahrscheinlich nicht, und wenn ja, kam es bei der Diskussion in der Klasse sicherlich nicht bis zu dem Punkt, wie sich Frauen diesen Teil ihres Körpers aneignen können. Ich möchte, dass Sie die erotische Anatomie selber erkunden – durch Selbstbefriedigung. Nehmen Sie einen Handspiegel oder stellen Sie sich über einen großen Spiegel und schauen Sie sich zwischen die Beine. Spreizen Sie Ihre Beine, damit Sie besser sehen können. Beschreiben Sie, was Sie sehen. Eine schöne Perle, eingefasst in Falten purpurnen Satins? Wie fühlt es sich an, wenn Sie die Lippen massieren, die sie umgeben? Beobachten Sie, wie Ihre Genitalien im erregten und nicht erregten Stadium aussehen.

Stimulieren Sie sich um die Klitoris herum. Nehmen Sie viel Gleitmittel. Bei den meisten Frauen liegt der empfindsamste Hotspot leicht links in Richtung Spitze der Klitoris. Der G-Punkt hingegen ist eine quadratische, leicht erhabene Fläche in der Vagina ungefähr nach fünf bis sieben Zentimetern mittig am oberen Teil des Vaginalkanals (also Richtung Nabel, nicht Richtung Rücken). Sie fühlen ihn nur bei Erregung und auch nur in gehockter Stellung, wenn Sie Ihren Zeige- oder Mittelfinger (oder beide) so einführen, dass der Fingernagel zum Steißbein zeigt. Wenn Sie sich dort stimulieren, werden Sie seine Empfindlichkeit bemerken, denn am G-Punkt laufen viele Nervenenden zusammen. Versuchen Sie auf und ab oder kreisförmige Bewegungen. Bearbeiten Sie ihn mit den Fingern, streichen Sie so, als ob Sie Verhärtungen in verkrampften Muskeln herausstreichen. Vielleicht fühlt es sich zunächst unangenehm oder taub an. Mit der Zeit jedoch können Sie diese Gegend für die Wonnen gewinnen – und ein liebender Partner kann Ihnen dabei helfen. Haben Sie Scheidentrockenheit, nehmen Sie ausreichend Gleitgel.

Zusätzlich zur Selbstbefriedigung können Sie auch Ihren Partner die Vulva und die Zone um die Klitoris massieren lassen. Doch selbst wenn Sie einen Partner haben, sollten Sie sich nicht die Wonnen der Selbstbefriedigung, oder wie es die alten Taoisten nannten, der »Selbstkultivierung«, versagen. Man nennt das auch Masturbation, ein schlimmes Wort, dessen Bedeutung wohl ursprünglich »sich mit der Hand beschmutzen« bedeutet. Selbstkultivierung bedeutet, auf gesunde Art sexuelle Lust zu empfinden, einen Orgasmus zu bekommen und das verjüngende Stickstoffmonoxid ins Blut gelangen zu lassen. Denken Sie daran, dass Selbstbefriedigung ein Weg ist, der inneren Aphrodite zu dienen. Körperliches und seelisches Wohlbefinden haben hier den Charakter eines Sakraments.

Ein Wort zu Vibratoren

Ich bin kein Fan von Vibratoren zur Selbstbefriedigung, weil sie immerzu eine starke Stimulierung bewirken, die mit der Zeit zu einer Abstumpfung des Empfindens führen kann. Dann brauchen Sie mit der Zeit immer mehr klitorale Stimulation, um das Gleiche zu fühlen. Ja, sie können beim Orgasmus Starthilfe geben. Aber ich bin eher dafür, Sie lernen, mit immer weniger immer mehr zu fühlen. Wie mit Sexualität überhaupt ist das natürlich eine sehr persönliche Entscheidung.

Selbstbefriedigung ohne Schuldgefühle

Denken Sie einmal daran, wie Sie sich das erste Mal selbst befriedigt haben. Fühlten Sie sich unwohl? Heimlich schuldig? Oder erleichtert? Wie eine Frau meinte: »Das war körperlich das Beste, was ich bis dahin erlebt habe … und dann noch umsonst und wann ich wollte.« Selbstbefriedigung kann anfänglich mit Schuldgefühlen verbunden sein, weil Sie vielleicht die Botschaften der Dominanzkultur zur weiblichen Sexualität verinnerlicht haben. Halten Sie kurz inne, um sich das Schuldgefühl zu vergegenwärtigen, damit es sich auflöst und Sie das erotische Tier tief in Ihnen willkommen heißen können.

Selbstbefriedigung ist der ultimativ safere Sex, weshalb man 1994 die damalige US-Gesundheitsministerin Joycelyn Elders in einem UN-Forum zur Aidsprävention fragte, ob nicht Selbstbefriedigung als Möglichkeit gesunden und sicheren sexuellen Ausdrucks gelehrt werden solle. Sie äußerte sich zustimmend, woraufhin sie prompt gedrängt wurde, ihren Hut zu nehmen. So mächtig war das Tabu zur Selbstbefriedigung in Amerika seinerzeit. Doch selbst heute noch gibt es Bundesstaaten, die Selbstbefriedigung kontrollieren oder verbieten ebenso wie den Verkauf von Vibratoren.

Tabus zur Selbstbefriedigung finden sich fast in allen großen Religionen, und ihr Einfluss auf die medizinische Politik und Praxis ist erheblich. So wurde die Beschneidung von Jungen Ende des 19. Jahrhunderts in den USA populär, weil man dachte, es würde sie von der Selbstbefriedigung abhalten. Letztere machte man für eine Reihe von Krankheiten verantwortlich, darunter Tuberkulose, Erblindung und Geisteskrankheit. Im viktorianischen Zeitalter hat man gelegentlich bei Jungen und Mädchen die Hände vor dem Schlafengehen aneinandergebunden, damit sie sich nicht selbst berührten. Eine Praxis, die im Übrigen von Dr. John Harvey Kellogg befürwortet wurde (dem Mann, der die Cornflakes als Teil einer Schonkost zur Reduzierung des sexuellen Verlangens erfunden hat). Bei einer Gelegenheit sagte Kellogg einmal: »Ein Heilmittel [gegen Masturbation], das fast immer eine Wirkung zeitigt, ist die Beschneidung … Die Operation sollte ohne Betäubung von einem Chirurgen vorgenommen werden, weil der kurze, mit dem Eingriff verbundene Schmerz eine förderliche Wirkung auf den Geist hat …«[8] Ich habe als Frauenärztin und Geburtshelferin Hunderte von Beschneidungen an kleinen Jungen vorgenommen und gesehen, wie traumatisch dieser Eingriff sein kann. Und ich habe auch erlebt, wie gering das kulturelle Bewusstsein diesbezüglich ist. Beschneidung ist eine Praxis, die auf Angst basiert, und deshalb muss damit Schluss sein.

Warum schämen wir uns, über Selbstbefriedigung zu sprechen? Was an ihr ist so unheimlich und angstbesetzt? Sowohl Männern als auch Frauen verleiht sie die Kraft des sexuellen Ausdrucks ohne Erlaubnis durch die Kirche oder eine andere Autorität. Sie bereitet einem selbst Lust, nicht anderen, außer sie wird Teil des sexuellen Spiels, bei der einer den anderen beobachtet, was wohl der Anti-Spaß-Fraktion entgangen ist. Selbstbefriedigung hindert Männer daran, Frauen zu schwängern, weil sie, wie es in der Bibel heißt, ihren Samen »zur Erde fallen« lassen. Das bedeutet, dass, wer sich selbst befriedigt, nicht der christlichen und jüdischen Lehre des »Seid fruchtbar und mehret euch« und damit (gemäß dieser religiösen Tradition) nicht der eigentlichen sexuellen Bestimmung folgt.

Hinzu kommt, dass Selbstbefriedigung Frauen Macht gibt, weil sie wissen, wie sie selbst zum Orgasmus kommen und keinen Partner mehr brauchen. Eine 22-jährige lesbische Frau, die gerade die Selbstbefriedigung entdeckt hatte, erzählte mir: »Nun muss ich nicht mehr in Bars gehen, weil ich keine Partnerin brauche, die mich zum Höhepunkt bringt.« Was die alte Dominanzkultur betrifft, gefährden Frauen, die ohne Mann sexuelle Lust erfahren, den Status quo. Was sollen wir nun mit all den Frauen anstellen, die sich selbst befriedigen? Ich sage: Lasst sie weitermachen! Sie können bei dieser Gelegenheit einmal die Webseite von Betty Dodson besuchen (www.dodsonandross.com), einer Pionierin weiblicher Selbstbefriedigung, die mittlerweile über 80 ist. Sie bringt Ihnen alles Notwendige über weibliche Anatomie bei und ist dabei sehr offen. Ich finde auch die Arbeit von Layla Martin gut, die einen Online-Kurs zur weiblichen Sexualität und Erotik unter www.layla-martin.com anbietet. Sie betont, dass die Beziehung einer Frau zu ihrem Körper wesentlich ist für ihr Wohlbefinden insgesamt. Alle Arten von Depression, Wut und Trauer können überwunden werden, wenn eine Frau diesen Teil des Körpers ehrt und alles unternimmt, um die Schuldgefühle und Werturteile zu überwinden, die dort möglicherweise verborgen sind.

Selbstbefriedigung ist etwas Positives, lässt Sie die eigene Sexualität verstehen und tut Ihnen dabei auch noch gut. Und wenn Sie es recht bedenken: Wie kann ein Partner wissen, wo er Sie berühren muss, damit es sich für Sie gut anfühlt, wenn Sie das noch nicht einmal selbst wissen?

Recht auf Lust

Weil Sie eine Frau sind, können Sie unbegrenzt Orgasmen haben. Das ist doch was! Die Klitoris hat mehr als 8000 Nervenendigungen und ist das einzige Organ im Körper, das nur der Lust dient. Deshalb sollten wir respektieren, was die Evolution hervorgebracht hat, finde ich, und die Klitoris entsprechend nutzen. Als Teil der erogenen Zonen ist die Klitoris mit dem G-Punkt verbunden und durch Gliazellen mit der Zirbeldrüse im Gehirn. Das ist die Drüse, die DMT (Dimethyltriptamin) produziert, ein dem Gehirn eigener halluzinogener Neurotransmitter, sowie Melatonin, das uns träumen lässt.

Eigentlich sitzen Sie auf einem goldenen Thron, dem Quell der Jugend – und dem Sitz der Erotik. Erkunden Sie sie und lernen Sie sie kennen. Vielleicht schauen Sie sich noch einmal Abbildung 1 an. Seien Sie nicht zimperlich, wenn es darum geht, Ihre Finger in die Scheide einzuführen. Wir sollten im Gegenteil unseren Töchtern und Enkelinnen beibringen, sich mit ihrem Körper vertraut zu machen und sie wissen lassen, dass viele Mädchen und Frauen ihren Körper lustvoll erkunden.

Was wir wollen, ist das Original – nicht die Fälschung. Und das Gleiche gilt für unsere Partner. Einen Orgasmus zu simulieren, ist deshalb keine gute Idee. Sie berauben sich selbst der Lust und Ihren Partner der Gelegenheit zu erleben, wie Sie sich lustvoll fallen lassen. Machen Sie das nicht! Ihr Partner möchte dabei sein, wenn sich Ihre innere Aphrodite meldet. Gesunde, stabile Männer haben keine Angst vor dieser Macht. Sie genießen es. Tatsächlich fühlen sich Männer beim Anblick zweier Frauen, die sich sexuell stimulieren, erregt, weil sie sehr stark auf die erotische Kraft der Frauen ansprechen. Das erweckt ihr eigenes inneres Begehren nach einer ekstatischen Erfahrung.

Viele Frauen bekommen einen Orgasmus nicht durch den Geschlechtsverkehr an sich, der die Klitoris und die umliegenden erogenen Zonen nur indirekt stimuliert. Es ist leichter, durch eine Kombination aus Geschlechtsverkehr und anderen Formen der Stimulanz – oder auch ganz ohne Geschlechtsverkehr – zum Orgasmus zu kommen. Vera und Steve Bodansky, beides Mediziner, bezeichnen die erste Kontraktion des Schambein-Steißbein-Muskels (M. Pubococcygeus, »PC-Muskel«) in Reaktion auf sexuelle Stimulation als Beginn des Orgasmus. Wenn Sie diese erste Empfindung schon als »Orgasmus« wahrnehmen, verschwindet die Angst, etwas »erreichen« zu müssen. Sie überlassen sich einfach der Empfindung des Streichelns. Und dadurch wird alles anders: keine Versagensangst mehr. Wann immer Sie anfangen, sich wohlzufühlen, fängt der Orgasmus an. Klingt diese Definition nicht schon viel besser?

Haben Sie einen Sexualpartner, geben Sie ihm Rückmeldung. Wenn Sie lustvoll unterwegs sind, dann ist es hilfreich, wenn Sie Ihre Lust artikulieren und positiv verstärken: »wow«, »das fühlt sich super an«, »das machst du toll«, »du bist der Beste« und so weiter. Machen Sie lustvolle Geräusche, das wird Sie und auch Ihren Partner erregen. Es gibt eine starke Verbindung zwischen der Kehle und den Genitalien: Eine entspannte und geöffnete Kehle verbessert den Energiefluss und die Lust. Machen Sie eine Liste positiver Worte: ja, ah, mehr, danke, toll. Wenn Sie schüchtern sind, spielen Sie Musik. Halten Sie sich nicht zurück, weil Sie Angst haben, was die Nachbarn oder die Kinder hören könnten oder denken. Investieren Sie in ein bisschen Schallschutz, wenn Ihnen das lieber ist. Finden Sie heraus, wie es Ihnen damit geht, wenn sich die Energie der unteren Chakren geräuschvoll zeigt. Die Geräusche beim Liebemachen und bei der Geburt sind bemerkenswert ähnlich. So klingt schöpferische Lust.

Im Sanskrit wird der Penis als Lichtstab gesehen, aufgeladen mit der heiligen männlichen Lebenskraft. Wenn er in die Vagina eindringt, bringt er somit heilende Kräfte. Das ist ziemlich anders als das, was viele Frauen beim Geschlechtsverkehr erleben! Doch ganz gleich, ob Sie Sex mit einem Partner haben oder Sie Ihre erogenen Zonen auf andere Art stimulieren, stellen Sie sich vor, Ihre Vagina sei eine heilige Öffnung, durch die göttliche liebende Energie in Ihren Körper gelangt. Stellen Sie sich vor, dass jedes Streicheln Trauer, Wut, Trauma und Schmerz hinwegnimmt, die in Ihrem Gewebe eingelagert sind.

Sie wissen wahrscheinlich, dass unsere großen Organsysteme als Reflexpunkte an bestimmten Körperstellen repräsentiert sind: an den Fußsohlen, den Handflächen und den Ohren. In der Vagina befinden sich ebenfalls Reflexpunkte (s. Abb. 2). Die inneren Teile der Vagina – nahe des Gebärmutterhalses – sind energetisch mit dem Herzen verbunden. Deshalb kann der Geschlechtsverkehr oder die vaginale Selbstbefriedigung den gesamten Körper heilen und beleben. Das ist auch die Grundlage der sogenannten »Sexualmagie«, bei der die Erhöhung sexueller Energie dazu dient, mehr Fülle (was nichts anderes ist als kreative Energie) anzuziehen. Denken Sie daran, dass die Gesundheit der Beckenorgane mit Geld, Sex und Macht verbunden ist. Sexuelle Energie und Fülle sind stark miteinander verbunden. Die Energie, die auch die Welt erschaffen hat, reichern Sie buchstäblich in Ihrem ureigenen Körper an! Sie ist es denn auch, die eine Frau von einem Mann abhängig machen kann, nachdem sie Sex mit ihm hatte. Der Geschlechtsverkehr an sich regt Ihr Herz an und führt zur Ausschüttung von Bindungshormonen. In einer von Liebe und Verantwortung geprägten Beziehung führt das zur Bindung des Paares. In einer Beziehung ohne Bindung kann eine Frau mit Sehnsuchts- und Abhängigkeitsgefühlen gegenüber dem Mann zurückbleiben, die so intensiv sind wie die einer Crackabhängigkeit. Deswegen ist es sehr wichtig achtzugeben, wen man »hereinlässt«. Und denken Sie daran, dass Sie jederzeit diese Reflexzonen selbst stimulieren können, bis der richtige Partner kommt.

Wollen Sie mehr darüber wissen, wie Paare die manuelle Stimulation der Klitoris für ein lustvolles Miteinander nutzen können, dann empfehle ich das Buch des Ehepaars Steve und Vera Bodansky *Höhenflüge der Lust: IVO – der intensive, verlängerte Orgasmus*. Sehr empfehlenswert ist auch die DVD *A Guide to Your Orgasm* von The Welcomed Consensus (www.welcomed.com).

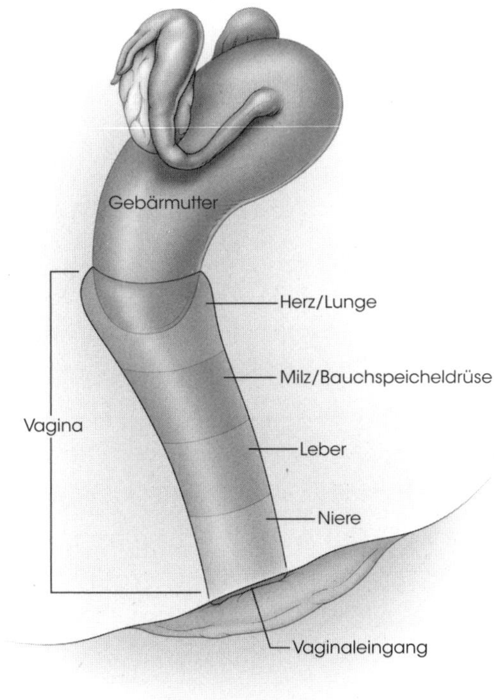

Abbildung 2: Reflexzonen in der Vagina

Wenn sexuelle und sinnliche Erfahrung in Ihrem Leben erst einmal wieder Priorität hat, dann wird sich auch Ihr Leben ändern, und Ihre Zellen werden mit lebendigem Stickstoffmonoxid, dem Molekül der Lebenskraft, versorgt. Ihre innere Aphrodite und die Gefühle sollen Sie leiten. Genießen Sie Ihre erogenen Zonen – und denken Sie daran, es gibt kein besseres Aphrodisiakum als eine Frau, die sich unwiderstehlich fühlt. Seien Sie die Göttin der Sinnlichkeit!

Sexuelle Heilung bei Traumen und Blockaden der unteren Chakren

Wenn Sie sexuell traumatisiert sind oder Ihre Energie aus Angst oder nach einem operationsbedingten Verlust zurückhalten, etwa einer Gebärmutterentfernung oder einem bösartigen Tumor, können Sie sexuelle Energie zur Heilung von Blockaden des Beckens nutzen. Es gibt viele Wege, um diesen Bereich des Körpers wieder zum Leben zu erwecken und energetisch auszugleichen.

Die Muskelgruppe des Psoas gehört zur Rumpfmuskulatur und verläuft vom unteren Rücken über die Hüfte zum Beinansatz. Sie unterstützt den Bewegungsausschlag, die Balance und die Funktion der Organe in der Beckenregion. Mit Pilates kann man sie dehnen und kräftigen oder mit anderen Bewegungsformen wie erotischem Tanz.

Die Psoas-Muskeln stehen in enger Verbindung zu den emotionalen Zentren des primitiven limbischen Systems, deshalb kann emotionaler Stress und besonders Angst die Gesundheit und Flexibilität des Psoas beeinträchtigen. Die Muskeln befinden sich in der Nähe des ersten Chakras, dem Sitz der Lebenskraft Kundalini. Sie ist die weibliche Energie am unteren Ende der Wirbelsäule, die den Körper energetisch mit der Erde verbindet. Die Kraft der Kundalini wird oft als zusammengerollte Schlange abgebildet, die sich erheben kann, um das Qi in den übrigen Körper zu bringen. Das erste Chakra ist mit dem Überlebensinstinkt verbunden, das zweite mit Sexualität, Macht und

Kreativität. Bewegen Sie die Hüften, entspannen Sie den Psoas und lösen Sie sich von der Sorge, man könne Sie dafür verurteilen, dass Sie eine sexuell aktive, sinnliche und schöpferische Göttin sind. Das ist ganz wichtig für die Gesundheit.

Wichtig ist auch, Körperübungen zu machen, die die Chakren aktivieren – wie natürlich auch die anderen Muskeln. Das kann Yoga sein, aber auch Pilates. Tanzen natürlich. Reiten ist ebenfalls eine Methode, um sich mit dem Becken zu verbinden und den Kontakt zur inneren Aphrodite zu stärken. Ein großes und starkes Tier allein mit den Beckenbewegungen zu lenken, ist eine äußerst stärkende und sinnliche Erfahrung.

Erotisches Tanzen, etwa Pole Dancing, Bauchtanz oder Tango verbindet Sie ebenfalls mit Ihrem Zentrum der Lust. Ich selbst habe einmal Privatunterricht in Pole Dancing genommen, um diese fließende und schöne Bewegung zu lernen. Bei schummriger Beleuchtung hat mich meine Lehrerin dazu ermutigt, mich voll und ganz auf das sinnliche Kreisen der Hüften einzulassen. Als ich meine Hüften in immer größer werdenden Kreisen bewegte, musste ich daran denken, *dass ich mein ganzes Leben lang darauf gewartet hatte, meine Hüften so zu bewegen!* Durch Privatstunden oder Gruppenstunden nur für Frauen können Sie eventuelle Schüchternheit oder Schamgefühle überwinden und die Entdeckung machen, dass Sie dafür geschaffen sind, sich sinnlich zu bewegen. Bauchtanz wurde ursprünglich von den Großmüttern an die Enkelinnen weitergegeben, um die Geburt zu erleichtern, nicht um Männer zu verführen. Was auch immer Sie gebären wollen, glauben Sie mir: Sich mit der Kraft des Beckens zu verbinden wird Ihnen dabei helfen!

Wie Sie Hindernisse auf dem Weg zur Seligkeit überwinden

Was hindert eine Frau daran, Lust zu erleben? Zum einen sind viele Frauen erschöpft. Eine Nacht ohne Unterbrechung zu schlafen, ist ihr größter Wunsch. Die meisten schieben es auf die Hormone, und diese spielen sicherlich eine Rolle. Aber die Hormone sind es nicht. Die Erschöpfung ist das Resultat jahrzehntelangen Aufschiebens eigener Bedürfnisse zugunsten anderer. Ihr Körper sagt dann einfach: »Aufhören!« Wenn Sex nur noch ein weiterer Punkt auf der To-do-Liste ist, weil Sie Ihren Partner zufriedenstellen wollen, dann ist es natürlich schwierig, sexuelle Lust zu empfinden!

Als Erwachsene sprechen wir nicht von unserer Überforderung, weil wir nicht als weinerlich oder böse gelten wollen. Unser Streben nach Perfektionismus, der Versuch, bloß nicht durchblicken zu lassen, wie sehr wir uns abmühen, raubt uns den letzten Nerv. Die Lust auf Sex leidet dann, das ist ganz normal und hat nichts mit Älterwerden oder den Hormonen zu tun. Frauen sind das Opfer unerreichbarer und widersprüchlicher Erwartungen plus einer kritischen Haltung, und *das* macht sie lustlos.

Kürzlich wurde bekannt, eine Pharmafirma arbeite an einem Medikament zur Steigerung der Libido bei Frauen, die Antidepressiva nehmen, da Antidepressiva Libidoverlust als Nebenwirkung haben. Hallo? Wir brauchen nicht noch mehr Medikamente, um die Nebenwirkungen anderer Medikamente zu behandeln! Was Frauen brauchen, ist, ganz offen traurig und wütend sein zu können, ihre Gefühle herauszulassen und sich selbst anzunehmen, um ein lustvolles Leben zu leben. Dann wird ihr sexuelles Verlangen automatisch zunehmen.

Für manche Frauen ist Sexualität mit Ängsten verbunden, weil sie sexuell missbraucht oder ausgebeutet wurden oder mitbekommen haben, wie dies anderen Frauen passiert ist. Geheimnistuerei, Schweigen oder Verurteilung machen die Sache noch schlimmer. Manche Frauen erinnern sich bis zu den Wechseljahren nicht einmal an ihre traumatischen Erfahrungen, wahrscheinlich, weil ihr Überleben von Vergessen abhing. Setzt man voraus, dass Missbrauch meistens im häuslichen Umfeld vorkommt, wundert es nicht, dass wir nicht mit unserem Wissen und unseren Gefühlen in Berührung kommen wollen, weil es keinen sicheren Ort gibt. Selbst noch als Erwachsene bringen Frauen, die missbraucht wurden, »das Zuhause« mit Missbrauch und fehlender Sicherheit in Verbindung. Es ist schwierig, sich zu öffnen und Vertrauen zu haben, wenn man weiß, dass man wieder verletzt werden kann.

Brené Brown sagt dazu: »Verletzlichkeit ist keine Schwäche. Das ist ein Mythos, der sehr gefährlich ist. In Wirklichkeit ist Verletzlichkeit eine Quelle von Innovation, Kreativität und Wandel.«[9] Verletzlichkeit – *Vulnerabilität* – kommt aus dem lateinischen Wort für Wunde. Wenn Sie verletzlich sind, dann sind Sie auch leichter verwundbar, aber das heißt nicht, dass Sie schwach sind. Es braucht viel Stärke, um das Herz noch einmal zu öffnen und einer anderen Person genug zu vertrauen, um körperlich intim zu werden. Wurden Sie in sexuellen Beziehungen verletzt, auch sexuell, dann ist es wirklich schwer, wieder Freude am Sex zu haben oder Verwundbarkeit zu zeigen. Aber die Mühe lohnt!

Ein anderes Hindernis im Umgang mit dem eigenen »inneren

erotischen Tier« ist die schamhafte Sorge, »nicht perfekt genug« auszusehen. Auch dazu hat Brené Brown ein Buch geschrieben und einen wunderbaren TED-Talk gehalten. Daraufhin bekam sie hämische und fiese Kommentare auf ihrer Internetseite, besonders ihre Kleidung, das Gewicht und die Frisur betreffend. Anscheinend hatten diese Zuschauer gar nicht verstanden, worum es ihr ging! Sie gibt zu, dass sie sich danach die Augen ausgeweint hat, doch mit der Zeit wurde es ihr schnurzegal, was die Leute sagten, solange diese nicht selbst einmal in der Öffentlichkeit waren und »Großes wagten«, wie sie zu sagen pflegt. Bravo! Wer andere nur kritisiert, um sich besser zu fühlen, der kann einem leidtun. Als ein bekannter Filmkritiker die Schauspielerin und Komikerin Melissa McCarthy ob ihres Übergewichts verbal attackierte (und was hat das Gewicht mit der Leistung als Filmschauspielerin zu tun?), war ihre Antwort: »Wie kommt jemand auf so etwas? Mir tat dieser Mensch, der so hasserfüllt zu sein scheint, geradezu leid … Diesem Mann geht es offensichtlich nicht gut, mir hingegen schon. Jeden Tag lache ich ohne Ende mit meinem Mann und den Kindern, die mich verwöhnen und mir Lieder vorsingen.«[10]

Um sich den irdischen Freuden hinzugeben und der Lebenskraft Platz zu machen, müssen Sie Schuld- und Peinlichkeitsgefühle überwinden: Wut, Schuld, Kummer und Angst. Sie ersticken die Libido, weil sie den Blutfluss abschnüren. Die Wahrheit ist: Sie werden niemals alles schaffen und niemals perfekt sein. Sie sind eine Göttin, so wie Sie sind. Machen Sie sich keine Sorgen und stellen Sie Wohlbefinden und Spiel *an die erste Stelle.* Das wird Sie – glauben Sie es mir – energievoller machen und dazu führen, dass Sie viel mehr schaffen und viel entspannter sind.

Übung: Körperliebe

Viele Frauen schämen sich, weil sie dem hohen Schönheitsideal nicht entsprechen oder einfach aufgrund ihrer Sinnlichkeit. Viele haben sexuelle Gewalt erlebt. Nicht verheilte Wunden, die von einem sexuellen Missbrauch herrühren, oder Schamgefühle können zu einer Entfremdung vom eigenen Körper führen. Mit dieser Übung können Sie sich wieder mit Ihrem Körper und seiner natürlichen Schönheit verbinden. Dazu brauchen Sie einen Ganzkörperspiegel und eine Kerze. Warten Sie, bis Sie allein sind und nicht gestört werden können. Der Raum sollte dunkel sein. Sie brauchen mindestens zehn Minuten, um die volle Wirkung zu spüren.

Zünden Sie eine Kerze an, stellen Sie sie auf einen Tisch in der Nähe und schauen Sie sich im Spiegel an. Entspannen Sie dabei das Gesicht und den Kiefer. Ziehen Sie die Schultern weg von den Ohren. Achten Sie auf Gedanken, die hochkommen, wie *Das ist wirklich eine dämliche Übung.* Oder *Ich bin so dick.* Oder *All diese Falten.* Wenn diese Gedanken kommen, lächeln Sie. Entspannen Sie Gesicht und Kiefer und atmen Sie – langsam und bewusst. Beobachten Sie, wie das Kerzenlicht ein schmeichelndes weiches Licht auf Ihre Haut wirft und sie schimmern lässt. Ziehen Sie sich aus und stellen Sie sich vor den Spiegel. Atmen Sie langsam und bewusst, während Sie Ihr Spiegelbild betrachten. Lassen Sie die Augen darüberwandern und schauen Sie sich ganz an.

Achten Sie darauf, ob sich Ihre Atmung verändert oder Sie sich verspannen und Sie lieber wegschauen möchten. Entspannen Sie einfach das Gesicht, den Kiefer und die

Schultern. Bewerten Sie sich und Ihre Reaktion nicht. Nehmen Sie nur wahr, was Sie erleben. Konzentrieren Sie sich eine Weile auf Ihre Atmung und sprechen Sie dann laut: »Göttlich Geliebtes, wandle mich und lass mich die große Schönheit meines Körpers erkennen.« Dann schauen Sie sich nochmals im Spiegel an – vor allem den Körperteil, der in Ihnen eine Abwehrhaltung hervorruft, sobald Sie ihn betrachten. Versichern Sie sich Ihrer Schönheit, oder sprechen Sie mehrere Male das Gebet des Göttlich Geliebten. Wenn Sie sich ganz und gar im Spiegel betrachtet, Affirmationen verwendet und gebetet haben, wann immer Sie einen Widerstand spürten, enden Sie mit der Schlussaffirmation: »Ich bin eine schöne, wertvolle, sinnliche Frau, die sexy ist. Ich mag meinen Körper.«
Ziehen Sie sich an, bevor Sie die Kerze ausblasen und das Licht wieder anmachen.
Wiederholen Sie die Körperliebe-Übung mindestens zweimal pro Woche einen Monat lang oder so lange, bis Sie keinen Widerstand mehr spüren und es Ihnen leichtfällt, Ihrem Körper Liebe und Wertschätzung entgegenzubringen. Das, was Sie für Ihren Körper empfinden, kann sich dadurch sehr stark verändern.

Körperliche Hindernisse auf dem Weg zur sexuellen Lust

Selbstverständlich kann es körperliche Gründe geben für das Nachlassen der Lust. Einer der Gründe sind Schmerzen beim Sex. Wenn Sie dabei Schmerzen haben, kann es einfach an zu wenig Scheidenfeuchtigkeit liegen – was sehr einfach mit Gleitgel behoben werden kann. Aber es kann auch an unterdrückten Gefühlen oder Traumen liegen, die zu Vernarbungen oder Scheidenenge führen. Diese entstehen nach Entzündungen, Infektionen oder Operationen. In den späten 80er-Jahren dämmerte es Frauenärzten allmählich, dass Frauen mit chronischen Unterleibsschmerzen sehr oft vergewaltigt worden waren oder andere Formen sexueller Demütigung erlitten hatten. Wenn jedes Jahr weltweit eine von drei Frauen vergewaltigt oder missbraucht wird, dann überrascht es nicht, dass so viele Frauen Schmerzen im Unterleib oder beim Sex haben.

Eines der besten Mittel für Frauen mit Unterleibsschmerzen, Problemen beim Wasserlassen und Schmerzen beim Verkehr ist eine Unterabteilung der Physiotherapie, genannt die Women's Health Physical Therapy. Therapeuten mit dieser Spezialisierung wissen ganz genau, wie man die Muskeln des Beckenbodens aufbaut und ihre natürliche Funktion wieder herstellt. Mehr dazu unter: www.thebathroomkey.com oder www.obgynphysicaltherapy.com. In vielen Großstädten gibt es auch spezielle Beckenbodenzentren, informieren Sie sich am besten im Internet.

Manchmal bedarf es der manuellen Therapie, einer Massagerichtung, um die faszialen Verklebungen im Becken zu lösen. Kollegen, die damit arbeiten, berichten mir von vielen Fällen, bei denen Frauen mit Schmerzen beim Sex in kurzer Zeit geholfen werden konnte. Die Therapeutin Tami Lynn Kent (www.wildfeminine.com) berichtet von unglaublichen Ergebnissen mit der manuellen Therapie bei Frauen, die Schmerzen beim Sex aufgrund von Faszienverklebungen und Läsionen hatten. So auch Larry und Belinda Wurn (www.clearpassage.com), die die Wurn-Technik entwickelt haben und auch selbst Physiotherapeuten ausgebildet haben. Jennifer Mercier ist ebenfalls Expertin auf diesem Gebiet und bildet in manueller Therapie des Unterleibs aus.

Damit Sie keine Schmerzen während des Geschlechtsverkehrs haben, brauchen Sie ausreichend Feuchtigkeit. Mangelnde Scheidenfeuchtigkeit bedeutet nicht automatisch ein mangelndes sexuelles Interesse oder Reaktionsvermögen. Manche Frauen produzieren viel Scheidensekret, wenn sie erregt sind, andere dagegen nicht so viel. Wenn Sie Schwierigkeiten haben, scheuen Sie sich nicht und benutzen Sie reichlich Gleitmittel. Es gibt verschiedene Sorten im freien Verkauf. Ein niedriger Östrogenspiegel kann ebenfalls die Feuchtigkeit verringern. Ich nehme am liebsten das pflanzliche *Pueraria mirifica* entweder zum Einnehmen oder aufgetragen auf der Haut. Bei mangelnder Scheidenfeuchtigkeit ist es sehr wirksam.

Die Pille, Hormonpflaster oder Spritzen sind zwar sehr wirksam, können aber Ihren natürlichen Testosteronspiegel dahingehend verändern, dass die Libido nachlässt. Verhüten Sie dennoch weiterhin sorgfältig, wenn Sie *körperlich* immer noch fruchtbar sind – und das sind Sie auch noch ein Jahr nach dem Ende Ihrer letzten Periode. Nehmen Sie eventuell eine Verhütung, die nicht auf synthetischen Hormonen basiert. Ein Intrauterinpessar oder eine Tubenligatur sind ebenfalls eine gute Möglichkeit.

Auch Cholesterin kann Ihre sexuelle Lust beeinflussen: Je niedriger Ihr Cholesterinspiegel, desto weniger Lust können Sie haben. Sollten Sie eine Diät machen, die stark fettreduziert ist, dann wird es Zeit, das zu ändern und wieder mehr gesunde Fette aufzunehmen.

Doch zumeist sind es Gefühle und keine Hormone, die Sie blockieren, wenn das sexuelle Interesse gering oder der Sex unangenehm ist. Wenn das der Fall ist, können Sie Physiotherapie machen oder Ihre Vagina selbst massieren, um Gefühle zu befreien, die sich in Ihrem Becken energetisch angesammelt haben und das sexuelle Verlangen und den Genuss beeinträchtigen oder verhindern. Anzeichen dafür, dass Gefühle in Ihrem Becken festsitzen, sind Unterleibsprobleme insgesamt. Dazu gehören Schmerzen, große Zysten, wiederkehrende Harnleiterentzündungen und mangelnder sexueller Genuss. Ziehen Sie eine Gesprächstherapie in Betracht, damit Ihr Verhältnis zur Sexualität und zurückliegende sexuelle Traumen an die Oberfläche gelangen. Dazu jedoch ein warnender Hinweis: Ein Sexologe oder Sexualtherapeut kann Ihnen sicherlich helfen. Es ist jedoch wichtig, dass Sie jemanden wählen, der oder die Ihre sexuellen Grenzen akzeptiert. Ich kenne zu viele Frauen, die auf der Suche nach Hilfe traumatisiert wurden. Haben Sie bei der Zusammenarbeit kein gutes Gefühl und den Eindruck, dass dies nicht an der Therapie liegt, sondern an der Person, dann beenden Sie die Zusammenarbeit und suchen Sie sich einen anderen Therapeuten oder Heilpraktiker.

Fruchtbarkeit, Geburt und Mutterschaft in der Lebensmitte

Fruchtbarkeit ist meiner Meinung nach ein lebenslanges Gut, auch wenn Sie nicht mehr schwanger werden können. Ab einem bestimmten Punkt soll der Körper einer Frau keine Schwangerschaft mehr austragen und nicht mehr gebären.

Schaut man sich die Abtreibungsstatistiken an, dann gehört die Mehrheit derer, die einen Schwangerschaftsabbruch vornehmen, zu den jüngeren Frauen, aber die nächstgrößere Gruppe ist die der Frauen in den frühen 40ern, die dachten, nicht mehr schwanger werden zu können und deshalb nur noch halbherzig verhütet haben. Machen Sie sich nichts vor: Sie brauchen auch noch Verhütungsmittel, wenn Sie in den 40ern sind und sogar noch danach, außer Ihre Menopause ist eingetreten. Für viele Frauen wird der Sex dann einfach besser, weil sie keine Sorge mehr haben müssen, schwanger zu werden. Dann wieder kann das Absetzen von hormonellen Verhütungsmitteln viel ausmachen. Die Pille abzusetzen und auch die Angst vor einer Schwangerschaft loszuwerden, bringt zwar die sexuelle Lust nicht auf einen Schlag zurück, aber sie sollte sich doch recht bald wieder einstellen. Wenn Sie Sex schon abgeschrieben haben und hormonell verhüten, sollten Sie dringend andere Möglichkeiten in Erwägung ziehen, bis Sie die Schwelle der Menopause überschritten haben.

Sollten Sie dennoch in dieser neuen Lebensphase Mutter werden wollen und vielleicht an Adoption denken oder daran, ein Pflegekind anzunehmen, oder eine künstliche Befruchtung erwägen, um ein Baby zu haben, obwohl Sie schon in der Menopause sind, dann sollten Sie gut überlegen, was Sie wirklich erreichen wollen. Es gibt viele Wege, Ihre mütterliche Energie auszudrücken. In dieser Lebensphase Mutter zu werden mag für Sie richtig sein, aber es ist nicht der einzige Weg, kreativ zu werden. Seien Sie ganz ehrlich mit sich in puncto Fruchtbarkeit und körperlicher Veränderung. Auf diese Weise werden Sie wahrscheinlich die beste Entscheidung für sich treffen können. Treffen Sie keine unbewusste Entscheidung, nur weil Sie mit der Verhütung nachlässig werden. Machen Sie sich klar, was Sie erschaffen möchten – und lassen Sie sich auf neue Weise »fruchtbar« sein.

Sehnsucht nach Berührung

Wir Menschen sind auf Berührung angelegt – darauf, zu berühren und berührt zu werden. In Waisenhäusern, wo Babys nicht in den Genuss liebevoller Berührung kommen, enden die Kinder mit schweren Entwicklungsstörungen. Experimente haben gezeigt, dass Babyaffen die Berührung durch die Mutter der Nahrung vorziehen – so wichtig ist die angenehme Berührung. Ganz gleich, ob Sie Sex mit einem Partner haben, Sie sollten dafür sorgen, dass Sie oft genug berührt werden. Sind Sie in dieser Hinsicht unerfüllt, kann Sie das einen Sexualpartner wählen lassen, der Ihnen nicht guttut. Sind Sie sich Ihrer Bedürftigkeit nach Berührung, Ihrer Sehnsucht nach Gefährtenschaft und Zuneigung bewusst, werden Sie eher jemanden wählen, der Sie als alterslose Göttin auf der Suche nach Lust unterstützt.

Berührung ist ein elementares menschliches Bedürfnis, deshalb sollten Sie es ohne Scham befriedigen. In meiner Tangogruppe umarme ich Männer und Frauen die ganze Zeit, und natürlich bietet der Tango selbst eine gute Gelegenheit, jemand anders zu berühren. Ich kann mich noch erinnern, dass ich es schon bald nach meiner Scheidung vermisste, von einem Mann berührt zu werden. Deshalb gefiel es mir, dass mich Dave, mein Lieblingskellner in einem Restaurant bei mir in der Nähe, jedes Mal ganz lieb in den Arm nahm. Mein Körper nahm diese Umarmung auf wie der Wüstenboden den Regen.

Die Forschung zeigt, dass auch Erwachsene Berührung brauchen, und zwar liebevolle Berührung. Wenn Sie die erleben, dann produziert Ihr Körper das Bindungshormon Oxytocin. Das führt nicht nur zu Wohlbefinden, sondern kann auch Entzündungen im Körper vermindern.[11] Sorgen Sie dafür, dass es in Ihrem Leben Menschen gibt, die sich mit Ihrem Bedürfnis nach Berührung wohlfühlen, ob Sie nun jemand sind, der Umarmungen mag, Nackenmassage oder Küsschen auf die Wange. Wichtig ist, dass zwei Menschen sich einig sind, wie sie sich berühren. Wenn Ihr Partner emotional zugewandt ist, aber nicht so auf Berührung steht, dann suchen Sie sich jemanden, den Sie ohne sexuelle Absicht berühren können, um auf Ihre Streicheleinheiten zu kommen. Lassen Sie sich massieren, das ist ebenfalls eine Möglichkeit, um mehr Berührung in Ihr Leben zu bringen.

Eine Masseurin oder ein Masseur behandelt normalerweise Ihre Arme und Hände, Beine und Füße, den Nacken und die Kopfhaut, nicht aber Brüste und Becken. Ich mag es, wenn sich ein Masseur auf das Steißbein konzentriert oder auf die Brustmuskulatur um die Brüste herum, weil dort sehr viel Lockerungsbedarf besteht! Hören Sie auf sich. Ein guter Massagetherapeut oder eine gute Massagetherapeutin wird immer wissen, dass in diesen Bereichen viel Traumatisches festsitzen kann, und Ihnen dabei helfen, es zu lösen. Wenn Sie sich jedoch schon beim Betreten des Raums oder während der Behandlung unwohl fühlen, dann sprechen Sie es an oder gehen Sie gleich!

Wählen Sie den Therapeuten sorgfältig aus, damit Sie ihm oder ihr vertrauen können, dass diese während der Behandlung sorgfältig und umsichtig mit Ihnen umgehen. Das gilt auch für Wünsche, den Massagedruck zu ändern. Denken Sie daran, dass es normal ist, dass hier Gefühle hochkommen, selbst wenn die Behandlung nicht auf die Zonen zielt, unter denen sich emotionale Blockaden verbergen. Es sollte Ihnen nicht peinlich sein, wenn Sie beim Massieren lachen müssen oder Ihnen die Tränen kommen.

Hören Sie auf Ihre innere Stimme, wenn Ihnen etwas angenehm ist oder nicht. Zögern Sie nicht, Ihre Bedürfnisse zu äußern. Nur in Unterhosen und von einer Decke bedeckt, die immer wieder zurechtgerückt wird, während sich die Masseurin vorarbeitet, genießen Sie die Massage einfach als etwas, bei dem Ihr Körper Würdigung erfährt.

Wenn Sie noch nie eine Massage hatten, fangen Sie mit einer leichten an und nicht mit einer, bei der viel Druck ausgeübt wird. Sportmedizinische Praxen bieten oftmals eine an, die eher unangenehm, ja schmerzhaft ist und zu Muskelkater führt. Sie aber möchten eine Massage in einem ruhigen Raum mit nicht zu hellem Licht mit entspannender Musik und einer Masseurin, die ihre Anweisungen fast flüstert und die Unterhaltung auf ein Minimum begrenzt. Andere Massagearten haben ihre Vorzüge, aber wenn Sie sich mehr mit Ihrem Körper verbinden und Gefühle loslassen wollen, dann sollten Sie die leichtere, sanftere Massage wählen und keine, die Sie nach Luft schnappen lässt, weil es wehtut. Nach einer Massage sollten Sie reichlich Wasser trinken, um zu entgiften.

Massagen fördern die Durchblutung und senken den Cortisolspiegel ab – das Hormon, das Stress bewirkt. Es fördert auch das Immunsystem und eignet sich hervorragend, um den Körper zu verwöhnen. Ich bin der Ansicht, Massage sollte ein Grundpfeiler Ihrer Selbstsorge und Ihres Wellnessprogramms sein. Wenn Sie sich regelmäßige Massagen nicht so ohne Weiteres leisten können, besuchen Sie mit einer Freundin einen Kurs, in dem Sie massieren lernen. Nach dem Ende des Kurses können Sie sich dann gegenseitig massieren. Oder lösen Sie Gutscheine ein, wenn es welche gibt, oder kaufen Sie eine Zehnerkarte.

Eine weitere Möglichkeit, sinnliche Berührung zu erleben, ist die Fußmassage. Im somatosensorischen Cortex der Großhirnrinde, in dem wir Empfindungen registrieren, liegt das Gebiet, wo die klitorale Stimulation repräsentiert wird, gleich neben dem der Füße. Kein Wunder, dass eine Fußmassage einen antörnen kann!

Altersloser Sex: Elf Tipps

Ganz gleich, wie alt Sie sind, Sie können den schönsten Sex Ihres Lebens haben, wenn Sie die folgenden elf Empfehlungen beherzigen:

1. *Stellen Sie Lust und Wohlbefinden in den Mittelpunkt:* Ob Sie Sex mit Ihrem Partner haben oder allein – Lebendigkeit und Genuss sind das oberste Gebot.
2. *Äußern Sie Ihre Bedürfnisse:* Erkennen Sie Ihre eigenen Bedürfnisse an und lassen Sie sich nicht mit einem Partner ein, der Sie nicht würdigt.
3. *Lassen Sie sich Zeit:* Schauen Sie nicht mehr auf die Uhr und genießen Sie den Augenblick. Machen Sie sich keine Sorgen darum, wie lange es dauert, bis Sie in Stimmung kommen oder den Höhepunkt erreichen. Denken Sie daran: Der Orgasmus fängt an, wenn sich Ihr PC-Muskel das erste Mal zusammenzieht. Versuchen Sie nicht, etwas zu »erreichen«.
4. *Verwenden Sie viel Gleitmittel:* Sind Sie ausreichend erregt und das Blut zirkuliert, dann wird die Schleimhaut von ganz alleine prall. Sie können sie dabei mit frei verkäuflichen Gleitgels unterstützen. Darüber hinaus empfehle ich *Pueraria mirifica.* Verschreibungspflichtige Östrogencremes können Ihre Scheidenschleimhaut ebenfalls festigen und befeuchten.
5. *Stärken Sie Ihren Beckenboden, damit er Sie stützt:* Machen Sie das komplette Beckenbodenprogramm für genussvolleren, stressfreien Sex. Es hilft auch gegen Stressinkontinenz.

6. *Lernen Sie Ihre erogenen Zonen kennen und lieben:* Sie sind ein Geschenk! Deshalb sollten Sie sich mit ihnen auskennen und wissen, wie Sie sie lustvoll stimulieren.
7. *Achten Sie auf Ihren Vitamin-D-Spiegel:* Zwischen 40 und 80 Nanogramm/ml sind ideal. Angemessene Vitamin-D-Spiegel helfen, Ängstlichkeit und Depression vorzubeugen, die Gift sind für die Libido. Zudem können Sie Vitamin D durch Sonneneinstrahlung und Ergänzungsmittel aufnehmen.
8. *Schlafen Sie genug:* Frauen brauchen zwischen acht und zehn Stunden. Schlaf sorgt für Zellerneuerung. Während des Schlafs werden Stresshormone abgebaut, die krankheitsfördernde Entzündungen auslösen können.
9. *Erwecken Sie die Energie in Ihrem Beckenzentrum:* Im ersten Chakra sitzt die Kundalini-Energie – Ihre Lebenskraft. Das zweite Chakra ist ein weiteres Energiezentrum. Hier können Blockaden im Zusammenhang mit Sex, Macht und Geld entstehen. Lassen Sie Wut, Verletzung und Angst los und laden Sie Ihre unteren Chakren durch Bewegungen auf, an denen das Becken beteiligt ist.
10. *Finden Sie einen neuen Partner – oder werden Sie selbst einer:* Wenn Sie Ihre Sexualität genussvoll erfahren und sich selbst befriedigen, werden Sie noch attraktiver. Besserer Sex fängt bei Ihnen selbst an.
11. *Geben Sie bewusst dem Heiligen in Ihrem Sexualleben Raum:* Zünden Sie Kerzen oder Weihrauch an, spielen Sie schöne Musik und seien Sie eine Göttin, deren körperliche Lust die Welt heilt.

Erotica versus Pornografie

Eine gute Möglichkeit, sexuell stimuliert zu werden, ist das geschriebene Wort. Während Männer eher durch Bilder erregt werden, sprechen Frauen auf Worte an. Deswegen gehen Männer eher auf eine Pornoseite im Internet, als eine erotische Geschichte zu lesen, und Frauen lesen *Fifty Shades of Grey.* Ob Sie dieses Buch nun mögen oder nicht, sein großer Erfolg zeigt, was Frauen sexuell spannend finden, aber oft nicht bekommen. Die Frau in der Geschichte kann Sex ohne Schuldgefühle haben, weil sie, da gefesselt, nicht protestieren kann. Mögliche Scham verpufft einfach. Der Mann ist gewillt, sie zu befriedigen, und hat sogar ein Zimmer, das ganz der Lust gewidmet ist. Das ist für Frauen erregend, denen es schwerfällt, in ihrem Leben Raum für Lust zu schaffen. Der Liebhaber verwöhnt die Frau, überschüttet sie mit Geschenken und führt sie in die exklusivsten und besten Restaurants aus, wieder etwas, wovon Frauen träumen. All das wird nun im Detail beschrieben, so dass die Leserin sich ihre eigenen Bilder machen kann, wie das Zimmer der Lust und der eifrige Liebhaber aussehen mögen.

Erotische Literatur bringt uns mit unseren erdhaften Wünschen in Kontakt. Ich selbst mag deftige Geschichten, etwa von Autorinnen wie Anaïs Nin. Meine allerliebsten erotischen Szenen sind die mit Jamie und Claire in Diana Gabaldons Highlander-Reihe. Ich kann Ihnen nur empfehlen, erotische Bücher oder erotische Passagen zu lesen, um sich an- und erregen zu lassen. Es gibt zwar momentan nur wenig gute erotische Filme, aber ich vermute, dass sich das ändern wird, sobald Frauen sexuell selbstbestimmter werden.

Die Pornoindustrie hingegen hat, wenn überhaupt, vor allem die sexuelle Fantasie von Männern bedient. Der Standardporno ist billig in der Produktion. Hier gibt es eine willige Frau mit Brustimplantaten und Komplettrasur, die von einem Typen mit großem Penis bestiegen wird, der sie sehr kurz penetriert und dann mit seinem Orgasmus »zum Ende« kommt. Die Frau macht nicht den Eindruck, dass sie viel Lust dabei hat. Es liegt vor allem an der Pornografie, dass das Brazilian Waxing zum Standard für so viele Frauen geworden ist. Die Schamhaarrasur entstammt dem Pornodreh aus dem einfachen Grund, weil eine unbehaarte Vulva den »Cumshot« am besten wiedergibt. Heute gilt sie als Hygieneding, als ob Schambehaarung an sich etwas Schmutziges sei! Die Rasur kann Frauen im Gegenteil anfälliger für Infektionen machen, wenn Bakterien in die kleinen Hautrisse gelangen, die beim Rasieren entstehen. Auch können Haare einwachsen.

Möchten Sie also Ihr Schamhaar stutzen oder ganz entfernen, ist das Ihre Entscheidung. Ich möchte nur, dass Sie wissen, dass es eine *Wahlmöglichkeit* darstellt und kein »Muss« ist. Viele Männer und Frauen werden von der natürlichen Körperbehaarung angetörnt, deshalb lassen Sie sich nicht von etwas unter Druck setzen, was Ihnen vielleicht nicht behagt, nur weil es fälschlicherweise als hygienisch gilt. Lassen Sie nicht zu, dass Pornobilder Ihre Vorstellung vom eigenen Körper beeinflussen.

Pornografie dient grundsätzlich der Verfestigung klischeehafter sexueller Rollen von Männern und Frauen; sie hat kein Herz und keine Seele. Demgegenüber beleben Erotica die Fantasie. Wenn Sie sich, wie viele Frauen, nicht von Pornovideos und Bildern angesprochen fühlen, hilft Ihnen vielleicht die Lektüre eines erotischen Romans oder erotischer Geschichten. Wenn das alles nichts bewirkt, dann machen Sie sich darum keinen Kopf. Es gibt noch viele andere Wege, um sich sexuell auszuleben.

Ein Zimmer der Lust!

Eine Frau sollte ihrer Lust Raum geben. Deshalb ist es an der Zeit, die beiden Räume zu inspizieren, die wohl am meisten mit dem Körper einer Frau in Verbindung stehen – und sehr wahrscheinlich wenig einladend, kalt und unaufgeräumt sind: das Bad und das Schlafzimmer.

Frauen finden sich allzu oft mit ihrer Umgebung ab. Als Mieter meinen sie, es sei »Geldverschwendung« groß zu dekorieren – selbst wenn sie schon über zehn Jahre in der gleichen Wohnung leben. Ist Ihr Schlafzimmer ein Liebesnest oder eine Abstellkammer, in der Sie nach den Anforderungen des Tages einfach aufs Bett plumpsen? Das Schlafzimmer sollte ein Boudoir sein – einladend, sinnlich, optisch ansprechend, damit Sie sich dem Körper und seinen sinnlichen Bedürfnissen überlassen können. Schmeißen Sie die ganze Elektronik raus wie Fernsehen oder Computer. Räumen Sie das Gerümpel fort und nehmen Sie schöne Stoffe für Tagesdecke, Bettbezug und Gardinen. Dann sollte es weiche Polster geben. Streichen Sie die Wände in einer Farbe, die körperlich anregend wirkt – nach dem Fengshui sind das Haut- und Rottöne. Installieren Sie eine Beleuchtung, die Ihrer Haut schmeichelt. Kerzen sind prima, allerdings sind sie gefährlich, sobald Sie einschlafen. Deshalb bieten sich hier Himalaya-Salzlampen an. Kaufen Sie Schnittblumen oder halten Sie Zimmerpflanzen und stellen Sie Objekte auf, die aus der Natur kommen. Achten Sie auf zugängliche Fenster, die den mondhellen Himmel oder das Sonnenlicht hereinlassen, und darauf, dass die Natur in Ihrem Schlafgemach Einzug hält. Richten Sie den Raum so ein, als wenn eine Königin zu Besuch kommt.

Machen Sie Platz für einen Partner, falls Sie einen wollen – oder ihn halten wollen. Ein Fengshui-Experte hat mir einmal verraten, dass zwei Nachttische, einer an jeder Bettseite, eine Möglichkeit sei, die Energie des Schlafzimmers so zu verändern, dass es nicht nur für eine Person passend sei, sondern für ein Paar. Vor diesem Hintergrund sollten Sie Bilder im Schlafzimmer abnehmen, auf denen eine Frau allein zu sehen ist, denn diese sind vielleicht nicht die richtige Botschaft an das Universum.

Und nun – weiter zum Badezimmer! Sind Sie auch immer so angetan von den komfortablen Lounges für Damen in besseren Hotels und Restaurants? Hier gibt es ein perfektes kleines Display an Lotionen und Parfüm, die dafür sorgen, dass Sie sich als Frau schön und begehrenswert fühlen, und das an einem Ort, der oft mit weniger romantischen Aktivitäten verbunden ist. Machen Sie deshalb Ihr Badezimmer zu einem Ort des körperlichen Wohlbefindens! Legen Sie sich einen Stapel dieser großen, kuschelweichen und saugfähigen Frotteetücher zu, die sich himmlisch auf der Haut anfühlen. Einige davon im Badezimmer dämpfen Geräusche und Schall. Wenn Ihr Bad fensterlos ist, beleuchten Sie es hell und natürlich.

Hotelzimmer buche ich nur mit Badewanne und bringe sogar meinen eigenen Abflussstöpsel mit, falls die Wanne nicht richtig dicht ist! Zuhause habe ich mein ultimatives Traumbad mit einer zweistrahligen Dusche und einer großen ovalen Wanne, die in den Boden eingelassen ist und Aussicht auf einen nahe gelegenen Fluss gewährt. Sie ist mit grünem Marmor umrandet, der die perfekte Ablage für Blumen, Kerzen und Räucherstäbchen abgibt. Ich habe auch ein Bücherregal hinter der Wanne gebaut, denn diese ist mein Lieblingsleseplatz. Dann habe ich noch eine Superanlage, auf der ich schöne und entspannende Musik höre. Ja – es ist ein wunderbarer Raum, und ich beschreibe ihn vor allem, um Sie zu inspirieren. Es hat mich Jahre gekostet, um ihn mir zu schaffen. Warten Sie nicht länger. Sie können selbst aus dem kleinsten Badezimmer einen schönen sinnlichen Raum schaffen.

Wenn ich bade, dann mache ich daraus ein Ritual mit Badesalz, Aromatherapie oder Räucherstäbchen, Kerzen, Musik und einem guten Buch. Am liebsten nehme ich ein Bad vor dem Schlafengehen, vielleicht, weil mein Mond in den Fischen steht, einem Wasserzeichen. In Wasser einzutauchen beruhigt immer. Affirmationen machen, die Brüste massieren, Tagebuch schreiben oder singen, während Sie in der Wanne liegen, wird Sie in eine sinnliche und lustvolle Stimmung bringen.

In der Sprache der Traumdeutung bedeutet Wasser Fülle und den Fluss der Verwandlung von Leben und Gefühlen. Vielleicht fühlen wir uns deshalb so oft zu ihm hingezogen. Alles Leben beginnt im Fruchtwasser, das ungefähr die gleiche chemische Zusammensetzung hat wie das Meer. Wenn Sie Gelegenheit haben, in sauberem natürlichem Wasser zu schwimmen – in einem See, im Meer oder selbst in einem Pool, der mit Ozon gereinigt wird –, spüren Sie das Vergnügen von Wasser auf der Haut oder jenes Einssein, wenn Sie beim Eintauchen vom Wasser umhüllt werden. Lassen Sie sich vom Geist der Flussgöttin durchdringen, die Sie lehrt, mit den Gezeiten zu gehen, und vom Geist der Meeresgöttin, die die Fülle des Lebens verkörpert.

Wir alle können wunderbar verführerische Göttinnen der Lust werden – keine Jägerinnen auf Beutezug, sondern goldene Tigerinnen, die sich ihrer sexuellen Kraft erfreuen. Meine verstorbene Katze Francine, die mir immer noch im Traum erscheint, hat mich mehr als alle anderen gelehrt, eine Frau zu sein! Wenn sie zu mir herüberstolzierte und sich dazu herabließ, ihren weichen, warmen Seidenkörper auf meinem Schoß zu platzieren, habe ich mich immer auserwählt gefühlt. Und *genauso* wird man auf Sie reagieren, wenn Sie erst wirklich das innere erotische Tier in Besitz nehmen und zu führen wissen.

KAPITEL SIEBEN

Göttinnen lieben, ohne sich selbst zu verlieren

Lauf, mein Liebes,
Lauf allem davon,
Was deine kostbaren, sich ausbreitenden Flügel
Beschneiden könnte.

Lauf um dein Leben, mein Liebes,
Lauf jedem davon,
Der ein scharfes Messer
In den heiligen, zarten Traum
Deines edlen Herzens stoßen könnte.
— Hafiz

In den Siebzigern pflegte Gloria Steinem zu sagen: »Wir sind die Männer geworden, die wir heiraten wollten.« Das spinne ich noch ein bisschen weiter und sage: Werden Sie zu der Frau, die die Person Ihrer Wahl anziehend fände. So habe ich es jedenfalls gemacht. Als ich in den ersten beiden Jahren nach der Scheidung daran dachte, mich wieder auf einen Mann einzulassen, beschloss ich, zu der Frau zu werden, die der Typ Mann, den ich wollte, begehren würde.

Wie denken Sie darüber? Die Wahrheit ist: *Die wichtigste Beziehung – die, die alle anderen Beziehungen bestimmt und darin tonangebend ist – ist Ihre Beziehung zu sich selbst.* Sind Sie bereit, sich selbst genug zu lieben, um Ihre innere Tiefe auszuloten, Ihre Schönheit zu erkennen und Ihre tiefsten Wünsche zu offenbaren? Oder lassen Sie Ihre inneren Reichtümer ungenutzt, weil Sie warten, dass jemand in Ihr Leben schneit und Sie von Ihrer Einsamkeit erlöst, Ihrer Sehnsucht und Verzweiflung? Wir alle stehen Tag für Tag vor dieser Entscheidung. Nur wenn wir den Mut haben, uns selbst als bezaubernde, alterslose Göttinnen zu lieben, besteht die realistische Möglichkeit, mit jemand anderem den Himmel auf Erden zu finden. Nach der Scheidung hatte ich geglaubt, dass nur ein Mr. Right all meine Probleme lösen und bewirken würde, dass ich mich wieder glücklich und ganz fühlte. Das war ein ehrenwertes Ziel, aber damals wusste ich noch nicht, dass meine Seele einen viel größeren Plan für mich hatte. Zunächst war ich von der Sehnsucht nach einer Beziehung, die mich ganz machen würde, beseelt. Nun, vom Verstand her wusste ich schon, dass dieses ungeheure Sehnen sich auf weit mehr bezog als bloß auf einen Mr. Right. Dennoch wollte ich den »perfekten« Mann und eine »perfekte« Beziehung.

Obwohl ich viele Männer kennenlernte, waren die wenigen, die ich begehrte, nicht frei – und doch waren sie in gewisser Weise *Seelenverwandte* für mich. Ihre Rolle in meinem Leben war es, mich aufzuwecken – mir zu zeigen, dass ich mich mit meiner Seele verbinden und das Glück in mir selbst finden musste und nicht irgendwo da draußen.

Während ich dabei war, die Frau zu werden, die der Richtige wollen würde, wurde ich als Frau so komplett, so glücklich und zuversichtlich wie noch nie in meinem Leben zuvor. Statt mich einsam und verlassen zu fühlen, bin ich glücklich und heil und weiß, dass meine Gegenwart ein Schatz ist. Warum? Weil ich endlich eins bin mit meiner Seele und zu meiner eigenen Seelenverwandten geworden bin.

Ich weiß, viele von Ihnen suchen einen Partner aus Fleisch und Blut. Schließlich sind wir Säugetiere und Herdenwesen. Aber ich kann Ihnen versichern, dass Sie nur dann wirklich für eine Partnerschaft mit dem Menschen Ihrer Träume bereit sein werden, wenn Sie das Verlangen fahren lassen, jemals von einem anderen ganz gemacht zu werden. Sie müssen lernen, sich selbst ganz zu machen. Sie müssen sich selbst unwiderstehlich finden und einen hohen Preis auf Ihren Kopf aussetzen. Auch müssen Sie wissen, dass Ihr idealer Partner schon längst ausgewählt wurde. Er (oder sie) wird genau zur rechten Zeit und auf die richtige Weise auftauchen. In der Zwischenzeit leben Sie glücklich und zufrieden, und zwar ab jetzt!

Tatsache ist, dass der schreckliche Abgrund, von dem Sie glauben, dass nur ein Gefährte ihn je überbrücken könnte, am Ende verschwindet – sobald Sie sich ganz, komplett und an nichts mangelnd fühlen. Dann hören Sie auch auf, sich Liebhaber oder Freunde auszusuchen, die Sie am Ende nur enttäuschen. Glauben Sie's mir. Niemand bringt dies besser zum Ausdruck als die Schriftstellerin Tosha Silver in ihrem Gedicht »Der Kuss«:

DER KUSS

Die Göttliche
wird niemals näher sein
als in diesem Augenblick
Ihr Kuss wartet nicht
bis du den Gefährten triffst
ein Baby bekommst
jenen entlaufenen Hund aufnimmst
Du brauchst dich nicht
zu verbiegen
oder zu hoffen, dass Venus
sich doch noch Mars ergibt
Wertvoller musst du nicht werden
mehr Salbei verbrennen nicht
auch nicht mehr Licht entzünden
eine Flamme noch
Ihr Kuss steigt herab
wenn die glühende Lust
nach Zukunft und Vergangenheit
ausbrennt in plötzlicher reiner Erschöpfung
Segnen wirst du
diesen Moment
So wie es ist
wende dein volles Antlitz
dem Einen zu
das schon so lange wartet
und sage einfach
Jetzt
— Tosha Silver, aus: *Make Me Your Own.*
Poems to the Divine Beloved

In der Liebe sein

Damit Sie ein besseres Verhältnis zu sich bekommen, stellen Sie sich vor, dass Sie selbst die Liebe sind. Stellen Sie sich vor, dass Sie Überträgerin und Empfängerin der unendlichen Lebensenergie sind. Und teilen Sie diese Liebe mit anderen. Etwa durch ein Lächeln.

Einmal saßen Mann, Frau und Tochter in einem meiner Lieblingslokale am Nebentisch. Er strahlte Lebenskraft und Freude aus, obwohl er während des Essens die meiste Zeit mit seinem Smartphone beschäftigt war. Als ich fertig mit dem Essen war, hielt ich kurz an seinem Tisch an und sagte, wie glücklich er aussähe. Er strahlte über das ganze Gesicht und sagte mit deutschem Akzent: »Obwohl ich viel zu lange auf mein Handy geschaut hab?« Wir alle mussten lachen, und ich ging, unser Tag war mit Liebe und Freude erhellt. Das Gleiche können auch Sie tun, egal wo Sie sind. Bevor Sie etwas in einem Forum posten, reichern Sie es erst mit göttlicher Liebe an und machen Sie nicht den Fehler, eine ganz bestimmte Antwort zu erwarten – eine Bestätigung durch jemand anderen. Senden Sie Ihre Liebe ganz frei und vertrauen Sie darauf, dass Liebe auch zu Ihnen kommt.

Finden Sie Ihre innere Stimme und singen Sie zu Ehren des Göttlichen und der Liebe, ganz egal ob hörbar oder im Stillen. Wie Wayne Dyer sagt: »Sterben Sie nicht, ohne dass Ihre Musik erklungen wäre.« Ob Ihr Liebeslied sich an Sie selbst richtet oder an jemand anderen. Wenn Sie sich selbst lieben, dann tragen Sie zur Fülle der Liebe bei, und alle haben etwas davon.

Vor ein paar Jahren wurde meine Mutter vom Staat New

York als »distinguished woman« ausgezeichnet – als »besondere Frau«. Bei der Feier zur Preisverleihung fiel mir auf, dass die anderen Frauen, die den Preis bekamen, alle etwas für ihre Gemeinschaft getan hatten, alle waren sie in irgendeiner Weise wohltätig gewesen. Meine Mutter war die einzige Frau, die einfach nur ihrer Leidenschaft gefolgt war. Sie hatte Berge bestiegen, den Appalachian Trail erwandert und einfach bis weit über 80 ein körperlich aktives Leben geführt. Nun ist es nicht so, dass sie nichts für die Allgemeinheit getan hätte, immerhin war sie fünf Jahre lang Bürgermeisterin ihrer Stadt. Doch obwohl Republikaner und Demokraten sie gerne für eine Wiederwahl gehabt hätten, entschied sie sich dagegen, weil sie andere Interessen hatte, die ihr wichtig waren. Viele im Publikum kamen nach der Preisverleihung zu ihr und waren irgendwie ein bisschen aufgeregt. Es war so, als ob sie fühlten, wie das erfüllte Leben meiner Mutter sich auf sie selbst übertrug. Das, was meine Mutter hatte, wollten sie auch: die Bereitschaft, die eigenen Bedürfnisse an die erste Stelle zu setzen, das Leben zu genießen und ihren Leidenschaften zu frönen. Diese gesunde Beziehung zu sich selbst hat an dem Tag Frauen wie auch Männer inspiriert.

Doch wie viele von uns meinen zu wissen, dass unseren Leidenschaften zu folgen egoistisch sei? Anita Moorjani sagt: »Selbstsucht rührt nicht von zu viel, sondern von zu wenig Selbstliebe her.« Und sie führt weiter aus: »Wenn ich *Liebe bin,* kann ich nicht erschöpfen und habe auch nicht das Bedürfnis, dass sich andere Menschen auf eine bestimmte Weise verhalten, damit ich mich gemocht fühle oder meine Großartigkeit mit ihnen teile. Sie erhalten Liebe automatisch als Folge dessen, dass ich mein wahres Selbst bin. Und wenn ich mir selbst gegenüber urteilsfrei bin, dann bin ich das auch anderen gegenüber.«[1] Wenn Sie eine innige Beziehung zu sich haben, wenn Sie sich wirklich selbst lieben, *dienen* Sie der Welt. Dann inspirieren Sie andere dahingehend, dass auch sie sich wertschätzen und herausfinden, wie man sich wahrhaft mögen und ehren kann.

Um sich wirklich selbst zu lieben, müssen Sie herausfinden, wer Sie wirklich sind, und sollten nicht die Aspekte Ihres Wesens zurückdrängen, die andere bislang an Ihnen kritisiert haben. Vor Jahren etwa wollte ich Tanzen lernen. Doch als mein Mann und ich dann Tanzunterricht nahmen, hat er mich ständig für irgendetwas kritisiert, das ich falsch gemacht habe. Ohne dass ich es richtig mitbekam, wurde ich dadurch ganz verunsichert, weil ich immer versuchte, anders zu sein, als ich eigentlich bin.

Oftmals richten wir uns nach den Plänen anderer Menschen, denn wir fürchten unterschwellig, dass wir verlassen werden, wenn wir das machen, was wir wirklich wollen. Lieber mit den Krümeln vorliebnehmen, als das Risiko einzugehen, verlassen zu werden, sagen wir uns. Doch damit lassen wir uns selbst im Stich, bleiben hinter unseren Möglichkeiten zurück und emotional ausgedörrt. Dann sehnen wir uns nach jemandem, der uns rettet und uns mit dem versorgt, was wir uns selbst nicht geben können. Das macht uns bedürftig, aber nicht attraktiv. Es ist nicht die Schönheit der Jugend, die wir verlieren, es ist die Schönheit jugendlichen Wagemuts. Doch für Wagnisse und Lebendigkeit sind Sie nie zu alt.

Ob Sie Pferde lieben oder Tanzen, Gartenarbeit, Fitness oder Schmuckherstellung, klar ist, dass all das Sie alterslos und für andere attraktiv macht. In den Worten Julia Childs, die erst sehr spät in ihrem Leben ihre Freude am Kochen entdeckte: »Suchen Sie sich etwas, das Sie leidenschaftlich gerne tun, und bleiben Sie dran.« Das macht Sie alterslos.

In einer Beziehung ist es Ihre Aufgabe, von sich aus für so viel Fülle zu sorgen, dass Sie vor Liebe und Freude am Leben überquellen – und dann lassen Sie die Beziehung sich entfalten. Der Punkt ist dabei *nicht,* das fehlende Puzzleteil zu finden, damit Sie von Ihren Problemen erlöst werden, und *auch* nicht, für jemand anders das fehlende Teil zu sein. In dem Film *Jerry Maguire* gibt es eine berühmte Szene, die von genau dieser Unterscheidung handelt. In dem Film muss Jerry (hinreißend gespielt von Tom Cruise) erkennen, dass er seine Frau (Renée Zellweger) vermisst. Bislang hatte er allerdings seinen Wunsch nach Nähe der Karriere geopfert und seine Frau verlassen. Doch nach einem seiner größten beruflichen Erfolge eilt er zu ihr zurück, weil er merkt, wie leer er sich fühlt, und niemanden hat, mit dem er seinen Erfolg teilen kann. Nun steht er vor ihr, mit offenem Herzen, und gesteht ihr, dass er sich nach einer Partnerin an seiner Seite sehnt. Mit Tränen in den Augen sagt er: »Du machst mich vollkommen.« Alle Frauen im Publikum seufzen jetzt und wünschen sich, dass ein Mann (oder eine Frau) dasselbe zu ihr sagte. Aber hören Sie genau hin, er sagt nicht, dass er ohne sie nicht ganz sei. Stattdessen gibt er zu, dass sie das Beste in ihm hervorbringt, dass er ein besserer Mensch ist, wenn er mit ihr zusammen ist. *Das* ist der wahre Sinn und Zweck einer Beziehung: eine Partnerschaft zwischen zwei Menschen, die sich gegenseitig bereichern, die durch die Kraft der Beziehung zusammen mehr sind, als sie allein hätten sein können. Der Sinn einer Beziehung ist also ganz und gar nicht, dass sich zwei halbe Menschen wieder ganz machen. In einer wahrhaft schöpferischen Partnerschaft, die uns alterslos sein lässt, ist eins plus eins mehr als zwei.

Ganz gleich, ob Sie heterosexuell sind oder eine Frau auf der Suche nach einer Frau, Sie können einen Partner finden, der in vielerlei Hinsicht aufregend und verlässlich ist. Heute liegt es Frauen frei, eine Beziehung einzugehen, die ihren Bedürfnissen entspricht. Oder sie merken, dass sie dafür gar keinen Partner brauchen. Ein Liebespartner ist einfach nur das Sahnehäubchen auf dem Kuchen.

Was mache ich nur mit Ralph?

Wenn Frauen und Männer ihr 50. oder 60. Lebensjahr erreichen, fangen ihre Erwartungen und Interessen häufig an, sich auseinanderzuentwickeln. Frauen lösen sich von alten Verpflichtungen und wollen etwas Neues anfangen: ein Unternehmen gründen, reisen oder etwas lernen. Männer dagegen wollen sich nicht mehr nur dem Wettbewerb stellen oder gehen sogar in den Ruhestand, je nachdem, wie ihre Testosteronspiegel fallen und ihre Energie sich von den unteren Chakren hin zum Herzchakra bewegt. Mit anderen Worten konzentriert sich ihre Energie nun weniger auf die Energiezentren, die mit Überleben, Selbstausdruck, Sexualität und Macht verbunden sind, und mehr auf das mit Gefühlen und Beziehungen verbundene Chakra. Dieser Wechsel tut Männern gut, im Grunde sollten wir alle ganz aus dem Herzen heraus leben. Dessen elektromagnetisches Feld beeinflusst unsere hormonelle Balance, deshalb ist das Herzchakra für die Gesundheit ganz wichtig. Aber der Wechsel Richtung Herzenergie bei Männern in den mittleren Jahren macht sie auch häuslicher, was für manche Frauen ein Problem ist. Ralph legt sich einen Garten zu, werkelt in der

Garage herum und probiert neue Rezepte aus. Seine Frau aber beschwert sich: »Ich kriege Ralph gar nicht mehr vor die Tür. Er *macht* nichts.«

Eine Frau, die sich nach einem stressigen Vollzeitjob zur Ruhe setzt, genießt es vielleicht zunächst, Zeit zum Lesen zu haben oder dafür, den Keller aufzuräumen oder das Schlafzimmer neu zu streichen, doch schon bald setzt eine gewisse Unruhe ein. Hormonell und spirituell zieht es sie hinaus in die Welt, hin zu Selbsterfahrung und neuen Abenteuern. Eine Frau, die sich mit 65 zur Ruhe setzte, drückte es folgendermaßen aus: »Ich stand kurz davor, einen besonders tollen Urlaub anzutreten und meinen 30. Hochzeitstag zu begehen, doch dann fiel mir ein, wie langweilig mein Mann ist. Er nörgelt immerzu und ist ein echter Spielverderber. Ich rief deshalb meine Freundin an und fragte: ›Wollen wir das vielleicht zusammen machen?‹, und sie: ›O ja, unbedingt, ich bin dabei!‹« Der Fall ist klar. Eine Frau, die darauf brennt loszufliegen, und ein Mann, der es sich lieber gemütlich machen will, können sich gegenseitig das Leben ziemlich schwer machen, wenn beide nicht willens sind, zu wachsen und sich zu verändern.

Eine Scheidung ist sicherlich nicht die einzige Lösung. Solange beide ihre unterschiedlichen Bedürfnisse und Interessen anerkennen, können sie sich auch wieder neu entdecken und ihre Beziehung erneuern.

Viele von uns haben zu Beginn unseres Erwachsenendaseins noch geglaubt, dass es Aufgabe des Mannes sei, die Frau finanziell zu versorgen, und Aufgabe einer Frau, sich emotional um den Mann zu kümmern. Von diesem starren Schema haben wir uns gelöst. Doch das neue Paradigma, wonach uns der Partner häuslich unterstützt, während wir zum ersten Mal seit Jahren die Flügel ausbreiten, ist nicht ganz ohne – aber es kann sich lohnen.

Frauen, die nicht in einer Paarbeziehung sind, merken vielleicht, dass sie für einen ganz anderen Typ von Liebhaber und Partner bereit sind, ob Mann oder Frau.

Gute Typen

Wenn Sie heterosexuell sind und gerade keinen Partner haben, sollten Sie wissen, dass es da draußen sehr wohl »gute Typen« gibt, solche, die Sie keinesfalls zu Tode langweilen. Es hat sie immer gegeben. Männer sind verhinderte Romantiker, die sich ein Bein dafür ausreißen, Frauen zu gefallen – es sei denn, es sind Narzissten. Doch selbst wenn Sie gar kein Interesse an einer Liebesbeziehung haben, sollten Sie wissen, dass es unglaublich viele tolle Männer gibt. Sie haben nur Schwierigkeiten, sich zu zeigen, da sie für ihre romantische Ader oftmals angegangen werden und immer die kaputten Männer alle Aufmerksamkeit auf sich ziehen, Männer, die mit Gewalt und Posing ihre Verwundbarkeit verbergen. Letztere ziehen Frauen an, die selbst Probleme mit ihrer Weiblichkeit haben. Seien Sie weiblich auf eine Art, die zu Ihnen passt, und die netten sexy Typen werden sich zeigen.

Wir sollten anerkennen, dass Männer verunsichert sind und dass sie oft in ihrem Leben von Frauen kritisiert wurden. Doch sie brauchen Frauen, damit sie sich kompetent und stark fühlen. Immer wenn ich Männer zur Männernacht bei Mama Gena's School of Womanly Arts gebeten habe, war der erste Spruch: »O toll, alles nur Frauen. Wollen die mich vernaschen?« Das hat mich stets verblüfft, aber mir wird immer klarer, wie sehr Männer sich davor fürchten, von Frauen abgewiesen zu werden. Und ich bin auch immer wieder über Männer erstaunt, die, wenn sie unter vielen schönen und zugewandten Frauen sind, sich so verunsichert fühlen, dass sie gehen. Die Erfahrung der Verletzbarkeit und Zurückweisung ist Männern und Frauen gleichermaßen vertraut. Das haben wir wirklich gemeinsam.

Weil wir in einer Dominanzkultur leben, ist die weiche empfindsame Seite von Männern genauso beschädigt wie die unsere. Die Drehbuchautorin Eve Ensler kommt viel herum und berichtete mir, dass sie in Flugzeugen zunehmend Männer sieht, die sich auf ihren mobilen Endgeräten romantische Komödien anschauen (vielleicht weil es auf dem Smartphone oder Tablet weniger auffällt als auf einer größeren Leinwand). Die Hilton-Hotelkette hat extra für Frauen Zimmer in pastelligen Farben mit sanfterem Licht konzipiert und stellt fest, dass männliche Reisende ganz erpicht auf diese Räume sind. Es ist gut, wenn Männer ihre weichere Seite zulassen und dazu stehen. Davon brauchen wir mehr! Hingegen können wir gut auf die alte Machovorstellung verzichten, dass Männer, die ihre weicheren Seiten ausleben, schwach und unattraktiv sind.

Es ist an uns Frauen, den Weg in Richtung einer besseren Beziehung zwischen Männern und Frauen zu weisen, indem wir uns selbst heilen, unsere Weiblichkeit wieder zur Geltung kommen lassen, unsere Bedürfnisse entdecken und zur Spiritualität finden. Wir müssen uns Liebe schenken, sie weitergeben und in die Welt hinaustragen, damit Männer und Frauen an ihr genesen. Männer wollen unbedingt mit der weiblichen Lebenskraft verbunden sein, und zwar nicht nur im wörtlichen Sinn, weil sie sexuell in uns eindringen. Was sie wollen, ist Berührung und eine emotionale Verbindung. Sie wollen Teil unserer Sphäre der

Heilung sein. Die Heilerin Tami Lynn Kent, die unter anderem *Mothering from Your Center: Tapping Your Body's Natural Energy for Pregnancy, Birth, and Parenting* geschrieben hat, weist darauf hin, dass wir das an unseren Söhnen sehen können: Selbst als Teenager zieht es Söhne zu ihrer Mutter hin, sie wollen sie umarmen oder auf ihrem Schoß sitzen, weil es sie drängt, sich mit der weiblichen Lebensenergie ihrer Mutter zu verbinden. Tami Lynn Kent nennt dieses Verhalten »Rückkehr zum Mutterschiff«.

Als Frauen sind wir emotional nicht ganz so verwundbar wie Männer, da uns unsere Gefühle nicht aberzogen wurden. Auch achten wir besser auf unseren Körper. Wir wissen, wie wichtig es ist, dass unsere Freundinnen uns unterstützen, und auch, dass wir starke Bande zu Menschen unterhalten, die uns lieben und sich um uns kümmern. Männer erkennen langsam, dass auch sie eine »Sippe« brauchen, die sie unterstützt. Ohne eine Frau in ihrem Leben, die sie Richtung Wellness drängt und ihnen Liebe und Unterstützung angedeihen lässt, geraten sie aus der Balance. Das ist der Grund, warum verheiratete Männer eine höhere Lebenserwartung haben und gesünder sind als unverheiratete. Und aus dem gleichen Grund heiraten sie oft wieder bald nach einer Scheidung oder dem Tod der Ehefrau. Männer merken, dass sie schneller altern ohne eine Frau, die sie jung hält – und diese muss noch nicht einmal jünger sein, um ihm das Gefühl zu geben, sie halte ihn jung. Alterslose Göttinnen sind für Partner aller Altersgruppen anziehend. Wer möchte nicht in der Nähe einer Frau sein, die zu leben weiß?

Wenn es um den Schaden geht, den unsere Kultur im Hinblick auf die weibliche Lebensenergie angerichtet hat, glaube ich fest daran, dass Männer erst dann heil werden können, wenn die Frauen ihre eigene Heilungsarbeit vollzogen haben und der Welt ihre Stärke und Weiblichkeit zeigen. Den Anfang müssen wir machen. Wir sind die Stärkeren, da wir uns nicht scheuen, den Dingen, die der Heilung bedürfen, ins Auge zu blicken. Wir müssen den ersten Schritt tun, damit Männer sich ohne Schamgefühle mit der weiblichen Lebensenergie verbinden können – ob über Berührung und physische Nähe oder über die weibliche Kraft in ihnen selbst.

Männer könnten bessere Beziehungen zu Frauen *und* anderen Männern haben, wenn man ihnen erlaubte, zu ihren Gefühlen und dem Bedürfnis nach Verbundenheit zu stehen. Kürzlich kam ein sehr männlicher, erfahrener Seemann in unseren Tangokurs, und ich ließ ihn mit meinem guten Freund Leftari tanzen, einem jungen Griechen, der mit ganzem Herzen dabei ist. Leftari weiß, was zu tun ist, damit Männer sich in einer Verbindung wohlfühlen. Später hat mir der Seemann das Folgende getextet: »Die Verbundenheit, die ich in dieser kurzen Zeit beim Tanzen gespürt hab, war schon komisch. Vom Verstand her frage ich mich, ob das jetzt gut ist, mit einem Mann zu tanzen, doch der Bauch sagt ganz klar, das ist genau das, was ich brauche und wonach ich mich sehne – Verbundenheit. Interessant auch, dass du mir vorher den Tipp gabst, mir den TED-Talk von Brené Brown anzusehen. Ganz schön schlau!«

Die gute Nachricht ist, dass immer mehr Männer ihre Scheu verlieren, sich zu ihrem Bedürfnis nach weiblicher Lebenskraft zu bekennen, und sich dafür auch nicht entschuldigen. Männer, die um ihr Nähebedürfnis wissen und sich seiner nicht schämen, werden auch nicht mehr versuchen, Frauen in Schach zu halten. Im Gegenteil, sie werden kompetente und starke Frauen besonders schätzen. Wenn erst die männlichen und weiblichen Anteile bei ihnen im Gleichgewicht sind, wird es ihnen besser gelingen, gute Beziehungen zu führen, weil sie besser im Kontakt mit ihren verletzlichen Seiten sind.

In den antiken Kulturen arbeiteten die Menschen zusammen, anstatt einem Führer oder einer kleinen Führungsgruppe Macht einzuräumen. Damals waren Männer Krieger und Jäger, die der Lebenskraft dienten. Sie beschützten und waren den Müttern und Kindern zu Diensten, ganz buchstäblich oder im übertragenen Sinn. Sie haben ein Mammut nicht aus Eigennutz erlegt oder um Macht über den Stamm zu erlangen. Sie taten es, damit alle zu essen hatten. Die Fähigkeit eines Mannes, Menschen, die ihm nahestehen, etwas Wertvolles zu bieten, ist der Schlüssel zu seinem Wohlbefinden. Männer brauchen Respekt. Wenn sie den nicht bekommen, funktionieren sie nicht richtig.

Was wollen Männer heutzutage? Beschützen und zu Diensten sein. Sie wollen nützlich sein und bewundert werden. Auch lieben sie es, Frauen Lust zu bereiten. In ihrem Buch *Swoon,* das von den größten Liebhabern der Menschheitsgeschichte handelt, schreibt die feministische Historikerin Betsy Prioleau, dass Casanova zufolge zwei Drittel seiner Lust daraus entsprang, seinen Liebhaberinnen Lust zu bereiten. Zahllose Männer würden das unterschreiben und sagen, dass die größte Quelle der Lust für sie die Befriedigung der Frau sei. Die meisten Männer wollen Helden sein, das habe ich immer und immer wieder beobachtet. Alles, was Sie tun müssen, ist, ihre Taten zu würdigen. Nicht mehr und nicht weniger. Als Frauen müssen wir zulassen, dass sie uns als die Göttinnen verehren, die wir sind. Es tut einem Mann gut, wenn er eine Beziehung zu einer Frau hat, die ihre Weiblichkeit lebt, wenn er ihr auf liebevolle und ausgeglichene Weise zu Diensten ist. Was wir nicht wollen, sind Männer, die perfektionistisch werden, zu viel geben und sich dadurch überfordern, so wie wir Frauen es immer getan haben. Zusammen können wir neue Beziehungen schaffen, voller Wohlbefinden, Gesundheit und Alterslosigkeit.

Als ich jünger war, wusste ich nicht so recht, welche Bedürfnisse Männer haben, aber glücklicherweise habe ich dazugelernt. Ich glaube, dass meine Lernbereitschaft in dieser Hinsicht mit dafür verantwortlich ist, dass meine Töchter mit wunderbaren, starken und zugewandten Männern zusammen sind, die ich bewundere. Ich habe gelernt, Männer in meinem Leben und das, was sie für mich tun, zu würdigen. Das gilt auch für meine Tanzpartner, die ihr Bestes geben, damit ich mich gut fühle. Ich schätze auch meinen Klempner und meinen Elektriker! Es ist ein Segen, so wunderbare Männer um mich zu haben!

Wenn wir als Frauen immerzu alles selbst machen und Männern keine Gelegenheit geben, uns zu Diensten zu sein, dann halten wir sie davon ab, ihrer Bestimmung entsprechend zu handeln: kraftvoll, sinnlich und männlich zu sein. Wir sollten unseren Perfektionsdrang aufgeben und aufhören, uns selbst zu erschöpfen. Lasst Männer uns zu Diensten sein, auch wenn es nicht immer perfekt läuft. Zwar sollten wir die Latte höher hängen und mehr erwarten, wenn es um ihre Zuwendung geht. Doch wenn sie sich ordentlich für uns ins Zeug legen, dann sollten wir dies würdigen und nicht überkritisch bewerten oder versuchen, sie hintenrum zu manipulieren.

Wenn Sie männliche Unterstützung wollen, dann sollten Sie anziehend und freundlich sein. Strahlen Sie aus, dass Sie einen starken Mann schätzen, der Ihnen gibt, was Sie brauchen, aber auch, dass Sie nicht vollkommen hilflos seiner Rettung bedürfen.

Sex, Geld und Macht

Eine Sache, die einem ausgeglichenen Verhältnis von Mann und Frau entgegensteht, ist das Problem, das Frauen mit ihrer eigenen Macht haben, sowohl in sexueller als auch in finanzieller Hinsicht. Sex, Geld und Macht sind allesamt mit dem zweiten Chakra verbunden. Wenn wir eine gute Beziehung zu diesen Dingen haben, ist unser zweites Chakra energetisiert und stark. Wenn nicht, geht unsere Libido zurück, es fällt uns schwer, Geld anzuziehen und zu halten – und wir bekommen ein ganzes Arsenal von gynäkologischen Beschwerden!

Es ist wichtig, dass Sie Sex und Geld als energetische Kräfte betrachten: Geld steht für Macht und Sicherheit und Sex für die schöpferische Kraft, für Geben und Nehmen. Sie haben womöglich schon von dem Mythos gehört, dass, wenn eine Frau mehr verdient als ihr Mann, das Sexualleben leidet. Das muss überhaupt nicht sein, doch der Mann muss für seine Rolle Anerkennung finden, ob er nun der Alleinverdiener ist oder ein Gefährte und Vater, der seiner Familie zu Diensten ist. 40 Prozent aller Familien mit Kindern im Haus werden von einer Frau ernährt und nicht von einem Mann. Wenn wir uns nicht von der irrigen Vorstellung lösen, dass Männer mehr verdienen müssen, um sich männlich zu fühlen, dann werden Frauen immer ein ambivalentes Verhältnis zu ihrer Finanzkraft an den Tag legen und meinen, sie seien zu stark für einen Mann. Ein starker, ausgeglichener Mann fühlt sich immer von einer Frau angezogen, die Stärke hat und sie klug zu nutzen weiß.

Uns ist nicht ganz geheuer bei der Vorstellung, die alten Rollen zu verabschieden, wie Männer und Frauen »zu leben haben«.

Aber es ist viel gesünder, Beziehungen zu haben, die beide Partner von Herzen erfüllen, als an den alten Geschlechterrollen zu kleben. Männer müssen erfahren, dass sie ihren Sinn für Macht und Erfolg auch dann befriedigen können, wenn sie mehr von ihrem Herzen her leben und nicht nur dadurch, dass sie die Bedürfnisse ihres zweiten Chakras bedienen, wo es um Sex und Geldpotenz geht (oder Potenzverlust!). Frauen wiederum lernen, weich und empfänglich zu sein, ohne ihre sexuelle und finanzielle Macht aufzugeben. Hier zu einer Balance zu finden ist viel leichter, wenn beide Partner sich von der Angst lösen, machtlos zu sein, und aufhören, den anderen danach zu beurteilen, was er oder sie zur Beziehung beisteuert (und womöglich auch noch im Geiste darüber »Buch führen«).

Meine Tochter Kate war 16, als ihr Vater und ich uns scheiden ließen. Danach hatte ich meinen größten finanziellen Erfolg. Dies aber führte bei Kate zu der Befürchtung, dass man nur eines haben könne – Geld oder Liebe, nicht jedoch beides. Das hat sie dann Anfang 20 bearbeitet und ist heute mit einem wunderbaren Mann verheiratet, mit dem sie zusammenlebt und -arbeitet. Ihr Buch *Money: A Love Story* handelt davon, wie es ihr gelang, Geld und Liebe miteinander in Einklang zu bringen, und könnte ein Vorbild für andere sein. Um inneren Ausgleich und Versöhnung zu finden, musste sie erkennen, dass es die Erfahrungen ihrer Mutter waren, die ihr Verhältnis zu Macht, Sex und Geld beeinflusst hatten. Auch Sie sind vielleicht davon überzeugt, dass Ihnen irgendwelche Grenzen gesetzt sind. Haben Sie körperliche Probleme, die mit dem zweiten Chakra in Verbindung stehen, wie Myome, Gebärmutterkrebs, Abstriche mit Zellbefund oder Ovarialzysten und andere Unterleibsbeschwerden, dann sollten Sie sich diese Überzeugungen einmal anschauen ebenso wie die Ängste, die mit ihnen einhergehen. (Ich hatte ein Myom, so groß wie ein Fußball, das sich Jahre vor meiner Scheidung gebildet hatte. Es hatte im Wesentlichen damit zu tun, dass meine schöpferische Kraft sich in einer Beziehung erschöpfte, die zu nichts führte, ich aber nicht den Mut hatte, sie aufzugeben.)

Wenn Sie Ihre Ängste bearbeiten und überwinden, dann wird sich die Sache mit den Männern, mit dem Sex, der Macht und dem Geld schon bald lösen. Es ist ein Prozess und kein plötzliches Ereignis, und es kann dauern. Dennoch brauchen Sie all das nicht an Ihre Töchter und Söhne weiterzugeben. In dem Maße, wie Sie Ihre Ängste bearbeiten, wird sich auch Ihr Familienerbe ändern. Kates Hochzeit mit dem Mann ihrer Träume hat diese Veränderung für uns beide besiegelt. Nach der Trauung überreichte sie mir eine Karte mit folgender Botschaft: »Auch will ich dir danken für die Arbeit, die du, was dein Herz betrifft, vollbracht hast und die es möglich macht, dass du nun hier sein kannst. Dass wir diesen Moment genießen können, unbesorgt darüber, dass es zu Spannungen zwischen dir und Dad kommen könnte, ohne Vorbehalt angesichts der Vermischung zweier Familien – das ist das größte Geschenk. DANKE!!«

Mutter-Tochter-Beziehungen

Lassen Sie uns nun über eine weitere Beziehung sprechen, die durchaus mit dem zu tun hat, was wir unter Älterwerden, Machtverteilung und emotionalem Aufgehobensein verstehen: die Beziehung zwischen Mutter und Tochter. Es ist schade, dass die Beziehung zwischen beiden oft so vergiftet ist. Wenn Sie sich noch nicht mit Ihrer Mutter und deren Schwächen ausgesöhnt haben, dann haben Sie wahrscheinlich auch noch keinen Frieden mit Ihren Töchtern geschlossen. Ihre alterslosen Jahre sind dafür geschaffen, dies nachzuholen, falls es noch nicht geschehen ist.

Natürlich haben wir alle unseren Anteil an den vergifteten Beziehungen. Nun ist es an der Zeit, die alte Wut, den Kummer oder die Schuldgefühle zu befreien und die Beziehungen neu anzugehen. Wenn Ihre Mutter nicht mehr lebt und es noch Unerledigtes zwischen Ihnen gibt, dann sollten Sie Kapitel 5 nochmals lesen und die Gefühle loslassen, die sich körperlich und in Ihrem Energiefeld bemerkbar machen.

Ich habe eine Freundin, die eines Tages entschied, dass es nun genug sei. Sie rief ihre Schwester an und fand heraus, dass auch diese die Nase voll hatte und das Muster, wonach die Mutter »immer alle Freude zunichtemachte«, aufbrechen wollte. Kennen wir nicht alle so jemanden? Die Mutter meiner Freundin pflegte zu sagen: »Was bildet ihr euch ein?« oder »Das schafft ihr nie!« Ganz gleich, was es war, sie konnte einem die Sache vermiesen.

Meine Freundin hat mich dann um Rat gefragt, weil sie wusste, dass ich schon Versöhnungen zwischen Mutter und

Tochter angeleitet hatte. Ich sagte ihr, dass wir deswegen so ungern mit unseren Müttern im Konflikt stehen, weil wir aus ihnen hervorgegangen sind. Als wir noch in ihrer Gebärmutter waren und unsere Organe sich herausbildeten, beeinflussten ihre Stimmungen und Verhaltensweisen den Blutzufluss und die Nährstoffe, die unserem Körper zur Verfügung standen. Wenn die Mutter erregt oder bekümmert war oder wenn sie rauchte, dann verringerte sich die Blutzufuhr in der Nabelschnur, und wir haben das gefühlt. Es gab kein Entrinnen vor ihrem Kummer oder Glück, und dieser biologische Abdruck bleibt unser ganzes Leben erhalten, es sei denn, wir bringen ihn ins Bewusstsein und wandeln ihn um. In Amerika hört man mitunter den Spruch »When Mama ain't happy, ain't nobody happy«. [Ist die Mutter nicht glücklich, ist keiner glücklich.] Als kleine Kinder tun die meisten von uns alles Mögliche, um die Mutter glücklich zu machen. Aber wenn Sie als Erwachsene eine Mutter haben, die nicht weiß, wie sie selbst für ihr Glück sorgen kann, dann sollten Sie sich nicht von ihr fertigmachen lassen und sich auch nicht immer nur nach ihr richten. Das Gleiche gilt für eine Tochter, die – obwohl schon erwachsen – nie zufrieden ist. Es ist nicht die Aufgabe einer Mutter, sich zum Wohle ihrer Kinder aufzuopfern.

Als sich meine Freundin und ihre Schwester von der negativen Art ihrer Mutter befreit hatten, von ihren Schuldzuweisungen und Kontrollversuchen, haben sie dadurch auch die Mutter befreit. Es kann nicht sein, dass alle unter einem Muster leiden, das seit Jahren besteht. Doch es kommt durchaus vor, dass sich eine ständig unzufriedene Mutter nur höchst ungern von dem Muster trennt, das lange Zeit der Befriedigung ihrer Bedürfnisse diente (wenn auch auf ungute Weise). Der Trick liegt darin, die Mutter – oder die Tochter – aufzufordern, die Beziehung einmal umzudrehen. Achtung: Hier können Widerstände lauern! Versuchen Sie es trotzdem. Machen Sie sich klar, was das Schuldgefühl bedeutet. Und sprechen Sie sich gut zu. Das allein schon macht etwas aus, weil Sie sich wohlgesonnen sind.

Mütter können sehr kontrollierend und märtyrerhaft werden, wenn sie keinen Selbstausdruck gefunden und ihre Leidenschaften nicht erkundet haben. Das ist insbesondere dann der Fall, wenn sie glaubten, sich selbst aufopfern zu müssen, um gute Mütter und Ehefrauen zu sein. Im Film *Moonstruck* mit Cher kommt das gut zum Ausdruck. Ihr Verlobter, Johnny Cammareri (Danny Aiello), kann nicht heiraten, weil seine Mutter in Italien im Sterben liegt und ihre Zustimmung verweigert. Er jedoch kann nicht ohne die Liebe seiner Mutter leben, weshalb sein Leben stagniert, solange die Alte nicht abdankt, was sie seit Jahren nicht zu tun gedenkt. Weil die Mehrzahl der Männer mit dem weiblichen Aspekt der Lebenskraft nur durch Frauen in Berührung kommen und weil ihre Körper buchstäblich im Körper der Mutter gemacht wurden, können sich manche nicht von der Mutter lösen – und werden darin auch noch von ihr bestärkt. Ein Sohn kann so mit der Mutter verstrickt sein, dass sie ihn ein Leben lang beherrscht und ihn dadurch quasi verhext, so lange, bis der Bann bei ihrem Tod gebrochen wird. Es gibt ein altes Sprichwort, das besagt, ein Mann werde zweimal geboren: einmal von seiner Mutter und dann noch einmal bei ihrem Tod. Einer Tochter kann es ähnlich gehen, wenn sie nicht von selbst zur geistigen Quelle findet und aufhört, die Mutter als ebendiese Quelle zu betrachten.

Wird Ihre Mutter im Alter womöglich noch diktatorischer, weil sie dement ist? Ich bin zu dem Schluss gekommen, dass der Grund, warum viele alte Frauen richtig garstig werden, wenn sie demenzkrank sind, der unausgesprochene Groll und die Selbstaufopferung in ihren jungen Jahren sind. Der Teil des Gehirns, der zuerst von Demenz betroffen ist, sind die sogenannten »Hemmschleifen des Frontallappens«, ein Gebiet im Gehirn, das, sofern Sie gesund sind, dafür sorgt, dass Sie nicht das sagen, was Sie denken. Die Schleifen sind wichtig für uns als soziale Wesen, weil sie es uns ermöglichen, auf die Bedürfnisse anderer einzugehen und Konflikte zu verhindern. Wenn sich dieses Hirnareal davonmacht, können Sie sich auf etwas gefasst machen. Dann werden Sie hören, was Mutter (oder wer auch immer) wirklich denkt, weil die Hemmschleifen nicht mehr ihren Dienst tun. Dann ist Zahltag, sie wird fordern, was ihr zusteht, und das kann sehr unangenehm sein. Eigentlich ist es schlimm, diesen Weg zu beschreiten, um endlich die Aufmerksamkeit und Zuwendung zu bekommen, die man sich, um nicht egoistisch zu wirken, jahrelang verkniffen hat. Mit einer demenzkranken Mutter klarzukommen ist sehr, sehr schwierig. Alles kommt heraus, zumeist eine üble Mischung aus Scham, Schuld, Ärger und Erschöpfung, aber vor allem Schuld. In diesem Zusammenhang müssen Sie Folgendes wissen: Sie als Tochter sind nicht für das Glück der Mutter verantwortlich. Sie sind auch nicht das Mittel, durch das Ihre Mutter die Schmerzen ihres Lebens heilen kann. Töchter und Mütter waren zu lange im Schmerz gebunden, es ist an der Zeit, die Kette zu sprengen. Fangen Sie bei sich an.

Wenn Sie es mit einer Mutter oder Schwiegermutter zu tun haben, die es darauf abgesehen hat, Ihnen die Lebenskraft auszusaugen, dann gibt es nur einen Weg, um dem Ganzen Einhalt zu gebieten und ihr die Möglichkeit zu geben, wieder selbst zu atmen. Das erreichen Sie nur, indem Sie sich nicht mehr an dem Machtkampf beteiligen (und Sie können mir glauben, dass sie ihn gewinnen wird, weil es bei ihr um Leben und Tod geht).

Beziehen Sie Ihre Geschwister mit ein, wenn Sie welche haben. Oft versuchen Mütter, die Geschwister gegeneinander auszuspielen, um ihre Macht zu erhalten. Sie können den Bann brechen, wenn Sie und Ihre Schwestern und Brüder gemeinsam versuchen, die Mutter wieder mit ihrer eigenen Lebenskraft zu verbinden.

Die meisten Frauen denken, sie müssten ihre Mütter direkt konfrontieren. Das funktioniert aber mit einer Mutter, die alles beherrschen möchte, so gut wie nie. Ändern Sie stattdessen Ihre Art zu reagieren. Wenn Sie das machen, ist das Spiel vorbei.

Eines Tages fiel Carol auf, dass ihre an sich sehr rüstige Mutter anfing, sie übermäßig um Hilfe zu bitten. Dauernd rief sie an, etwa wenn Carol die Kinder zur Schule brachte oder mitten beim Essen war. Auch Carols Geschwister merkten, dass die Mutter allmählich fahrig wurde, leicht hektisch und hilflos tat, besonders in Gegenwart des ältesten Bruders; gegenüber den Töchtern war ihr Verhalten nicht ganz so ausgeprägt. Über Jahre hatte ihr Mann sie unterstützt und motiviert, aber er war vor zehn Jahren gestorben, so dass sie schon mit 60 Witwe war. Als Carol die zunehmende Abhängigkeit der Mutter von ihr und ihrem Bruder bemerkte, trommelte sie ihre Geschwister zusammen und erzählte ihnen, was sie beobachtet hatte. Weil jedes Kind ein anderes Verhältnis zu den Eltern hatte, war sich Carol im Klaren, dass ihre Geschwister wahrscheinlich überrascht waren zu hören, wie es mit ihr und der Mutter ablief. Sie erzählte viele Beispiele, wie ihre Mutter sie wahnsinnig machte, damit sich die Geschwister ein Bild machen konnten. Und sie warnte ihren ältesten Bruder, dass er, wenn er die Mutter weiterhin so verhätschelte, bloß dazu beitrüge, dass es noch weiter bergab mit ihr ging. Nachdem Carol das Schweigen über den Zustand der Mutter gebrochen hatte, erstellten sie alle gemeinsam einen Schlachtplan, um zu verhindern, dass die Mutter infolge ihres Klammerns gesundheitlich abbaute. Auf den gleichen Informationsstand gebracht beschlossen die Geschwister, nicht mehr alles stehen und liegen zu lassen, wenn die Mutter wegen einer Kleinigkeit anrief oder vorbeischaute, um sich dann über irgendetwas zu beschweren. Zuerst widersetzte sich die Mutter den Veränderungen, doch bald schon lernte sie, dass sie ihre Bedürfnisse auf andere, gesündere Weise stillen konnte.

Sie müssen allerdings bereit sein, die Unannehmlichkeiten auszuhalten, die entstehen, wenn einer kontrollierenden Mutter oder einem kontrollierenden Vater Grenzen gesetzt werden. Dr. Mario Martinez nennt dies: »Hüter des eigenen Herzens« werden. Machen Sie sich bewusst, dass die Besuche bei Ihrer Mutter oft gut anfangen und dann einem Muster folgend ins Negative abdriften. Vielleicht hat sie das weiter oben erwähnte »Problem mit dem Erwartungshorizont« und kann Spaß und Freude nur begrenzt ertragen, weswegen sie schon bald die Route abwärts einschlägt, sich beschwert und nach Fehlern sucht. Anstatt dann ihre Negativität zu ertragen, hüten Sie Ihr eigenes Herz, und wenn die Dynamik zwischen Ihnen ansäuert, gestatten Sie sich zu gehen. Beenden Sie den Besuch, indem Sie sagen: »Danke, Mama. Schön, dass wir gesprochen haben. Ich muss jetzt gehen.« Wenn sie über Ihren Rückzug ärgerlich ist, dann müssen Sie sich der Herausforderung stellen, sich dadurch nicht verunsichern zu lassen. Ihr inneres Kind wird vielleicht Angst haben, aber seien Sie nachsichtig mit sich. Ihren Fluchtinstinkt abzuwürgen und dann auf die Mutter wütend zu werden kann es nicht sein.

Am Anfang geht es Ihnen vielleicht so wie dem Baby, das nicht genügend Sauerstoff in der Gebärmutter bekommt. Sich von der Mutter abzugrenzen mag sich furchtbar anfühlen, als ob

Sie sie für immer verlieren und von ihrer Liebe abgeschnitten sind. Das aber wird nicht passieren. Die Liebe einer Mutter ist zu stark – zumindest in den meisten Fällen. Wenn sie jedoch zu den 20 Prozent der Frauen gehört, die eine Persönlichkeitsstörung haben, dann müssen Sie den Bruch um Ihrer Gesundheit willen vollziehen, weil sie sich nicht ändern wird ohne sehr viel Selbstreflexion und lange Therapie.

Eine meiner Freundinnen hat eine Rufnummernanzeige, damit sie die Anrufe ihrer Mutter im Vorfeld erkennen kann und nicht in ein zehrendes Dauertelefonat hineingezogen wird. Zuvor hatte es immer Schwierigkeiten gegeben, die Gespräche mit der Mutter zu beenden, doch irgendwann hat meine Freundin gelernt, wann es Zeit war anzurufen und wann aufzulegen, nämlich dann, wenn es für beide noch angenehm war. Eine andere Freundin, die sich nach dem Tod des Vaters angewöhnt hatte, die Mutter jeden Morgen anzurufen, legte schließlich die Anrufe auf jeden zweiten, dann jeden dritten Tag und schließlich auf einmal die Woche. Ihre Mutter war gesund und unabhängig, hatte aber einfach keine Lust, aus dem Vollen zu schöpfen und glücklich zu sein, obwohl es viele Gelegenheiten dazu gegeben hätte.

Es wäre schön gewesen, hätte ihre Tochter sie von der kulturellen Vorstellung vom Altern und dem Ich-bedeute-meiner-Familie-nichts-mehr befreien können. Oft ist eine herrische oder bedürftige Mutter das Opfer altersdiskriminierender Botschaften unserer Gesellschaft. Indem sie ihr zeigt, dass es nicht der Tochter bedarf, um dem zu entgehen, könnte eine Tochter ihre Mutter für ein Leben als alterslose Göttin gewinnen.

Alterslose Göttinnen sind keine Helikoptermütter

Wenn Sie Mutter sind, dann sollten Sie auch auf das Verhältnis zu Ihren Kindern achten. Wahrscheinlich sind sie mittlerweile Teenager oder erwachsen. Sie brauchen Unabhängigkeit. Fällt es Ihnen schwer, sie ziehen zu lassen? Ich kann mich noch an das erste Mal erinnern, als ich in New York meine älteste Tochter besuchte. Sie teilte sich ihr erstes Apartment mit Freunden, und ich wohnte in einem Hotel. Um Mitternacht trennten wir uns, und sie ging, um die U-Bahn zurück zu ihrer Wohnung zu bekommen. Sie winkte. Es war furchtbar, sie weggehen zu sehen. Ich war beunruhigt, machte mir Sorgen. Immerhin stamme ich aus einer Kleinstadt in Maine, und an das Tempo des New Yorker Lebens muss ich mich immer noch gewöhnen. Doch dann fiel mir ein, dass sie New York schon mit Freunden während der Collegezeit besucht hatte und sich auskannte. Damals war ich nicht ein Mal dabei gewesen, als sie die Stadt erkundete. Es war Zeit für mich, sie fliegen zu lassen, und ich tat es.

Eltern heutzutage haben mehr Möglichkeiten, sich um ihre Kinder zu kümmern, als jemals zuvor. Obwohl ich enge Familienbande sehr schätze, finde ich diesen Trend nicht gut. So erzählte mir eine Freundin, deren Tochter über ein Sportstipendium an einem College studiert, dass dieses eine sehr starke Elternvertretung für jenen Sport habe. Sie wurde bereits von Eltern ermahnt, auch ja bei allen Spielen der Tochter anwesend zu sein, damit diese sich nicht niedergeschlagen und ausgegrenzt fühle. Das Problem ist nur, dass das College 20 Stunden mit dem

Auto bzw. eine Flugreise entfernt ist. Ich war schockiert! Meine Freundin, die noch drei jüngere Kinder hat, die auch sportlich und sonst wie aktiv sind, fühlt sich enorm unter Druck gesetzt, zu allen Spielen zu gehen – und zwar von den anderen Eltern, nicht von ihrer Tochter.

Der Druck, »eine gute Mutter« zu sein und sich aktiv für die Kinder einzusetzen, sollte wirklich nachlassen, wenn diese auf dem College sind. Denn wann sollen sie sonst lernen, unabhängig zu werden? Und wann werden Sie von ihnen unabhängig? Ich bin meinen Töchtern und Geschwistern sehr nahe. Doch jeder hat einen eigenen großen Freundeskreis und geht eigenen Interessen und Aktivitäten nach. Wenn Sie mit Ihren Kindern zusammen sind, bringen Sie Ihren Reichtum zum Ausdruck, nicht Ihre Bedürftigkeit. Sollten Sie Sport mögen und es macht Ihnen kein Problem, während der Sportsaison jedes Wochenende weg zu sein und zu den Sportveranstaltungen der Söhne und Töchter zu fliegen, schön für Sie. Aber es ist mit Sicherheit nicht gut, wenn Sie von den Kindern erwarten, dass sie die Lücken in Ihrem Leben füllen oder umgekehrt.

Kürzlich zog meine älteste Tochter Ann von New York zurück nach Hause – mit meinem Einverständnis. Sie stand an einem Scheideweg ihrer Karriere, und es gab Probleme mit ihrer Wohnung, sodass sie mich bat, für eine Weile bei mir wohnen zu dürfen. Ann war damals seit mehr als zehn Jahren eigenständig gewesen, daher wusste ich, dass sie sich nicht abhängig machen würde. Außerdem würde uns das zeitweilige Zusammenwohnen wieder Gelegenheit geben, Verbindung aufzunehmen. Im Jahr meiner Scheidung war sie aufs College gegangen und seitdem hatten wir nicht viel Zeit miteinander verbracht.

Wie schon erwähnt, war sie es, die sich für mein Tangoleben interessierte. Dort lernte sie Paul kennen, einen guten Freund von mir, und die beiden wurden Freunde. Schließlich entstand daraus eine Liebesbeziehung.

Plötzlich und vollkommen unerwartet fühlte ich mich wie das fünfte Rad am Wagen! Auf der einen Seite war ich über die beiden begeistert. Sie waren ein tolles Paar, und ich kannte beide gut. Doch andererseits konnte ich nicht umhin zu denken: *Hm. Und was wird jetzt aus mir?* Glücklicherweise rief damals, als ich mich eigentlich vor der ganzen Thematik drücken wollte, meine Freundin Deb an. Sie ermutigte mich, die Sache für mich zu klären, damit Ann, Paul und ich künftig frei miteinander umgehen könnten. Ich habe Deb um ihre Unterstützung gebeten und zu mir eingeladen. Dann habe ich Räucherstäbchen angezündet und geschwenkt, um die Luft zu reinigen, während ich wütete und tobte. Einsamkeit, Verlassenheit, Eifersucht – all diese Gefühle kamen heraus. Nach 45 Minuten sagte ich zu Deb, dass ich mich um zehn Pfund leichter fühlte, weil ich alles herausgelassen hatte. Sie meinte: »O.k. Gut. Und nun dreh dich um und geh in dein neues Leben.« Von da an waren die Schmerzen fort. Ann und Paul erzählte ich übrigens erst später davon, nachdem ich die Gefühle verarbeitet hatte. Sie sollten sich meinetwegen nicht schuldig fühlen. Und nachdem mein Heilungsprozess abgeschlossen war, merkte ich, wie andere Leute und Gelegenheiten in mein Leben drängten. Mein soziales Leben blühte wieder auf mit einer Reihe neuer Freunde und Aktivitäten, weil ich für das Neue Platz geschaffen hatte.

Wie die meisten von uns hatte ich immer versucht, meinen Kummer und Verlust mit Fröhlichkeit zu überdecken. Doch ich musste meine Gefühle befreien, damit sie sich nicht in meinem Gewebe festsetzten und mich alt machten. Machen Sie sich immer frei von Scham und akzeptieren Sie Ihre Gefühle, um sie zu bearbeiten und zu bewältigen. Schaffen Sie sich einen sicheren Rahmen, in dem Sie Ihre Gefühle hochkommen und anschließend aus Ihrem Körper entlassen können, am besten mit einer Freundin als Zeugin und Beistand. Wenn Ihnen peinlich ist, was Sie fühlen, und Sie sich schämen, dass Sie nicht die perfekte Mutter ohne Fehl und Tadel sind, dann macht Sie das nur krank.

Der Neustart in der Beziehung mit meiner ältesten Tochter war eines der schönsten Geschenke überhaupt. Mit erwachsenen Kindern zusammenzuleben bietet die Gelegenheit, eine Beziehung neu zu gestalten, wohltuend und nicht von Machtkämpfen und Verletzungen geprägt. Die Schwerstarbeit des seelischen Wachstums geschieht in der Familie. Sie müssen alles aushandeln, damit sichergestellt ist, dass beide Seiten in ihrem Bedürfnis nach Unabhängigkeit und Zusammenhalt auf ihre Kosten kommen. Bei Ann und mir war viel Verhandeln nötig über Essenspläne, Filme und andere Dinge. Wir haben darauf geachtet, dass uns beiden gedient ist, aber dass keine durch übermäßige Erwartungen belastet ist.

Ob Sie in einem Zwei-Generationen-Haushalt leben oder das vorhaben oder in der immergleichen Dynamik in Bezug auf Ihre Mutter oder Ihre Tochter feststecken: Fangen Sie noch heute mit der Heilung an. Geben Sie der neuen Beziehung Raum, sich zu entfalten. Zwar ist es eine Versuchung, in die alte Rolle der Ernährerin Ihres Kindes zu schlüpfen, wenn Sie der fürsorgliche Typ sind, und genauso für das Kind, sich verwöhnen und bemuttern zu lassen wie damals mit sieben. Aber wenn Sie und Ihre Tochter zusammenleben und Sie ihre Wäsche machen und sie daran erinnern zu tanken und so weiter und so fort, dann machen Sie sich gegenseitig verrückt. Kochen Sie als Liebesgabe, nicht aus Pflicht. Und führen Sie nicht Buch darüber, wer was macht. Das ist der einzige Weg, wie eine Mutter-Tochter-

Beziehung – überhaupt jede Beziehung – auf lange Sicht funktionieren kann.

So ein warmer Neustart kann jederzeit passieren. Eva, eine ehemalige Patientin von mir, die 87 ist, hat gerade eine Familientherapie mit ihrer Tochter angefangen. Nachdem sie Witwe geworden war, zog Eva bei ihrer Tochter ein. Schon bald erzählte ihr die Tochter, dass sie nicht mit dem Gedanken klarkäme, dass ihre Mutter sterben und sie mutterseelenallein zurücklassen würde. Eva erkannte das vorzeitige Trauern ihrer Tochter als Zeichen dafür, dass sie ihre Beziehung klären mussten. Wenn es ungelöste Dinge gibt, dann klammern wir uns energetisch an geliebte Menschen, selbst wenn sie gestorben sind. In 90 Prozent der Fälle sind es die Mütter, die festhalten.

Und wenn Sie sich als Mutter noch daran abarbeiten, wie Ihre Tochter Sie als Teenager behandelt hat, oder Sie als Tochter immer noch wütend darüber sind, wie Ihre Mutter Sie erzogen hat, dann müssen Sie das freigeben. Sie müssen die Gefühle befreien und ihr – sowie sich selbst – ganz bewusst das vergeben, was in der Vergangenheit geschah. Nichts ist schlimmer als zwei alte Frauen, die sich über das Gleiche wie vor 30 Jahren streiten. Hängt Ihnen die alte Geschichte nicht allmählich zum Halse raus? Seien Sie mutig und schreiben Sie eine neue. Sonst kommen Sie, wie ich immer gern sage, im nächsten Leben als eineiige Zwillinge zur Welt!

Sich für Vergebung entscheiden

Ganz gleich, wer uns verletzt hat und was geschah, wir haben auch unseren Anteil daran. Das zuzugeben ist mitunter nicht einfach. Aber Freiheit und Freude setzen ein, wenn wir anerkennen, dass wir – von einem energetischen Standpunkt aus betrachtet – alles heraufbeschwören, was in unser Leben kommt. Auf der seelischen Ebene suchen wir uns unsere Eltern aus. Allerdings hilft dieser Gedanke dem verletzten Kind in uns wenig.

Wenn Sie noch immer Groll hegen oder jemandem die Schuld geben, dann müssen Sie diese Gefühle nicht nur freigeben, sondern auch bewusst entscheiden, die Geschichte einmal anders zu erzählen. Alter Groll macht, das wissen Sie bereits, bloß alt. Schuldvorwürfe sind der Versuch, Schmerz oder Unbehagen loszuwerden. Vergebung indessen bedeutet, die Vergangenheit anders zu erinnern, statt die Fakten verändern zu wollen. Die Fakten bleiben dieselben. Doch Ihre Bewertung der Fakten, die ändert sich.

Vergebung darf nicht nur die andere Person umfassen, sondern muss auch Sie selbst umschließen. Zum Beispiel können Sie sich Folgendes vergeben: dass Sie nicht perfekt sind, dass Sie es nicht besser wissen, dass Sie nicht den Mut haben, für sich einzustehen und die Wahrheit auszusprechen; dass Sie eine liebende Mutter brauchen und wünschten, Ihre Mutter wäre eine solche gewesen.

Viele Frauen sind emotional immer noch mit ihrem ehemaligen Ehepartner verbunden, und sie haben Schuldgefühle, weil die Ehe gescheitert ist. Unsere Kultur hält nach wie vor an der verkorksten Idee fest, wonach eine Scheidung für die Kinder schlimm ist und Frauen, die die Scheidung wollen, egoistisch sind. Dieser Mythos hält sich hartnäckig, obwohl es keine Belege für ihn gibt. Alle Artikel zum Thema zitieren die immergleiche Studie von Judith Wallerstein, die allenfalls zweitklassige Sozialwissenschaft und anscheinend unkaputtbar ist. Ihre Aussage ist schlicht und einfach falsch! Was uns allerdings wirklich schadet, sind chronischer Stress und ungelöste Konflikte. Und den finden Sie mit ziemlicher Sicherheit in einer Familie, in der die Eltern trotz Ärger, Groll und Unglück an der Ehe festhalten. Ich bin sicher, dass weder meine Töchter noch ich heute so gesund und munter wären, wenn ihr Vater und ich uns nicht getrennt hätten. Ich betrachte meine Ehe, die 24 Jahre hielt, als vollen Erfolg. Sie hat mich in der frühen Phase meiner Karriere unterstützt und zwei wunderbare Töchter hervorgebracht, die von ihrem Vater und mir geliebt werden.

Lassen Sie uns noch einmal die Idee der »zerrütteten Familie« aufgreifen. Was heißt eigentlich »zerrüttet«? Nur weil die Eltern geschieden oder getrennt sind? Eine saubere Trennung ist besser als chronische Depression, Ärger und Konflikte. Indem sie Unzufriedenheit und Unglück gezielt angehen, statt der »Kinder wegen« in der Ehe auszuharren, können Eltern positiv auf die Familie einwirken. Wenn sie dann tatsächlich zusammenbleiben, wird die Situation für alle besser sein; wenn dies nicht der Fall ist, ist die Familie keineswegs »zerrüttet«. Sie ist dann nur anders. Unglücklich zu sein lässt Sie altern und führt zu gesundheitlichen Problemen. Entscheiden Sie sich bewusst für das Glück – ob mit Partner oder ohne.

Verabschieden Sie sich auch von der Vorstellung, dass eine Beziehung, die zu Ende ist, irgendwie »gescheitert« ist. Heutzutage ist eine Ehe keine wirtschaftliche Zwangsgemeinschaft wie in früheren Jahrhunderten. Heute wollen Männer und Frauen mehr von ihren Beziehungen als je zuvor. Wir wollen wahrhaftige Beziehungen, in denen beide Partner wachsen und gedeihen können, keine alltägliche Misere, zusammengehalten von der altertümlichen Idee, dass eine Scheidung das Schlimmste ist, was uns passieren kann.

Nachdem wir uns hatten scheiden lassen, ging es meinem Mann und mir gut. (Nicht sofort, doch mit der Zeit. Und mit einem Rieseneinsatz an Heilung auf meiner Seite.) Er ist wieder glücklich verheiratet, und meine Töchter lieben die Stiefmutter und ihre kleine Halbschwester. Meine Töchter haben auch eine hervorragende Beziehung zu mir. Sie haben keine zerrüttete Familie; sie haben zwei Familien, die sie vorbehaltlos lieben. Wenn ihr Vater und ich jedoch zusammengeblieben wären, dann hätten sie jetzt keine schöne Beziehung zu der zweiten Frau ihres Vaters und ihrer Halbschwester. Wir fahren zwar nicht alle gemeinsam als glückliche Familie in die Ferien, doch wir kommen gut klar und haben keine Konflikte. Das können Sie auch.

Sie, Ihre Kinder und Ihr Exmann können sich aussuchen, wie Sie die Scheidungserfahrung bewerten wollen. Wenn Sie anerkennen können, was jeder Einzelne nunmehr gewonnen hat, können Sie sich auch die Schmerzen verzeihen. Dann können Sie sich auf das konzentrieren, was Sie sich weiterhin zu geben haben. Vergeben Sie Ihrem Ex und sich und lassen Sie die mit der Scheidung verbundenen Gefühle los. Und wenn Sie meinen, Sie müssten sich scheiden lassen, doch es gebe niemanden für Sie da draußen und deshalb könnten Sie auch gleich verheiratet bleiben, dann liegen Sie falsch. Sie sind *nicht* zu alt, noch einmal anzufangen. In einer schlechten Beziehung zu bleiben, das macht Sie alt, allein des Stresses wegen.

Perfektionismus und Beziehungen

Wenn Sie sich fortwährend unter Druck setzen, weil Sie nicht die perfekte Mutter und Ehefrau, Schwester, Tochter, Freundin oder Nachbarin sind, ist der Weg zu vorzeitigem Altern vorgezeichnet. In ihrem Buch *Wir arbeiten uns noch zu Tode. Die vielen Gesichter der Arbeitssucht* schreibt Diane Fassel, dass die meisten Frauen zu viel machten und an »Arbeitssucht« litten. Chronische Überarbeitung sei die typische Sucht all jener, die sich unwürdig fühlten.[2]

Göttinnen, die nicht altern, lassen von dem Wahnsinn ab, dass alle sie lieben und gut finden müssen. Die Vorstellung, man müsse immer aktiv sein, rotieren, bis für alle gesorgt ist, führt zu Ängsten, Überarbeitung und Besessenheit. Es führt auch zu einem Anstieg entzündlicher Botenstoffe im Blut, die wiederum Wegbereiter für viele chronische Erkrankungen sind.

Ich lasse mich von den Worten inspirieren: »Du bist mein geliebtes Kind, an dir habe ich Gefallen gefunden.« Gott kennt uns, mit all unseren Schwächen und Fehlern, er liebt uns voll und ganz, ohne Vorbehalt, und er möchte, dass wir uns selbst genauso lieben. Gott will nicht, dass wir alle Dinge ausbügeln, Verletzungen unter den Teppich kehren und den ganzen Tag ein kleiner Sonnenschein sind.

Wenn Sie es immer allen recht machen wollen oder hoffen, dass immer alle Ihrer Meinung sind, dann werden Sie immer mehr zu einer Kontrolleurin, die andere unterdrückt – damit aber vergraulen Sie die Menschen. Gelungene Beziehungen haben nichts damit zu tun, dass Menschen perfekt sind, sondern damit, dass wir anderen und uns zugestehen, so zu sein, wie wir sind. Wenn Sie das beherzigen, *werden* Sie zu Perfektion gelangen – zur Perfektion der Harmonie.

Zeitlose Zeit

In dem Buch *Lebe dein Leben, bevor es andere für dich tun. Mehr wagen und über sich selbst hinauswachsen* von Gay Hendricks trägt ein Kapitel die Überschrift »Die Einstein-Zeit«. Dort geht er der Idee nach, dass Zeit relativ ist und wir sie deshalb anders betrachten und als »zeitlose Zeit« erleben können. Für viele überarbeitete Menschen ist Zeit mittlerweile ein hohes Gut, so wertvoll wie Gold. Doch wir besitzen alle gleich viel von ihr. Ich habe ein Gedicht geschrieben, das mir hilft, einen Gang runterzuschalten und die Ausdehnung der Zeit zu genießen.

Sprechen Sie das Folgende langsam und laut, während Sie tief atmen:

Ich aber sage, die Zeit arbeitet für mich.
Sage, dass sie so köstlich still steht für mich.
Dass ich zeitlose Zeit erschaffen kann.
Dass ich genug Zeit habe.
Dass es die schönste Zeit meines Lebens ist!!!
Dass ich dort bin, wo die Zeit herkommt, in langsamen, erotisch-sinnlichen Rhythmen voller Freude und Lust; sie dehnen sich aus bis in die Ewigkeit. Ahhhhhhhhhh …

Sorge tragen und für uns sorgen

Obwohl Krankheit und Gebrechlichkeit im Alter nicht unvermeidlich sind, haben Sie vielleicht einen kranken oder pflegebedürftigen Elternteil, den Sie pflegen – oder müssen selbst Pflege in Anspruch nehmen. Der Fluss des Gebens und Nehmens ist Teil des Lebens. Doch nur allzu leicht reagiert man darauf übellaunig, statt sich mit Würde in sein Schicksal zu fügen.

Andere zu pflegen kann so anstrengend sein, dass es einem alle Energie raubt, depressiv oder ängstlich macht oder sogar zu stressbedingten Beschwerden führt. Es verwundert nicht, dass Frauen oft nach dem Stress der elterlichen Pflege eine Autoimmunkrankheit entwickeln. Diese zeichnet sich dadurch aus, dass das Immunsystem das körpereigene Gewebe nicht als eigenes erkennt. Bei der Pflege naher Angehöriger kann man sich leicht verlieren und sich am Ende fragen: *Wer bin ich eigentlich? Ist das meine Aufgabe? Bin ich Tochter oder Krankenschwester?* Wenn möglich, holen Sie sich professionelle Pflegekräfte zu Hilfe, sobald sich die Gesundheit Ihrer Eltern verschlechtert, selbst wenn Sie *Krankenschwester* sind. Alles für die Eltern sein zu wollen lässt Sie schleichend selbst altern. Als Töchter müssen wir lernen, unseren Eltern Liebe zu zeigen, ohne uns zu verlieren oder zu verausgaben.

Noch vor Jahren war der Sterbeprozess ganz anders. Damals hatten wir noch nicht die heutigen medizinischen Möglichkeiten, durch die sich ein Zustand von minderer Lebensqualität im Durchschnitt um fünf Jahre verlängern lässt. Enormer Stress für die sterbende Person und ihre Familie sind die Folgen. Gail Sheehy schreibt dazu in ihrem Buch *Passages in Care-*

giving: »Heutzutage ist die typische pflegende Angehörige in den USA eine 48 Jahre alte Frau, die berufstätig ist (mehr als die Hälfte von ihnen arbeiten Vollzeit) und 20 Wochenstunden für die unbezahlte Pflege eines vormals eigenständigen Erwachsenen aufwendet. Ein Drittel aller pflegenden Angehörigen sind mehr als 40 Stunden pro Woche im Einsatz. Ein Drittel pflegt gleich zwei Menschen, gewöhnlich die Eltern, und hat darüber hinaus eigene Kinder oder Enkel unter 18, die mit ihnen leben. Es überrascht keineswegs, dass die Hälfte eine hohe Arbeitslast vermeldet und fast die Hälfte angibt, ihre eigene Gesundheit sei gerade einmal annehmbar, wenn nicht schlecht.«[3] Wenn dann noch Perfektionismus hinzukommt, dann wird die Last für die Pflegeperson noch schwerer.

Sheehy schreibt, dass Pflege eher einem Marathon gleiche als einem Sprint. Doch natürlich möchten wir glauben, dass die Mutter nach Operation und Physiotherapie schon bald wieder die Alte sein und ihr aktives Leben wieder aufnehmen wird. Wir möchten glauben, dass Vaters leichte Verwirrung und Vergesslichkeit schon medikamentös behoben werden. Unglücklicherweise reiht sich aber in puncto Gesundheit oder unabhängiger Lebensführung der eine oder andere kleine Ausfall an den nächsten, und plötzlich sind wir von der Eigendynamik des Ganzen überrascht.

Das typische Szenario läuft so ab, dass die Tochter – und bei mehreren Töchtern ist es die älteste oder unverheiratete – einspringt, während die anderen Geschwister gelegentlich aushelfen und der pflegenden Tochter (oder dem Sohn) gegebenenfalls Geld anbieten. Die anderen Geschwister verstehen nicht, wie sehr die Mutter oder der Vater zur Belastung für die Pflegende wird. Wenn das passiert, berufen Sie eine Familienkonferenz ein, und stellen Sie einen Plan auf. Machen Sie sich auf Abwehr gefasst. Denn keiner will zugeben, dass die Eltern nicht mehr alleine klarkommen. Setzen Sie durch, dass sich alle an der Vereinbarung beteiligen, damit nicht Sie am Ende mit allem allein dastehen.

Wenn Ihre Eltern immer noch unabhängig und in guter Verfassung sind, sprechen Sie mit ihnen und Ihren Geschwistern, was im Falle einer Erkrankung oder der Gebrechlichkeit passieren soll. Drängen Sie Ihre Eltern dazu, sich mit der Wohnsituation und ihrem Lebensende auseinanderzusetzen. Legen Sie fest, wer sich im Bedarfsfall um finanzielle Dinge kümmert. Lassen Sie sie ein Testament und eine Patientenverfügung aufsetzen für den Fall, dass sie lebensverlängernde Maßnahmen bekommen. Eine Patientenverfügung (OPV-Formular) enthält in Deutschland die Klausel über eine fortgesetzte erweiterte Wiederbelebung im Falle eines Herz-Kreislauf-Stillstands (www.patientenverfuegung.de). Die unschöne Wahrheit ist, dass dabei oft die Rippen gebrochen werden und es in der Folge zu einer weiteren Verschlechterung der Lebensqualität kommt. Es ist wichtig, dass Ihr Elternteil entscheidet, ob ihm jemand in den letzten Minuten ihres Lebens den Brustkorb eindrückt bzw. dass er oder sie möglicherweise ein Überleben als Behinderter riskiert. Die Formulare der Patientenverfügung gibt es bei sozialen Trägern und im Internet. Da sie nicht standardisiert sind, sollten Sie sie sorgfältig durchlesen und prüfen, ob alles für Sie Wichtige darin abgedeckt ist. Die Verfügung sollte auf knallbuntem Papier ausgedruckt werden und über dem Bett Ihres Angehörigen aufgehängt sein, damit sofort ersichtlich ist, wie die Instruktionen lauten.

Wenn Ihr Elternteil dafür offen ist, können Sie sogar noch weiter planen. Ich habe neulich mit meiner Mutter einen Spaziergang gemacht und sie gefragt, wie sie sich ihre Beerdigung vorstelle. Bei ihrem Verhältnis zur Amtskirche war klar, dass sie sich nicht für einen Pastor bei ihrem Begräbnis erwärmen konnte. Ein Vedanta-Mönch wäre da schon eher was für sie, es gibt einen im Bekanntenkreis der Familie. Sie möchte verbrannt werden und ihre Asche von einem kleinen Flugzeug aus über der Farm verstreut haben, auf der wir alle aufgewachsen sind. Ich fragte sie auch, ob jemand von uns in den nächsten ein, zwei Jahren ein Video von ihr machen solle, bei der sie ein paar Abschiedsworte für den Beerdigungsgottesdienst sprechen könne. Meine Mutter sagte, sie würde darüber nachdenken. Dann möchte sie, dass ihre Beerdigung innerhalb weniger Tage nach ihrem Tod stattfindet. Ihr ist das wichtig, und ich werde das berücksichtigen.

Wo wir schon bei dem Thema Gestaltung des Lebensendes sind: Machen auch Sie allmählich einen Plan, wie Sie von dieser Welt in die nächste wechseln wollen. Egal ob Sie vielleicht erst 30 sind, Sie können sich genauso gut jetzt schon einmal vorstellen, wie Sie den Übergang gestalten wollen. Denken Sie dran: Gesunde Hundertjährige sterben meistens im Schlaf, nicht im Krankenhausbett. Machen Sie es Ihren Lieben nicht unnötig schwer, im Nachhinein Ihre Wünsche zu erraten, sich mit den Ärzten, dem Staat und anderen Verwandten auseinanderzusetzen und alle an einen Tisch zu bekommen. Was Sie brauchen, ist ein liebevolles Verhältnis zu sich selbst, zu den Menschen in Ihrem Leben und dem Göttlichen. Ich glaube nicht, dass es der Tod ist, den wir in erster Linie fürchten, sondern die Möglichkeit, dass wir gewisse Dinge nicht mehr abschließen können, die mit unserer seelischen Reifung zu tun haben. Dabei können wir von all denen lernen, die bereits eine Nahtoderfahrung hatten und uns lehren, dass wir mehr geliebt werden, als wir uns überhaupt nur vorstellen können. Anita Moorjani sagt, dass sie nicht mehr so hart an ihrer »spirituellen Vervollkommnung« arbeite, nachdem sie gestorben und wieder zurückgekehrt ist. Ihre Nahtoderfahrung hat ihr gezeigt, dass ein liebevoller und umsichtiger Umgang mit sich selbst am wichtigsten ist. Leben Sie aus der Fülle, vertrauen Sie dem Leben und machen Sie einen Plan, wie Sie aus dem Leben scheiden wollen. Niemand möchte den Angehörigen zur Last fallen. Nicht über das Ende des Lebens zu sprechen macht genau das jedoch geradezu unvermeidlich!

Dr. Ira Byock, ehemaliger Leiter der Palliativmedizin am Dartmouth-Hitchcock Medical Center, sagt: »Wenn Menschen gut sterben, dann tun sich auch ihre Familien mit der Trauer leichter.« Er führt aus, dass es am Lebensende im Hinblick auf die Beziehung zu den Angehörigen vor allem darauf ankomme, vier Dinge zu sagen: »Bitte vergib mir«, »Ich vergebe dir«, »Danke« und »Ich hab dich lieb«.[4] Das Totenbett kann wahrhaftig ein Ort ungeahnter Heilung sein. Meine Schwester und ihr Mann lebten mit seiner Mutter Thelma während der letzten sechs Monate zusammen, bevor sie mit 94 starb. Thelma war eine erfolgreiche Chemikerin gewesen und eine Führungspersönlichkeit in ihrer Gemeinde. Eigentlich wollte sie zuhause sterben. Bis fast zum Schluss war sie eine Kämpferin. Eines Tages, fast am Ende, konnte sie nicht mehr aufstehen und legte den Kopf auf die Schulter ihres Sohnes. »Du hast das toll gemacht«, sagte sie. So etwas hatte er noch nie zuvor von ihr gehört – und es hatte eine heilsame Wirkung auf ihn und die Kinder.

Danach fiel seine Mutter in ein Koma und hat fünf Tage lang weder gegessen noch getrunken. In der Zwischenzeit hatte sich die ganze Familie versammelt. An ihrem letzten Tag sagte ihr kleiner Urenkel: »Wann stirbt Oma?« Seiner Mutter war das natürlich peinlich, gerade weil Thelma immer so eigenständig war, eine starke Persönlichkeit. Doch unmittelbar, nachdem der

Junge gefragt hatte, hatte Thelma einen Moment der Klarheit und sagte mit großem Mitgefühl: »Er kann nicht anders, Liebes.« Dann tat sie ihren letzten Atemzug. Sie starb einen guten Tod.

Wenn all das Sprechen vom Tod Sie dazu ermuntert, sich dem Leben zuzuwenden – gut! Um Rebecca Authement zu zitieren: »Gedanken an den Tod sollten dem Leben dienen. Der Tod hat seine eigene Zeit. Bring deine Sachen in Ordnung, sollte unser tägliches Mantra sein, und nicht etwas, das man zu jemandem sagt, bei dem eine unheilbare Krankheit diagnostiziert wurde.«

Das Zeitalter der Gemeinschaft

Es ist nicht leicht, sich in Zeiten des Umbruchs keine Sorgen zu machen. Dazu zählen Übergangsperioden in unserem persönlichen Leben oder solche, die alle betreffen. Während ich dies schreibe, vollziehen sich astrologische Vorgänge, die wir seit 1966 nicht mehr beobachten konnten. Vielleicht waren Sie da noch nicht einmal geboren. Das letzte Mal, als sich die Himmelskörper in vergleichbarer Position befanden, war die Zeit der Frauenbewegung und der Bürgerrechtsbewegung, man setzte sich für die Rechte von Schwulen ein, und der überaus unpopuläre Vietnamkrieg bestritt die Nachrichten. Damals kamen erstmals in der Geschichte Frauen und Nichtweiße in großer Zahl an die weiterführenden Schulen. Und heute betreten wir wieder eine neue Phase, eine »Zeitenwende«, wie der schamanische Astrologe Daniel Giamario es ausdrückt. Geld, Macht und alte Gewohnheiten bieten keine Sicherheit mehr. Geben Sie das Angsthaben auf und ersetzen Sie es durch Vertrauen, Liebe und Gemeinschaftssinn. Sie *werden* Unterstützung von Menschen in Ihrer Umgebung finden. Wir sollten Unterstützung aus der Gemeinschaft als einen wesentlichen Faktor begreifen, durch den wir uns von Angst, Wut und Kummer befreien und uns sicherer, glücklicher und optimistischer fühlen können. Eine Gemeinschaft erhält uns alterslos und gesund. Soziale Isolation und Einsamkeit stellen ein ebenso hohes gesundheitliches Risiko dar wie Rauchen, Bluthochdruck, Fettleibigkeit und Bewegungsmangel.[5]

Die glücklichsten Menschen sind die, die ein Netzwerk haben, das sie trägt. In dem Dokumentarfilm *Happy,* der von den sogenannten Blauen Zonen handelt, wo die Menschen im Schnitt länger gesund leben, erzählen ältere Damen aus Okinawa, sie seien wie Schwestern zueinander und spielten mit den Kindern auf der Insel. Eine alleinerziehende Mutter aus Dänemark berichtet, warum ein Gemeinschaftsleben mit circa zwölf Familien der Schlüssel für sie war, um Einsamkeit und Furcht zu überwinden. Wir sind nicht dafür geschaffen, allein zu leben und unverbunden zu sein. In seiner Studie zu den gesunden Hundertjährigen fand Dr. Mario Martinez heraus, dass alle seine Teilnehmer in »Subkulturen« Gleichgesinnter lebten und in ihr Bestärkung fanden für ihre gute und ausgewogene Lebenseinstellung.

Viele Menschen fühlen sich wohl mit einem Netzwerk, das aus ihrer Familie und engen Freunden besteht, aber wir können noch von einem viel größeren Netzwerk Unterstützung erfahren – der Menschheit insgesamt. Durch Social Media lässt sich ebenfalls Bindung erfahren. Ich besuche zum Beispiel regelmäßig Tosha Silvers Facebookseite, wo es eine ganze Schar gibt, die Toshas Kommentare liest und ihrem Beispiel folgt, das eigene

Leben dem Göttlich Geliebten anzuvertrauen. Zu meinem Geburtstag war ich mit der Familie zu einer Kreuzfahrt auf den griechischen Inseln und der Türkei unterwegs – ein lang ersehnter Traumurlaub für uns alle. Ich besuchte dennoch Toshas Seite, wo sie etwas über meinen Geburtstag gepostet hatte. Eine Frau namens Yesim schrieb zurück: »Happy Birthday all the way from Istanbul.« Ihr Foto hat mir gefallen, sie sah so strahlend aus. Da ergriff ich die Gelegenheit und fragte an, ob sie nicht Lust habe, meine Familie zu treffen, sobald wir in ihrer Stadt seien. Am Ende haben wir Yesim nicht nur getroffen, sie wurde auch unsere Reiseführerin für das Wochenende und zeigte uns Orte, die wir ohne sie niemals gesehen hätten. Sie war schon wie eine Freundin. Als ich sie sah, wusste ich sofort, dass sie ein wahrhaft gütiges Wesen hat. Meiner Familie ging es genauso!

So sollten wir eigentlich viel öfter miteinander umgehen: uns klarmachen, dass wir alle Schwestern und Brüder sind, keine Angst mehr haben vor Zurückweisung und Peinlichkeit. Hey, lasst uns was zusammen machen. Unsere Herzen schlagen im gleichen Takt, unser gemeinsames Energiefeld verändert sich durch Herzkohärenz. Damit ziehen wir automatisch Menschen, Orte und Dinge an, die unsere Art, das Leben zu genießen, widerspiegeln. Dann macht das Universum »High Five«, und die Göttin selbst muss lächeln. Gehen Sie also in die neue Phase der Gemeinschaftsbildung und schaffen Sie sich ein Netzwerk, das Ihnen Rückhalt gibt.

In puncto Netzwerk sollten Sie wählerisch sein: Es gibt Menschen, die Sie stärken und lebendig machen, und solche, die auslaugen und herunterziehen. Als wir vor Jahren das Women-to-Women-Gesundheitszentrum gründeten, war es noch unüblich, dass Ärzte und Schwestern ausschließlich Frauen behandelten. So mancher von mir geschätzte Kollege reagierte abwehrend und sarkastisch, was ja häufig geschieht, wenn Menschen mit Neuerungen konfrontiert werden. Ich musste lernen, genau hinzuschauen, wem ich von meinen Ideen erzählte. Was ich nicht brauchte, waren Kollegen, die meinem neuen Vorhaben überaus kritisch und ablehnend gegenüberstanden. Manche dieser Kollegen waren Leute, mit denen ich jahrelang zusammengearbeitet und so manchen Grabenkampf in der Medizin überstanden hatte. Ich schätzte und mochte sie sehr. Aber genau wie Pflanzen irgendwann nicht mehr in ihren Topf passen, wuchs ich schließlich über sie hinaus.

Vielleicht müssen auch Sie so manche Beziehung eindampfen oder sogar ganz aufgeben und sich stattdessen bemühen, Leute kennenzulernen, die Sie mehr unterstützen. Die gute Nachricht lautet, dass das Universum Sie mit neuen Mitgliedern in Ihrem Netzwerk versorgt, manchmal auf sehr seltsamen Wegen. Haben Sie den Wandel erst einmal innerlich vollzogen, dann ändert sich auch Ihre Energie. Wer mit Ihnen energetisch in Resonanz tritt, kommt in Ihr Leben, wer nicht, wird langsam wegdriften. Jahre, nachdem ich meinen medizinischen Ansatz theoretisch und praktisch geändert hatte, fiel mir auf, dass ich Menschen anziehe, die auch der Meinung sind, dass es Frauen guttut, wenn sie ein Leben voller Freude führen und sich mit ihrer Lebenskraft verbinden. Auch treffe ich regelmäßig Menschen, die ich in mein Netzwerk integrieren möchte.

Nun gibt es Menschen, die wirklich auf einer höheren Frequenz funken, die glücklicher sein und mehr Leichtigkeit an den Tag legen wollen, was Stimmung und Einstellungen angeht. Doch dann gibt es auch solche, die, von Ihrer Leichtigkeit des Seins angezogen, bloß ihre alten negativen Muster einbringen. Sie nehmen gern etwas von Ihnen, laugen Sie aber aus, weil sie nicht wirklich leichter werden wollen. Diese Menschen sind Gefühlsvampire. Vielleicht merken Sie gar nicht, wie sehr sie Sie aussaugen, weil sie zunächst so nett und unterstützend rüberkommen. Auch ist diesen Menschen vielleicht gar nicht klar, was sie mit Ihnen anstellen. Wie auch immer, mit der Zeit werden Sie feststellen, dass Sie sich, wann immer Sie mit ihnen zu tun hatten, fühlen, als habe man Ihnen einen halben Liter Blut abgezapft. Manchmal habe ich schon gemeint, ich müsste zu Boden sinken und sofort schlafen, nachdem ich mit gewissen Leuten zu tun hatte. Das geht mir bei manchen sogar schon nach der Lektüre einer E-Mail so! Die meisten von ihnen sind heute aus meinem Leben verschwunden, aber es hat eine ganze Weile gedauert, bis ich das Muster überhaupt verstanden hatte.

Wenn Sie sich also auf den Weg zu mehr Lebenskraft machen, sollten Sie vorsichtig sein, dass andere Sie nicht schneller aussaugen, als Sie selbst auftanken. Ermutigen Sie Verwandte und Freunde, es Ihnen gleichzutun, ohne Sie dabei als ihre Quelle zu betrachten.

Tatsächlich können sich Menschen energetisch so bei Ihnen einklinken, dass Sie, sobald Sie innehalten, genau hinsehen und achtgeben, das feine Band der Energie ausmachen können, das von Ihnen zum anderen führt. Die folgende Übung ist nützlich, um Menschen wie diese wieder loszumachen, damit sie eine andere Energiequelle für sich finden können.

Übung: Energetische Verbindungen lösen

Machen Sie diese Übung, wenn Sie meinen, eine energetische Verbindung zu jemandem zu haben, die oder der Sie aussaugt. Hier das energetische Band durchzuschneiden ist gut für Sie *und* die beteiligte Person. Und es betrifft sowohl Lebende als auch Menschen, die schon in eine andere geistige Sphäre hinübergegangen sind.
Es gibt verschiedene Möglichkeiten, um ein energetisches Band zu lösen. Ich habe eine Basisübung von dem verstorbenen Schamanen Peter Calhoun gelernt. In dem mit seiner Frau Astrid Ganz gemeinsam verfassten Buch *Last Hope on Earth* wird sie noch ausführlicher beschrieben. Um dunkle Energien aus Ihrem Energiefeld zu vertreiben, rufen Sie den Erzengel Michael an, den Schutzengel, der ein kobaltblaues Lichtschwert mit sich führt. Sie können auch die Energie der sogenannten violetten Flamme nutzen, einem Aspekt der göttlichen Liebe. Bevor Sie anfangen, halten Sie einen Moment inne und holen Sie ein paar Mal tief Luft, um sich auf Ihr Energiefeld einzustimmen.

1. Nehmen Sie sich ein paar Minuten Zeit, um ruhig zu werden. Konzentrieren Sie sich auf die Atmung.
2. Fordern Sie jedwede dunkle oder wandernde Energie auf, sich zu entfernen. Sprechen Sie: »Wenn es dunkle oder wandernde Energien gibt, schicke ich sie zum Licht. Wenn es dunkle Energien gibt, umhülle ich sie mit schwarzem Licht und versperre ihnen die Rückkehr.«

3. Konzentrieren Sie sich auf Ihre unteren Chakren, vom Solarplexus an abwärts. Haben Sie das Gefühl, dass ein Band oder ein Haken von Ihnen zu jemand anderem geht oder von diesem zu Ihnen führt? Wenn ja, schneiden Sie das Band durch, damit es nicht Ihre Energie abzieht. Visualisieren Sie und vergegenwärtigen Sie sich, wie Sie das Band durchschneiden und sagen: »Mit dem blauen Lichtschwert des Erzengels schneide ich alle Bindungen und Bänder durch.« Dazu können Sie Schwertbewegungen machen.
4. Finden Sie heraus, wo Sie sich körperlich unwohl fühlen. Für die meisten Menschen ist es der Bauch, wo das dritte Chakra sitzt, oder die Herzgegend, dem Ort des vierten Chakras. Finden Sie als Nächstes heraus, wer mit diesem Gefühl verbunden ist und Ihrer Vergebung und Befreiung bedarf.
5. Sprechen Sie nun das Folgende laut: »(Name der Person), ich vergebe dir, dass du mich (hier das Zutreffende einsetzen; zum Beispiel, dass du mich sexuell missbraucht hast, mich verraten hast, mich verlassen hast, mir nicht beigestanden hast – führen Sie alles auf, was die Person Ihnen angetan hat).« Lassen Sie alle Emotionen zu, die jetzt eventuell hochkommen. Halten Sie sich nicht aus einem Schuldgefühl heraus zurück oder weil es Ihnen peinlich ist!
6. Wenn Sie fertig sind, sprechen Sie: »Ich schicke dich auf den Weg der Heilung.«
7. Wiederholen Sie die Schritte 3 bis 6, bis Sie das Gefühl haben, fertig zu sein und nichts mehr haben, was befreit werden müsste, und Sie auch nichts mehr sagen möchten.

8. Stellen Sie sich vor, wie Sie in der violetten Flamme stehen (sie brennt hell), und sprechen Sie: »Ich übergebe dieses Muster nun der violetten Flamme.« Wenn es Ihnen lieber ist, sagen Sie: »Ich übergebe dieses Muster der göttlichen Liebe« (oder dem, was Sie für das Göttliche halten).
9. Lenken Sie Ihre Aufmerksamkeit auf den Körperteil, der Ihnen Unwohlsein bereitet hat. Die Chancen stehen gut, dass das Unbehagen nun weg ist. Wenn nicht, wiederholen Sie die Schritte so lange wie nötig.
10. Sie haben gerade eine energetische Signatur gelöscht, und das hinterlässt ein energetisches Loch. Zu Ihrem Schutz visualisieren Sie, dass Sie das Loch mit heilendem Licht in Dunkelblau und Gold ausfüllen.
11. Trinken Sie viel Wasser und ruhen Sie sich nach der Übung aus. Vielleicht sind Sie müde. Wenn ja, gehen Sie nicht dagegen an. Eine energetische Signatur zu löschen ist wie eine Operation des Energiefeldes. Deshalb ist es wichtig, dass Sie sich ausruhen!

Die Signatur zu tilgen ist wie das Häuten einer Zwiebel. Vielleicht werden Sie bemerken, dass ein Band nach der Durchtrennung und der energetischen Löschung neu entsteht oder andere an seine Stelle treten. Lassen Sie sich Zeit. Gehen Sie nicht davon aus, allen Kummer und Schmerz in einer Sitzung heilen zu können. Tilgen Sie energetische Spuren je nach Bedarf, entweder allein oder unter Anleitung.

Wenn Sie nicht zugleich Ihre Beziehungsmuster ändern, können sich Bänder jederzeit wieder anheften. Treffen Sie Vorkehrungen. Haben Sie wieder mit der Person zu tun, die

Sie in der Vergangenheit ausgelaugt hat, dann stellen Sie sich vor, dass Sie sich in einer Umhüllung befinden. Diese reicht von Ihren Füßen bis über den Kopf. Die imaginierte Umhüllung wird Sie energetisch beschützen.

Alterslose Beziehungen

Wenn Sie oft mit Menschen zusammen sind, die Sie depressiv machen und frustrieren, lässt Sie das schnell altern. Möchten Sie Ihre schöpferischen Jahre mit den Menschen verbringen, mit denen Sie momentan am meisten zu tun haben? Alterslos leben heißt auch zu erkennen, welche Beziehungen wertvoll sind, welche es wert sind, gepflegt zu werden, und welche lieber enden sollten – am besten, indem sie mit der Zeit abflauen. Das heißt also nicht, dass Sie nicht mehr mit einer alten Freundin sprechen und sie für immer abschreiben. Es ist nur einfach so, dass Sie Ihre kostbare Energie nicht darauf verwenden sollten, sie vor den Folgen ihrer Entscheidungen zu bewahren. Ihre alterslosen Jahre sind dazu da, sich mit junggebliebenen Menschen anzufreunden, solchen, die nicht nur der Vergangenheit nachhängen und über Krankheiten und Ärzte sprechen. Gesunde Hundertjährige haben ihre Zukunft im Auge, nicht die Vergangenheit.

Ich habe schon oft gesagt, »Beziehungen sind gut für die Abwehrkräfte«, und die Forschung hat dies nur bestätigt. Menschen mit vielen Beziehungen leben länger. Sie sind länger gesund und leben länger als Einzelgänger oder Leute, die in ungünstigen Beziehungen leben (unglückliche Ehen zum Beispiel), die ihnen Stress bereiten.

Eine schlechte Gemeinschaft macht auf die Dauer krank, gute Gemeinschaften fördern die Gesundheit. Wollen Sie alterslos leben, dann brauchen Sie eine Gruppe von Menschen, die gern und gut lebt. Stellen Sie sich Ihre Gruppe, Ihren »Stamm« vor und haben Sie Geduld, während das Universum seine Arbeit erledigt und sie Ihnen zuführt. Doch sorgen Sie auch dafür, dass Sie mit anderen zusammenkommen. Vielleicht treffen sich Ihre Freundinnen nicht mehr wie früher in der Bar und dann, als die Kinder klein waren, auf dem Spielplatz, sondern mittlerweile eher in einem Yogastudio oder bei einer Kochshow. Wie ich immer schon zu meinen Töchtern sagte: »Alle möchten gern Spaß haben.« Nehmen Sie Unterricht, gehen Sie zu interessanten Veranstaltungen oder an ebensolche Orte und schauen Sie, wer noch so da ist.

Es gibt eine neue Wissenschaft, die Soziogenomik. Sie untersucht das Verhältnis von sozialen Beziehungen, Gesundheit sowie Genexpression. Tatsache ist, dass Ihre Gesundheit in etwa der Gesundheit derjenigen Menschen entspricht, mit denen Sie zusammen sind (genauso wie Ihr Einkommen im Schnitt dem Ihrer fünf besten Freunde entspricht). In *The Social Network Diet* zeigen Dr. Miriam Nelson, Ernährungswissenschaftlerin an der Tufts University, und Jennifer Ackerman, dass es weniger die Willenskraft ist, die uns an unseren Zielen in Bezug auf Ernährung und Sport festhalten lässt, als vielmehr das Netzwerk von Menschen, die uns darin unterstützen. Wenn Ihre Familie jeden Tag Junkfood mit nach Hause bringt und sich beschwert, wenn Sie den Fernseher im Wohnzimmer ausmachen wollen, um dort zu trainieren, dann ist es schwer, sich von alten Gewohnheiten zu lösen. Die gesunden Hundertjährigen dagegen haben alle

Netzwerke, die Sie in ihrem Vorhaben, alterslos zu leben, bestärken. Deshalb sollten Sie nach Menschen Ausschau halten, mit denen Ihnen Freude und Wohlbefinden leichtfallen.

Nichts geht über eine Gruppe von Freundinnen, mit denen man gemeinsam Lebendigkeit erfährt. Ich sage gern, dass Frauen einander nähren. Jedenfalls bestärken sie sich und wollen sich nicht darin übertrumpfen, wer am meisten Probleme hat, das Gewicht zu halten, oder wer am meisten Beschwerden und Schmerzen hat. Wenn ich im Restaurant an einem Tisch vorbeikomme, an dem eine Gruppe von Frauen ausführlich über ihre Arztbesuche spricht, gehe ich ganz schnell weiter.

Um eine positive Frauengemeinschaft zu haben, müssen Sie selbst eine positive und aufbauende Göttin sein, die weiß, wie man Spaß hat. Stellen Sie Bindungen her durch das gemeinsame Anschauen lustiger Online-Videos, durch ein selbst erfundenes Rezept oder einen tollen Film. Planen Sie ein gemeinsames Wochenende und machen Sie etwas, was Sie noch nie gemacht haben, das aber aufregend ist und Spaß bringt. Das könnte Surfen sein, Segeln oder eine Ballonfahrt, Karaoke singen oder tanzen gehen. Beobachten Sie einheimische Vögel, machen Sie eine Kajaktour oder melden Sie sich zum Indoorklettern an. Gönnen Sie sich ein Wellnesswochenende, einen Retreat oder ein Musikfestival. Auch die Kleider zu tauschen kann Spaß machen, und nebenbei kommen Sie noch an eine neue Garderobe!

Wollen Sie mit Freundinnen Spaß haben, dann laden Sie auch neue Bekanntschaften ein, die voller Elan sind. Loyalität ist eine wunderbare Sache, aber oft lassen wir Frauenfreundschaften bestehen, obwohl sie schal geworden sind und uns eher runterziehen.

Freunde mit Pelz

Für immer mehr Frauen sind Haustiere Teil der Gemeinschaft. Ich übertreibe nicht, wenn ich sage, dass der Betrag, den Menschen für ihre Haustiere ausgeben, in meiner Lebenszeit exponentiell gewachsen ist und sich das Verhalten gegenüber Tieren stark verändert hat. Als ich auf der Farm groß wurde, gehörten Katzen in die Scheune und Hunde auf den Hof, doch niemals auf die Couch. Man hatte Haustiere, aber das waren keine bepelzten Freunde oder Mitglieder der Familie. Heute sind die Menschen mit ihren Tieren auf eine Art verbunden, die historisch einmalig ist.

Beziehungen zu Tieren geben nicht nur emotionalen Halt. Sie sind auch gesundheitsförderlich. Ein Haustier verringert Stress, Cortisolspiegel und Blutdruck. Katzen und Hunde halten das Herzchakra offen und klar. Sie lieben uns bedingungslos, was Menschen ohne göttliche Hilfe nicht wirklich gelingen will. Kein Wunder, dass die Summen, die wir für unsere Tiere ausgeben, exorbitant gestiegen sind. Das Bild der Frau, einsam, bemitleidenswert und von ihren Katzen umgeben, ist überholt. Viel eher ist die Frau, die Katzen, Hunde oder Vögel hält, glücklich und weniger allein, weil sie von bedingungsloser Liebe umgeben ist.

Lassen Sie uns festhalten: Haustiere sind mehr als Freunde. Es sind Wesen, die zu uns kommen, um Liebe zu geben und zu empfangen. Sie verstehen sich auch auf Heilung. Beide Katzen, die ich nach meiner Scheidung bekam, starben innerhalb von zwölf Jahren an Krebs, und das, obwohl sie Biofutter bekamen und nichts in der Umgebung des Hauses für Menschen krebserregend war. Die beiden kamen als dienstbare Geister, und ich glaube, dass sie meinen Schmerz nach der Scheidung aufgenommen haben. Auch andere Frauen berichten von solchen Erfahrungen. Obwohl meine Katze Francine seit Jahren tot ist, habe ich immer noch das Gefühl, sie um mich zu haben, und träume regelmäßig von ihr. Ihr Geist besucht mein Haus. Wenn jemand kommt, der sehr sensibel ist, spürt er oder sie etwas von dieser Energie. Francine passt immer noch auf mich auf.

In puncto Beziehungen wird Sie Ihre Intuition niemals verraten. Sie erkennen durchaus, wann eine Beziehung Ihnen nützt und wann nicht. Deshalb sollten Sie Ihre kostbare Zeit nicht darauf verschwenden, andere Leute aufzurichten oder zu verändern. Verbringen Sie lieber Ihre Zeit mit Menschen, die für ihr Leben Verantwortung übernehmen. Das erleichtert ungemein! Als alterslose Göttin haben Sie wieder Zugang zu Ihrer Intuition und der inneren Stimme. Sie hören auf, sich für irgendetwas zu rechtfertigen, denn Sie wissen um Ihren Wert, ganz gleich, was andere von Ihnen denken mögen. Sie fühlen sich Ihrer selbst sicherer und genießen ganz bewusst Ihr Dasein als alterslose Göttin.

KAPITEL ACHT

Göttinnen haben Freude am Essen

Wir müssen alle essen. Und es wäre schade, wenn wir schlecht äßen.
— Anna Thomas

Kürzlich hatte ich ein paar Verwandte und Freunde zum Essen eingeladen. Wir saßen zu Tisch, vor uns eine Fülle der wunderbarsten Speisen: überbackene Hähnchenbrüste mit Knoblauch, Kräutern der Provence und Rosmarinsalz; gebackene Süßkartoffeln mit Kokosöl, dazu Zwiebeln, Möhrchen und Grünkohl in etwas Kokosnussöl geschmort und mit einem Schuss Balsamico abgeschmeckt. Zum Nachtisch gab es Honeycrisp-Bioapfel mit Zimt. Bevor wir tafelten, machte ich noch Kerzen an, wir hielten uns an den Händen, und ich sprach meinen üblichen kleinen Segenswunsch. Dann dankte ich allen, die zum Gelingen des Mahls beigetragen hatten, würzte das Ganze mit einem Scherz und ein paar Anekdoten. Nach dem Dankgebet langten wir tüchtig zu. Meine Schwester und ich hatten für die Zubereitung des Essens eine Dreiviertelstunde gebraucht statt meiner üblichen 15 Minuten. Danach blieben wir noch ein bisschen am Tisch, alles in allem eine gute Stunde. Wenn man so isst, fühlt man sich automatisch zufrieden und »gesättigt«. Dann ist es auch nicht nötig, den Rest des Abends hungrig nach Essbarem Ausschau zu halten, um den Hunger nach Süßem, Liebe und Zugehörigkeit zu stillen.

Studie um Studie zeigt, dass das uralte »Brechen des Brotes« in Gemeinschaft ein guter Weg ist, um Stress zu bekämpfen, Bande zu knüpfen, die Familie zusammenzuhalten und Freude und Wohlbefinden im Alltag zu erleben. Je älter ich werde, desto klarer wird mir, wie wichtig gerade dieses Ritual ist. Wie mein Freund Leftari zu sagen pflegt: »Essen bringt die Menschen zusammen.« So einfach und wahr. Wir sind nicht dafür gemacht, allein vor dem Fernseher zu essen und Horrormeldungen zu sehen. Wir sind Wesen, die Verbundenheit brauchen, und wenn wir uns gemeinsam zum Essen setzen, sind die Unterschiede nicht mehr wichtig. Durch emotionale Bindung können sich unsere Gewebe und Organe im Zeichen der Liebe und Zugehörigkeit erneuern. Ein mit Liebe zubereitetes Essen ist immer gut. Und die Liebe und Fürsorge, die darin eingegangen sind, machen die Verwendung vielleicht nicht ganz so optimaler Zutaten ab und an auch wieder wett.

Wenn Sie sich die obige Speisefolge anschauen, dann werden Sie Folgendes feststellen: keine Milchprodukte, kein Getreide, kein Soja, kein Zucker oder Süßstoff jedweder Art. Damals machte ich eine Art ernährungsmäßigen Neustart, »Whole30« (Vollwertige 30) genannt. Dazu gehören: Gerichte mit Fleisch, Fisch, Gemüse, Nüssen, Samen und Früchten, dazu gesunde Öle und Kräuter als Gewürz. Das Einzige, was ich vermisst habe, war ein bisschen Stevia in meinem Kaffee oder Eistee. Aber da mein Leben mittlerweile so viel Süße hat, brauche ich nicht mehr so viel davon über die Nahrung wie früher aufzunehmen. Stevia verwende ich indessen schon, aber viel weniger als früher. Mir ist jetzt klar, dass das damals eher Naschen nebenbei war statt ein echtes Bedürfnis.

Lebensgenuss und Lust auf Essen, das den Körper nährt, gehören zusammen. Essen ist jedoch weder ein Freund noch ein Therapeut. Haben Sie eine Hassliebe zu Essen, dann kann dieses Kapitel Ihnen dabei helfen, Frieden zu schließen. Das ist möglich! Wollen Sie alterslos leben, verabschieden Sie sich von der lieben Gewohnheit, einfach Fertiggerichte in Ihren Einkaufswagen zu knallen. Wenn Sie daran denken, wie lecker Essen sein kann (cremige Avocados, frische Nüsse oder Blaubeeren etc.), wird es Ihnen leichter fallen, Ernährungsgewohnheiten zu ändern. Gut zu essen hat nichts mit Askese oder »Bestrafung« zu tun. Es ist leicht, wenn man für sein Herz isst, für das Gehirn, die Hormone und das Wohlbefinden insgesamt, denn das richtige Essen sorgt dann schon für Ihren Körper. Hinzu kommt, dass gesundes Essen lecker ist und zufrieden macht, weder ist es langweilig noch wenig abwechslungsreich oder fade.

Ich hätte gern, dass Sie Folgendes zur Kenntnis nehmen: Ich habe an den Anfang des Kapitels nicht ohne Grund die Beschreibung eines schönen Abendessens gestellt, mit allem Drum und Dran – Kerzenlicht und angenehmer Gesellschaft. Das klang doch gut, oder? Obwohl bei diesem Essen einige diätetische Maßnahmen zu beachten waren, habe ich nicht davon gesprochen, was ich mir versagen musste und was mir »erlaubt« war. Ich habe einfach ein Essen beschrieben, das wunderbar schmeckte, toll aussah und herrlich duftete. Es war ein Essen, das ich gemeinsam mit Menschen einnahm, die meinem Ernährungsprogramm eigentlich nicht folgten und dennoch einen schönen Abend hatten. Wenn es um Essen geht, dann sollten wir lernen, wie eine Göttin zu essen, die die Fülle liebt und jeden Bissen genießt. Verbote, Verzicht und Schuldgefühle beim Essen, ob laut ausgesprochen oder nur gedacht, hindern Sie am Wachsen und Gedeihen. Schluss damit!

Weg mit dem Diätfrust

Es gibt Hunderte von »Wunderdiäten«, die Zeitungen sind voll davon. Anfänglich funktionieren sie alle, aber nicht auf Dauer. Ich kann mir denken, dass Sie wahrscheinlich schon etliche ausprobiert haben, nur um schließlich wieder beim ungesunden Essen zu landen, immer hin- und hergerissen zwischen Askese und Völlerei, Lust und Frust, Stolz und Schuldgefühl. Mittlerweile hat Essen für viel zu viele von uns dramatische Züge angenommen.

Ich selbst habe seit meinem 13. Lebensjahr Dutzende von Diäten, Fastenkuren und Saftfastentagen gemacht. Mit 30 war ich eine makrobiotische Veganerin, bis ich merkte, dass Haare und Nägel brüchig wurden und ich von all den Körnern aufging. Ich hab Atkins gemacht, HCG und Fuhrmann – die Liste ist endlos. Weil ich einen groben Knochenbau habe und schnell Muskeln ansetze, hatte ich bei 1,63 m immer mehr als das »Idealgewicht«. Mir ist im Laufe der Zeit klar geworden, dass, wenn Frauen die Wahl haben zwischen zehn Kilo mehr und kerngesund oder hollywoodschlank, sie sich für Letzteres entscheiden. Das ist auch der Grund, warum Frauen weiter rauchen und Appetitzügler nehmen.

Heute ist mein Gewicht stabil und die Kleider passen. Vor einem Jahr habe ich aufgehört, täglich auf die Waage zu steigen. Mir war klar geworden, dass ich meinen Körper wie einen Gegner behandelte, der mich mit Gewichtszunahme hinterging, wenn ich ihn nicht kurzhielt. Das ganze Programm von Schuldgefühlen und Versagen, wenn Sie so wollen! Ja, ich wiege wahrscheinlich zwei bis fünf Kilo mehr, als ich eigentlich möchte, die gleichen zwei bis fünf Kilo, mit denen ich schon seit 30 Jahren im Clinch liege. Ich hab sie schon oft »verloren«, aber immer wieder haben sie den Weg »zurückgefunden«. Jahrzehntelang war ich gewichtstechnisch im Kalten Krieg! Aber heute bin ich mit meinen Pfunden in der Phase der friedlichen Koexistenz. Nach einem Jahr der »Erholung« kann ich heute ohne Selbstanklage auf die Waage steigen.

Immer und immer wieder habe ich klargestellt, dass Frauen über Gesundheit anders denken und sprechen sollten. Zu glauben, etwas könne schiefgehen, und peinlich darauf zu achten, zeigt nur, dass Sie kein Vertrauen haben, gesund zu bleiben. Das Gleiche gilt für das Gewicht. Vertrauen Sie Ihrem Körper, dass er ein gesundes Gewicht erreichen und halten kann. »Verbotenes« Essen und Übergewicht werden Sie so lange begleiten, wie Sie es verschmähen. Sie fühlen sich schlecht und essen all die Brownies und Chips, oder Sie machen sich Stress wegen Ihres Gewichts. Der aber führt zu noch mehr Stresshormonen, die ganz von selbst Gewichtszunahme und Entzündung bewirken – ganz egal, was Sie essen. Heute weiß ich, dass erst mein Widerstand gegen die letzten »zwei oder drei Kilos zu viel« sie dort gehalten hat, wo sie sind.

Das tägliche Wiegen gibt manchen Frauen das Gefühl der Kontrolle über ihr Gewicht. Sie sehen den Zeiger an das obere Ende der Zone des Zuviel gehen und achten dann wieder mehr darauf, was sie essen, wie viel sie trainieren oder schlafen und wie sie mit Stress umgehen (Stress und Gewichtszunahme sind miteinander verbunden). Dann geht der Zeiger wieder nach unten – zumindest ein paar Tage oder Wochen. Andere Frauen wiegen sich nur selten und verlassen sich auf den Sitz ihrer Hose als Warnsignal, wieder etwas gesünder zu leben. Für viele Frauen jedoch bedeutet das Wiegen zusätzlichen Stress, was das Gewicht angeht. Sobald Sie eine entspanntere Einstellung zum Essen und zu Ihrem Körper bekommen, werden Sie vielleicht entscheiden, die Waage abzuschaffen. Vertrauen Sie sich. Vertrauen Sie Ihrem Körper, der weiß, was er mit der Nahrung macht, die Sie aufnehmen. Genießen Sie die Zubereitung und das Essen, wie es einer Göttin entspricht.

Was frisst Sie auf?

Gelegentlich berichten mir Anruferinnen in meiner Radiosendung, dass sie sich richtig gut ernähren – mit Gerichten und Zwischendurchmahlzeiten, die der Ernährungsberater eins a bewerten würde – und dennoch gesundheitliche Probleme haben. Das liegt weniger daran, was sie essen, sondern an dem, was an ihnen nagt. In ihrem Streben nach Perfektion und danach, es klaglos allen recht zu machen, füllen sie sich den Teller pflichtschuldigst mit Wildlachs, Granatapfelkernen und Biobrokkoli, aber trotzdem sind sie reizbar, aufgebläht und ihr Haar geht aus. Ihr Problem ist nicht das Stück Schokolade ab und an. Das wahre Problem ist der Verlust an Lebensqualität, an der Süße des Lebens, bei dem Versuch, »Perfektion« zu erreichen, wobei die wahren Bedürfnisse negiert werden. Das aber führt zum Anstieg der Stresshormone auf ein Niveau so schädlich wie Fastfood!

Schuldgefühle im Zusammenhang mit Essen machen ängstlich und nervös. Halten Sie deshalb einen Moment lang inne und achten Sie einmal auf Ihren Bauch. Ist er beruhigt? Glücklich? Zufrieden? Oder angespannt und besorgt? Achten Sie auf Ihren Bauch. Das ist alles, was Sie machen müssen. Allein die Aufmerksamkeit hat schon eine heilende Wirkung. Niemand isst immer nur das Richtige. Sie dürfen Essen genießen und sich vom Ernährungsfundamentalismus erholen. Aber zuerst müssen Sie sich all dessen bewusst sein.

Hat man nicht den Eindruck, dass egal, was wir essen wollen, irgendwer meint, gerade das sollten wir lieber nicht auf dem Teller haben? Die Ernährungspolizei lauert überall, und die meisten von uns haben ihr Geschimpfe schon verinnerlicht. Als ich noch ganz neu in der Makrobiotik war und ins makrobiotische Restaurant bei mir in der Nähe ging, kamen, so erinnere ich mich, Leute, die ich von der Arbeit kannte, an meinen Tisch, um Hallo zu sagen. Dabei fiel ihr Blick kurz auf meinen Teller. Ich sah förmlich, wie sie prüften, ob ich auch ja die makrobiotischen Regeln einhielt. Gab es vielleicht etwas Verbotenes? War ich auch eine »gute« makrobiotische Esserin? Als ich sie näher kennenlernte und mitbekam, wie sie permanent darüber sprachen, was man essen sollte und was nicht, erfuhr ich, dass die meisten von ihnen rauchten und tranken. Ihre Einstellung zu Essen und zu ihrem Körper war nicht weniger schlecht und zerstörerisch als die jener, die damit angeben, dass sie sich einen *Quadruple bypass burger with extra bacon* reinziehen. (Dieser Stolz ist im Gegenteil auch noch Ausdruck veralteten Denkens, weil, wie wir in Kürze sehen werden, Fette – sogar gesättigte tierische Fette – gar nicht das Problem sind.) Extremismus beim Essen kann nicht der Weg sein, aber es ist nicht leicht, sich der allgegenwärtigen Bewertung, was am Essen »gut« ist und was »schlecht«, zu entziehen.

Zumeist steht Essen für »das Mütterliche«, für das, was wir von der Mutter bekamen oder nicht bekamen. Die Ernährung des Kleinkinds trainiert seinen Darm und sein Gehirn und lässt es lernen, was gute, mit Liebe gemachte Nahrung ist und was nicht. Geschmack lernen wir an der Brust der Mutter. Tatsächlich schätzen gestillte Kinder von Raucherinnen den Geschmack von Milch mit Zigarettenaroma. Als Erwachsene versuchen wir oftmals, uns mit Essen zu stärken, wenn wir doch eigentlich Zuneigung, Liebe und Aufmerksamkeit wollen. Deshalb ist es an der Zeit, damit aufzuhören, die emotionalen Bedürfnisse mit ungesundem Essen zu befriedigen. Als alterslos lebende Göttin haben Sie etwas Besseres verdient.

Wenn Sie in die alterslosen Jahre kommen, dann sagt Ihr Körper Ihnen netterweise ganz klar, dass es für Sie nicht gut ist, alle zu nähren, nur sich selbst nicht; dass Sie nicht länger essen sollen, was übrig ist und sonst keiner will oder was sich im Moment gerade gut anfühlt, nicht aber auf lange Sicht. »Annehmbares« Essen ist nicht länger hinnehmbar. Sie müssen nun selbst auf nachhaltige Weise auf sich achten. Mit den Jahren, nach Jahrzehnten falscher Ernährung, verändert sich das Verdauungssystem, und der Körper produziert weniger Verdauungsenzyme. Das bedeutet, dass die zuckersüßen Sünden oder das Frittierte mit Gluten, Transfetten, Glutamat (MNG) oder raffiniertem Zucker sich sehr schnell bei Ihnen melden werden – durch Aufgeblähtsein, Blähungen, Krämpfe oder anderes Unwohlsein im Magen. Nun können Sie mit einem Täschchen voller Verdauungsenzyme oder Probiotika herumlaufen, aber besser ist es, auf die Weisheit des Körpers zu hören, wenn er meldet: »Genug jetzt. Ich brauche richtiges Essen. Ich mag dich viel zu sehr, als dass ich dich so weitermachen lasse.«

Die Frage ist, ob Sie wissen, wie Sie, statt sich vollzustopfen, essen können, was Sie befriedigt, stärkt und den Körper fit hält?

Nahrung, die uns guttut

In den letzten Jahren haben wir so viel über Essen und Ernährung gelernt, dass man kaum hinterherkommt. Deshalb will ich es hier zunächst einmal ganz einfach halten. Ich mag den Spruch des Ernährungsaktivisten Michael Pollan: »Essen Sie. Nicht zu viel. Vor allem Pflanzen.« Er sagt auch, dass, wenn Ihre Großmutter etwas nicht als Nahrung erkannt hätte, Sie besser die Finger davonlassen.

Obwohl es wichtig ist, vollwertig zu essen – vor allem Pflanzen –, sollten Sie sich bei Getreide zurückhalten, weil unser Körper Getreide schnell in Zucker umwandelt, der allerlei Probleme verursacht, inklusive der Gewichtszunahme. Ob Sie es glauben oder nicht, es gibt Belege, wonach sogar die alten Ägypter durch Getreide zu dick wurden. Wir essen viel zu viel Zucker, um ihn schnell zu verbrennen, und nicht selten basieren unsere Gerichte auf Brot, Nudeln, Getreide, Muffins und wer weiß nicht was. Selbst Vollkorn ist problematisch und wird schnell zum Ersatz für Gemüse und gesunde Proteine.

Überall verfügbares Fastfood mit Suchtfaktor, dazu die Auswirkungen von hohem Insulin, Blutzucker und Stresshormonen plus unsere schnelllebige Kultur – da bedarf gutes Essen heute mehr denn je der Planung. Mein Vater, ein ganzheitlich orientierter Zahnarzt, gab seinen Patienten, die Antibiotika nehmen mussten, Naturjoghurt mit, den meine Mutter zuhause machte. Er wusste, dass die Probiotika im Joghurt den negativen Effekt der Antibiotika bekämpfen würden. Sie töten infektiöse Bakterien ab (was gut ist), aber gleichzeitig auch die notwendigen Verdauungsbakterien (was weniger gut ist – die Begründung folgt in Kürze). Kaufen Sie jedoch heute in einem normalen Geschäft Joghurt und lesen sich das Etikett durch, dann werden Sie feststellen, dass Joghurt in den kleinen Plastiktöpfchen nicht mehr das ist, was es mal war. Es gibt Joghurt in allen Geschmacksrichtungen und Farben – und das soll gesund sein!

Lesen Sie sich die Inhaltsstoffe durch und setzen Sie sich damit auseinander oder bereiten Sie Ihr Essen selbst zu mit vollwertigen, frischen Zutaten. Je stärker ein Nahrungsmittel verarbeitet ist – je weniger natürlich also –, desto eher treibt es Ihren Blutzucker nach oben oder enthält Schadstoffe. Vielleicht kennen Sie schon folgende Faustregel: Wenn ein Nahrungsmittel auf der Verpackung mehr als zwölf Zutaten aufweist, von denen Sie die meisten nicht aussprechen können, dann sollten Sie es wieder ins Regal zurückstellen. Dort kann es viele Monate unverdorben überdauern, weil Bakterien etwas, das gar nicht wirklich Nahrung ist, nicht abbauen können. Ebenfalls wichtig ist es, Lebensmittelfarbe und künstliche Aromen zu vermeiden. Manchmal kommen sie sogar als »natürliches Aroma« daher, weil es irgendeinem Anwalt eines Lebensmittelkonzerns gelang, das Lebensmittelrecht zu ändern. All diese Zutaten sollten besser im Chemielabor bleiben, woher sie ja auch kommen! Darüber hinaus sind zu viel raffinierter Zucker, künstlicher und aus Mais gewonnener Zucker (also mit Fruktose angereicherter Sirup aus Maisstärke) nicht gut. Nehmen Sie nun noch die ungünstige Wirkung von Geschmacksverstärkern (Monosodiumglutamat), die vielen Nahrungsmitteln zugesetzt werden, und Sie haben die perfekte Grundlage für Gewichts- und Gesundheitsprobleme.

Die Vielfalt der Erde genießen

Als ich kürzlich einen Vortrag für eine Gruppe angehender Ernährungswissenschaftler vorbereitete, ging ich sehr eindrückliche Vorher-Nachher-Fotos von Menschen durch, deren Allgemeinzustand sich nach einer Ernährungsumstellung hin zu vollwertiger Biokost enorm verbessert hatte. In nur wenigen Monaten hatten sie sich im Gesicht und am Körper deutlich verändert. Tatsächlich ist eine Ernährungsumstellung eine der stärksten Stellschrauben überhaupt. Als ich über Bionahrung und ihre Wirkung auf Erscheinung und Gesundheit nachdachte, wurde mir klar, dass die Ernährung mit biologischen Nahrungsmitteln wie ein Gestilltwerden durch die Erde selbst ist. Gute Ernährung ist wie eine Wiedergeburt, bringt doch die Erde genau die Nahrung hervor, die Sie zum Gedeihen brauchen.

Fangen wir an mit dem wunderbaren Gelb und Grün, den Rot- und Orangetönen, die im Garten zur Erntezeit hervordrängen. Es gibt nichts Schöneres, als mit Muße ein Mahl aus frischen Zutaten zu bereiten und es mit lieben Menschen zu genießen. Wie sich herausgestellt hat, lieben die meisten Leute in meinem Tangokurs gutes Essen. Das ist nur logisch. Wer die lustvolle Umarmung beim Tanzen schätzt, der schätzt auch die Lust beim Essen. Unsere Essgelage sind legendär. Mein Freund Leftari pflegt zu sagen: »Ich koche gern so üppig, dass der Honig von meinen Fingern auf das Essen tropft.« Glauben Sie's mir: Bei seinem Essen *schmeckt* man die Liebe. Hier ein Gebet für gutes lustvolles Essen: »Göttlich Geliebtes, lass mich umgeben sein von schönem gutem Essen und jenen, die es machen, servieren und essen.«

Doch nicht jedes Essen schmeckt himmlisch oder wirkt sich himmlisch aus. Manchmal müssen Sie in einem Fastfood-Restaurant Essen bestellen, von dem Sie wissen, dass es zu viel Salz und Zucker enthält, dass es fabrikmäßig hergestellt wurde und süchtig macht. Genau die Nahrung, die für die Verbreitung von Fettleibigkeit und Beschwerden weltweit verantwortlich ist. Deshalb sollten Sie alles tun, es zu vermeiden. Müssen Sie dennoch etwas Minderwertiges essen, weil es gerade nichts anderes gibt, dann laden Sie es mit göttlicher Liebe auf. Wenn Sie sich hinsetzen und Ihr Essen auspacken, dann sprechen Sie zu sich selbst: »Danke für dieses Essen. Auf dass es meinen Körper stärke.« Dann essen Sie es ohne Schuldgefühle. Kauen Sie gründlich. Ihr Körper soll spüren, dass Sie ruhiger werden und ihm das geben, was er braucht. Seien Sie dankbar für den Umstand, dass Sie gesund sind und Essen haben. Atmen Sie eine Weile durch und entspannen Sie sich. Durch dieses Ritual werden Sie merken, dass Sie lebloses Essen nicht gewohnheitsmäßig zu sich nehmen sollten! Richtiges Essen voller Lebenskraft fühlt sich im Körper so viel besser an. Auch wird Ihr Körper davon weniger brauchen, als Sie vermuten.

Wenn Sie meinen, ein Essen vom Take-away sei besser, als für eine Person zu kochen, sollten Sie sich überlegen, ob es nicht doch einfache, leckere Gerichte gibt, die Sie kochen können. Der

Punkt hier ist vorausschauende Planung; es ist das Gleiche, als ob Sie für Gäste kochen wollen. Sie können ein Essen mit Proteinen und Gemüse in weniger als 15 Minuten zubereiten oder eine Suppe kochen, von der Sie ein paar Tage essen. Auch können Sie um der Abwechslung willen einmal das Essen portionsweise mit jemandem tauschen. Kochen und essen Sie gemeinsam mit anderen, wenn es unkompliziert ist und Spaß macht.

Glutamat

Glutamat (eigentlich: Mononatriumglutamat) ist ein stark süchtig machender Geschmacksverstärker, der in vielen Fertiggerichten enthalten ist. Um ihn zu vermeiden, suchen Sie auf den Etiketten nach Bezeichnungen für MNG. Der Mediziner Mark Hyman hat sie in seinem Buch *Hoher Blutzucker – übergewichtig und mangelernährt: gesund und schlank* zusammengestellt, und hier ist eine Auflistung.[1]

- Alle Wortverbindungen mit *-glutamat*
- Gelatine
- Pflanzenproteinhydrolisat oder hydrolisiertes Pflanzeneiweiß
- Hefeextrakt
- Glutaminsäure
- Pflanzliches Proteinextrakt
- Protease
- alles »Enzymmodifizierte«
- Carrageen

- Bouillon oder Fleischbrühe
- Geschmacksstoffe
- Gerstenmalz
- Malzextrakt
- Natürliche Würzung
- Hefehaltige Nahrungsmittel oder Stoffe
- Alles, was »Enzyme« enthält
- Maltodextrin

Die Fett-Zucker-Connection

Wir sind für Fett gemacht. Körper und Gehirn brauchen es, doch sein Ruf hat in den letzten Jahren arg gelitten. Bisweilen haben Experten dazu geraten, höchstens zehn Prozent der Kalorienaufnahme durch Fett abzudecken, wo wir wahrscheinlich eher 50 bis 70 Prozent brauchen.[2] Die Wahrheit ist: Fett wird man nicht durch Fett essen. Eine Metaanalyse von 2010, die die Forschung zu Fett zum Gegenstand hatte, erbrachte *keine* Evidenz, dass das Essen gesättigter Fettsäuren (die vor allem in Fleisch und Milchprodukten vorkommen) das Risiko für Schlaganfall und Herzerkrankungen erhöht.[3] Unglücklicherweise haben viele Frauen die gesättigten Fettsäuren aus ihrer Ernährung entfernt und ihre Fettaufnahme insgesamt unter dem Eindruck reduziert, dass dies der Schlüssel zur Gesundheit sei. Lassen Sie allerdings das Fett weg, schmeckt das Essen nicht mehr so gut und ist auch nicht mehr so befriedigend. Das Ende vom Lied ist, dass Sie folglich mehr Zucker und einfache Kohlehydrate wie Brot und Nudeln essen. Seitdem Low-Fat- bzw. kohlehydratlastige Diäten in den USA so populär geworden sind, schnellt die Rate der Fettleibigkeit nach oben.

Fett ist nicht gleich Fett, deshalb ist es wichtig zu verstehen, dass Fett an sich nicht dick macht. Es sind vor allem die Transfette (gehärtete und teilweise gehärtete Öle), hochverarbeitete Pflanzenöle, Zucker, Stärken und Glutamat (in verschiedener Form), die die Pfunde machen und zu allerlei gesundheitlichen Beschwerden führen. Es gibt daher keinen Grund, sich vor *gesunden* Fetten zu fürchten.

In der Tat sind Fette Nahrung fürs Gehirn.[4] Ihr Gehirn besteht vor allem aus Fett, besonders aus Docosahexaensäure (DHA). Genau wie bei den Menschen, die vor Zehntausenden Jahren lebten, bezieht Ihr Gehirn seine Energie aus Fett, es sei denn, Glukose – Zucker – ist verfügbar. Wenn das Gehirn seinen Motor mit Zucker betreiben kann, wird es auf diese Energieform zurückkommen. Weil unsere Nahrung aber viel Zucker enthält, läuft unser Gehirn in der Regel auf Zucker und speichert viel Fett in Fettdepots, gleichzeitig speichern wir auch überschüssigen Zucker als Fett ab. Im Fett werden jedoch auch Gifte eingelagert. Damit hält der Körper Gifte und Schwermetalle fest, die uns auf der Zellebene schaden. Das ganze System der Energiespeicherung für magere Zeiten funktionierte lange Zeit wunderbar, während wir in Höhlen lebten und in Perioden der Nahrungsmittelknappheit vom Speicherfett leben mussten. Heute jedoch haben wir eine sitzende Lebensweise, und an jeder Ecke gibt es schnell verfügbare Kohlehydrate. Selbst in Fitnessclubs und Krankenhäusern können wir am Automaten Süßigkeiten und Chips kaufen, im Eingangsbereich der Bank einen kostenlosen Keks nehmen. Anzeigen von Fastfood finanzieren die Mainstreammedien. In der Werbung werden Chips beworben, keine Karotten.

Ständig konfrontiert mit all den billigen Kohlehydraten müssen wir, was Menge und Qualität der verschiedenen Fette und Zucker betrifft, Obacht walten lassen. Denn sonst essen wir einfach das, was am schnellsten zu haben ist – üblicherweise Essen, das Körper und Geist nicht guttut. Sehen Sie zu, dass Sie nicht naschen – nebenbei oder wenn Sie sich über irgendetwas aufregen. Je gestresster Sie sind, desto mehr verzehrt sich der Körper nach Fett plus Zucker, weil der alte Teil des Gehirns meint, Sie bräuchten Energie, um vor was auch immer zu fliehen! Was Sie jedoch brauchen, ist eine Neujustierung der Körper-und-Geist-Chemie. Wenn die Hormone und Neurotransmitter richtig eingestellt sind, dann gieren Sie nicht nach kohlehydratreichem Wohlfühlessen, nach Kartoffelbrei, Pommes mit Ketchup, Keksen, Nudeln, Brot und gezuckerten Frühstücksflocken. Diese Nahrungsmittel mit hohem Suchtfaktor hellen Ihre Stimmung zwar kurzfristig auf, führen dann aber unvermeidlich zu einem Energieabfall und noch anderen Problemen, auf die ich gleich zu sprechen komme.

Haben Sie die neuen Erkenntnisse über Fette und Zucker überrascht? Über die Vorteile von Low-fat/High-carb-Diäten oder solchen mit wenig Fett und wenig Kohlehydraten herrscht viel Unsicherheit. Lassen Sie mich deshalb erklären, warum Sie sich nicht um gesunde Fette sorgen sollten und warum es besser ist, gesunde Zucker und Vollkornprodukte nur in Maßen zu essen, wenn überhaupt. Zunächst spreche ich über Fette, dann über Zucker und schließlich über Getreide.

Gesunde Fette

Fette aus Pflanzen wie Avocados, Samen oder Nüssen sind nicht das Problem. Auch nicht extrahierte Öle pflanzlicher Herkunft, wie kalt extrahiertes Olivenöl extra vergine, Kokosöl, Mandelöl und Sesamöl, Leinöl oder Hanföl. Achten Sie darauf, manche Öle nicht zu stark zu erhitzen, da sich ihre chemische Zusammensetzung sonst ändert und sie weniger gesund sind. Kochen können Sie mit Olivenöl oder Kokosöl. Auch können Sie geklärte Butter nehmen, in Indien als Ghee bekannt und beliebt. Canolaöl sollten Sie nicht verwenden, da es sehr wahrscheinlich aus gentechnisch veränderten Samen stammt und hochraffiniert ist. Vermeiden Sie Öle und Aufstriche, die Transfette enthalten, da sie Diabetes vom Typ 2 begünstigen können. Gehören Sie zu der Generation, die Butter zugunsten von Margarine aufgab, lassen Sie von dieser Gewohnheit ab und kehren Sie wieder zu gesünderen natürlichen Fetten zurück.

Tierische Fette sind in Ordnung, auch wenn Fleisch, Fisch und Geflügel gesättigte Fette aufweisen. Sind Sie keine Vegetarierin oder Veganerin, essen Sie Fisch aus Wildfang, nicht von der Farm, dazu Fleisch, Huhn und Schwein von freilaufenden Tieren, die nur wenig Kraftfutter bekommen haben (Rind aus Weidehaltung von kleinen Höfen zum Beispiel). Sofern Sie Milchprodukte wie Joghurt und Käse essen, greifen Sie lieber zu Rohmilchkäse oder Milch von Biohöfen, die keine Wachstumshormone (wie rekombinant hergestelltes Rinder-Somatotropin (rBST)) verwenden. Normalerweise ist es erst die Verarbeitung von Milchprodukten, die diese schwer verdaulich machen, doch vielleicht haben Sie auch eine Laktose- (Milchzucker) oder Kasein- (Milcheiweiß) Unverträglichkeit. Hören Sie auf Ihren Körper. Wenn Sie sich mit kleineren Mengen von Biofleisch oder Käse gut fühlen, dann nutzen Sie sie als Proteinquelle.

Wahrscheinlich hat man Ihnen jahrelang gepredigt, gesättigte Fette wegzulassen, aber dieser Rat könnte falscher nicht sein! Wenn Sie Fisch, Fleisch, gesunde Milchprodukte, Öle und Nüsse vermeiden, dann senkt sich wahrscheinlich nur Ihr sogenanntes »schlechtes« Cholesterin (LDL) in einem veralteten Lipidprofil. Wie ich jedoch schon in Kapitel 4 erklärt habe, müssen Sie Ihre Betrachtungsweise von Cholesterin ändern. LDL ist *nicht* an sich böse. Nicht einmal Cholesterin als solches ist böse. LDL transportiert das dringend benötigte Cholesterin an die Zellen, während das sogenannte »gute Cholesterin« überflüssiges Cholesterin von den Zellen weg an andere Stellen transportiert, wo es weiterverarbeitet oder umgebaut wird. Sie können sich das LDL als Lieferfahrzeug und das HDL als Ihr Müllauto vorstellen. Wenn Sie gesunde Fette meiden, etwa die von Fischen, Kokospalmen oder Nüssen, dann tun Sie nichts weiter, als das *gute* LDL zu verringern – die weniger dichten Teilchen also, die den guten Job der Zellanlieferung übernehmen und die nicht so schnell oxidieren. Wenn Sie indessen die Zuckeraufnahme verringern und die guten Fette in Ihrer Ernährung beibehalten, dann haben Sie auch nicht so viel *schlechtes* LDL-Cholesterin, die Lieferfahrzeuge nämlich, die vom vielen Zucker im System demoliert worden sind. Die Partikel des schlechten LDL sind im Übrigen Indikatoren einer beginnenden Insulinresistenz. Das gute HDL indessen kann überschüssiges Cholesterin abtransportieren, aber nur wenn Sie genug von ihm haben. Erhöhen tun Sie es durch Meditation und regelmäßige Bewegung. Bitte machen Sie sich nicht so viel Sorgen um HDL, LDL und Cholesterinwerte. Vorerst merken Sie sich, dass der alte Rat obsolet geworden ist.

Mehr gesundes Fett heißt auch mehr davon fürs Gehirn – mehr von einer höherwertigen Energiequelle. Das bedeutet ferner, dass Sie weniger oft unterzuckert sind und einen Heißhunger verspüren, den Sie nur mit Zuckerhaltigem wieder hochbringen können. Denken Sie dran: Wenn ich »gesunde Fette« sage, dann meine ich natürliche gesättigte Fette in Nahrungsmitteln wie Kokosöl, Fleisch von Rindern, die Gras und Silage bekamen, Wildlachs und Eier von freilaufenden Biohühnern. »Freilaufende« Hühner können herumlaufen und Pflanzen essen, was ihren Eiern einen höheren Anteil von Omega-3-Fettsäuren verleiht. Hühner aus Bodenhaltung haben typischerweise nicht so viel Bewegungsfreiheit und essen nicht viel von dem, was viel Omega-3-Fettsäuren enthält. Das aber schlägt sich in den Eiern nieder, die weniger von dieser essenziellen Fettsäure haben, die für das Gehirn so wichtig ist. Denken Sie daran, dass das, was Tiere essen, Einfluss hat auf Fleisch, Milch und Eier![5]

Was Sie tatsächlich aus Ihrer Nahrung verbannen könnten, um gesünder zu sein, sind nicht Fleisch und Milchprodukte, sondern Zucker und Getreide. Prägen Sie sich Folgendes gut ein: Fett, auch gesättigter Art, ist *nicht* das Problem. Es ist sogar essenziell für die Gesundheit!

Süße Naschereien und der Blutzucker

Von einem evolutionären Standpunkt aus ist das Verlangen nach Süßem eine gute Anpassung an die Umwelt des Menschen. Von Geburt an bevorzugen wir den süßen Geschmack – und Obst und Gemüse haben, wenn sie am reifsten und am süßesten sind, den höchsten Nährwert. Mutter Natur investiert eine Menge Süße in Kürbis und Erdbeeren. Nahrungsmittel wie diese haben nicht nur von Natur aus viel Zucker, sondern auch viel Ballaststoffe, was die Aufnahme des enthaltenen Zuckers verlangsamt. Sie treiben deshalb nicht wie raffinierter Zucker den Blutzuckerspiegel in die Höhe – und mit raffiniertem Zucker meine ich solchen, der aus faserreichen Gemüsen oder Früchten extrahiert wurde. Es ist sehr wahrscheinlich, dass Sie sich nicht an Kürbis überessen. Sie können echten Ahornsirup und Honig zu sich nehmen, sollten es aber nicht übertreiben.

Wenn Sie Süßmittel im Essen verwenden wollen, verzichten Sie zunächst auf raffinierten Zucker. Sie können Stevia verwenden, das eine hohe Süßkraft hat und sehr ergiebig ist. Vermeiden Sie Süßstoffpäckchen auf dem Restauranttisch, ob weißer Zucker, Aspartam, Saccharin oder Sucralose. Auf jeden Fall vermeiden sollten Sie Glukose-Fruktose-Sirup, der mittlerweile recht vielen Lebensmitteln zugesetzt ist. Lesen Sie sich die Etiketten durch, achten Sie auf den Zuckergehalt. Sie werden staunen, wie viel Zucker der Fertignahrung zugefügt wird. Kürzlich habe ich das Etikett einer Biokürbissuppe studiert, und der Zuckergehalt hat mich echt geschockt. Zucker macht so süchtig wie Kokain, weshalb man dem Drang, ihn wieder und wieder zu essen, nur schwer widerstehen kann – und das bezieht sich auch auf gewisse »gesunde« Produkte wie Müsliriegel und Frühstücksflocken.

Das Essen zu Beginn dieses Kapitels enthielt viel Süßes, etwa die Honeycrisp-Äpfel (eine besonders süße Sorte) und Süßkartoffeln – ohne zugesetzten Zucker. Doch selbst diese Zuckermenge wird bei Menschen mit beginnender Insulinresistenz (durch jahrelange Fehlernährung bedingt) für stark schwankende Blutzuckerspiegel sorgen, die nicht gesund sind. Wenn das bei Ihnen der Fall ist, dann lassen Sie für sieben bis zehn Tage *alle* Zucker und zuckerhaltigen Nahrungsmittel weg. Einmal alle ein bis zwei Wochen können Sie sie essen. Wenn Sie den Verzehr auf diese Weise reduzieren, dann besteht die Möglichkeit, dass sich Ihre Insulinrezeptoren neu einstellen. Damit verhindern Sie Diabetes vom Typ 2 (Altersdiabetes) und machen ihn in manchen Fällen sogar rückgängig. Wenn Ihre Bauchspeicheldrüse durch das viele Insulinproduzieren schon erschöpft ist, dann wird der Verzicht auf Zucker, Brot und Nudeln – und das Essen von mehr Eiweiß – Ihre Bauchspeicheldrüse stabilisieren. Gleichmäßige Blutzuckerspiegel helfen auch bei Komplikationen der Diabetes, etwa der Neuropathie. Und ob Sie's glauben oder nicht: Auch bei bestehenden Beschwerden ist es niemals für eine Umstellung der Ernährung zu spät.

Wenn sich bei Ihnen noch keine Anzeichen der Diabetes zeigen, sollten Sie, um alterslos zu leben, darauf achten, dass Ihr Blutzuckerspiegel nicht den ganzen Tag verrücktspielt. Das bedeutet, Zucker zu vermeiden, es sei denn, er steckt in Obst und Gemüse. Wenn Ihr Blutzuckerspiegel schwankt, dann haben Sie zu manchen Tageszeiten viel und an anderen wenig Energie, oder Sie können sich schlecht konzentrieren. Auch haben Sie

Lust auf Kekse und Süßes, und wenn Sie dem gewohnheitsmäßig nachgehen, dann haben Sie ein Problem. Mit der Zeit führen hohe Blutzuckerspiegel zu zellulärer Entzündung und Insulinresistenz, und die wiederum führen zu Diabetes, Krebs, Demenz und Herzerkrankungen. Tatsache ist, dass Zucker mehr als jedes andere Nahrungsmittel mit der Entwicklung von Diabetes vom Typ 2 verbunden ist – sogar noch mehr als eine sitzende Lebensweise. Die Aufnahme von Nahrungsmitteln mit einem niedrigeren glykämischen Index ist mit einer niedrigeren Rate von Diabetes verbunden, ganz gleich, ob Sie viel sitzen oder Übergewicht haben.[6]

Haben Sie während des Tages oft starke Energie- und Konzentrationsschwankungen, oder wenn Sie schon wissen, dass Sie auf einen Diabetes zusteuern, dann müssen Sie auf Ihren Blutzuckerspiegel achten und darauf, was Sie essen. Idealerweise sollte Ihr Nüchternblutzucker bei 70 bis 85 mg/dl liegen, und er sollte nach dem Essen nicht um mehr als 40 Einheiten ansteigen. Mit anderen Worten: Er sollte zwei Stunden nach dem Essen bei 120 mg/dl oder darunter liegen. Über Jahre galt 100 mg/dl nüchtern als die Obergrenze des Normalen, aber das ist zu viel, wenn man die PATH Through Life Studie (PATH steht für Personality and Total Health; Persönlichkeit und Gesundheit insgesamt) von 2011 zugrunde legt, die zeigte, dass, je höher der Nüchternblutzucker ausfällt, desto größer der Schaden am Hippocampus ist (die Schädigung dieser Region wird mit Demenz in Verbindung gebracht).[7] Die Forschung legt eine hohe Übereinstimmung von Diabetes und Demenz nahe. Tatsächlich könnte man die Alzheimer-Erkrankung auch als Typ-3-Diabetes bezeichnen.

Um Ihren Nüchternblutzucker zu bestimmen, können Sie in der Apotheke ein preiswertes Messgerät kaufen. Selbst wenn Ihr Blutzucker Ihnen keine Sorgen bereitet, probieren Sie es mal für einige Tage hintereinander aus, nur um zu sehen, wo Sie mit Ihren Werten stehen. Machen Sie den Test vor dem Frühstück und naschen Sie nicht in der Nacht. (Wenn Sie unter Schlaflosigkeit oder nächtlichen Hungerattacken leiden oder wenn Sie nach Zucker Magen- oder Darmprobleme haben, dann sind es wahrscheinlich schwankende Blutzuckerwerte.) Sie können auch Ihren Arzt bitten, einen HbA1c-Test zu machen, um den Blutzuckerlevel der letzten Monate zu messen, was noch genauer ist. Wenn Ihr Blutzucker schwankt, achten Sie darauf, was Sie essen. Doch hören Sie auch auf Ihren Körper. Wenn Sie gegen 15:30 Uhr nachmittags unausstehlich sind und am liebsten die Tapete anknabbern wollen, dann liegt es wahrscheinlich daran.

Die erste Mahlzeit des Tages bestimmt Ihren Blutzuckerspiegel der nächsten 24 Stunden. Deshalb sollten Sie morgens als Erstes für etwas Eiweiß und Fett sorgen. Das könnten Eier mit Avocado und vielleicht ein paar Beeren sein. Um zu süßen, nehmen Sie wie gesagt Stevia. Das Essen soll ja auch Spaß machen. Wenn Sie kleine Mengen Schokolade oder gesüßten Tee oder Kaffee in einem kleinen Ritual genussvoll zu sich nehmen, dann essen Sie nicht so viel davon, dass Sie Gefahr laufen, Entzündungen und Blutzuckerschwankungen zu bekommen. Schätzen Sie sich ein und denken Sie daran, was ich in Kapitel 2 über die »Moderaten« und »Enthaltsamen« gesagt habe. *Viele* können nach einem Stück Schokolade nicht mehr aufhören.

Selbst wenn der Blutzucker für Sie kein Problem ist, dann sollte man wissen, dass Zucker den Körper auf der Zellebene beeinflusst. Essen Sie viel Zucker und Getreide, dann kann es sein, dass Mikropartikel aus dem Magen-Darm-Trakt ins Blut gelangen, das sogenannte *leaky gut syndrome*. Denken Sie daran, dass sich die genetisch veränderten Getreidesorten heutzutage sehr von denen unserer Großeltern unterscheiden. Ihr Glutengehalt ist viel höher. Das aber führt zu zellulärer Entzündung, weil die Zellen im Darm nicht wissen, was diese Partikel sind, und sie deshalb mit Flüssigkeit neutralisieren wollen. Außerdem reagiert die Bauchspeicheldrüse mit einer vermehrten Insulinausschüttung, um das Insulin zu den Zellen zu treiben, wo es verwendet wird. Ein Teil des Zuckers wird als Fett eingelagert, doch ein Großteil ist im Blutstrom unterwegs und sucht nach Zellen, die ihn aufnehmen. In der Zwischenzeit sorgt die systemische Entzündung im Körper beziehungsweise in den Blutgefäßen für oxidativen Stress, was bedeutet, dass Zellen, denen ein Elektron fehlt, dieses in anderen Zellen suchen und sie dadurch destabilisieren und verletzen.

Wenn oxidativer Stress und Inflammation außer Kontrolle geraten, dann bricht der Körper in gewisser Weise zusammen und fängt an, sich gegen sich selbst zu richten. Der nächste Schritt heißt Vorstufe zum Diabetes beziehungsweise glykämischer Stress. Dieser Zustand ist reversibel, wenn Sie Ihre Ernährungsgewohnheiten ändern und alte Gefühle wie Groll und Kummer freigeben. Glykämischer Stress führt zu zellulärer Entzündung, die sich zunächst durch körperliches Unwohlsein wie Muskelschmerzen, Aufgetriebensein, Kopfschmerzen oder Gewichtszunahme bemerkbar macht. Mit der Zeit sind chronische degenerative Erkrankungen die Folge, etwa Herzerkrankungen, Arthritis, hoher Blutdruck, Alzheimer oder Diabetes und Krebs. Glücklicherweise kann der Dominoeffekt von Zucker > Entzündung > Erkrankung gestoppt oder sogar rückgängig gemacht werden, wenn Sie Ihren Zuckerkonsum verringern und darauf achten, welche Art von Zucker Sie zu sich nehmen.

Empfohlene einfache Labortests

Es gibt eine Reihe von Labortests, die ich jeder Frau empfehle, um die Auswirkung ihrer Essgewohnheiten auf die Gesundheit zu messen. Die ersten beiden messen den Blutzucker direkt, der dritte hat mit dem Herzen zu tun und wurde schon weiter oben besprochen. Ich empfehle Ihnen, die Tests bei Ihrem Hausarzt machen zu lassen und sie gemeinsam zu interpretieren.

1. *Oraler Glukose-Toleranztest:* Dieser misst sowohl den Nüchternblutzucker wie auch den Insulinpegel zwei Stunden nach Einnahme eines glukosehaltigen Getränks. Weil es der Nüchternblutzucker ist, der als Erstes bei einer Ernährungsweise abweicht, die viel zuckerhaltige, entzündungsfördernde Nahrung enthält – bevor sich der Blutzucker verändert, und bevor ein Diabetes festgestellt werden kann –, empfiehlt sich dieser Test als ein Frühwarnsystem. Dann können Sie handeln! Alternativ können Sie selbst ein Blutzuckermessgerät kaufen und die Werte messen. Der Nüchternblutzucker sollte bei 70 bis 85 mg/dl liegen und zwei Stunden nach dem Essen nicht höher als 120 mg/dl sein.
2. *HbA1c-Test:* Dieser Test misst den durchschnittlichen Blutzucker der vergangenen 6 Wochen. Alles über 5,5 Prozent gilt als erhöht. Über 6,0 Prozent ist Diabetes.
3. *NMR-Lipidprofil:* Momentan der beste Weg, um das Cholesterin zu testen. Anders als der mittlerweile veraltete Standardtest weist dieser die Partikelzahl und -größe von allen Cholesterolbestandteilen aus: LDL und

HDL sowie Triglyzeride. (Siehe den entsprechenden Absatz in Kapitel 4 für eine ausführliche Erklärung.) Das NMR-Lipidprofil ist nur erhältlich über LabCorp oder LipoScience. Die anderen Tests können Sie über Save-OnLabs bei www.saveonlabs.com bestellen. Idealerweise sollten Sie diese Dinge mit einer Ärztin oder einem Arzt veranlassen, die oder der sich auf Ernährungsthemen und funktionale Medizin spezialisiert hat (www.functionalmedicine.org). Der Arzt wird Ihnen dabei helfen, die Ergebnisse zu interpretieren und gegebenenfalls entsprechend zu handeln.

Wie man Esssucht vermeidet

Sind Sie süchtig nach Zucker? Oder verlangt es Sie nach Zucker, Fett und Weißmehl? Oder sind Sie süchtig nach etwas anderem? Achten Sie mal auf die Nahrungsmittel, die Sie besonders ansprechen, deren »Sirenengesang« Sie sich kaum entziehen können. Eine meiner Freundinnen hat neulich auf Facebook gepostet, dass sie sich endlich zu ihrer Schokoladensucht bekennt. Ihr sei klar geworden, dass es für sie bei Schokolade kein Halten gibt, ob in der dunklen Biovariante oder als Schokoriegel. Sie weiß, dass da nur der kalte Entzug hilft, also nie mehr welche zu essen. Dass sie dies nun öffentlich verkündet hat, hilft ihr, bei ihrem Vorhaben zu bleiben.

Für andere mag Essen, das süchtig macht, Kartoffelbrei sein oder Vollkornreis oder alles Salzige. Wenn Sie dazu neigen, von einer Sache zu viel zu essen, dann hat sie für Sie offenbar Suchtcharakter. Kämpfen Sie nicht immer wieder von Neuem gegen sich und Ihr Verlangen an, sondern vermeiden Sie das Nahrungsmittel komplett. Ist das zu schwer, dann streichen Sie das Essen einen Monat von Ihrem Speiseplan und schauen, was passiert. Es ganz zu verbannen ist womöglich besser, als immer gegen eine Sucht anzukämpfen. Waren Sie zuckersüchtig, dann werden Sie feststellen, dass Früchte und Gemüse jetzt viel süßer schmecken als zuvor, weil sich Ihre Geschmackssensoren wieder erholt haben. Wenn Sie mehr unverarbeitete Nahrung zu sich nehmen und Ihren Blutzucker durch mehr Proteine stabil halten, dann werden sich Ihre Geschmacksknospen schon bald für natürliche Nahrung erwärmen, und Ihr Verlangen nach Zucker wird zurückgehen.

Die Autorin Anne Wilson Schaef hat einmal gesagt: »Süchte lassen uns abstumpfen, wir sind dann nicht mehr in Kontakt mit dem, was wir wissen und was wir fühlen.« Wenn ich Ihnen sage, Sie sollten raffinierten Zucker, Alkohol und hochglykämische Nahrung von Ihrem Speiseplan streichen, die allesamt das Beta-Endorphin ansteigen lassen, wodurch Sie sich vorübergehend besser fühlen – dann gelingt Ihnen das sicherlich eine Zeitlang. Doch wenn Sie sich nicht mit den Gefühlen auseinandersetzen, weshalb Sie die Süße des Lebens vor allem im Essen suchen oder koffeinhaltige Getränke trinken, um mehr Energie zu bekommen, oder zu Spirituosen greifen, um das Spirituelle zu finden, dann werden diese unterschwelligen Zustände Ihnen weiterhin Heißhunger bescheren.

Mittlerweile weiß man nur zu gut, dass Nahrungsmittelhersteller an der chemischen Zusammensetzung ihrer Produkte herumbasteln, damit sie für die Konsumenten einen größeren Suchtfaktor bekommen. Das im Hinterkopf, sollten Sie sehr genau prüfen, was Sie essen und ehrlich sein, ob Sie bei bestimmten Produkten maßhalten können oder lieber die Finger davonlassen. Die einzige Kur gegen Nahrungsmittelabhängigkeit, die wirklich hilft, ist, natürliche Wohlfühlchemikalien im Körper zu generieren und zugleich an den eigenen Gefühlen und dem seelischen Zustand zu arbeiten. Dann können Sie sich mit der inneren Göttin verbinden.

Wenn Sie einen Heißhunger auf Süßes spüren, kann das zwei Gründe haben: Erstens haben Sie womöglich etwas gefrühstückt, das Ihren Blutzuckerspiegel in die Höhe treibt. Hat der Frühstücksbagel Ihren Blutzucker nach oben getrieben, folgt unweigerlich kurze Zeit später der Crash. Zweitens könnten sich Ihre Geschmacksknospen an all die hochverarbeiteten Nahrungsmittel gewöhnt haben, die dann Ihre Darmflora und Gehirnchemie verändert haben. Wenn Sie sich von gesünderen Nahrungsmitteln ernähren, nimmt auch der Heißhunger auf Zucker ab. Dann wird eine Handvoll Beeren Sie besser zufriedenstellen als ein Cupcake oder ein Eis. Und wenn das, wonach Sie sich wirklich sehnen, die Süße des Lebens ist, dann gehen Sie raus. Setzen Sie sich in der Sonne unter einen Baum und unterhalten Sie sich mit jemandem, die oder der Sie zum Lachen bringt. Inzwischen wissen Sie, dass es ohne künstliche Stimulanz viele Möglichkeiten gibt, Lust zu erfahren.

Wenn Sie Softdrinks lieben: Die müssen Sie streichen. Das sind flüssige Süßigkeiten, und die Abhängigkeitsquote ist hoch. Trinken Sie auch nicht die Diätvarianten. Sie enthalten Süßstoffe, die Ihr Gehirn nach richtigem Zucker lechzen lässt. Diätcola mit Aspartam wird mit Fettleibigkeit in Verbindung gebracht, wahrscheinlich, weil ein Getränk ohne Kalorien bei Ihnen den

Wunsch nach einem schönen Brot mit einem zuckerhaltigen Aufstrich weckt oder nach Keksen. Doch Aspartam ist auch ein Exzitotoxin, das Gehirnzellen abtötet und mit allem Möglichen in Verbindung gebracht wird, von Anfällen bis zu Multipler Sklerose.[8] Viele Frauen sind süchtig nach koffeinhaltigen Diätcolas und nehmen irrtümlicherweise an, dass diese unproblematisch sind, weil sie weniger Kalorien und weniger Koffein als Kaffee haben. Falsch! Trinken Sie vor allem Wasser. Probieren Sie natürliches Mineralwasser und tun Sie eine Limetten- oder Zitronenscheibe hinein, trinken Sie ein Mineralwasser mit Saft oder frischer Minze und Stevia (das wenig Kalorien hat) oder Kräutertee. Es gibt so viel Auswahl, Softdrinks – auch Diätsoftdrinks – sollten nicht darunter sein.

Was den Alkohol betrifft – und ja, Alkohol ist ein Zucker –, dann wird es Sie nicht umbringen, wenn Sie ab und zu ein Glas Wein trinken. Aber bleibt es beim Ab und Zu? Seien Sie ehrlich. Sie brauchen ihn nicht. Die Nachteile des Alkohols überwiegen die Vorteile. Wenn Sie sich sagen, dass die Forschung immerhin erbracht hat, dass moderate Trinker länger leben und gesünder sind, dann denken Sie daran, dass die gesunden langlebigen Weintrinker womöglich noch ganz andere Dinge tun, die dann womöglich mit dem Trinken von wenig Alkohol korrelieren. Vielleicht sind es der entspannte Abend auf dem Balkon oder die Zeit mit Freunden, was Ihr Trinken gesundheitsförderlich macht. Fakt ist, dass selbst moderater Alkoholgenuss das Risiko, an Brustkrebs zu erkranken, signifikant erhöht. Tausende von Frauen laufen bei Wohltätigkeitsrennen mit und tragen rosa Armbändchen, doch sie trinken genug Wein, um ihr Risiko zu verdoppeln! Studien haben ergeben, dass die meisten Frauen sich überhaupt nicht für die Verbindung von Alkohol und Brustkrebs interessieren.

Alkohol, der stark abhängig machen kann, ist auch ein Depressivum. Hinzu kommt, wenn Sie in den Wechseljahren sind oder schon die Menopause erreicht haben und Ihre Östrogenspiegel niedrig sind – ebenso wie in den Tagen vor Ihrer Periode –, dass Alkohol besonders auf die Stimmung drückt, weil er Ihre Gehirnchemie negativ beeinflusst. Wie ist Ihre Stimmung vor, während und nach dem Trinken? Brauchen Sie einen Drink, um charmant und geistreich zu sein, auf dem Tisch zu tanzen oder mit einem Fremden zu flirten? Brauchen Sie ihn, um Nein zu sagen, wenn etwas nicht Ihrer Vorstellung von sexueller Lust entspricht? Alterslos lebende Göttinnen brauchen keine Ausrede, um Spaß zu haben!

Sind Sie eine trockene Alkoholikerin, vermeiden Sie Zucker. Der nämlich löst den Durst nach Alkohol aus und verändert Ihr Gehirn. Ersetzen Sie nicht das eine durch das andere. Und denken Sie dran, dass Alkohol so wie anderer Zucker auch Hitzewallungen verschlimmert, ja sogar hervorruft.

Über hormonelle Ausgeglichenheit

Sie haben sicherlich gehört, dass die Hormone während der Wechseljahre durcheinandergeraten. Wollen Sie Ihre Hormone schnell wieder ausgleichen? Dann verzichten Sie ganz auf Zucker, Gluten und Alkohol. Führen Sie Tagebuch und verfolgen Sie, wie schnell sich Ihre Stimmung bessert, Ihr Energieniveau ansteigt, geistige Klarheit zu- und Heißhunger auf Ungesundes abnimmt. Phytoöstrogene wie *Pueraria mirifica* und Maca können ebenfalls helfen, da sie sogenannte Adaptogene enthalten. Adaptogene sitzen auf den

Hormonrezeptoren Ihrer Zellen. Wenn Ihre Hormonspiegel zu niedrig sind, wirken sie wie niedrig dosiertes Östrogen. Sind Ihre Hormonspiegel zu hoch, beseitigen Sie die negativen Folgen dieses Überschusses. (In den Quellenangaben zu Kapitel 3 und 4 finden Sie weitere Informationen.)

Dumm wie Brot und Weizenwampe

Haben Sie schon davon gehört, dass frau nach der Menopause einen dicken Bauch bekommt, oder fragen Sie sich mitunter, warum Sie seit den Wechseljahren immer Ihre Schlüssel und Ihr Handy verlegen? Verabschieden Sie sich getrost von der Vorstellung, es läge an den Hormonen oder am Alter. Denken Sie das nicht und sagen Sie es auch nicht. Weder sind es Ihre Hormone noch frühzeitige Demenz oder »ganz einfach die Wechseljahre«, die Sie einen dicken Bauch bekommen und nicht klar denken lassen. Das liegt am Essen! Schuld haben womöglich Getreidekörner, wie zwei tolle Bücher im Detail erklären. Es sind *Dumm wie Brot: Wie Weizen schleichend Ihr Gehirn zerstört* des Neurologen David Perlmutter und *Weizenwampe: Warum Weizen dick und krank macht* von dem Mediziner William Davis.

Die längste Zeit in der Geschichte haben sich die Menschen nur von kleinen Mengen Getreide ernährt: vielleicht da und dort ein wenig Weizen, Gerste, Roggen, Kamut, Dinkel. Die Menschen haben Getreide nicht systematisch angepflanzt und geerntet, weshalb es nicht Hauptbestandteil ihrer Ernährung war. Mit der neolithischen Revolution vor Tausenden von Jahren haben wir dann begonnen, sehr viel mehr Getreide zu essen, und unsere Körper haben sich dem angepasst – bis zu einem gewissen Grad. Doch wie Dr. Perlmutter in *Dumm wie Brot* erklärt, sind Zucker aus Getreide als Hauptenergiequelle für unser Gehirn und generell Getreide als Hauptnahrungsmittel nicht ideal. Wie ich schon zu Anfang des Kapitels sagte, sind Fette das Gehirnschmalz schlechthin: mehr Energie für die grauen Zellen und die Mitochondrien, die Kraftwerke, vor allem aus pflanzlicher Herkunft. All das Getreide in unserem Essen – selbst wenn es im ganzen Korn gegessen wird – wird letztlich zu Glukose und verhält sich dann wie Zucker in Körper und Gehirn. Dieser aber wird, wenn er nicht benötigt wird, als Fett gespeichert. Vieh wird mit Getreide zum Verkauf gemästet, und auch unsere Körper werden davon dick.

Es gibt zunehmend Hinweise darauf, dass viele der neueren Krankheiten im Westen, von Krebs über Autoimmunerkrankungen bis hin zu Alzheimer und Autismus, von Entzündungen hervorgerufen werden, die mit unserer Nahrung in Verbindung stehen. Denken Sie nur mal daran, wie Sie Getreide zu sich nehmen: Essen Sie eine Scheibe Vollkornbrot mit Honig oder Fruchtaufstrich zum Frühstück oder als kleine Zwischenmahlzeit? Flocken mit Trockenobst? Essen Sie bei jeder Mahlzeit Getreide anstelle von Gemüse? Dann haben Sie Ihrem Gehirn wahrscheinlich beigebracht, auf Normalbenzin zu laufen, nicht aber auf Super.

Ein weiterer Grund, warum uns Getreide in der Nahrung nicht bekommt, ist, dass wir es seit dem Zweiten Weltkrieg kontinuierlich verändert haben. Die meisten von uns essen den sogenannten Zwergweizen, der nach dem Zweiten Weltkrieg eingeführt wurde und sehr ertragreich ist. Er hat einen hohen Glutenanteil, und wir alle kennen schon jemanden mit Zöliakie oder Glutenunverträglichkeit. Heute haben viele Leute eine leichte Glutenunverträglichkeit. Doch der Verzehr des neuen hochgezüchteten Getreides voller Gluten hat – zusätzlich zu all dem raffinierten Zucker und den Giften, die wir zu uns nehmen – das Fass zum Überlaufen gebracht. Das ist nicht mehr das Korn, das unsere Großmutter gegessen hat. Sie haben reichlich zu essen, wenn Sie auf Brot, Getreide und Weizennudeln verzichten. Brot und Nudeln werden Sie nicht vermissen, da Sie Zucker aus Früchten zu sich nehmen, dazu natürlichen Süßstoff, viel gesundes Fett und frisch gekochtes Essen, und das schmeckt dann auch einfach gut. Getreide brauchen Sie nicht, solange Sie viel Gemüse essen und gesundes Fett fürs Gehirn zu sich nehmen.

Schon kleine Mengen von gesundem Protein halten lange vor

Gesundes Protein hält den Blutzucker stabil; Proteinquellen, die Fett enthalten, sind der Treibstoff fürs Gehirn schlechthin. Und Sie brauchen nicht mal viel davon: ungefähr 45 Gramm am Tag. Eine handtellergroße Fleischportion von 100 Gramm enthält ungefähr 21 Gramm Protein. Sie brauchen es also mit Fisch, Geflügel und Weiderind nicht zu übertreiben.

Es gibt übrigens keine körpereigene »Messuhr«, die uns auf

drei Mahlzeiten am Tag festlegt. Manche Menschen kommen mit zweien aus, manche brauchen fünf. Alles hängt von Ihrem Stoffwechsel ab. Zwischen den Mahlzeiten können Sie proteinreiche Snacks mit etwas Fett essen. Mit einer Handvoll Nüssen oder einem hartgekochten Ei, einem Löffel Kokosöl, ein paar Blaubeeren, einem Apfel mit Erdnussbutter oder einer Scheibe Käse ist dafür gesorgt, dass Sie nicht zittrig werden oder Heißhunger bekommen. Die raffinierten Zucker sind es – insbesondere die mit Fett gemischten –, die uns am meisten schaden. Deshalb sollten Sie sie vermeiden. (Sie kennen sie – es sind die aus dem Automaten!)

Bohnen und Hülsenfrüchte

Nun können Sie also in der Fülle der Natur schwelgen, in Form von Gemüse, Früchten, Fleisch- und Milchprodukten von Tieren, die natürlich gehalten werden so wie zu Großmutters Zeiten. Doch was ist mit Bohnen und Hülsenfrüchten? Diese Futterpflanzen können den Blutzucker nach oben treiben, aber das ist nicht bei allen Menschen so. Sie sind nicht Teil der sogenannten Paläodiät, die gerade in aller Munde ist, aber seien wir realistisch. Pintobohnen oder weiße Bohnen sind etwas anderes als Cupcakes oder Weißbrot, und sie sind eine günstige, überall erhältliche Eiweißquelle. Eine weiße oder grüne Bohnensuppe, Hummus oder Bohnensalat kommen sehr wohl infrage, wenn Sie sich gesund ernähren, Entzündungen verhindern und den Blutzucker stabil halten wollen. Solange Sie nicht zu Heißhungerattacken und Stimmungsschwankungen, ausgelöst durch einen rabiaten Blutzucker, führen, essen Sie sie ruhig. Betrachten Sie sie wie Wurzelgemüse, Karotten oder Rote Beete (die alle viel Zucker haben): Sie sind vielleicht nicht die erste Wahl, aber in Maßen durchaus in Ordnung. Tofu und Edamame werden aus Soja hergestellt und sind für die meisten Frauen recht gesund. Raffiniertes Soja ist für manche problematisch – jedoch nicht für alle.

Alterslos essen

In Wahrheit sind wir für den Verzehr von Gemüse, gewissen Fleischsorten und Obst gemacht, dazu noch Nüsse und Samen. Sorgen Sie dafür, dass der Großteil Ihrer Nahrung aus Gemüse besteht. Glücklicherweise gibt es eine Vielzahl von Zubereitungsmöglichkeiten, die verhindern, dass Ihnen langweilig wird und Sie sich eine Pizza nach Hause bestellen (eine Biogemüsevariante mit leckerer Vollkornkruste ist jedoch ab und zu als Extra erlaubt). Sie können Pizza- und Nudelteig sogar aus Zutaten wie Zucchini, Blumenkohl oder Kokosmehl herstellen. Ich bin ein großer Fan von Quinoa, was kein Getreide ist, sondern zur Familie der Fuchsschwanzgewächse gehört. Glutenfrei ist es auch noch.

Wenn Sie nicht gewohnt sind, sich vorwiegend pflanzlich, mit gesunden Proteinen und Fetten zu ernähren, hier ein paar Ideen:

Anstatt das zu essen,	könnten Sie dies essen
kalte Frühstücksflocken mit Milch	Eieromelett von Freilandeiern mit Omega-3-Fett, Gemüse und ein bisschen Käse, in Kokosöl oder Olivenöl extra vergine gebraten
Toast mit Marmelade	einen Muffin mit Nüssen, geschrotetem Leinsamen, Karotten, Mandel- oder Kokosmehl und Kokosöl (für dieses und andere Rezepte s. www.urgeschmack.de)
Spaghetti mit Hackfleischsauce	kleiner Bioveggieburger oder Biofleischburger mit einem Obstsalat aus Beeren, Melone und anderen Früchten
Hähnchensalat-Sandwich	Biohähnchen und gegrillte Aubergine oder Zucchini mit Olivenöl und frischen Kräutern
Schokoladenkuchen	30 g feine dunkle Schokolade, kombiniert mit frischem Obst und 30 g Biokäse
Kartoffel- oder Maischips	Grünkohl oder Seetangchips oder eine Handvoll Nüsse oder Samen
Chips mit Dip	Gemüsesticks oder glutenfreie Biocracker mit Hummus-, Bohnen- oder Auberginencreme (Baba Ghanoush)
Pizza	Tomaten-Gurken-Salat mit Olivenöl, Knoblauch und Basilikum plus 60 g Fleisch oder Käse

Merken Sie sich das zugrunde liegende Prinzip: Satt werden Sie durch ballaststoffreiches Gemüse, das eine gute Textur, Farbe und Geschmack hat. Dann kommt eine überschaubare Menge an gesundem Fisch, Fleisch, Milchprodukten, Eiern und Obst hinzu. Achten Sie auf beste Qualität und Frische.

Vergessen Sie nicht, viel Wasser zu trinken, gekühlt oder zimmerwarm, ganz nach Geschmack und je mehr, desto besser. Trinken Sie Tees jedweder Sorte und wenn Sie mögen und es vertragen, ein bisschen Kaffee oder grünen Tee, der viele Antioxidantien enthält und somit Entzündungen und oxidativem Stress vorbeugt.

Wo es das gute Essen gibt

Gesundes Essen ist auf dem Vormarsch, Sie finden es an den verschiedensten Stellen. Selbst die Fastfoodkette mit dem Clown im Emblem muss ihre Speisekarte darauf einstellen, weil die Menschen gemerkt haben, dass sich »billiges« Essen langfristig nicht auszahlt. Wenn es der Gesundheit schadet, ist es nicht weit her mit dem »happy meal«. Gesunde Nahrungsmittel finden Sie in den zahlreichen Bioläden und Biosupermärkten. Oder Sie abonnieren eine Biokiste direkt vom Erzeuger. In der Nähe Ihres Wohnortes wird sich einer finden. Mit einer Biokiste können Sie richtig kreativ werden, denn Sie bekommen Gemüse, das Sie womöglich noch nie gegessen beziehungsweise gekocht haben. Suchen Sie online nach »Rezepte Kohlrabi« oder »Rezepte Rote Beete«. Und auch Sie können Obst, Gemüse und Kräuter anbauen – im Hinterhof, auf dem Balkon oder in einem Schrebergarten, selbst noch auf Heu im Keller. Essen und genießen!

Ganz egal jedoch, wo Sie abgepackte Nahrungsmittel kaufen, sollten Sie die Etiketten lesen. Saucen, Salatdressings und gefrorene Gerichte haben oft verborgene Inhaltsstoffe. Gluten ist häufig darunter, aber auch Zucker, Glutamat in seinen vielen Tarnungen und Salz. Achten Sie auf Ihren Verbrauch.

Die »Slow-Food-Bewegung« hat sich Genuss und den nachhaltigen Umgang mit den Produkten der Natur auf ihre Fahnen geschrieben. Das bezieht sowohl Produzenten als auch Verbraucher mit ein. Wenn Sie sich mit dem Essen Zeit nehmen, statt es im Gehen herunterzuschlingen, während Sie mit dem nächsten Punkt auf der To-do-Liste beschäftigt sind, werden Sie kaum zu viel essen. Dann sieht man, wie überdimensioniert Restaurantportionen sind und wie wenig man im Grunde braucht, wenn man langsam isst und jeden Bissen genießt.

Denken Sie daran: Göttinnen, die alterslos leben, genießen das Essen. Wenn Sie sich mit anderen Menschen über Nahrung und gesundes Essen unterhalten, dann achten Sie mal auf Ihre Sprache und den Tonfall. Gehören Sie schon zur Esspolizei, die sich und andere beurteilt? Das führt bloß zu Verstopfung. Und fangen Sie nicht mit dem »Diagnosevortrag« an, von wegen, Sie können das nicht mehr essen wegen des Herzens und Sie sollen dies essen wegen Ihrer Magenprobleme. Machen Sie es der Person, die Sie einladen möchte, leicht und bringen Sie das, was Sie brauchen, mit, ohne die ganze Liste an Sachen herunterzurattern, die Sie nicht mehr essen können. Ein Cartoon hat es für mich kürzlich auf den Punkt gebracht. Eine Frau unterhält sich mit einer Freundin: »Seit einer Woche bin ich glutenfrei. Und schon bin ich nervig.« Das muss nicht sein. Wenn Sie mit Familie und Freunden zusammen sind, sprechen Sie über das neue Rezept, das Sie ausprobiert haben. Gehen Sie mit Freunden und deren Enkeln zum Äpfelpflücken oder Beerensammeln. Gehen Sie mit dem überzähligen Basilikum oder den Paprikas zur Nachbarin, und wenn die Ihnen ein paar Tomaten gibt, dann tauschen Sie Gärtnertipps aus. Die eigenen Nahrungsmittel anzubauen, sie zu kaufen oder zuzubereiten, kann eine Erfahrung sein, die Gemeinschaft stiftet.

Versuchen Sie das »Brot mit anderen zu brechen«, auch wenn Sie kein Brot essen! Es gibt ein Volksmärchen über Steinsuppe, in dem ein Dorf zusammenkommt und jeder etwas in den Topf tut, in dem nur ein Stein ist. Nicht der Stein ist es, der die Suppe lecker macht, sondern das, was jede und jeder hinzufügt: die Liebe, die alle verbindet. Das ist die beste Nahrung.

Gesundes Essen richtig ergänzen

Vollwertiges und gesundes Essen wird die Göttin in Ihnen stärken, aber für eine wirklich optimale Ernährung sind bestimmte Zusätze ebenfalls wichtig. Sie wirken ausgleichend und lassen Ihren Körper schneller regenerieren. Auch beeinflussen sie Ihre Gehirnchemie, und das wirkt sich auf die Stimmung und die Verfassung aus, was Sie wiederum Ihren Vorsatz der gesunden Ernährung leichter einhalten lässt. In Kapitel 12 finden Sie eine genaue Übersicht, welche Zusätze Sie ganz schnell auf die Beine bringen. Einige haben Sie aber schon in diesem Buch kennengelernt – etwa Vitamin D3. Hier sind noch ein paar weitere, die Sie mit den bereits erwähnten zu sich nehmen sollten.

Als Erstes wäre da Kurkuma (Gelbwurz), das als aktiven Wirkstoff Curcumin enthält. Dieses Gewürz findet sich in vielen asiatischen Gerichten, einschließlich Currys, und ist unglaublich gut gegen Entzündungen. Tatsächlich bewirkt es die körpereigene Produktion des stark anti-entzündlichen Wachstumsfaktors BDNF (brain-derived neurotrophic factor, ein Enzym) und von Glutathion (eine Verbindung dreier Aminosäuren). Sie können Kurkuma zum Kochen verwenden, sollten aber auch ernsthaft erwägen, ihn als Nahrungsergänzung zu nehmen. (Nebenbei bemerkt, wenn Sie Ihrem Gehirn bei der Produktion von BDNF auf die Sprünge helfen wollen, reduzieren Sie Ihren Zuckerkonsum.)[9]

Ein weiterer wichtiger Nährstoff ist Magnesium, woran es vielen Frauen mangelt. Versehentliche Überdosierung gibt es hier nicht, weil das lediglich zu weichem Stuhl führt, den Sie sofort bemerken. (Sie haben sicherlich vom abführenden Magnesiumhydroxid (Magnesiummilch) gehört. Dann wissen Sie Bescheid.) Ein weiterer von Frauen benötigter Nährstoff ist das Jod. Er hilft bei Brustschmerzen und trägt zu gesundem Haar, Nägeln und hormoneller Balance bei. Die meisten Frauen in den USA essen weder Algen noch Kelp, beides gute Jodquellen. In den USA nimmt eine Frau durchschnittlich 240 Mikrogramm pro Tag zu sich, in Japan dagegen 45 *Milligramm pro Tag* (1 Milligramm sind 1000 Mikrogramm). Für die Brustgesundheit sind ungefähr 3 Milligramm am Tag notwendig, was bedeutet, dass die Mehrzahl der amerikanischen Frauen nicht einmal annähernd genug bekommt. Manchen Quellen zufolge nehmen japanische Frauen, weil sie Algen essen, sogar das *Sechsfache* von dem zu sich, was amerikanische Frauen durch ihre Ernährung bekommen.[10] (Übrigens stellen auch Bioeier eine gute Jodquelle dar.)

Damit Sie genügend Jod zu sich nehmen, empfehle ich eine Nahrungsergänzung. Dabei sollten Sie Jod nur ganz allmählich zuführen, *besonders* wenn Sie eine Schilddrüsenerkrankung haben, etwa Hashimoto, oder Sie Medikamente nehmen müssen, die Brom enthalten. Sonst bekommen Sie Ausschlag, Herzrasen und eine Schilddrüsenüberfunktion (Hyperthyreoiditis). Die beste Webseite, die ich zum Thema Hashimoto-Thyreoiditis gefunden habe, ist nebenbei gesagt die von Mary Shomon: http://thyroid.about.com.

Ein gutes Multivitaminpräparat ist ebenfalls wichtig. Es sollte von guter Qualität sein. Lassen Sie sich in der Apotheke beraten.

Jod in Kürze

Die Menge an Jod (sowohl als reines Jod wie auch in der Verbindung als Jodid), die der Körper braucht, liegt bei 12,5 mg pro Tag. Manche Menschen benötigen mehr. Eine Kombination von reinem Jod und Jodverbindungen ist am besten. Die Empfehlung der täglichen Zufuhr liegt für (ältere) Erwachsene bei 180 *Mikrogramm* pro Tag. Das ist zwar ausreichend, um einen Kropf zu verhindern, aber nicht ansatzweise genug, um den Rest des Körpers gesund zu halten, inklusive der Schilddrüse. Jod gehört zu den Halogenen, genau wie Chlor, Fluor und Brom, die mit ihm konkurrieren. Wenn Sie daher erstmalig Jod ergänzend aufnehmen, kann es sein, dass Ihr Körper die anderen giftigen Halogene als Ausschlag entgiftet. Das wird dann oft fälschlicherweise als allergische Reaktion auf Jod interpretiert anstatt als das, was es ist: eine Selbstheilung des Körpers. Das Problem können Sie lösen, indem Sie die Jodaufnahme sehr langsam steigern. Schilddrüsenhormon besteht aus Jod, die Abkürzungen T3 und T4 bezeichnen die Anzahl der Jodmoleküle im Schilddrüsenhormon. Wenn Menschen ausreichend Jod zu sich nehmen, stellen sie fest, dass sich ihre Schilddrüsenfunktion von ganz allein normalisiert. Aber die Schilddrüse ist nicht die einzige Drüse, die Jod benötigt: Das Brustgewebe benötigt 3 mg Jod pro Tag, damit Zysten und Schmerzen verhindert werden. Die Eierstöcke benötigen es im Übrigen auch. Jodmangel ist ein weltweites Problem, und Jodsalz enthält nicht die geeignete Jodverbindung, um die Defizite auszugleichen. Unter der Vorgabe, dass Jod für fast alle Vorgänge im Körper essenziell ist, empfehle ich Ihnen die zusätzliche Aufnahme in irgendeiner Form.

Probiotika, Präbiotika und die Darmgesundheit

Die Einnahme von Probiotika halte ich für empfehlenswert. Wie ich schon an anderer Stelle sagte, finden sich diese in Joghurt und fermentierten Nahrungsmitteln wie Tempeh, Tofu, Miso, Sauerkraut und in Essig Eingelegtem. Die meisten Frauen jedoch brauchen sie zusätzlich als Ergänzung. Lassen Sie mich kurz erklären, worum es sich genau handelt und warum sie gut für den Darm sind.

Der Magen-Darm-Trakt oder einfach der Darm spielt in jeder Hinsicht eine entscheidende Rolle für die Gesundheit. Er ist tatsächlich Teil des Gehirns, weil er Neurotransmitter wie Serotonin hervorbringt. Tatsächlich wird das meiste davon im Darm gemacht. Ihr Darm ist auch Teil des Immunsystems, das Sie vor fremden Mikroorganismen beschützt, ob Bakterien oder Viren.

Wir leben nicht in einer sterilen Welt, weshalb Ihr Darm tatsächlich mit Mikroorganismen bestückt ist, und zwar mehr davon, als Sie Zellen im Körper haben! Mit anderen Worten: Ihr Darm ist eine Gemeinschaft. Kommen die Nachbarn miteinander klar? Oder haben Sie dort ein Ungleichgewicht, wo die böse Flora, wie Hefen und bestimmte Bakterien, die gute verdrängt?

Der sicherste Weg zu einer guten Flora ist der Verzehr von Kreuzblütlergewächsen, und zwar: Brokkoli, Blumenkohl, Grünkohl und Blattgemüse, weil deren Ballaststoffe den Nährboden für die guten Bakterien im Darm abgeben. Auch können Sie dafür sorgen, dass Probiotika – die guten Bakterien – Ihren Darm besiedeln und dort gedeihen. Eine gute probiotische Nahrungsergänzung sollte die Verdauung befördern. Haben Sie häufig Candida-Infektionen der Vagina oder Mundsoor, dann gibt es probiotische Nahrungsergänzungen, die das Gleichgewicht wiederherstellen. Doch auch hier hilft eine Reduktion der Zuckeraufnahme. Eine kürzlich erschienene Studie hat gezeigt, dass ein Becher Activia-Joghurt, der vergleichsweise wenig gute Bakterien und meiner Meinung nach viel zu viel Zucker hat, die Stimmung einer Frau deutlich heben kann – wegen der Beziehung von Darm und Gehirn. Wenn ein bisschen zuckriger Joghurt schon so viel bewirken kann, wozu sind dann erst Probiotika höchster Qualität in der Lage? Die wunderbaren Mikroorganismen (in der Gesamtheit auch das Mikrobiom genannt) können Sie noch dadurch unterstützen, dass Sie Kohl, Blattgemüse, Brokkoli und so weiter essen. Nur allzu leicht schreckt man vor dem Gedanken zurück, die eigene Ernährung gänzlich umstellen zu müssen. Aber schon in 24 Stunden können Sie die Zusammensetzung Ihrer Darmbakterien dadurch ändern, dass Sie etwas anderes essen.[11]

Zu viel Getreide und Zucker stören die Balance in der Darmflora, weil sich Hefen entwickeln und die guten Bakterien absterben. Möglicherweise bekommt man, wie bereits erwähnt, ein Leaky-Gut-Syndrom [bei dem Mikropartikel aus dem Darm ins Blut gelangen, A. d. Ü.], Entzündungen und oxidativen Stress. Eine Folge ist das Absinken des Serotoninspiegels. Dann setzt der Heißhunger auf Süßes ein, und wenn Sie dem stattgeben, dann machen Sie alles noch schlimmer. Probiotika zu nehmen ist gut, aber kein Wundermittel. Sie müssen auch den Zucker reduzieren.

Sollten Sie Zucker und Getreide bereits reduziert haben, Ihr Magen-Darm-Trakt aber immer noch rebellieren, dann kann es auch einfach daran liegen, dass Sie nicht genügend Wasser trinken oder zu wenig Ballaststoffe zu sich nehmen – oder etwas gegessen haben, das Sie nicht vertragen. Das Problem könnte auch in den Gefühlen begraben liegen. Der Darm produziert mehr Neurotransmitter als das Gehirn, er spricht also ständig zu uns! Achten Sie auf kleine Signale aus dem Darm, weil er sowohl auf Nahrung als auch auf Gefühle reagiert. Sind Sie ängstlich, wütend oder traurig, dann äußert sich das in Darmbewegungen, die zu weich oder zu fest sind. Auch können sich Ihre Eingeweide verkrampfen. Energetisch ist Ihr Verdauungsapparat mit dem dritten Chakra verbunden und damit mit Themen wie Macht, Selbstwert, Selbstachtung, Selbstvertrauen und Verantwortungsgefühl. Wenn Sie nervös sind oder unsicher, Angst haben, Sie selbst zu sein, oder sich zu sehr für alles und jeden verantwortlich fühlen, kann Ihr Darm darauf mit Aufruhr reagieren.

Wir sagen »hör auf dein Bauchgefühl« und »das schlägt mir auf den Magen«, weil wir in gewisser Weise die Darm-Gehirn-Verbindung spüren. Die Wissenschaft arbeitet unterdessen immer klarer heraus, dass sie stärker ist, als wir dachten. Lassen

Sie Ihren Darm nicht außer Acht! Nehmen Sie Probiotika, und wenn Sie Verdauungsprobleme haben, dann nehmen Sie mit dem Essen Enzyme ein. Wenn Sie zum Beispiel Bioreis mit Bohnen essen, können Verdauungsenzyme gegen Blähungen helfen.

Glücklicher Bauch, glücklicher Körper

Wenn Sie mit Ihrem Bauch unzufrieden sind, dann sollten Sie wissen, dass er weniger vorsteht, wenn Sie Weizen weglassen. Doch wie auch immer Ihr Bauch aussieht, Sie können ihn glücklich machen. Sorgen Sie für Ausgleich in der Darmflora. Ernähren Sie sich mit gutem Essen und räumen Sie den Müll weg – die Schuldgefühle, den Perfektionismus und den emotionalen Stress.

Was wir brauchen, ist ein zufriedener Bauch, einer, mit dem wir uns wohlfühlen, der keine Gifte in sein Fett einlagert und zu einer Körperform führt, die mit Diabetesneigung einhergeht. Zeigen Sie dem Bauch, dass Sie ihn lieben, und bringen Sie Ihren Darm in Ordnung. Sie könnten sogar Bauchtanzunterricht nehmen, um sich wieder mehr mit diesem Körperteil anzufreunden. Bauchtanz, so wie alle sinnlichen Tänze, macht es einfacher, sich wieder mit der inneren, alterslosen, wunderschönen Göttin zu verbinden.

Geben Sie das Ziel eines »perfekten« oder »idealen« Körpers auf. Den haben gerade mal ein Prozent der Frauen jeder Altersgruppe. Außerdem variiert das kulturelle Ideal alle paar

Jahrzehnte. Das müssen wir einfach akzeptieren. Nehmen Sie die Veränderungen Ihres Körpers an und nehmen Sie wahr, was er Ihnen damit anzeigen will. Müssen Sie etwas in Ihrem Leben verändern? Haben Sie gelernt, sich selbst zu lieben samt Ihrem Körper mit Bauch, Brüsten, Gesicht, Armen, Po, Kopf und Füßen? Seien Sie liebevoll und stärken Sie Ihren Körper. Trauen Sie Ihrem Appetit und Ihren Bedürfnissen, das für Sie richtige Gewicht und die richtigen Formen zu finden, solange Sie nur gesund essen.

Freude ist für ein altersloses Leben ganz wichtig. Kümmern Sie sich nicht um die Ernährungspolizei. Seien Sie der lachende Buddha mit glücklichem Bauch. Genießen Sie die Freuden des Essens, ob in guter Gesellschaft oder allein bei friedlicher Betrachtung der irdischen Früchte.

KAPITEL NEUN

Göttinnen bewegen sich gern

Bewegung ist Leben. Wenn man sich nicht mehr bewegt, stirbt man. So einfach.
— Bob Cooley, *The Genius of Flexibility*

Ich habe die Angewohnheit, mir Träume, auf deren Erfüllung ich lange warten musste, besonders einzuprägen. Einer dieser besonderen Momente war das Tangotanzen mit einem Argentinier in Buenos Aires, zu einem richtigen Tangoorchester im Salón Canning, einer bekannten Lokalität. Dort zu tanzen war für mich etwas wirklich Besonderes, weil es dafür stand, dass ich zum ersten Mal überhaupt eine Bewegung gefunden hatte, die meiner Seele entsprach. Bewegung, die mit unserem Inneren in Einklang steht, ist eine nachhaltige Bewegung – die Art von »Sport«, die wir alle machen sollten.

Tanzen wollte ich eigentlich mein Leben lang, doch ich wuchs in einer Familie von Sportfanatikern auf. Man fuhr Ski, wanderte, spielte Golf und Tennis. Tanzen war nicht angesagt. Mit sieben sah ich meinem Vater erwartungsvoll entgegen, als er die

Einfahrt hochkam, in der Hand ein Paket mit den Tapdance-Schuhen, die ich per Post bestellt hatte. Leider sollte der einzige Tanzlehrer der Stadt wegziehen, kurz nachdem die heiß ersehnten Tanzschuhe eingetroffen waren. In späteren Jahren kamen dann noch ein paar Versuche mit Standardtanz hinzu, zumeist mit unwilligen oder leistungsorientierten Partnern. Irgendwann wurde mir klar, dass ich, wenn sich mein Tanztraum erfüllen sollte, selbst dafür sorgen musste. Ich würde mich einfach noch einmal für einen Tanzkurs einschreiben. Doch dann stand ich in einer schneereichen, kalten Januarnacht vor dem großen Schaufenster des Maine Ballroom Dance Studio und sah ein Paar eng umschlungen argentinischen Tango tanzen. Der Tanz war so sinnlich, so bewegend und sprach mich einfach an. Mein Herz hat gesagt: »Das will ich machen.«

Es ist eine Sache, sich von einem geübten Paar inspirieren zu lassen, und eine andere, als steifbeinige Anfängerin Unterricht zu nehmen – insbesondere dann, wenn man schon eine Karriere hinter sich hat und es auf seinem Gebiet angenehmerweise endlich selbst zu Anerkennung gebracht hat. Scheuen wir nicht oft gerade deshalb vor Neuem zurück, obwohl es uns anspricht, weil wir fürchten, ausgelacht oder kritisiert zu werden? Es findet sich immer ein Grund, zuhause zu bleiben und eine mögliche Peinlichkeit zu umgehen. Dieser Stimme sollten Sie aber künftig widerstehen. Das habe ich damals auch gemacht, und diese Entscheidung sollte mein Leben verändern.

Trotz meiner Nervosität ging ich als völlige Anfängerin regelmäßig brav zum Tangounterricht und habe mir langsam und voller Hemmungen diese Kunst zu eigen gemacht. Natürlich waren dort viel mehr Frauen als Männer, die natürlich darauf warteten, zum Tanzen aufgefordert zu werden. Ich dachte, *O Gott – das hat die Welt gebraucht – noch eine alleinstehende Frau in den mittle-*

ren Jahren, die tanzen lernen will. Schon jetzt gibt es nicht genug Männer. Und dann komme ich und mache das noch schlimmer!

Doch ich wollte leidenschaftlich gern tanzen. Ich wollte erleben, wie es ist, sich ganz der Führung eines geübten Mannes zu überlassen. Ich wollte mit meinem Körper ausdrücken, wie sich die Musik in mir anfühlte. Für all das musste ich in Körper und Geist neue neuronale Netze schaffen und das ganze Netzwerk noch einmal neu anlegen. Ich musste daran arbeiten, die heilige Lust in jeden Muskel, jeden Nerv zu übertragen, und mich dabei mit dem Herzen meines Partners verbinden. Das war für mich schwieriger als Studium und Facharztausbildung zusammen. Warum? Weil als alleinstehende Frau über 40 Tango tanzen zu lernen all meine Unsicherheit ans Licht brachte, ob ich als Frau überhaupt noch begehrenswert war. Argentinischer Tango, Tanz der Verbundenheit und Leidenschaft, ist dem Schmerz so vieler entwurzelter Afrikaner und Europäer entsprungen, die vor mehr als hundert Jahren in Argentinien zusammenkamen. Für mich wurde er zur Feuerprobe, in der mein ganzer Schmerz, meine Unsicherheit zu einem neuen, lebendigen Körper umgeschmiedet wurden.

Haben auch Sie einen heimlichen Wunsch, was Ihre Körperlichkeit angeht? Wenn Sie sich jetzt nicht in Ihrem Körper wohlfühlen, wann dann? Wir alle wollen uns so bewegen, wie es uns entspricht. Wenn Sie alterslos leben wollen, dann erinnern Sie sich daran, was Bewegung als Kind für Sie bedeutete, bevor Sie von anderen gelernt haben, wann man sich zu bewegen und wann stillzusitzen hat, wie man sich ausdrücken oder in der eigenen Haut wohlfühlen kann. Damals waren Sie einfach nur begeistert von der Bewegung, nicht aber bemüht, dem nachzukommen, was sich »Sport machen« nannte und »gut für Sie« war.

In Ihren alterslosen Jahren müssen Sie nicht wie in der Schule gegen Ihre Freunde antreten oder sich so bewegen, wie der Lehrer es will, eine hässliche Uniform tragen und all denen den Spaß überlassen, die besser sind als Sie. Stattdessen können Sie Bewegung nun lustvoll erleben, etwas Abenteuerliches suchen, sich innerlich weiten. Fragen Sie sich: Was kann ich jetzt körperlich erreichen? Wie kann ich mich anders bewegen als zuvor und dabei Freude haben? Wie kann ich in Bewegung bleiben, mehr Freude und Freiheit erleben?

Alterslos leben auf Rezept: Bewegung und Spaß

Den Ausdruck *Sport machen* mag ich gar nicht. Es steht mittlerweile für Bewegung *schlechthin.* Wir nehmen Verletzungen in Kauf, weil wir gelernt haben »von nichts kommt nichts«, »quäl dich«, »was uns nicht umbringt, macht uns härter«. Doch Verletzungen können uns das ganze Leben lang verfolgen, weil wir nicht wissen, wie wir mit dem Bindegewebe, den Faszien, die ich bereits beschrieben habe, umzugehen haben. Der energetische Aufprall, der zu körperlichen Verletzungen führt, wird für gewöhnlich in diesen Geweben eingelagert. Aber was eingelagert wird, kann auch wieder ausgelagert werden, wie Sie noch sehen werden. Zwang und Verunsicherung im Zusammenhang mit körperlicher Bewegung sind nicht sinnvoll. Mit der Zeit werden Sie merken, dass man sich nicht wirklich zu etwas zwingen kann.

Können Sie sich noch an Ihren ersten Purzelbaum erinnern? An das erste Mal Fahrradfahren, im Schwimmbecken zu schwimmen, am Strand entlangzulaufen, Seil zu springen? Wir sind für Bewegung gemacht. Als Kind musste Sie niemand drängen, Sport zu machen. Es war sogar eher andersherum. Sie haben sich viel und gern bewegt, voller Energie. Sollten Sie vergessen haben, wie es war, beobachten Sie mal ein paar Kinder unter fünf. Es gibt viele Online-Videos von süßen Kindern, die nicht mehr aufhören können, sich zu bewegen. Achten Sie darauf, was sie machen, wenn sie stillsitzen sollen oder stehen oder der Choreografie der Stepptanzlehrerin folgen. Wenn sie aufgeregt sind, sind sie wie tanzende Derwische, jene Sufi-Mystiker, die sich immerfort drehen und von der Verbundenheit zu Gott beseelt sind. Wie allen Kindern hat man auch Ihnen das Zappeln verboten oder beigebracht, in der Schule, der Kirche oder im Auto stillzusitzen. Und nun sagt man Ihnen, dass Sie nicht mehr stillsitzen, sondern sich bewegen sollen!

Wie wichtig ist Bewegung? Hier ist ein Beispiel. Vor ein paar Jahren war ich mit meinen Geschwistern und meiner Mutter im Urlaub. Es endete damit, dass wir am Istanbuler Flughafen ein Laufband nehmen mussten, um unseren Flug pünktlich zu erwischen. Meine Mutter, damals 87, sah sich gerade um, als das Laufband plötzlich endete. Sie stolperte und griff instinktiv neben sich, um sich festzuhalten, doch ein Geländer gab es nicht. Sie fiel langsam zur Seite, wo sich eine 60 Zentimeter hohe Stufe befand. Als sie merkte, dass sie kippte, sprang sie vom Ende des Laufbands und landete 60 Zentimeter tiefer. Dann lief sie vor, um den Bewegungsimpuls aus dem Gleichgewichtsverlust abzufedern. Echt beeindruckend. Ich schwöre, dass wir, wäre sie nicht so fit und agil gewesen, den nächsten Monat mit ihr in einem türkischen Krankenhaus zugebracht hätten, wo sie einen Oberschenkelhalsbruch hätte auskurieren müssen. Ihre instinktiven Bewegungen zum Selbstschutz waren das Ergebnis einer lebenslangen Liebe zu

Sport und Bewegung – im Fall meiner Mutter vor allem Wandern und Skifahren. Körperlich präsent zu sein, eine gute Balance und Körpergefühl zu haben, kann lebensrettend sein. Darüber hinaus macht Spaß an der Bewegung das Leben lebenswert. Denken Sie dran: Muskelkraft und Koordination werden nicht weniger mit dem Alter. Sie werden weniger durch einen Mangel an Bewegung, durch eine sitzende Lebensweise.

Verbessern Sie Ihr Gleichgewicht

Dr. Joan Vernikos, ein ehemaliges Mitglied der NASA, hat festgestellt, dass junge gesunde Astronauten nach einem Aufenthalt im Weltraum oftmals Probleme mit dem Gehen haben, sobald sie wieder auf der Erde sind. Sie gehen dann leicht breitbeinig so wie alte Leute, weil sich ihr Gleichgewichtssystem im Gehirn zurückgebildet hat. Genauso verhält es sich, wenn wir den ganzen Tag sitzen und nicht regelmäßig der Schwerkraft Widerstand bieten. Dann verlieren auch wir unser Gleichgewicht. Die Astronauten erlangen das ihre innerhalb weniger Wochen wieder. Das können wir auch, egal wie alt wir sind. Und so geht's: Stellen Sie sich mindestens dreimal am Tag auf ein Bein und schließen Sie die Augen. Probieren Sie aus, wie lange Sie es auf einem Fuß schaffen, ohne sich mit der Hand oder dem anderen Fuß abzustützen. Ich mache das jeden Morgen unter der Dusche, mindestens einmal im Laufe des Tages und vor dem Schlafengehen. Als ich damit anfing, schaffte ich kaum zehn Sekunden, bevor ich mich wieder abstützen musste. Nach einer Woche war ich schon bei 30 Sekunden. Und die gute Nachricht: Meine Balance wird besser und besser! Balance und Gleichgewichtssinn lassen sich also durch Übung immer noch steigern.

Wenn Sie Sport machen, seien Sie sich darüber im Klaren, dass es nicht ausreicht, den ganzen Tag zu sitzen und sich dann vorher oder hinterher ein wenig zu strecken und zu dehnen. Neuere Forschungen zeigen, dass selbst eine Stunde Sport bei einer ansonsten sitzenden Tätigkeit das Risiko für Krebs, Diabetes, Schlaganfall und Herzkrankheiten erhöht lässt – und die Sterblichkeitswahrscheinlichkeit innerhalb der nächsten drei Jahre um 40 Prozent zunimmt.[1] Dennoch gibt es Möglichkeiten: Sie können auf einem Übungsball sitzen (eventuell mit Halterung) – ich mache das auch gerade! – oder sich den Wecker stellen, um alle 15 Minuten aufzustehen, sich zu strecken und zu bewegen. (Selbst nur mal aufzustehen, um sich gleich wieder hinzusetzen, kann hilfreich sein.) Oder Sie nutzen einen höhenverstellbaren Tisch, der Ihnen ermöglicht, zwischen Stehen und Sitzen zu wechseln. Zukünftig werden wir vielleicht holografische »Computerbildschirme« haben, die sich interaktiv mit Körper, Hand und Stimme bedienen lassen. Schon jetzt gibt es Geräte, mit denen das bis zu einem gewissen Grade möglich ist. Bis dahin jedoch sollten Sie, wenn Sie jeden Tag viele Stunden vor dem Computer sitzen müssen, Mittel und Wege finden, aufzustehen und ein paar Schritte zu gehen – als ob Sie ein zappeliges Kind wären!

Unsere körperlichen Fähigkeiten sind unterschiedlich, doch wie oft wurde uns vermittelt, dass Bewegung mit Wettkampf verbunden ist. Da wurden wir dann nach unseren sportlichen Fähigkeiten bewertet, die jedoch überhaupt nichts mit Fitness zu tun haben. Gegen eine gewisse Kraft und Beweglichkeit ist nichts einzuwenden, aber selbst die heutigen schulischen Fitnessanforderungen ähneln eher einem Trainingslager und haben nichts mit Rhythmusgefühl, Beweglichkeit, Balance, Anmut oder Sinnlichkeit zu tun. Die gleichen Standards finden sich in unserer Kultur insgesamt, weshalb so viele Frauen am Ende »Sport« hassen und Bewegung insgesamt aufgeben.

Für lange Zeit war für mich körperliche Bewegung sehr unerfreulich. Sport bedeutete für mich, dass ich mich meiner Familie anpassen musste, wo jeder, inklusive meiner Mutter, einen leistungsbezogenen Sport betrieb. Ob wir wanderten, Ski fuhren oder Tennis spielten: Immer hatte Bewegung etwas damit zu tun, Punkte zu machen oder einen steilen Anstieg zu schaffen. Ich machte mit und fand eine rasante Abfahrt oder ein Tennismatch ab und an in Ordnung. Aber insgesamt haben mich diese Aktivitäten nicht erfüllt. Einerseits bin ich glücklich, dass ich in einer Familie aufwuchs, bei der Fitness zum Alltag gehörte, doch andererseits brauchte ich, wie so viele Frauen, Jahre, um die Bewegungsform zu finden, die meinem Körper und meiner Seele wirklich entsprach. Viele Frauen haben Schuldgefühle, weil sie keinen »Sport« machen, wissen aber auch nicht, dass es Bewegungsformen gibt, bei denen sie sich gut fühlen, Bewegungen, die sie oft nur vergessen haben. Indem Sie einfach wieder das machen, womit Sie sich wohlfühlen, können Sie den »Sport« betreiben, den Sie brauchen, um gesund zu bleiben.

Um gesund und beweglich zu bleiben, brauchen Sie etwas, das Ihrer Lebenskraft Ausdruck verleiht, Ihr Herz schneller schlagen, Körpersäfte und Lebensenergie zirkulieren lässt. Sie brauchen nicht in ein Fitnessstudio auf den Stepper zu gehen, um dort Musikclips zu schauen oder sich einer Wettkampfmannschaft anzuschließen – tun Sie das nur, wenn Sie es auch wirklich gern möchten. Es gibt so viele Möglichkeiten, sich zu bewegen. Die Ihnen angemessene Form von Bewegung sollte nachhaltig sein, Spaß machen und Ihren körperlichen Voraussetzungen entsprechen. Wenn Sie sich regelmäßig bewegen, aber dabei Schmerzen haben oder sich nicht motivieren können, dann sollten Sie sich eine andere Sportart suchen.

Egal wie viel Kalorien Sie verbrauchen, wie viel Fett sich verbrennt, ob es gut fürs Herz ist oder Muskeln aufbaut – wenn Sie es nicht gerne machen, dann werden Sie es irgendwann aufgeben. Je mehr Sie in Stress geraten, desto eher werden Sie die Motivation verlieren. Kelly McGonigal, Autorin von *Bergauf mit Rückenwind: Willenskraft effizient einsetzen,* hat viel dazu veröffentlicht. Willenskraft ist nicht unbegrenzt und muss regelmäßig erneuert werden.[2] Gerade wenn Sie stark gestresst sind und unter Zeitdruck stehen, soll Ihnen Bewegung Spaß machen. Lassen Sie uns deshalb den Begriff *Sport* streichen und lieber von Freude an der Bewegung sprechen, so wie es einer himmlischen Göttin entspricht.

Die spielerische, tanzende Göttin

Wie ich schon erwähnt habe, stellt für mich und Millionen von Frauen der Tanz eine gute Möglichkeit dar, Freude an der Bewegung zu erfahren. In den USA war es in meiner Jugendzeit nicht üblich, dass ein Mädchen einen Jungen zum Tanzen aufforderte, was bedeutete, dass man als Mädchen alles tat, um einem Jungen zu signalisieren: »Nimm mich!« Eine Freundin berichtet, dass sie in ihrer Jugend das Glück hatte zu erleben, wie Mädchen einfach mit Mädchen tanzen konnten, weil sie die Jungen – die sich rein gar nichts aus dem Tanzen machten – abgeschrieben hatten, ganz ohne gesellschaftlichen Vorwurf. Sie hat einen Sohn in der Pubertät, dessen Erfahrung wieder eine ganz andere ist. Er sagt, dass auf seiner Schule die Mädchen die Jungen auffordern und die Jungen es sind, die warten. Das heißt also, dass wir uns von den strikten Vorgaben unserer Jugend lösen müssen, auch von der Furcht, beurteilt zu werden.

Tanz ist Teil jeder Kultur. Er stellt eine Möglichkeit dar, sich mit dem Becken zu verbinden, weshalb in einer Gesellschaft die Autoritäten in der Regel zu kontrollieren versuchen, wer tanzen darf und wie getanzt wird. Wenn wir uns erlauben, wild und freudig zu tanzen, dann stärken wir unsere Seele, bringen das Gehirn auf Trab und tun etwas für ein gesundes Herz. In meiner Tangogruppe haben wir alle Regeln, wer wie tanzen darf, gestrichen. Jeder tanzt mit jedem – Männer mit Männern, Frauen mit Frauen und Männer mit Frauen. Größe und Geschlecht spielen bei uns keine Rolle. Manche Frauen haben unschöne Erinnerungen daran, dass sie beim Tanzkurs immer führen mussten, wegen ihrer Größe. Das wollen wir nicht wieder aufleben lassen. Wir tanzen einfach.

Tanzen ist gut für das Gehirn und seine Leistungsfähigkeit. Eine große Längsschnittuntersuchung von Menschen über 75, die 21 Jahre lang vom Albert Einstein College of Medicine in New York durchgeführt wurde, ging der Frage nach, ob Aktivitäten von Kartenspiel über Schwimmen bis Hausarbeit die kognitiven Fähigkeiten beeinflussen würden. Kaum eine körperliche Aktivität hatte einen Effekt auf die Demenzrate außer einer: Paartanz. Sie verringerte das Risiko um 76 Prozent. Keine andere Aktivität erreichte auch nur entfernt seine Wirksamkeit, wenn es darum geht, Menschen vor dem kognitiven Verfall zu bewahren![3]

Lassen Sie uns schauen, warum das so ist. Zum einen macht es Spaß zu tanzen, zumindest wenn Sie keine Angst haben, dass andere Menschen Sie bewerten, oder davor, nicht gut genug zu sein. Auch wissen wir, dass Freude gut für die Gehirnchemie ist. Außerdem ist Tanzen, besonders mit einem Partner, eine Bewegung, die kreativ und auf Resonanz hin angelegt ist. Wenn der Partner plötzlich das entsprechende Zeichen gibt und Sie sich bücken oder drehen müssen, müssen Sie schnell reagieren. Studien legen nahe, dass es genau diese schnellen Entscheidungen während des Tanzens sind, die es für das Gehirn so effizient machen. Neue Bewegungen zu lernen regt den Hippocampus an, ein Areal im Gehirn, das für Lernen und Erinnerung zuständig ist und zum Beispiel bei Alzheimer Schaden nimmt. Im Falle des Tanzens ist es nicht die bloße Wiederholung bereits gelernter Bewegungen, die etwas bewirkt. Sie müssen sich ganz neu bewegen. Mit anderen Worten, machen Sie den »Robot-Dance«, aber nicht roboterhaft, sondern spontan. Tanzen Sie ihn mit einem Partner![4]

Tanzen hat auch eine soziale Komponente, und wir wissen, dass Geselligkeit die Gesundheit fördert. Die Forscherin Patricia McKinley von der McGill University in Montreal hat herausgefunden, dass insbesondere argentinischer Tango gesellig und beweglich macht.[5] Tanz hilft auch beim Gleichgewicht und der Koordination, was oft mit dem Alter schlechter wird. Das hängt zum Teil damit zusammen, dass wir keine neuen Bewegungen mehr machen, zum Teil aber auch mit den Verklebungen der Faszien, die entstehen, wenn Muskeln nur in begrenztem Umfang bewegt werden. Wenn die Balance nachlässt, schauen die Menschen beim Gehen oft auf ihre Füße, um zu vermeiden, dass sie fallen. Das wollen Sie doch nicht! Es gibt viele Möglichkeiten, um eine gute Balance und Koordinationsfähigkeit zu erlangen. Argentinischer Tango eignet sich besonders gut.[6]

Immer mehr Videospiele simulieren das Tanzen, sogar Paartanz, wobei natürlich die Spontanität und die Berührung durch den Partner nicht so gegeben sind wie beim richtigen Tanz. Dennoch können Sie Teil Ihres Bewegungsmixes werden. Spielen Sie mit der Familie oder wenn Freunde zu Besuch sind. Machen Sie Musik an und bewegen Sie sich. Musik inspiriert uns zu Bewegung, die Spaß macht. Schwingen Sie die Hüften oder machen Sie Tanzbewegungen, die Arme, Nacken und den unteren Rücken trainieren. Schauen Sie Online-Videos aus alten Zeiten an und erinnern Sie sich, wie und wonach Sie schon alles getanzt haben – vielleicht machen Sie es ja wieder einmal.

Bewegung des Herzens, Bewegung für das Herz

Obwohl das Gehirn die meiste Energie im Körper verbraucht, ist es das Herz, das die höchste elektromagnetische Aktivität entfaltet. Sich bewegen, den Lymphfluss aktivieren, den Herzmuskel trainieren, in Form kommen: All das steckt hinter dem Ausdauertraining. Aber das Herz ist mehr als ein faustgroßer Muskel: Das Herz ist Zentrum Ihres emotionalen Ausdrucks. Was es aussendet, kann von anderen wahrgenommen werden. Und das ist wahrscheinlich auch der Grund, warum Paartanz die körperliche Fitness besonders gut erhält. Ganz buchstäblich bewegen sich dabei zwei Herzen im Einklang. Doppelt so viel Freude. Doppelt so viel Spaß. Und, ich geb's zu, doppelt so viel Verletzlichkeit, wenn man es erst noch lernen muss.

Sie kennen bestimmt den Ausdruck »Sie war einfach nicht mit vollem Herzen dabei« oder »Das ist für sie eine Herzensangelegenheit«. Unserem Herzen geht es gut, wenn wir nicht von anderen kontrolliert werden. Das Herz wird von göttlicher Liebe angetrieben, der stärksten Heilkraft der Welt. Sprechen Sie immer wieder: »Die göttliche Liebe zeigt sich in meinem Herzen.«

Eine der nachhaltigsten Bewegungsmöglichkeiten ist die herzzentrierte. Bewegen Sie sich zu Musik, die Sie mögen, so wie beim Tanz, den wir gerade besprochen haben. Bewegung in der Natur kann Ihr Herzchakra öffnen, was die Sache erleichtert. Im Sommer nehme ich gern meine Yogamatte mit auf den Rasen und mache Pilates unter den Eichen am Fluss. Suchen Sie sich einen Bewegungspartner oder eine Gruppe, mit der Sie Fahrrad fahren oder Golf spielen, damit es gesellig ist und Spaß macht. Nehmen Sie Unterricht mit einer Freundin. Achten Sie darauf, was Ihnen gefällt und was nicht. Ich wandere jeden steilen Bergpfad hoch, solange ich nicht in einem Zelt auf einer harten Unterlage übernachten muss, was meinen Knochen und Gelenken nicht guttut. Eine Bekannte meint: »Ich verzichte auf Mücken«, was bedeutet, dass sie sich nicht in der Dämmerung sportlich betätigt, wenn die Mücken besonders aktiv sind. Was für eine Bewegung auch immer Ihr Herz höher schlagen lässt, tun Sie das und rechtfertigen Sie sich nicht. Und wenn Sie schon dabei sind, genehmigen Sie sich ruhig die teure Ausrüstung. Das gibt Ihnen Stärke und das Gefühl, eine »richtige« Rennradfahrerin oder Tänzerin zu sein, und festigt die Bindung an die neue Aktivität.

Bewegung sollte sich nicht nach einem bestimmten Stundenplan richten. Sie sollten sich den ganzen Tag über bewegen, ob es sich um eine kurze Tanzpause handelt, ein paar Hantelübungen oder etwas Yoga während des Fernsehens. Ein Minitrampolin ist gut bei Übungen mit Gewichten und regt den Lymphfluss an.

Es setzt Sie den Fliehkräften aus und belastet kaum die Gelenke, was es sehr effektiv macht, wenn es darum geht, die Folgen des ewigen Sitzens zu bekämpfen. Sie können sogar ein Trampolin mit Haltegriff kaufen für mehr Stabilität. Als ich mit meiner zweiten Tochter schwanger war, habe ich regelmäßig auf dem Trampolin zu Donna-Summer-Songs getanzt. Das war ein gutes und sicheres Workout für eine Tochter, die seit ihrer Geburt Tanz und Bewegung liebt!

Schwimmen ist wunderbar für die Atmung und die Verbundenheit mit Wasser. Ideal ist das Schwimmen in einem natürlichen Gewässer. Wenn Sie das nicht können, dann versuchen Sie einen Pool zu finden, der nicht so stark gechlort ist oder mit Ozon gereinigt wird. Erleben Sie Schwimmen von seiner sinnlichen Seite. Schwimmen Sie im Sonnenlicht, vielleicht ertönt sogar Musik aus den Poollautsprechern, oder erfreuen Sie sich einfach an den Geräuschen, die Ihr Körper im Wasser macht, über Ihnen die Möwen, entfernt das Gemurmel anderer Menschen. In manchen spirituellen Traditionen steht Wasser für tiefe Gefühle und die mütterliche Kraft. Tatsächlich wurden Göttinnen oft mit Flüssen und Seen in Verbindung gebracht. Schwimmen Sie ein paar Bahnen, wenn Sie mögen, aber tauchen Sie auch unter und wieder auf, machen Sie Purzelbäume und Handstand und albern Sie herum wie ein Fisch oder Delphin in der mütterlichen Kraft des Wassers. Dadurch wird Ihr ganzer Körper bewegt. Und wenn Sie bei einem Handstand die Erde berühren oder den Meeresboden oder Grund eines Sees unter Ihren Füßen spüren, nehmen Sie Verbindung zu Mutter Erde auf. Am Strand entlangzulaufen, besonders wenn Sie barfuß sind, und dabei über das Wasser hin zum Horizont zu schauen, kann eine sehr beruhigende und genussvolle Art der Bewegung sein.

Wandern ist einfach etwas Tolles, vorausgesetzt, Sie mögen es.

Es geht nichts über einen schönen Spaziergang mit Freunden, bei dem viel geredet und gelacht wird und man die Landschaft genießt. Allein spazieren zu gehen macht den Kopf frei und bringt Sie wieder mit Körper und Seele in Verbindung. Paul Dudley White, der berühmte Bostoner Kardiologe, der das EKG in die USA brachte, wanderte oder fuhr regelmäßig mit dem Fahrrad den Charles River in Boston entlang. Sein Lieblingsspruch war, dass er zwei Leibärzte hatte: sein linkes und sein rechtes Bein. Ich stimme ihm voll und ganz zu. Im Schnitt bringt regelmäßige Bewegung sieben Lebensjahre zusätzlich. Wenn mir also jemand sagt, er oder sie habe keine Zeit zum Üben, dann erwidere ich nur, dass sieben Jahre früher zu sterben noch mehr Zeit verbrauche!

Fakten über Faszien

Wenn es zur ganzheitlichen Integration von Bewegung, Muskeln, Körper, Geist und Seele kommt, dann ist Bob Cooley, Autor von *The Genius of Flexibility: The Smart Way to Stretch and Strengthen Your Body*, jemand, der wirklich neue Wege beschritten hat. Eines Tages wurde er beim Überqueren der Straße von einem Auto mit Tempo 110 angefahren und erlitt sehr schwere Verletzungen, unter anderem war seine Hüfte gebrochen. Die übliche Krankengymnastik, Massage und Operationen halfen nicht, obwohl sich Bob in Anatomie, Physiologie und Biomechanik gut auskannte. Weil er gezwungen war, mit seinem schmerzenden Körper klarzukommen, kam er auf die Idee, die faszialen Strukturen durch Dehnung gegen Widerstände zu ändern.

Faszien sind ein dichtes Material, das unsere Weichteile und Muskeln als eine Art zweites Nervensystem umgibt, alle Organe und Muskeln in einem saumlosen Netz umhüllt. In den Faszien lagern sich unsere Traumen ab, ob physischer, geistiger oder seelischer Natur. Diese Traumen führen zu verdickten und verdichteten Faszien, was deren volle Funktion verhindert und Schmerzen hervorruft, die wir für Altersbeschwerden halten. John Barnes, Physiotherapeut und Pionier der myofaszialen Therapie, erklärt, dass Behinderungen in der faszialen Beweglichkeit – die auf keiner Röntgenaufnahme, bei keinem MRT und in keiner sonstigen Untersuchung abgebildet werden – in schmerzempfindlichen Zonen pro Quadratzentimeter bis zu 140 Kilogramm Druck entstehen lassen. Ich glaube mittlerweile, dass die meisten muskulären und gelenksmäßigen Einschränkungen, die wir mit dem Alter in Verbindung bringen, nichts anderes sind als Faszien, die der Dehnung bedürfen!

Bob Cooley hat herausgefunden, dass man einen Muskel tatsächlich zur gleichen Zeit dehnen und kontrahieren kann. Dadurch konnte er die verkürzte Faszie von dem verletzten Muskel lösen, so dass sich der Muskel ungehindert zusammenziehen konnte. Das Ergebnis ist ein Muskel, der auf seinem ganzen Bewegungsausmaß optimal beweglich ist. Wir alle können das erreichen!

Und so fühlt es sich an, wenn Sie Ihre Faszien dehnen: Fangen Sie mit der Katzen-Dehnung an. Knien Sie auf allen vieren. Machen Sie jetzt einen Katzenbuckel, so als wenn sich eine Katze nach einem Schläfchen dehnt. Wiederholen Sie das 6- bis 10-mal. Eine andere Übung: Legen Sie sich auf den Boden. Ziehen Sie die Knie an die Brust und heben Sie Kopf und Brustkorb an. Ziehen Sie die Schenkel zur Brust, die Hände hinter den Schenkeln. Drücken Sie jetzt die Beine von der Brust weg, während Sie der Bewegung mit den Händen an der Rückseite der Oberschenkel Widerstand entgegensetzen. Achten Sie darauf, wie sich dies im unteren Rücken anfühlt. Sie können auch Yogaübungen um das Widerstandsmoment ergänzen, wobei Sie die Muskeln erst anspannen, dann entspannen. Dadurch können Sie feststellen, wo die Faszien hart sind. Dort fühlt es sich eng an und schmerzt vielleicht ein bisschen. Wenn Sie die Muskeln aufmerksam anspannen und dehnen, dann werden Sie bald feststellen, dass Sie sich freier bewegen können und die verdichteten Faszien sich neu herausbilden. Der einzige Weg, Muskeln flexibler zu machen, ist zu lernen, sie unter Anspannung zu dehnen und so fasziale Verhärtungen aufzubrechen. Wenn Sie genau hinschauen, sehen Sie, dass Tiere das andauernd machen!

Bob Cooley hat die Schwimmerin und Olympiateilnehmerin Dara Torres trainiert, die mit 41 als älteste olympische Schwimmerin aller Zeiten bei der Olympiade in Peking drei Silbermedaillen gewann. Das nenne ich eine alterslose Frau! Cooley hat darüber hinaus noch mit anderen Sportlern gearbeitet, etwa dem Eisschnellläufer Eric Flaim. Das wirklich Großartige an seinem Resistance-Flexibility-Ansatz ist, dass mit der Arbeit an den faszialen Strukturen die Grundlage gelegt wird für eine altersunabhängige Flexibilität von Körper, Geist und Seele. Obwohl es viele Methoden gibt, die sich mit Faszien beschäftigen, etwa Yamuna Body Rolling und myofasziale Techniken insgesamt, gehört Cooleys Ansatz zum effizientesten, womit ich je gearbeitet habe.

Flexibilität durch Widerstand oder Cooley-Yoga muss man machen, um es zu verstehen. (Das gilt auch, wie Sie wissen, für die Beckenbodenmuskulatur, die man ebenfalls nicht so ohne Weiteres fühlen kann.) Dehnung gegen Widerstände ist, anders als die passive Bearbeitung der Faszien durch eine andere Person, etwas Aktives. Sie können es selbst machen. Dabei werden die Faszien gewissermaßen entzerrt, so als ob Sie Holzwolle entwirren oder Stahlwolle ausbreiten. Sie müssen ganz aufmerksam sein und all Ihre Kraft aufwenden. Die Faszien »entzerren« klingt nach Schmerzen und nach etwas Schädlichem, aber das ist es nicht, weil die Faszien keine Nervenenden aufweisen. Es ist eher so, dass eine verdichtete und enge Faszie chronische Schmerzen *verursachen* kann. Dabei wird der Schmerz nicht im Gebiet der verdichteten Faszie verspürt, sondern im gegenüberliegenden Muskel. Ja, Ihre Muskeln können durch das gleichzeitige Dehnen und Anspannen ermüden, aber Schmerz und Ermüdung halten sich in Grenzen, wenn Sie langsam machen und auf die Signale des Körpers achten. Hilfe finden Sie dabei in dem Buch von Bob Cooley. Oder Sie gehen auf seine Webseite: www.thegeniusofflexibility.com. Ich empfehle auch, sich zunächst durch Cooleys zertifizierte Trainer unterstützen zu lassen. Sie können sie ebenfalls über die Webseite erreichen.

Weiter oben habe ich schon dargelegt, dass die Arbeit mit bestimmten Beckenbodenmuskeln ein Problem darstellen kann, weil die Antagonisten vielleicht nicht genug beansprucht werden und sich zurückbilden. Das Gleiche gilt für das Dehnen gegen Widerstand: Auch da sollten Sie die gegenüberliegenden Muskeln bearbeiten. Denken Sie zum Beispiel an Ihre Wadenmuskulatur: Wenn Sie viel auf hohen Absätzen gehen, sind möglicherweise Ihre Wadenmuskeln verkürzt, weil sie immer kontrahiert sind. Infolgedessen ist das Gehen auf flachen Schuhen vielleicht unbequem. Doch auch das Umgekehrte gilt: Sind Sie an flache Schuhe gewöhnt, werden Sie Mühe haben, auf hohen Schuhen die Balance zu halten, auch fühlt es sich unangenehm an, beim Gehen die Wadenmuskulatur anzuspannen. Ideal wäre es, wenn *all* Ihre Muskeln kräftig, flexibel und lang wären und sich dadurch gegenseitig stützten. Erreichen können Sie das mit Resistance Flexibility.

Yoga, Tai Chi, Qi Gong und andere Kampfkünste einschließlich Pilates gehören zu den Übungsformen, die ich empfehlen kann. Wenn Sie zusätzlich noch so wie von Cooley erläutert gegen Widerstände dehnen, dann laufen Sie kaum Gefahr, dass Sie sich etwas zerren. Ich habe schon zu viele Yogalehrer gesehen, die eine neue Hüfte brauchten. Haben Sie von Natur aus flexible Gelenke, kann es geschehen, dass Sie diese beim Yoga überdehnen. Eine Verletzung zeigt sich dann darin, dass der Körper ein dichtes Fasziennetz um die Gelenkkapsel bildet, um sie nach der Überdehnung zu schützen. Mit der Zeit kann das zu allen möglichen Gelenkproblemen führen. Dehnen Sie nur Muskeln und Faszien, nicht die Gelenke!

Nachdem ich unter Anleitung von Bob und seinen Trainern gewisse Dehnungen ausgeführt und gelernt habe, mache ich jetzt jeden Tag eine bestimmte Serie, um die Veränderungen, die sich durch die begleiteten Übungen eingestellt hatten, zu erhalten. Das sind: besserer Schlaf, bessere Verdauung, ein flacherer Bauch, eine verbesserte Atmung und mehr Ausdauer beim Sport, insgesamt mehr Wohlbefinden und ein angenehmes Körpergefühl. Diese Art Training löst einfach die Handbremse, wenn es um die optimale Funktion des Körpers geht. Deshalb nennt Bob das Training auch: »rückstandsfreies Training«. Sie halten sich gerade und atmen tief, so wie der Körper ursprünglich gedacht war. Weder müssen Sie bewusst daran denken noch sich zum Atmen »zwingen«. Und das ist noch etwas bei dieser Methode: Ich fühle mich wie neu geboren – emotional, geistig und seelisch –, so als ob ich nun das Leben lebte, für das ich geschaffen bin, in einem Körper, den ich immer schon haben wollte.

Bewegung für gesunde Knochen

Jede Bewegungsart, die Ihren Muskeln und Sehnen gesunden Stress bereitet, unterstützt Ihre Knochen in mehrfacher Hinsicht. Pilates hält die Knochen in einer korrekten axialen Ausrichtung. Krafttraining mit Gewichten, zwei Mal pro Woche, 40 Minuten lang, kann einer Osteoporose vorbeugen, weil Druck auf die Knochen ausgeübt wird. Bob Cooleys Resistance-Flexibility-Training kann das Gleiche wie Yoga bewirken, weil es Dehnung mit Muskelkontraktion verbindet. Dr. Miriam Nelson, Direktorin des John Hancock Research Center on Physical Activity, Nutrition, and Obesity Prevention an der Tufts University und Autorin von *Strong Women, Strong Bones,* meint, dass hochintensives Ausdauertraining (etwa Wandern, Klettern und Springen) zu gesunden Knochen führt. Diese Bewegungsformen sollten Sie dennoch moderat betreiben. Hören Sie auf Ihre Knochen, Gelenke und Bänder. Versuchen Sie nicht, Ihren Körper zu besiegen und auf Teufel komm raus eine bestimmte Anzahl von Hampelmannsprüngen zu machen. Zwingen Sie sich auch nicht zum Wandern, wenn es sich für die Knochen nicht gut anfühlt. Nicht, dass Sie zu alt für bestimmte Bewegungen wären, nur sollte es stimmig sein. Hören Sie auf Ihren Körper, wenn er sagt: »Genug für heute – ich brauche jetzt Ruhe.« Vielleicht sagt er auch: »Knete meine Faszien.« Arbeiten Sie harmonisch mit dem Körper zusammen. Älter werden ist nicht gleichbedeutend mit Verschlechterung, es heißt vor allem, dass Sie auf die Weisheit Ihrer Knochen und Gewebe hören und weniger darauf, was in einem bestimmten Alter bewegungsmäßig angeblich geht. Knochen sind von Grund auf flexibel und werden über die ganze Lebensspanne aufgebaut. Denken Sie auch daran, dass alle Körperteile regelmäßig der Schwerkraft ausgesetzt sein sollten, um gut zu funktionieren. Genug gesessen! Regelmäßig aufzustehen und ein bisschen Hausarbeit zu machen kann bereits nützlich sein.

Apropos Knochen: Wir sind, was das Risiko eines Kalziummangels angeht, ein bisschen übers Ohr gehauen worden. Denn meistens haben wir gar keinen Kalziummangel, sondern eher einen Mangel an Nahrungsmitteln, die uns das Kalzium besser aufnehmen lassen. Nehmen Sie regelmäßig Bäder mit Epsom-Salz, das Magnesiumsulfat oder andere Magnesiumverbindungen enthält. Einer meiner Favoriten ist die Nahrungsergänzung CALM, ein Trinkgranulat mit Magnesiumcitrat. Kalzium und Magnesium müssen in einem ausgewogenen Verhältnis stehen. Ich rate Ihnen sehr von Medikamenten gegen Osteoporose wie Fosamax ab. Sie können zu einer Knochenstruktur führen, die so dicht und spröde ist, dass sie nicht mehr durch das Blut genährt werden kann.[7] Frauen, die dieses Medikament nehmen, haben ein höheres Risiko für Wurzelbehandlungen und erleiden öfter Oberschenkelhalsbrüche, die schlecht heilen.[8]

Unser Skelett wird von Knochen und verbindenden Strukturen geformt, doch wir haben auch ein energetisches Zytoskelett, das in unseren Faszien verläuft, dem Netz des zweiten Nervensystems. Dieses Energiefeld ist mit dem Herzen und seinem starken elektromagnetischen Feld verbunden. Alle Meridiane, die in Ihren Faszien verlaufen, sind mit dem Organsystem verbunden. Wenn Sie mit den Muskeln, Faszien und dem Bindegewebe arbeiten, um den Energiefluss des zugehörigen Meridians zu beeinflussen, dann bringen Sie Gesundheit und Energie in das korrespondierende Organsystem. Gemäß der traditionellen chinesischen Medizin (TCM) wird die Knochengesundheit von der Niere regiert, wo das Qi gelagert wird. Die Nieren reinigen das Blut und halten Ihr Knochenmark gesund und flüssig. Wenn Ihre Faszien gut befeuchtet sind und Sie Dehnungen machen, die mit dem Nierenmeridian verbunden sind, hilft das auch den Knochen, gesund zu bleiben.

Behalten Sie im Hinterkopf, dass Sie die Gelenke zu stark belasten, wenn Sie einen bestimmten Muskel dehnen, ohne gleichzeitig seinen Antagonisten zu bearbeiten. Wenn Sie irgendwo im Körper Muskelschmerzen haben, dann achten Sie auf die jeweils gegenüberliegende Muskelgruppe. Verkürzte Brustmuskeln, typisch für Leute, die viel am Schreibtisch sitzen, bringen nach vorne gezogene Schultern mit sich sowie Schmerzen im oberen Rücken und im Nacken. Deshalb müssen Sie nun mit beiden Muskelgruppen arbeiten: dem Brustmuskel sowie der Nacken- und Schultermuskulatur. Linderung tritt vor allem dann schnell ein, wenn Sie ganzheitlich vorgehen und die Faszien mit einbeziehen. Mehr als 30 Jahre hatte ich Beschwerden und Verkürzungen an meiner rechten Hüfte, vor allem, wenn ich lange gesessen hatte. Das Problem verbesserte sich deutlich, als ich mit Pilates anfing. Ohne Pilates hätte ich mittlerweile sicherlich eine Hüftprothese auf der rechten Seite. Die Hüfte hat dann schließlich wieder beschwerdefrei funktioniert, nachdem ich drei oder vier Trainingseinheiten mit einem von Bob Cooleys Trainern gemacht habe; das Widerstandsdehnen hat die verdichteten Faszien gelöst und alle zugehörigen Muskeln gedehnt. Cooley betont, dass fast alle Rückenschmerzen und Bandscheibenprobleme mit der hinteren Oberschenkelmuskulatur (Hamstrings) und ihrer mangelnden Kontraktionsfähigkeit zu tun haben. Dies aber liegt an verdichteten Faszien. Das Dehnen der hinteren Oberschenkelmuskeln nimmt sich dieser Problematik an und beseitigt Schmerzen der Rückenwirbel.

Mit dem Gewicht Frieden schließen

Wenn Sie Angst haben, nicht genug Sport zu machen, wo Sie doch eigentlich abnehmen wollen, oder wenn Sie nur Sport machen, weil Sie noch keinen Frieden mit Ihrem Körper geschlossen haben, dann wird es Zeit, das zu lassen. Seien Sie gut zu Ihrem Körper und muten Sie ihm nur die Bewegung zu, die er auch machen möchte. Geißeln Sie ihn nicht in dem Versuch, wieder die Figur zu bekommen, die Sie mit 17 hatten. Wir sind alle schon im Fitnessstudio gewesen und haben dort Frauen mit der Statur eines Hydranten gesehen, die auf dem Laufband schwitzten oder Zehnkampf machten und kein Gramm abgenommen haben. Sollten Sie Ihre Ernährungsgewohnheiten nicht ändern und Ihren Cortisolspiegel runterbringen, dann können Sie alle Übungen der Welt machen und nehmen doch nicht ab. Nach der x-ten Diät sagt der Körper vielleicht einfach: »Das war's. Ich bin fertig.«

In der Vergangenheit habe ich hin und wieder einen Monat lang eine 500-Kalorien-Diät gemacht und dabei gerade mal ein Kilo abgenommen. Mein vierter Versuch in dieser Richtung war nichts anderes als der, meinen Körper zu beherrschen. Ich konnte nicht glauben, dass selbst bei so wenig Essen der Zeiger an der Waage sich kein Stück bewegte. Sich nur auf die Kalorien zu konzentrieren, wenn man abnehmen möchte, ist total falsch. Alles, was passiert, ist, dass sich der Stresshormonlevel erhöht und weitere Pfunde anlagern. Das heißt nicht, dass den Stoffwechsel anzukurbeln nichts bringe, aber sich auf Ernährung und Sport zu konzentrieren, wie man Ihnen immer gesagt hat, ist nur begrenzt erfolgreich und nicht besonders effektiv. Eine Freundin von mir hat einen Doktor in Sportwissenschaft und genau wie ich das strenge 500-Kalorien-pro-Tag-Programm hinter sich – gleichfalls ohne Ergebnis. Dann ist sie für ein paar Monate auf Reisen gegangen, worauf sie sich schon lange gefreut hatte, und hat alles einfach mal sich selbst überlassen, Haus und Kinder inklusive. Unterwegs hat sie zwölf Kilo abgenommen. Auch Sie können über Nacht zwei Kilo abnehmen, wenn Sie den Kummer, der Sie schon lange plagt, loslassen. Entscheidend ist, den Körper im Wandel liebend zu begleiten. Dazu gehört auch, dass Sie alte Traumen, die Ihren Körper betreffen, ablegen.

Das letzte Puzzleteil, das es mir erlaubte, mich endlich mit meinem Gewicht zu arrangieren, war die Emotional Freedom Techniques (EFT, auch als »tapping« bekannt). Tapping hat mir geholfen, ein paar überkommene Vorstellungen, die ich über den Körper, Bewegung und Diät hegte, aufzudecken und loszulassen. Versuchen Sie das auch einmal und schauen Sie, ob es für Sie funktioniert.

Übung: Unliebsame Gefühle und Vorstellungen über Essen und Gewicht durch Tapping loslassen

Tapping, auch bekannt unter der Bezeichnung Emotional Freedom Techniques (EFT), löst Emotionen im Zusammenhang mit dem Selbstbild. Sie können es anwenden, um alte Vorstellungsmuster und Gefühle alles Mögliche betreffend aufzulösen. Die Forschung hat ergeben, dass durch Tapping der Stresshormonspiegel um 24 Prozent absinkt, bei manchen Teilnehmern sogar um 50 Prozent. Schon zehn Minuten Tappen am Tag kann Ihr Vertrauen zum Körper steigern und Ihren Kampf mit dem Essen beenden. Ich selbst habe Tapping von Jessica Ortner gelernt, der Autorin von *The Tapping Solution for Weight Loss & Body Confidence,* und zwar in den Wochen vor dem Fotoshooting zu dem Cover dieses Buches – zu einer Zeit also, in der ich mich normalerweise zu Tode gehungert hätte, um in die Kleidung zu passen, die ich gerne anziehen wollte. Durch das Tapping wurde mir klar, dass meinen Körper so zu haben, wie ich wollte, ein langer Weg werden würde, eine Wanderung mit einem schweren Rucksack (was ich in meiner Kindheit nur allzu oft gemacht hatte). Die Erinnerung an diesen körperlichen Kampf während des Tapping hat mir sehr geholfen, ein inneres Muster zu überwinden, das meinen Körper schon so lange beherrschte und bedeutete, dass das Abnehmen nur zu haben war, wenn ich kämpfte und mir etwas abverlangte! Ich hab dann keine Diät gemacht. Als der Tag des Fotoshootings nahte, fühlte ich mich sehr wohl und selbstsicher. Ich empfehle die Demonstrationsvideos, die zeigen, wie man mit seinen beiden Mittelfingern bestimmte Akupressurpunkte tappt und sich dabei bestimmter Emotionen bewusst wird. Schließlich werden die neuen Glaubenssätze verinnerlicht, dabei wird wieder getappt und die Liebe zu sich selbst affirmiert.

Wie Jessica die Technik erklärt, sehen Sie auf www.TheTappingSolution.com. Von da aus gehen Sie auf www.TheTappingSolution.com/Goddesses, wo Sie eine Tapping-Meditation extra für Leserinnen dieses Buches finden, bei der es um die Themen Essen und Gewicht geht.

Der richtige Zeitpunkt ist jetzt

Es ist niemals zu spät, die alten Bilder, wie der Körper zu sein hat, hinter sich zu lassen und sie durch neue zu ersetzen. Dadurch werden Sie nämlich stärker, agiler und bewegungsorientierter. Die Schwiegermutter einer Freundin hatte nach dem Tennisspiel ihrer Collegezeit nie mehr Sport gemacht. Als sie mit 90 eine neue Hüfte bekam, hat sie die Physiotherapie für den Muskelaufbau kurz ausprobiert und dann zu ihrer Schwiegertochter gesagt: »Die mache ich nicht.« Daraufhin sagte die Schwiegertochter in aller Deutlichkeit: »Wenn du fällst, kann ich dich nicht aufheben. Es kann sein, dass du dann auf dem Boden liegen bleibst und sogar stirbst. Kannst du damit leben?« Die Frau erwiderte: »Ja.« So sei es! Man muss im Hinblick auf Bewegung bloß die Konsequenzen kennen.

Wenn Sie merken, dass Ihre Fähigkeit, das Gleichgewicht zu halten, nicht mehr so ist wie früher, wenn Sie nicht mehr mit den Enkeln mithalten können oder Sie sich aus sozialen Aktivitäten zurückziehen, weil damit unangenehme Bewegungen verbunden sind, müssen Sie entscheiden, ob das für Sie okay ist. Für Beweglichkeit und Fitness gibt es keine Altersbegrenzung. Die Forschung hat gezeigt, dass selbst Menschen über 90 Muskeln aufbauen und Gleichgewicht und Flexibilität verbessern können. Glauben Sie den kulturellen Mythen nicht, wenn es darum geht, was in einem bestimmten Alter möglich ist und was nicht. Bleiben Sie *aktiv,* auch wenn es langsam geht. Hören Sie auf Ihren Körper, er wird Ihnen sagen, welche Art von Bewegung für ihn richtig ist. Sie müssen nur entscheiden, ob, wann und wie Sie sich bewegen. Gesunde Hundertjährige finden sich jeden Morgen beim Tai Chi im Park. Das könnten Sie sein!

Ich mache zweimal pro Woche Pilates, gehe drei bis vier Mal pro Woche ein paar Kilometer, tanze Tango und mache regelmäßig Resistance Flexibility (Widerstandsdehnen). Dann mache ich noch für meine Herzkreislauffitness etwas, das sich Sprint 8 nennt. Das ist eine Art hochintensives Intervalltraining, was sich als sehr zeitsparend erweist und für den Stoffwechsel höchst anregend ist. Zum Einsatz kommen dabei ein Trainingsrad, ein Laufband oder ein Crosstrainer. Man kann auch zwischen Sprints und Gehen abwechseln. Dabei arbeiten Sie für 20 bis 30 Sekunden bei höchster Intensität, dann bewegen Sie sich wieder für 90 Sekunden normal und wiederholen dies elf Mal. Das Ganze dauert nur 20 Minuten, ein-, zweimal die Woche, führt aber zu dramatischen Anstiegen beim Wachstumshormon und ist viel effizienter als etwa ein einstündiges Ausdauertraining. Außerdem macht es Schluss mit der Ausrede »Für Sport fehlt mir die Zeit«. Zuerst war ich auf dem »Elliptical« völlig außer Atem, weil ich darauf so schnell lief, wie ich nur konnte. Aber nach ein paar Wochen hat sich meine cardiovasculäre Fitness stark verbessert. (Mehr über Sprint 8 und seine Vorzüge erfahren Sie unter://fitness.mercola.com.) Parallel dazu hat Bob Cooleys Dehnen gegen Widerstand meine Bewegungen leichter werden lassen als früher.

Obwohl ich mich jeden Tag ordentlich bewege, kann ich mittlerweile nicht mehr so lange am Stück sitzen wie früher. Nach allgemeiner Einschätzung liegt das an dem altersbedingten Verschleiß meiner Wirbelsäule, aber das ist es nicht. Ich bin heute so fit wie nie, doch ich kann mich nicht mehr so gut von meinem Körper abkoppeln, wie ich es mir auf dem College, während des Studiums oder der medizinischen Weiterbildung angewöhnt hatte. Wenn ich mich an den Computer setze, fällt es mir sehr schwer, mehr als 30 Minuten dort zu sitzen, bevor ich eine Bewegungspause brauche. Oft sitze ich auf einem Yogaball, um meine Hüften und Wirbelsäule beweglich zu halten. Warten Sie nicht, bis sich Ihr Körper mit Schmerzen meldet. Machen Sie lieber ein paar Tanzpausen und Dehnungen zwischendurch. Es gibt so viele Apps, die Sie daran erinnern. Und wenn Sie eine Katze haben, die auf Ihre Tastatur springt, dann sehen Sie das als Zeichen des Universums, dass jetzt eine Bewegungspause ansteht!

Bewegung hat viele Vorteile

Zunehmend entdeckt die Forschung, dass regelmäßiger Sport (oder Bewegung) das Gehirn vor Alterserscheinungen schützt (und ich erwähnte es bereits, ganz besonders der Paartanz). Bewegung verbessert die kognitive Funktion bei älteren Leuten, ob mit oder ohne Alzheimer-Erkrankung.[9] Es hat sich gezeigt, dass zwei zwanzigminütige Ausdauereinheiten pro Woche bei Sechzigjährigen die Größe des Hippocampus (und dort das Gedächtnisareal) vergrößern.[10] Krafttraining führt bei Frauen um die 70 mit leichten kognitiven Einschränkungen zur Verbesserung der Gedächtnisleistung, so eine Studie von der University of British Columbia.[11]

Seien Sie smart: Bewegen Sie sich, und wenn Sie merken, dass Sie wieder rückfällig werden, dann ändern Sie das. Seien Sie nett zu Ihrem Körper, damit Ihre neue Angewohnheit, sich mehr zu bewegen, von Dauer ist. Dann müssen Sie Ihren Körper auch nicht nach dem Muster der alten Schule überrumpeln oder sich an überholten Vorstellungen abarbeiten, welche Art von Bewegung für eine Frau geeignet ist und welche nicht. Hier wieder ein Gebet: »Göttlich Geliebtes, wandle mich, so dass ich meinen Körper gern bewege!« Behalten Sie auch die sehr weiblichen Bewegungen des Bauchtanzes im Hinterkopf.

Vielleicht erleben Sie, dass sich gewisse Emotionen, Erinnerungen und Gedanken, die in den Faszien und Muskeln eingelagert sind, lösen, sobald Sie in Bewegung kommen. Jeder Massage- oder Yogalehrer wird Ihnen sagen, dass Menschen sehr häufig in Tränen ausbrechen, wenn gewisse Faszien gedehnt oder berührt werden. Vergangene Traumen und die entsprechenden Erinnerungen sind in den Faszien hinterlegt. Wenn so etwas passiert, versuchen Sie nicht, es aufzuhalten. Sie werden staunen, wie oft Sie lachen müssen, nachdem Sie ordentlich geweint haben. Beglückwünschen Sie sich, weil Sie die alten Gefühle zu- und herausgelassen haben und so den Selbstheilungsprozess in Gang gesetzt haben.

Wie so viele andere Frauen werden auch Sie vielleicht feststellen, dass Ihre Vorstellung von dem, wie sich Ihr Körper bewegen sollte, von längst überwunden geglaubten Ideen geprägt ist. Die Beschämung von Frauen in unserer Dominanzkultur kann sich sehr tief in unser Körpergedächtnis eingraben. Wenn also die alten Muster der Scham wieder aufsteigen, dann wissen Sie, dass Sie auf der richtigen Spur sind. Bei der Arbeit mit Tami Kent, der Physiotherapeutin, die auch die Energien des Beckens behandelt, »hörte« sie, als sie meine Faszie auf der linken Beckenwand bearbeitete, meine Mutter sagen: »Ich hasse diesen Körperteil.« Zusammen haben wir diese alte Schuld dann aus meinem Körper entlassen. Das Schuldgefühl war nicht mal mein eigenes – es gehörte meiner Mutter –, aber ich habe es all die Jahre in meinen Faszien mitgetragen.

Schuldgefühle sorgen für ein Dauerfeuer an inflammatorischen Botenstoffen. Wenn Sie Schuldgefühle energetisch beseitigen, fühlt sich dies genauso schlimm an wie damals, als Sie beschämt waren. Doch das Unangenehme währt nicht lange. Und ich möchte an dieser Stelle nochmals sagen, dass die Beschämung in einer Atmosphäre des Lichts, der Bewusstheit und des Humors nicht bestehen kann. Sie lauert vor allem dort, wo es Geheimnisse gibt. Wenn Sie also belastende Erinnerungen haben, die hochkommen und rauswollen, dann sprechen Sie darüber. Lüften Sie sie. Stellen Sie sie in das Licht des Bewusstseins. Ihnen wird ein Stein vom Herzen fallen. Lassen Sie den Selbsthass fahren, die Angst, nicht hübsch genug zu sein, nicht sexy, nicht jung genug. Machen Sie Ihr Herz weit und Ihre Beckenregion locker, auf dass die zeitlose Energie des Göttlichen sich darin entfalten kann. Bewegen Sie Körper und Hüften in sinnlicher Lust. Tanzen Sie wie die Göttin, die Sie sind.

KAPITEL ZEHN

Göttinnen sind wunderbar

Aus dem Bewusstsein, gut angezogen zu sein, empfängt man mehr innere Ruhe als aus religiösen Überzeugungen.
— Ralph Waldo Emerson

Als ich kürzlich den Busbahnhof verließ, sah ich eine elegante Frau mit langem grauem Haar die Treppe hinaufeilen. Ich lächelte ihr zu. *Ach, eine alterslose Göttin.* Seit ungefähr zehn Jahren habe ich es mir zur Gewohnheit gemacht, auf die Schönheit von Frauen über 50 zu achten – sie wirklich zu genießen. Und das habe ich herausgefunden: Je mehr ich nach altersloser Schönheit Ausschau halte, desto mehr sehe ich davon. Natürlich gibt es die Berühmtheiten: Helen Mirren, Meryl Streep, Jane Fonda und Barbara Walters, um ein paar zu nennen. Doch wenn Sie darauf achten, dann werden auch Sie im Alltag immer mehr alterslose Schönheiten entdecken. Glauben Sie mir, es gibt sie, und Sie können eine von ihnen sein.

Verabschieden Sie sich von der Vorstellung, nur eine junge Frau könne schön sein. Um schön zu sein, muss eine Frau jugendlich sein und frisch im Geist. Dann hat sie innere Schönheit und Ausstrahlung. Oder wie Tosha Silver sagt: »Deine Schönheit und dein wahrer Wert sind dir schon lange vom Göttlichen verliehen worden. Sie sind festgelegt und können *niemals* aufgehoben werden, weder durch das Verhalten noch die Meinung anderer. Das ist so, als wenn Wolken die Sonne vertreiben wollten. Sie kommt immer wieder durch.«

Unterbewusste Programmierungen in Sachen Schönheit und Alter

Am Anfang dieses Buches habe ich es schon erwähnt: Um eine alterslose Göttin werden zu können, müssen Sie zunächst Ihre »kulturelle Programmierung« erkennen und sie bewusst aufgeben. Ein Beispiel: Ist Ihnen schon mal aufgefallen, wie die Frauenmagazine das Thema Haare und Frisuren für verschiedene Altersgruppen angehen? »Die schönsten Styles mit 30, 40 oder 50« ist typisch. Ich warte noch auf eine Strecke mit der Überschrift: »Schönes Haar mit 60, 70 und 80«. Styling-Tipps für Männer hingegen werden nie nach dem Alter sortiert. Stattdessen brachte die Stilbibel *GQ* lediglich ein Cover mit dem Titel: »Gut aussehen 2014« Punkt. Die Botschaft ist daher klar: Frauen jenseits der 60 sollen sich nicht um ihr Aussehen kümmern, und das Alter bestimmt unseren Stil.

Professor Ellen Langer, eine Expertin für Bewusstseinsarbeit, schlägt vor, die »Konditionierung« zu ändern, das heißt unsere Erwartungen im Hinblick auf die Erfahrungen, die wir im Laufe der Zeit machen beziehungsweise machen sollten. Ich möchte, dass Sie vergessen, welche Frisuren für »Frauen über 40« angesagt sind. Ohne diese Art von Konditionierung können Sie den alterslosen Jahren nämlich ganz entspannt entgegensehen.

Ja, ich bin mir der Altersdiskriminierung auf allen Ebenen voll bewusst. Im bereits erwähnten Editorial des *AARP: The Magazine* schreibt der Herausgeber Robert Love unter der Überschrift »The Smart Money Is on the 50+ Crowd«: »Ältere Amerikaner werden von den Marketingleuten quasi ignoriert. Denn die sind immer noch dem Jugendwahn des letzten Jahrhunderts verhaftet. Tatsächlich richten sich gerade mal fünf Prozent aller Anzeigen an ältere Konsumenten, wie die Konsumforscher von Nielsen in jahrzehntelangen Beobachtungen herausgefunden haben. Das ist eine Beleidigung. Dazu ein Werber der ersten Stunde, Bob Hoffman: ›In der Autowerbung sieht man im Grunde nur Leute zwischen 18 und 24. Und doch kaufen heute Menschen ab 75 fünf Mal so viele Neuwagen wie Leute zwischen 18 und 24.‹ Nielsen bezeichnet die Leute ab 50 ›die wertvollste Generation in der Geschichte des Marketings‹.« Ich persönlich sehe hier die Gelegenheit, die Altersdiskriminierung auf den Kopf zu stellen. Auch bin ich nicht mehr bereit, deren gängige Botschaften zu glauben, und ich hoffe, dass Sie mir darin folgen werden. Immerhin gehöre ich zur Protestgeneration. Warum den alten Drive nicht fortsetzen? Die Generation der Babyboomer hat bislang alle Lebensstadien, die sie durchlaufen hat, verändert. Geben Sie acht, was wir diesmal machen!

Wahr ist jedoch auch, dass es für eine Frau in den alterslosen Jahren oft nicht leicht ist, sich an ihr verändertes Aussehen zu gewöhnen, besonders dann, wenn sie es gewohnt ist, dass sich alle nach ihr umdrehen, sobald sie den Raum betritt. Es ist vor allem dann ein echter Verlust, wenn Sie nicht beizeiten gelernt haben, ein inneres Selbst auszubilden mit all dem Charme und der Weisheit der späteren Jahre. Für all jene unter uns, die in der Jugend nie erlebt haben, dass sich alles nach ihnen umdreht, ist der Übergang zu der neuen Schönheit nicht so gravierend. Das gilt besonders dann, wenn Sie das »hundertjährige Bewusstsein« haben und finden, die besten Jahre lägen noch vor Ihnen. Dafür müssen wir jedoch unsere Gewohnheiten und Vorstellungen ändern. Studien, wie die oben erwähnte von Becca Levy, belegen zweifelsfrei, dass es einen großen Einfluss auf Gesundheit und Aussehen hat, wenn wir so tun, als seien wir in der Blüte unserer Jugend – also achten Sie auf Ihre Selbstgespräche! In unserer altersfeindlichen Kultur machen sich sogar schon 25-Jährige Sorgen über ein graues Haar oder eine Lachfalte, die man allenfalls mit einem Vergrößerungsspiegel erkennen kann. Schon Frauen, die mit 30 die erste kulturelle Schwelle in Sachen Schönheit überschreiten, geraten in Panik, sie könnten alt aussehen. Wie wäre es, wenn wir uns überhaupt keine Gedanken darüber machten, wie wir an den runden Geburtstagen »auszusehen haben«. Vergessen Sie die Zahl der Kerzen auf dem Kuchen, und Ihre Einstellung zu Schönheit ändert sich.

Statt sich um das Alter Sorgen zu machen, sollten Sie lieber Dinge verändern, die Ihnen etwas bringen, etwa den Job zu kündigen, der Sie nur auslaugt und in dem Sie sich nicht gewürdigt fühlen. So ein Schritt kann Sie augenblicklich besser und jünger aussehen lassen. Wenn Sie einen stressigen und überfordernden Job aufgeben, fragen die Leute vielleicht, ob Sie irgendwas haben »machen lassen« (Richtung kosmetische Chirurgie). Es gibt nichts Schöneres als tiefe Zufriedenheit und Glück, wenn Sie mit der inneren alterslosen Göttin in Verbindung stehen.

Wenn Sie eine freudvolle, glückliche Göttin sind, dann sehen die Leute Sie in einem anderen Licht. Linien im Gesicht und Falten am Hals fallen dann gar nicht auf, sondern nur Ihre leuchtenden Augen, wenn Sie lachen.

Schönheit besitzen

Eine alterslose Göttin lässt sich nicht von Altersfeindlichkeit vereinnahmen, weil sie ihre eigene Schönheit hat. Vergewissern Sie sich ihrer mit einer Affirmation oder der Bitte um Wandel, zum Beispiel: »Göttlich Geliebtes, wandle mich in jemanden, der seine eigene Schönheit sehen, annehmen und pflegen kann.«

Ein anderer Weg zu dieser Schönheit ist der eigene Stil. Betrachten Sie Kleidung nicht als etwas, das Ihre »Schwachstellen« kaschiert, sondern als etwas, das Ihnen schmeichelt und Ihre natürliche Schönheit hervorhebt. Geben Sie Geld aus für Kleidung, in der Sie sich schön finden. Der Schnitt einer Jacke oder eines Kleides kann viel ausmachen. Eine Freundin von mir scherzt immer, dass sie sich mit 50 noch so anzieht wie in der Mittelstufe: Rollkragen oder einfach ein lang- oder kurzärmliges Shirt oder Pulli, Jeans oder Stoffhosen und flache schwarze Schuhe. Der Stil passt zu ihr, und sie ist noch immer glücklich damit. Allerdings achtet sie heute bei jedem Teil genau auf den Schnitt, die Farbe und den Stil. Sie erkennt sofort, ob sich bei einem Kleidungsstück für ihren Aphrodite-Körper überhaupt die Anprobe lohnt. Mit diesem Look fühlt sie sich gut und bekommt oft Komplimente für ihr Aussehen und ihre Aufmachung. Nur manchmal riskiert sie etwas mit Schmuck und Lippenstift. »Accessoires und Make-up benutze ich nur, wenn mir danach ist, und nicht, weil ich anderen gefallen will oder modisch in sein will. Als ich jünger war, sollte mein Look sagen: ›Ich passe mich überall an.‹ Nun ist mein Look klassisch und mehr wie *ich.*« Sie macht sich keine Sorgen darüber, ob ihr Look im Trend ist oder »zu jung«, »zu alt«, »zu konservativ« oder überhaupt »zu irgendwas«.

Wie Shirley MacLaine zu sagen pflegte: »Ich glaube, Sie kommen nie aus der Mode, wenn Sie in der Gegenwart leben.« Es sollte Ihnen nicht peinlich sein, einen Stil zu pflegen, der jetzt zu Ihnen passt, oder jemanden in der Sache um Rat zu fragen, falls nötig. Alterslos leben bedeutet mutig und couragiert sein, deshalb: Wagen Sie ruhig etwas! Das kann durchaus schwer sein, denn wir leben in einer Kultur der Beschämung. Richten Sie sich in puncto Kleidung und Frisur nicht nach den beschränkten Ansichten anderer. Mögen Sie Ihre Haare lang, dann tragen Sie sie so, und wenn Sie Ihre Haare rot färben wollen, dann lassen Sie sich nicht davon abbringen. Sind Sie der Typ Frau mit grellem Lippenstift, dann nehmen Sie einen Farbton, den man schon von Weitem sieht. Sie mögen High Heels? Dann kaufen Sie welche mit 15 Zentimeter hohen Absätzen und trainieren Sie Ihre Muskeln, damit Sie sie lässig tragen können – zumindest eine Stunde lang. Und wenn Sie eine kosmetische Operation oder an den Augen ein Lifting möchten, nur zu! Die alterslose Göttin ist im Vollbesitz ihrer Schönheit – keine falsche Scham, keine Ausflüchte.

Wenn Sie sich nicht sicher sind, wie Ihr eigener Stil überhaupt aussieht, dann probieren Sie Schmuck und Accessoires aus, um es herauszufinden. Wagen Sie sich aus der Komfortzone und probieren Sie aus, wie Sie sich mit einem neuen Make-up (oder ganz ohne) fühlen, mit einem neuen Outfit oder mit der ganz neuen Frisur. Finden Sie heraus, was kleine Änderungen am alten Outfit bewirken können.

Ist Ihr Erscheinungsbild beruflich von Bedeutung? Wenn ja, kann ich Sie nur ermutigen, einen persönlichen Stylisten zu engagieren. Ist er (oder sie) gut, wird er Ihnen zu einem eigenen Stil verhelfen, statt Sie zu drängen, etwas zu tragen, weil es gerade »in« ist. Jemanden zu finden, der Ihnen zu Kleidung rät, in der Sie sich schön finden und selbstbewusst sind, ist die Geldausgabe absolut wert. Manche Frauen haben ein Talent, sich toll anzuziehen, aber wer das nicht hat, für den ist ein professioneller Berater – oder eine stilsichere gute Freundin – etwas Wunderbares. Wenn Sie in der Öffentlichkeit arbeiten, ist es besonders wichtig, Hemmungen zu überwinden und sich Beratung zu holen. Und immer daran denken: Wenn Ihnen jemand von etwas abrät, obwohl Sie sich darin wohlfühlen und es Ihnen steht, dann ignorieren Sie das einfach.

Gönnen Sie sich Schönheitsrituale, mit denen Sie sich verwöhnen? An normalen Tagen trage ich nicht viel Make-up. Aber jeden Freitag gibt es das volle Programm in einem Schönheitssalon. Es ist ein Schönheitsritual unter dem Motto: »Endlich Wochenende!« und hat zur Folge, dass ich mich wie eine Göttin fühle. Die Vorzüge einer Massage habe ich ja schon an anderer Stelle besprochen, und auch die kann ein wunderbares Schönheitsritual sein genauso wie Gesichtsbehandlungen, Maniküre oder Pediküre. Wenn Sie nicht so viel Geld haben, machen Sie es selbst, zuhause mit Ihren Töchtern, Enkelinnen oder Freundinnen. Gehen Sie in ein Spa oder zu einem Schönheitsinstitut. Ich mag die neuen Shellac-Nägel, die unter UV-Licht trocknen und einige Wochen halten. Auch macht es Spaß, mal eine krasse Farbe zu nehmen oder eine, die zu dem Outfit passt, das Ihnen so gut steht. Wenn Sie keine Farbe wollen, können Sie auch eine Maniküre mit Klarlack oder ganz ohne Lack wählen und einfach das Gefühl von warmem Paraffinöl bei der Handmassage genießen.

Wenn Ihnen bereits die Idee eines verwöhnenden Pflegerituals unangenehm ist, denken Sie darüber nach, warum das so ist. Es ist nichts Schlimmes dabei, verwöhnt zu werden und eine schöne, alterslose Göttin zu sein.

Ein ganz besonderes Mittel, sich der eigenen Schönheit zu »vergewissern«, ist ein kleines Investment in Boudoirfotografie. Die Spezialisten auf diesem Gebiet sind oftmals Frauen, die anderen dabei helfen wollen, sich attraktiver zu finden. Eine gute Fotografin wird alles tun, damit Sie sich wohlfühlen und nicht steif oder gequält wirken. Sie sorgt für das Licht, eventuelles Zubehör und Ihre Position, damit Sie toll aussehen. Sie kann Ihnen bei gewinnenden Posen helfen, und ein Blick ins Internet bringt weitere Ideen. Gute Musik bei einem Fotoshooting und vielleicht ein paar Freunde, die Sie zum Lachen bringen, kann hilfreich sein. Sind Sie entspannt, dann sind Sie Ihrer Schönheit näher – dann fallen negative Selbstbotschaften, wie nicht attraktiv genug zu sein, von alleine weg. Entspannen Sie sich und fühlen Sie sich wie eine großartige Göttin, die vor der Kamera posiert. Lassen Sie sich zum Lachen bringen oder denken Sie an etwas Lustiges, bevor die Kamera auslöst – diesen Hinweis hat mir ein Fotograf gegeben. Die besten Fotos fangen Ihre wahre Gefühlsbewegung ein. Zwischen einem forcierten und einem echten Lachen besteht ein Riesenunterschied.

Stehen Sie eher auf Schnappschüsse als auf professionelle Fotos, merken Sie sich, dass es ein paar Tricks gibt, die Sie besser aussehen lassen. Hier der Tipp aus Hollywood: Tageslicht oder weiches Vollspektrum-Kunstlicht schmeichelt. Das Licht der Dämmerung ist mild, Fotografen nennen es die »blaue Stunde«.

Bevor es Schönheits-OPs, Botox, Auffüllungen und Kollagen gab, bestanden Schauspielerinnen wie Bette Davis darauf, selbst zu bestimmen, wer in einem Film das Licht machte oder sie persönlich in Szene setzte. Davis bemerkte es sogar, wenn eine der vielen Birnen am Set kaputt war, weil sie penibel darüber wachte, wie sie vor der Kamera wirkte. Sicherlich brauchen Sie nicht so weit zu gehen und einen Lichtdesigner anzuheuern, aber Sie können darauf achten, wie Sie auf Fotos und Videos aussehen.

Einmal wollte ich ein paar alte Dias digitalisieren lassen. Dabei fand ich ein Bild von mir von der Hochzeitsreise. Ich war völlig verblüfft über die schöne junge Frau, die da in die Kamera gelächelt hat – und zwar *richtig* verblüfft. Damals dachte ich, ich sei zu dick und überhaupt nicht attraktiv. So verunsichert war ich, dass ich den Mann, den ich dann heiraten sollte, fragte, was er von meinem Gewicht hielt. Seine Antwort? »Fünf Pfund weniger würden dir gut stehen.« Ich wog 56 kg, ein Gewicht, an das ich wahrscheinlich nicht mehr ansatzweise herankommen werde. Dennoch muss ich sagen, dass ich mich heute so viel begehrenswerter und glücklicher fühle als damals. Was für eine Erleichterung! Ist es Ihnen auch einmal so ergangen, dass sich Ihre Unsicherheit durch Ihr Umfeld noch verstärkt hat? Das passiert so häufig! Und deshalb möchte ich, dass Sie den folgenden Eid ablegen. Heben Sie die rechte Hand und sprechen Sie mir nach: »Ich gelobe, nie mehr daran zu zweifeln, dass ich attraktiv bin. Auch werde ich niemals mehr jemanden fragen, was er oder sie von meinem Gewicht hält oder ob er oder sie findet, dass ich in einem bestimmten Outfit zu dick aussehe.« Wenn Sie zugenommen haben, dann stellt sich die Frage, ob das für Sie zuträglich ist, nicht, ob Sie dadurch nicht mehr so aussehen wie mit 20. Denn *selbstverständlich* sehen Sie anders aus. Immerhin sind Sie jetzt eine alterslose Göttin. Stehen Sie dazu ohne Wenn und Aber.

Wie ich die Kunst des Mich-schön-Machens erlernte

Vor Jahren hielt ich eine Vorlesung an der berühmten Chautauqua Institution, die auf NPR (National Public Radio) übertragen wurde. Ein paar Fernsehproduzenten aus Chicago hörten die Vorlesung und wollten mich für eine Sendung haben, vorher aber unbedingt Fotos von mir sehen. »Wir mussten erst wissen, wie Sie aussehen. Fernsehen ist ja letztendlich ein visuelles Medium.«

So begann meine Unterweisung in der Kunst des Schminkens, des Sichkleidens und des Auftretens. Kurz, ich lernte all die Tricks, die einen besser aussehen lassen. Bis dahin war ich noch nicht einmal zur Maniküre oder Pediküre gegangen, auch hatte ich noch nie ein professionelles Hairstyling, Make-up und Typberatung gehabt. Mir war nicht bewusst, dass meine Nägel im Fernsehen zu sehen sein würden. Ich halte recht oft Reden vor Publikum, und mit den Jahren habe ich verstanden: Das »Medium ist die Message«. Deshalb lege ich viel Wert auf meine Kleidung und mein Erscheinungsbild. Wenn das erledigt ist, dann brauche ich nicht mehr daran zu denken, wie ich aussehe, und kann einfach meine Botschaft verkünden. Natürlich weiß ich, dass beides eng miteinander verwoben ist. Doch statt genervt zu sein, dass ich mich für den Auftritt zurechtmachen und schminken muss, akzeptiere ich es als Teil meiner Arbeit und mache es gern.

Die meiste Zeit meines Lebens habe ich nicht groß auf mein Äußeres geachtet. Mein ursprünglicher Sinn für Kleidung und

Schönes wurde ganz durch meine medizinische Ausbildung überlagert. Auf gar keinen Fall mochte ich mich als hübsche Frau wahrnehmen. Als ich dann etwas für mein Aussehen und meinen Stil tun musste, bekam ich glücklicherweise sehr viel Hilfe, besonders von schwulen Männern! Vor einer Weile musste ich einen Vortrag in Cape Cod halten. Bei dieser Gelegenheit ging ich in einen Friseursalon in Provincetown. Der Friseur hat mir geradewegs ins Gesicht gesagt: »Schätzchen, deine Frisur ist so gar nichts für dich.« Bei meinem feinen Haar und dem Gesichtsschnitt sei doch ein »A-Linien-Bob« genau richtig. Er hatte recht und hat mir den besten Haarschnitt meines Lebens verpasst. Bei einer anderen Gelegenheit musste ich ein Outfit für einen wichtigen Fernsehauftritt erstehen. Joseph, der Verkäufer einer großen Bostoner Boutique, installierte mich in der Umkleide und brachte mir Kleider, die jenseits dessen waren, was ich sonst trug. Besonders die High Heels waren speziell. Als er merkte, dass ich unsicher auf ein Teil reagierte, das besonders sexy war, meinte er nur: »Da gewöhnen Sie sich dran.« Bei noch einer anderen Gelegenheit war ich bei einer Freundin in Boca Raton, Florida, zu Besuch. Wir gingen in ein Edelkaufhaus, und ich probierte einen Designeranzug mit hochhackigen Schuhen an. Sie fand, ich sähe toll aus, aber ich konnte das nicht wirklich erkennen. Auch hatte ich Angst, dass meine Freunde und die Familie sich über mich lustig machen würden, weil ich wagte, etwas anzuziehen, das so schick und sexy war. Oftmals sehen wir uns nicht im besten Licht, deshalb brauchen wir andere, die unsere Schönheit auf uns zurückwerfen und uns zu verstehen geben, dass wir wunderbare Göttinnen sind.

Abgesehen davon können sich auf dem Weg in Richtung Schönheit unsere engsten Verbündeten als unsere Widersacher erweisen, weil sie sich davon bedroht fühlen. Schließlich wird von unserer Gesellschaft geradezu erwartet, dass Frauen hinsichtlich der äußeren Erscheinung in Konkurrenz zueinander stehen. Es handelt sich um das »Krebse im Eimer«-Syndrom. Will ein Krebs über den Rand des Eimers klettern, ziehen die anderen ihn hinunter. Wenn Sie in so einem Eimer stecken, dann brauchen Sie einen neuen. Sind Sie – wie mein altes Selbst – darum besorgt, was Ihre Freunde sagen, wenn Sie plötzlich so viel besser aussehen, dann ist das ein sicheres Zeichen, dass es Zeit für ein Freundschaftsupgrade ist. Wir alle brauchen etwas, das ich den »unterstützenden Mutterkuchen« nenne – Männer und Frauen, die uns dabei unterstützen, unser Bestes zu zeigen. Ohne das ist es schwer, sich der kulturellen Ansage, niemals schön genug zu sein, immer unvollkommen, zu erwehren.

Als ich mich nach meinem ersten Auftritt auf PBS so sah in Designeranzug und High Heels, habe ich verstanden, dass Joseph mir etwas ausgesucht hatte, was mich nicht nur seriös und professionell, sondern auch stylish und sogar sexy aussehen ließ. Ich musste zugeben, dass der Look dazu angetan war, die Message zu verkünden. Zuvor hatte ich mich immer als altmodische Ärztin gesehen, deshalb war die Vorstellung, dass ich attraktiv sein *und* ernst genommen würde, eine Befreiung. Ich hatte einen großen Schritt in Richtung alterslose Göttin gemacht.

Ich musste lernen, meine Schönheit anzunehmen und mich nicht unwohl oder unsicher zu fühlen, wenn ich mich in der Öffentlichkeit präsentiere oder Fotos machen lasse. Das Fotoshooting für dieses Buch hat einen ganzen Tag gedauert, es brauchte einen Stylisten, einen tollen Fotografen und ein Studio, außerdem eine sehr gute Visagistin. Das war ein wahres Fest für mich. Warum? Weil ich weiß, wie der ganze Zauber in den Magazinen funktioniert, und ich es genieße, ein Teil davon zu sein. Ich kam im Studio an mit nassen Haaren und ungeschminkt, konnte dann den ganzen Tag Sachen anprobieren und in die Kamera lächeln, mich gut fühlen und glücklich sein, um am Ende all die netten Menschen zu drücken, die dabei waren.

Haben Sie schon einmal Angst gehabt, in neue Schuhe zu schlüpfen – ganz buchstäblich – oder Ihr Haar anders zu machen? Wann haben Sie das letzte Mal etwas gewagt, modetechnisch, mit den Haaren oder dem Make-up? Lösen Sie sich von der Perfektion, wenn es um Ihr Aussehen geht, und haben Sie Freude daran, sich schön zu machen. Machen Sie sich schön und schöner und genießen Sie es. Wenn Sie so vorgehen, hat jeder etwas davon. Es gibt so viele gesunde, natürliche und leichte Wege, die Sie nicht einmal etwas kosten!

Ein paar Geheimnisse, wie Sie in jedem Alter fabelhaft aussehen

Wenn Sie Ihre Vorstellung von wahrer Schönheit ein wenig erweitern wollen, dann brauchen Sie gar nicht viel Geld in Kleidung, Haarschnitt und Make-up zu investieren. Am wichtigsten ist, sich selbst schön zu fühlen, auch wenn es nicht dem Schönheitsideal anderer entspricht. Denken Sie daran, dass die alterslosen Jahre die Zeit sind, in der Sie sich endlich davon verabschieden, anderen gefallen zu wollen. Es gibt so viele ganz einfache Dinge, die Sie machen können, um besser auszusehen und das Vertrauen in Ihre Schönheit zu stärken.

Alterslose Haare

Im Zuge der hormonellen Umstellung kann sich das Haar farblich oder von der Beschaffenheit her verändern. Um Ihr Haar zu verändern, können Sie Farbe, Perücken, eine Verlängerung, Dauerwellen oder Glättungen (pflanzlich oder chemisch) verwenden, oder Sie finden Ihr Haar einfach gut, wie es ist. Wenn Ihr Haar leicht bricht oder nicht über eine bestimmte Länge hinaus wächst, kann es am Stress liegen oder daran, dass Sie nicht gut schlafen. Es kann auch sein, dass Ihr Haar all die »Pflege« nicht verträgt. Gönnen Sie ihm eine Pause von den vielen chemischen Substanzen und Haarveränderungen, die die Haarwurzeln belasten. Sie können Ihren Stil auch mit Hüten, Schals oder einem ganz kurzen Haarschnitt betonen. Ich finde diesen Look immer ganz toll!

Wenn Sie Haarausfall haben, kann es an den Hormonen liegen, besonders an denen der Schilddrüse, aber auch an zu viel Zucker und Insulin oder Jodmangel. Wenn eine Hormonstatusmessung bei Ihnen zu viel Dihydrotestosteron (DHT) anzeigt (was ein Ergebnis von zu viel Insulin und Östrogen sein könnte), dann haben Sie vielleicht auch den eher für Männer typischen Haarausfall und sogar einige dunkle, dicke Haare auf der Oberlippe und dem Kinn. Sehr oft ist der Zuckergehalt der Nahrung das Problem genauso wie Jodmangel. Die Haarfollikel haben einen Rezeptor für Testosteron, und wenn Ihr Stoffwechsel zu viel Zucker und zu wenig Jod aufweist, dann blockieren am Ende Stoffwechselabbauprodukte die testosteron-sensiblen Haarfollikel. Zu viel Testosteron stoppt den Haarwuchs auf dem Kopf, nicht aber im Gesicht. Ich habe bei vielen erlebt, dass eine Jodsupplementierung den Haarwuchs wieder anregte, ebenso die Lebensenergie, Brustgesundheit und Schilddrüsenfunktion.

Schöne Schuhe

Für mich sind schöne Schuhe der Schlüssel zur Zufriedenheit mit meinem Aussehen. Hohe Absätze lassen die Beine einer Frau länger erscheinen, und das richtige Paar kann sehr viel Sexappeal bewirken. In der Broadway-Show *Kinky Boots* gibt es sogar ein Lied, das dafürhält: »Absatz macht sexy«. Llorraine Neithardt von der Radiosendung *Venus Unplugged* designt Schuhe als Gaben an Aphrodite. Ihre glamourösen Schuhe fanden in dem Film *P. S. I Love You* Verwendung. Sie stehen für sinnliches Schuhwerk überhaupt.

Ich bin, was die Verführung durch Schuhe angeht, noch recht neu. Das liegt daran, dass ich mit breiten Füßen und einer leichten Fehlstellung auf die Welt kam, die sich Metatarsus varus (Sichelfuß) nennt und bei der sich der Vorfuß nach innen biegt. Als ich Kind war, dachte man, ich hätte einen Klumpfuß. Wie auch immer, anders als früher gibt es heute tolle Schuhe mit breiterem Fußbett, und durch das Internet ist es viel leichter geworden, Schuhe in verschiedenen Größen zu finden. Zum ersten Mal im Leben habe ich jetzt endlich Schuhe, die richtig passen.

Vor diesem Hintergrund sehe ich das Tragen von hohen Absätzen als »sportliche« Herausforderung. Ich kann sie ungefähr zwei Stunden tragen, lange genug, um Tango zu tanzen und mich rundum wohlzufühlen. Man sollte allerdings nicht den ganzen Tag über hohe Absätze tragen, weil sie für die Haltung und die Hüften Gift sind. Die Absätze der Frauen, konstant getragen, sind das Brot der Podologen. Tragen Sie gerne Absätze, können Sie bestimmte Übungen machen, damit die Füße gesund bleiben und es nicht zu Problemen kommt. Eine, die ich beim Pilates gelernt habe, ist, im Sitzen die nackte Fußsohle über einen Tennisball zu rollen. Nach dem Tanzen massiere ich immer meine Füße in der Badewanne. Auch mache ich ein Paar Dehnübungen, während ich ein Bad mit Epsom-Salz nehme. Tatsächlich ist Fußreflexzonenmassage meine Lieblingsbehandlung im Spa. Schauen Sie im Internet nach Pilates-Fußübungen. Es gibt ein paar gute Übungen, um die Füße beweglich und schmerzfrei zu halten. Ballenentzündungen lassen sich dadurch stoppen oder verhindern.

Alterslos schöne Haut

Ob im Gesicht oder am Körper: Durch verbesserte Gesundheit können Sie Ihre Haut jünger aussehen lassen. In Wahrheit ist die Haut einfach ein Ausdruck Ihrer allgemeinen Verfassung. Und das bedeutet, dass die Dinge, die Sie zum Beispiel für eine optimale Herzgesundheit unternehmen, sich auch in einer strahlenden Haut niederschlagen. Sicherlich wissen Sie nun schon, dass Freude ein wahres Beautygeheimnis ist.

Die meisten Hautschäden sind der zellulären Entzündung geschuldet, hervorgerufen von zu viel Zucker und Transfetten in der Nahrung und durch zu viel Stresshormone wie Cortisol und Adrenalin. Die Spiegel dieser Hormone steigen an, wenn Sie schlecht essen, weil dadurch die Selbstheilungskräfte des Körpers beeinträchtigt werden, genauso wie die Kräfte, die die Haut gesund und strahlend wirken lassen. Guter Schlaf lässt die Haut ebenfalls besser aussehen. »Schönheitsschlaf« ist kein Witz. Alles ist mit allem verbunden. Wenn Sie also Ihre Ernährung ändern, Stress durch Entspannungsmethoden verringern, tiefer atmen, alten Groll und Ärger loslassen, sich mit Freude bewegen, mehr lachen und sich allnächtlich durch erholsamen

Schlaf erneuern, werden Sie besser aussehen und sich in jeder Hinsicht besser fühlen.

Wenn Sie eine Schnellkur zur Hautreparatur brauchen, versuchen Sie den dreitägigen Ernährungs-Facelift von Dr. Nick Perricone, Autor von *The Wrinkle Cure:* Essen Sie drei Tage lang nichts anderes als Wildlachs, Brunnenkresse, Blaubeeren und Cantaloupe-Melone. All diese Nahrungsmittel sind reich an Antioxidantien und anderen Mikro-Nährstoffen, die Ihren Darm heilen lassen, Entzündung und oxidativen Stress vermindern und eine strahlende Haut machen. Auf lange Sicht wird eine zuckerarme und nährstoffreiche Diät mit gesunden Fetten eine gesunde Haut fördern. Rosacea etwa lässt sich vermindern, wenn Sie ernährungsmäßig durchgreifen, denn Zucker und Alkohol machen die Sache schlimmer. Meine Firma A-ma-ta stellt ebenfalls eine wunderbare Hautpflegeserie her. Sie heißt Performance3 und enthält das Kraut *Pueraria mirifica,* das für seine hautverbessernden Eigenschaften bekannt ist.

Die Produktion von Kollagen, die der Haut zugrunde liegende Struktur, verringert sich mit zunehmendem Alter, was am Stress liegt, einer unzureichenden Ernährung, Umweltgiften und der Schwerkraft. Bei Afroamerikanern ist die Fähigkeit, Kollagen zu bilden, am besten entwickelt (ich habe Whoopi Goldberg lachend sagen hören: »Schwarze bekommen keine Risse«, und ja, da ist etwas Wahres dran!). An zweiter Stelle folgen die Asiaten und an dritter die Kaukasier mit blonden und rothaarigen Frauen an letzter Stelle.

Wie immer Ihr Hautton ausfallen mag, Sie können Ihre Kollagenproduktion steigern und die Haut gesünder und jünger aussehen lassen. Essen Sie im niedrig glykämischen Bereich und nehmen Sie ergänzend die Vitamine C und D3. Hautpflegeprodukte mit Bestandteilen wie *Pueraria mirifica* helfen den Kollagenzerfall verhindern. Wenn Sie auf der nördlichen Halbkugel wohnen und in die alterslosen Jahre kommen, dann brauchen Sie womöglich 5000 IE vom Vitamin D3 im Winter, um einen ausreichend hohen Spiegel zu haben.

Wenn Ihre Haut Schäden durch Sonneneinstrahlung davongetragen hat, gibt es einige Methoden, um sie rückgängig zu machen. Die wirksamste ist die Laserkorrektur mit IPL (intermittent pulse laser), die der Hautarzt vornimmt oder eine Ärztin für plastische Chirurgie. Dieses Verfahren eignet sich auch für Spinnennävi. Wenn Sie es nicht ohnehin schon tun, verwenden Sie jeden Tag einen Sunblocker. Dieser ist oft schon in Make-up enthalten, aber denken Sie auch an Nacken und Dekolleté, Arme, Ohren und andere exponierte Hautareale.

Akne ist zumeist das Ergebnis einer hohen Zuckeraufnahme, besonders in der Pubertät. Was sich im Körper abspielt, lässt sich im Gesicht ablesen. Vielleicht haben Sie nach dem Essen bestimmter Nahrungsmittel schon Pickel an gewissen Stellen beobachtet. Eine Freundin von mir bekommt immer Pickel am Kinn, nachdem sie Cola light getrunken hat. Achten Sie mal auf den Zusammenhang zwischen dem, was Sie essen, und Ihrer Gesichtshaut. Wenn Ihre Akne hormonell bedingt ist, dann entgiften Sie Ihren Körper über die Ernährung, um die Hormone auszugleichen.

Wenn Sie sich in Ihrer Haut nicht wohlfühlen, gibt es zunehmend kosmetische Chirurgie und Behandlungen, die vielleicht für Sie interessant sind. Zum Beispiel hatte ich viele Spinnennävi, die durch die IPL-Behandlung vollkommen verschwunden sind. Jedes halbe Jahr mache ich so eine Behandlung. Gehen Sie zu einem Facharzt für plastische oder ästhetische Chirurgie oder einem Hautarzt, aber hüten Sie sich vor Leuten, die Ihnen aufzählen, was man sonst noch im Gesicht verändern könnte.

Wenn Sie wegen der Nasolabialfalte gekommen sind und es heißt dann, da und da »könnte man auch noch ein bisschen was machen«, dann gehen Sie wieder. Lassen Sie sich nicht von einem »Experten« verunsichern und überall da Mängel sehen, wo vorher keine waren.

Die Linien in Ihrem Gesicht stehen für die Weisheit des Lebens. Lassen Sie nichts machen, was Sie wieder wie 22 aussehen lassen soll, das wirkt am Ende nur künstlich. Einmal kam bei einem Tango-Event eine Frau zu mir und meinte: »Oh, Ihre Tochter hat so schöne Haut! Ich wünschte, ich könnte auch noch so schöne Haut haben, geht Ihnen das nicht auch so?« Ich habe nur gedacht: Nein. Ich verschwende keine Zeit damit, mir zu wünschen, so auszusehen wie vor Jahren. Das liegt daran, dass ich mich jetzt viel besser fühle und mehr Selbstvertrauen habe als mit 18 und selbst noch mit 45! Lassen Sie die göttliche Energie durch Ihren Körper strömen und Sie sehen in jedem Alter strahlend aus, ob Sie sich nun zu einer kosmetischen Operation entschließen oder nicht, für eine Laserbehandlung oder für graues Haar. Sie entscheiden!

Alterslos lächeln

Als Tochter eines Zahnarztes kann ich Ihnen verraten, dass man den Gesundheitszustand eines Menschen durch einen Blick in seinen Mund erkennt. Unsere Zähne verfärben sich mit zunehmendem Alter von einem hellen Weiß zu einem eher elfenbeinfarbenen Ton. Es ist aber möglich, sie etwas mit Peroxid aufzuhellen, zuhause oder beim Zahnarzt. In Ihren alterslosen Jahren möchten Sie vielleicht eine Behandlung machen, damit Ihr Lächeln wieder schöner ist, etwas, das Sie aufgeschoben haben, weil Sie es als unanständig empfanden, in die eigene Schönheit zu investieren. Veneers, Kronen und Bleichen lassen Sie wieder vertrauensvoller lächeln.

Ganz gleich, wie alt Sie sind, eine gute Mund- und Zahnpflege ist sinnvoll, um Zahnfleischentzündungen zu verhindern, die zu Parodontose und schließlich Zahnausfall führen kann. Es ist wichtig, dass Ihre Mundhygiene erstklassig ist, da Parodontose Ihr Risiko für Herzkrankheiten und Diabetes erhöht. Die Bakterien, die sich im Mund bilden, gelangen über das Zahnfleisch in den Blutstrom, wo sie zu Entzündungen führen. Nehmen Sie sich Zeit für Zahnseide und Zahnfleischmassage und putzen Sie sich regelmäßig die Zähne. Spülen Sie Ihre Zähne nicht den ganzen Tag über mit Zucker – und Tee oder Kaffee mit Milch bedeutet Naschen. Milch und Sahne haben nämlich Zucker (auch wenn Sahne weniger hat), und das ständige Trinken zuckerhaltiger Getränke führt zu Zahnverfall und der Bildung von Bakterien. Um den Bakteriengehalt im Mund zu verringern, können Sie die sogenannte Ölziehkur anwenden: Nehmen Sie einen Löffel Kokosöl und ziehen Sie ihn unter Einsatz der Zunge zwischen den Zähnen für etwa 20 Minuten durch. Bakterien können Sie auch über das Putzen mit rotem Lehm verringern. Mögen Sie Kaugummi, verwenden Sie welches mit Xylitol, das erwiesenermaßen gegen Zahnfäule hilft.

Zähne brauchen genau wie Knochen Kalzium, Magnesium, Bor und andere Spurenelemente. Aber noch einmal: Normalerweise haben wir keinen Kalziummangel, sondern es fehlt uns an Magnesium, um das Kalzium in der Nahrung aufzunehmen. Osteoporose fängt in der Regel im Kieferknochen an und könnte deshalb vom Zahnarzt, lange bevor es zu einem Oberschenkelhalsbruch kommt, entdeckt werden. Wie ich schon sagte, bin ich keine Freundin von Medikamenten wie Fosamax bei der

Osteoporosebehandlung, weil es die Knochen verdichtet und die Blutzirkulation an den Zahnwurzeln behindert und so eine Zahnwurzelbehandlung notwendig macht.

Am Ende ist das schönste Lächeln eins, das echt ist. Es ist Ausdruck reiner Freude, die von Herzen kommt. Je mehr Sie sich von Zwängen in puncto Schönheit lösen und von den Schuldgefühlen vieler Frauen in unserer Gesellschaft, desto mehr werden Sie zu lachen haben. Sie werden herzlich lachen, ohne fürchten zu müssen, dass andere Sie für zu laut halten oder dass Sie zu viel Aufmerksamkeit auf sich ziehen. Sie kümmern sich nicht mehr darum, was andere von Ihrem Stil halten, weil Sie erkannt haben, dass Sie eine wunderbare alterslose Göttin voller Lebensfreude sind. Sie haben ein Recht dazu. Nehmen Sie es sich, freuen Sie sich daran und werden Sie alterslos!

KAPITEL ELF

Göttinnen nehmen das Göttliche an

Der beste und sicherste Weg zur Seele führt durch das Fleisch.
— Mabel Dodge Luhan

In dem Film *Riding Giants,* einer Dokumentation über Big-Wave-Surfer, berichtet der Surfer Laird John Hamilton, dass seine Seele zu ihm komme, wenn er ganz eins ist mit den Wellen, mit jedem Muskel seines Körpers dabei. Wenn er nicht surft, wenn er nicht draußen im Wasser ist, ist er unglücklich. Eine andere Surferlegende, Greg Noll, sieht Surfen als lebenslange Affäre mit einer Frau, dem Ozean. Man würde wohl kaum einen Mönch, der ein Leben im Kloster verbringt, einen »Klosterfreak« nennen, bemerkt er trocken, wohl aber einen Surfer, der eine heilige Bindung an den Ozean unterhält, einen »Surferfreak«. Was beide Surfer beschreiben, ist nur ein Beispiel dafür, wie sehr wir heutzutage Spiritualität von der Körpererfahrung trennen, als ob die Ekstase der Körpererfahrung nicht heilig oder förderlich wäre, während stundenlanges Meditieren, durch das wir uns von unserem Körper lösen sollen, als spirituell gilt. Viele von uns haben verinnerlicht, dass unsere Körper nur eine Last sind, dazu da, beherrscht und überwunden zu werden.

Unglücklicherweise haben viele Menschen sehr gemischte Gefühle, wenn es um Göttlichkeit und Gott geht. Doch Gott ist nicht auf ein Buch beschränkt, auch nicht auf eine Kirche, Moschee oder Synagoge. Göttlichkeit ist eine schöpferische, liebende, lebendige Kraft, von der wir alle ein Teil und mit der wir alle verbunden sind. Unsere Seele ist die direkte Verbindung zu dieser liebenden Kraft, die wir eigentlich *sind.* Unser Körper ist der exquisite Schrein, der den Geist verkörpert und nicht abwehrt.

Wenn Sie in dem Geist erzogen worden sind, dass Gott ein rachsüchtiger und strafender Gott ist – und dass Sie, wenn Sie ihm nicht gefallen, auf ewig verdammt sind, dann ist es für Sie vielleicht schwierig, sich in Ihrem Körper wohlzufühlen. Denn immerhin steht am Anfang der jüdisch-christlichen Religiosität der Fall des Menschengeschlechts durch eine Frau, Eva, die, von der Schlange verleitet, Adam mit Essen und ihrer Sexualität verführt hat, was ihn ebenfalls von der verbotenen Frucht kosten ließ und die Vertreibung des Menschen aus dem Paradies bewirkte. Seitdem bringen Frauen ihre Kinder unter Schmerzen zur Welt als Strafe für Evas Sünde. Das ist mal eine negative Programmierung! Aber genau dieser Mythos im Kern unseres Glaubenssystems, der von uns nicht weiter hinterfragt wird, lässt uns glauben, wir müssten unseren Körper verleugnen und uns selbst aufgeben, um spirituell und »gut« zu sein. Dr. Mario Martinez nennt das den »Büßer-Archetypus«, und glauben Sie mir, in unserer Gesellschaft ist er weit verbreitet. Wir alle kennen den Spruch: »Der Geist ist willig, aber das Fleisch ist schwach.« Dieser Spruch sagt schon alles. Er steht für Leiden und die

Ablehnung großer Gefühle, die das Leben doch erst lebenswert machen. Wir können die Sehnsüchte und Bedürfnisse des Fleisches nicht von unserer Spiritualität trennen, sind sie doch Ausdruck der schöpferischen Lebenskraft.

Unser Körper braucht regelmäßig Berührung und Lust, um wahrhaft zu gedeihen. Wenn Sie das Wort *Lust* hören, denken Sie dann auch sofort an Sex? Viele tun es – und das ist so schade! Unsere Kultur hat das riesige Spektrum an Lust und Wohlbefinden auf Sex reduziert und ein großes Etikett draufgeklebt: SÜNDE!

Ja, Sex ist sehr lustvoll. Und weil unser menschlicher Körper mit unserer göttlichen Natur zusammenhängt, können wir noch ganz anderes erreichen. In dem Film *Stadt der Engel* wird die sinnliche Lust sehr schön in einer Szene mit einem Engel (von Nicolas Cage gespielt) dargestellt. Als der Engel sterblich wird und damit den herrlichen Geschmack einer Birne kosten kann, erkennt er die einfache, aber göttliche Lust des Irdischen. Schauen Sie ihn an, und Sie werden sehen, was ich meine! Solange wir einen Körper haben, sollten wir ihn auch mit allen Sinnen genießen.

Sobald Sie Ihre Lust entdecken und die Verleugnung der Seele aufgeben, werden Sie merken, dass nachhaltige Lust eine Disziplin ist und nicht das Einfallstor zu Abhängigkeit und Sucht. Lust erfahren heißt Gott erfahren. Werden Sie sich Ihrer göttlichen Natur bewusst, dann werden Sie eine ganz eigene Freude erfahren. Die eine Frau lebt ihre Spiritualität vielleicht durch den Tanz aus, eine andere durch Reiten oder die Arbeit mit Pferden. In meiner Kindheit gab es niemanden in meiner Familie, der oder die Harfe spielte, und ich habe auch sonst nie jemanden spielen sehen. Doch ich wollte dieses Instrument unbedingt spielen, und das tat ich dann schließlich auch. Diese goldene Harfe steht hier in meinem Zimmer. Und obwohl ich sie seit Jahren nicht gespielt habe, symbolisiert sie doch eine starke Verbindung zu meiner Seele.

Wenn Sie etwas unbedingt wollen, dann kommt es aus Ihrer Seele. Es ist der Schrei Ihrer Seele nach Verwirklichung. Geben Sie dem nach, und es werden alle davon profitieren, denn was immer Sie tun, um den Geist zu erwecken und Ihr Leben freudvoll zu gestalten, wirkt sich auf das ganze Universum aus. Das Wort Materie hat den Wortstamm *mater,* was »Mutter« bedeutet. Wenn wir von »Mutter Erde« sprechen, ist das mehr als eine Metapher. Unsere Körper sind aus den gleichen Elementen gemacht wie die Erde selbst. Die Knochen, bestehend aus Mineralien, Blut und Lymphe, sind dem Meerwasser ähnlich. Materie ist das Dichteste, was die Schöpfung hervorgebracht hat. Wenn wir den Geist in die dichte Materie bringen, weil wir uns mit großer Disziplin immer und immer wieder freudvoll mit ihm verbinden, dann bringen wir den Himmel auf die Erde. Dann machen wir den dunklen Nachhall von Schuld, Wut und Groll heller – nicht nur für uns, sondern für alle!

Sie sind ein göttliches Wesen, zum alterslosen Leben bestimmt. Das »Gefäß« – den Körper – zu ehren und das Leben zu genießen, ist unsere vordringliche Aufgabe. Sie sind ein Ebenbild der Schöpfung, und Ihr Dasein hier auf Erden ist kein Fehler. Es ist ein Wunder, von Ihrer Seele, die ewig ist, ins Werk gesetzt, noch bevor Sie geboren wurden.

Wir sind die Krone der Schöpfung, wir sind der leibhaftig tanzende Gott. Wir sind keine niederen, sündigen Geschöpfe, die um der Erbsünde willen erlöst werden müssen. Wir und Gott sind eins. Nehmen Sie Ihr göttliches Wesen an und bringen Sie es mit Lebensfreude und Leidenschaft zur Geltung. So werden Sie erleben, was es heißt, Teil der Schöpfung zu sein – und zwar im Hier und Jetzt, nicht erst nach dem Übergang in die jenseitige Welt. Wenn Sie die göttliche Schöpfung hier auf Erden erfahren, dann blühen Sie auf.

Dass alles mit allem verbunden ist, haben wir vergessen, ist aber wissenschaftlich bewiesen. Im Körper bildet ein kollagenes Fasernetz das Bindegewebe, die Faszien, welches Organe und Gewebe durchzieht und die Muskeln mit den Knochen und der Haut verbindet – ein Zellskelett. Entlang der Faszien wird Elektrizität von Wassermolekülen geleitet, die auf den Kollagenmolekülen sitzen und als Flüssigkristalle agieren, die Energie empfangen und aussenden (auch solche, die mit Informationen einhergeht). Deshalb fühlen Sie sich auch nach einer Fußmassage so verjüngt und entspannt! Akupunkturmeridiane verlaufen entlang der Faszien wie eine Datenautobahn feiner Energien und Botschaften.[1]

In Stammesgesellschaften war das Wissen um die Verbundenheit von allem mit allem noch selbstverständlich. Dieses alte Wissen wird zunehmend wissenschaftlich dokumentiert, es ist nun messbar und nicht nur intuitiv erfahrbar. So hat etwa der Arzt Dr. Thomas Zwaka vom Black Family Stem Cell Institute an der Icahn School of Medicine am Mount Sinai Hospital in New York herausgefunden, dass das Protein p53 Krebszellen davon abhält, gesunde Zellen zu ersetzen. Es hat demnach antikanzerogene Eigenschaften. Wenn es mutiert, vermehren sich Krebszellen.[2] Die Studie zeige, so Zwaka, dass unsere Evolution Kooperation erforderlich mache und wir nicht bloß auf Betrug, Manipulation und erbitterten Wettbewerb aus sind, sondern auf Zusammenarbeit. In ihrem Blogbeitrag »Krebs ist ein egoistisches Gen« bemerkt die Forscherin Lynne McTaggart, dass dieses Protein oder Gen als »Friedensrichterin [arbeite], ganz so wie eine Bienenkönigin im Stock«. Womöglich hat Darwin den Kooperationsaspekt übersehen, der dem stärker sichtbaren Wettbewerb in der Natur zugrunde liegt.[3]

Ein anderes Beispiel dafür, wie verbunden wir alle miteinander sind oder sein sollen, ist die Geschichte des verstorbenen »Elefantenflüsterers« Lawrence Anthony. Als Naturschützer hat er vielen Elefanten das Leben gerettet, darunter vielen halbwüchsigen, die von ihrer Herde verlassen worden und nun vom Menschen bedroht waren. Nach seinem Tod machten sich unabhängig voneinander zwei Elefantenherden auf die zwölfstündige Wanderung durch KwaZulu, langsam, ohne Essen und Trinken. Mit einem Tag Abstand trafen sie auf dem Hof der Anthonys ein. Beide Herden blieben für zwei Tage, um zu trauern und dem Mann, der sie gerettet hatte, die letzte Ehre zu erweisen. Dann machten sie sich wieder auf in den Busch. Wie kann es sein, dass zwei Elefantenherden davon wussten, dass das Herz des Mannes, der sie liebte, aufgehört hatte zu schlagen?[4]

Ob es nun um das Verhalten von Zellen geht oder um Elefantenherden, die irgendwie vom Tod eines Freundes wissen – beides sind Beispiele für eine tiefe Wahrheit: die Harmonie zwischen Mensch und Natur, die auch in dem hermetischen Spruch: »Wie oben, so unten« zum Ausdruck kommt. Heute stehen wir, was das Verständnis unseres Platzes im Universum angeht, an einer Wegscheide. Endlich müssen wir einsehen, dass wir weder die Natur noch unsere Spezies beherrschen können. Wir müssen zusammenwirken. Dafür jedoch müssen wir eine Beziehung zu dem haben, das weit über unser Ego hinausreicht. Solange wir das nicht tun, gedeihen wir auch nicht.

Wenn Sie mit dem Göttlichen verbunden sind, dann können Sie sich auch der göttlichen Ordnung anvertrauen. Irgendwann kommen wir alle zu dem Schluss, dass sich alles beständig wandelt, und dann gehen wir entweder einfach mit dem Fluss oder verbringen unsere Tage damit, uns bis zur Erschöpfung dagegen zu stemmen. Sich nach der göttlichen Ordnung auszurichten bedeutet nicht, einfach zu warten, bis etwas passiert. Es bedeutet, seinen Willen dem göttlichen Willen in dem Wissen zu überlassen, dass unser eigener göttlicher Anteil die Wünsche unseres Herzens besser versteht, als der Verstand, der von kulturellen Vorgaben deformiert ist, es jemals könnte. Ihr ureigenes wahres Selbst lügt Sie weder an, noch führt es Sie hinters Licht oder schneidet Sie ab von den Quellen Ihrer Kraft. Das Leben dem göttlichen Willen oder Gott zu überantworten bedeutet Entlastung. Denken Sie daran, Gott ist keine äußere Kraft, von der Sie abgeschnitten sind, sondern die Kraft des Lebens selbst, die in Ihnen lebt – und nicht auf einer Wolke da oben.

Sobald Sie sich an der göttlichen Ordnung und dem göttlichen Willen ausrichten, brauchen Sie nicht mehr alles bis ins kleinste Detail zu organisieren. Dann entfallen Perfektionswahn, Kontrollzwang und Es-allen-recht-machen-Wollen. Stattdessen bieten Sie Ihr Leben der göttlichen Ordnung dar und bitten Gott, davon Gebrauch zu machen. Dann folgen Sie einfach den Zeichen und handeln entsprechend.

Die göttliche Ordnung: Der Schlüssel zum Leben als Göttin

In ihrem ganz besonderen Buch *Das Lebensspiel und seine Regeln* (zuerst 1925 veröffentlicht) schreibt die Schriftstellerin Florence Scovel Shinn, dass die einzig wahre Lösung eines jeden Problems oder Wunsches schon für uns gewählt ist und uns gezeigt werden wird, sobald wir die göttliche Ordnung anrufen. Vor Jahren, lange bevor ich selbst anfing zu schreiben, las ich eine alte Ausgabe von Scovel Shinns Buch. Eine Passage bewegte mich ganz besonders. Es war an einem Freitag um elf Uhr vormittags, ich stand in meinem Schlafzimmer und las laut: »Unendlicher Geist, gib mir ein Zeichen, zeig mir, wie ich meine Begabung und mein Talent am besten nutzen kann.« Um 14 Uhr rief mich eine Literaturagentin an und sagte: »Ich finde, Sie sollten ein Buch schreiben.« *So* arbeitet die göttliche Ordnung!

Doch die göttliche Ordnung funktioniert auch in den kleinen Dingen. Je mehr Sie sich an ihr ausrichten, desto einfacher wird es, die *wirkliche* Richtung dessen auszumachen, was Sie brauchen (statt aufs Geratewohl Ihrem Ego zu folgen). Die Lösung lautet, sich ein wenig lockerer zu machen. Im letzten Sommer zum Beispiel habe ich meiner Tochter, die sich gerade verlobt hatte, vorgeschlagen, dass wir gemeinsam losziehen, um nach einem Brautkleid zu suchen. Ich kannte mich damit überhaupt nicht aus, schließlich hatte ich mir bei meiner Hochzeit das Kleid ausgeliehen und es der Besitzerin am nächsten Tag zurückgebracht. Damals war ich im Medizinstudium und meinte fälschlicherweise, es sei albern, so viel Aufhebens um eine Hochzeit zu machen – und das galt auch für die aufregende Kleiderfrage.

Wie auch immer, anders als ich früher hatte sich meine Tochter sehr viel mit ihrem Kleid beschäftigt und sogar eine Pinterest-Fotowand eröffnet und dort ein Foto von ihrem Traumkleid eingestellt. Sie wollte etwas ganz Bestimmtes, und ich war offen für alles. Die ersten beiden Geschäfte, die wir an dem Tag erkunden wollten, hatten zu. Ohne große Erwartungen gingen wir dann später am Tag unangemeldet noch zu einem dritten – ich wusste nicht, dass man einen Termin haben muss. Wer kann schon ahnen, was es bedeutet, ein Brautkleid in einem Brautmodengeschäft zu erstehen? Kate sprach kurz mit der Besitzerin, damit sie uns einließe, und probierte dann das erstbeste Kleid an. Es saß perfekt und war genau das, was sie immer gewollt hatte. Es war sogar so perfekt, dass sie, aus der Ankleide kommend und sich auf einer Empore stehend im Spiegel sehend, weinen musste. Für mich ist das ein schönes Beispiel dafür, was passieren kann, wenn man sich mit dem Geist verbindet und ihm nicht in die Quere kommt. Nichts ist zu unbedeutend, als dass sich der Geist nicht darum kümmerte: weder ein Haar auf dem Kopf noch die Lilien auf der Wiese noch das perfekte Brautkleid. Manchmal dauert es lange, manchmal geht es schnell. Wichtig zu wissen ist, dass das Göttliche immer genau weiß, was Sie brauchen. Ach, und das Brautkleid war übrigens fast genauso wie das auf Kates Pinterest-Wand!

Die andere Sache mit der Ausrichtung auf die göttliche Ordnung ist, dass Sie mit etwas Lebenserfahrung rückblickend erkennen, dass sich die vermeintlichen Hindernisse als Gelegenheiten und die verpassten Gelegenheiten sich als segensreich erwiesen haben. Dann sagen Sie womöglich: »Danke, lieber Gott, dass ich nicht bei ihm geblieben bin!«, oder »Wenn mir nicht gekündigt worden wäre, hätte ich nie meine Firma gegründet!« Die Heilerin Caroline Myss meint, man müsse mit Gebeten an die Engel für eine Wende zum Besseren vorsichtig sein. Denn für einen Engel ist es ein Kinderspiel, binnen Wochenfrist eine Ehe oder einen Job zu tilgen. Es passiert, aber ein solcher Bruch zieht meist einen weiteren nach sich.

Seelenverträge und die göttliche Ordnung

Seitdem ich mit zwölf das ganze Werk von Edgar Cayce gelesen habe, bin ich von der Idee der Reinkarnation und des Seelenvertrags begeistert. (Edgar Cayce, der schlafende Prophet genannt, war ein bekannter Heiler. Er lebte an der Wende vom 19. zum 20. Jahrhundert und half durch eine intensive Verbindung zum Universalen bei der Heilung Tausender Menschen.) Ich glaube, dass wir Seelenverträge mit uns und anderen abschließen, bevor wir in unseren menschlichen Körpern inkarnieren. Die Verträge bestimmen, mit wem wir wichtige Bindungen eingehen, was wir auf der Erde erreichen wollen und welche unerledigten Dinge ausstehen. Die Verträge sind noch gültig, auch wenn uns das nicht bewusst ist. Und im Allgemeinen gilt: Diejenigen, mit denen wir noch ganz viel »zu erledigen haben«, werden unsere Familienangehörigen! Selbst wenn Sie sich mit dem Gesetz der Anziehung beschäftigen und damit arbeiten, kann es sein, dass Ihre Seelenverträge Ihre Wünsche überlagern. Tosha Silver drückt es folgendermaßen aus:

Einmal habe ich einer Frau, die es mit dem »Sichmanifestieren« sehr ernst nahm, etwas ausgelegt. Sie hatte in jedem Zimmer ein Vision Board, dazu einen Coach und eine Liste von Affirmationen, deren Aufsagen eine Stunde am Tag in Anspruch nahm. Doch all dem Streben zum Trotz gingen die meisten ihrer Wünsche nicht in Erfüllung. Sie war schon ganz verzweifelt, zumal ihr Coach annahm, sie »blockiere« das Manifestwerden.

»Nun«, habe ich zu ihr gesagt, »es ist so, dass unsere Gedanken die Realität anziehen, aber da ist noch mehr. Denn wir haben in einem Leben auch *prarabdha karma,* den persönlichen Plan unserer Seele, die Lektionen, die wir lernen sollen. Das bedeutet, es geht nicht einfach um Visualisieren, Entspannen und dann Party machen.«

Durch Gleichmut, Akzeptanz und Offenheit ergeben sich die Dinge … mühelos. Sie kommen einfach. Hier ein Gebet, das Sie sprechen können, wenn sich nicht zeigt, was Sie möchten: »Wandle mich, Göttlich Geliebtes, in jemanden, der sich ganz fest wünscht, dass du die Führung übernimmst. Lass mich wahres Überlassen, wahre Offenheit und Akzeptanz erkennen. Übernimm du die Herrschaft über mein Tun, damit ich weiß, wann ich handeln muss und wann nicht.«

Eines Tages schauen wir zurück und erkennen ein Muster und bekommen am Ende das, was wir von Anfang an bekommen sollten. Dann können wir zur nächsten Lektion übergehen. Ein Grund, warum ich Tagebuch führe, ist, dass ich zurückblicken und sehen kann, wie ich von Anfang an geführt wurde. Das Dokumentieren meiner Erfahrungen und das Aufschreiben meiner Träume hilft mir, der göttlichen Führung immer mehr zu vertrauen. Denken Sie an eine schmerzliche Erfahrung im Leben zurück. Können Sie rückblickend erkennen, dass sie eine Wende markierte, die Sie dorthin gebracht hat, wo Sie heute stehen, über alle Widrigkeiten triumphierend? Nun denken Sie an eine schmerzliche Erfahrung der letzten Woche oder des letzten Monats oder von heute Morgen. Haben Sie sich schon auf den Weg gemacht weg von Kummer, Ärger und Verlust hin zur Freude? Und hätten Sie das vor 20 Jahren auch schon so schnell gekonnt? Nun treten Sie Ihre alterslosen Jahre an. Dr. Joe Dispenza meint, dass Weisheit Erinnerung ohne die emotionale Aufladung sei. Was für eine Erkenntnis – wenn wir auf die schmerzhaften Abschnitte unserer Reise zurückblicken können und sehen, wie sich alles in Wohlgefallen aufgelöst hat, und wir keinen Schmerz mehr spüren. Das ist Freiheit. Nutzen wir den Tag mit Freude und Genuss.

Ausgerichtet sein

Jeden Tag nehme ich mir vor, mein Leben dem Göttlichen zu überantworten und auf den Impuls zu warten, der mich handeln lässt. Wenn ich mit Leidenschaft bei einer Sache bin, dann weiß ich, dass es das Richtige ist. Aufgeregt sein bedeutet immer, dass es um das geht, was Sie wirklich ausmacht! Argentinischen Tango zu lernen war so eine Sache. Manchmal *wissen* Sie es einfach, manchmal bekommen Sie ein Zeichen. Es könnte ein Schriftzug auf einem Laster sein oder ein Schild, ein Traum, eine Liedzeile, die Sie gerade dann hören, wenn Sie eine Antwort brauchen – Sie suchen auf Tarotkarten nach einem Zeichen, oder Ihre Intuition meldet sich mit einem lauten »Ja!« oder »Nein!«. Vor ein paar Tagen habe ich mir vorgenommen, etwas Wunderbares zu erleben, nur so zum Spaß. Am nächsten Tag sah ich auf der Fahrt zu einer Freundin vor mir ein Auto mit dem Kennzeichen MAGIC. Da musste ich herzlich lachen. So etwas passiert andauernd, wenn man sich erst einmal auf das Göttliche ausgerichtet hat!

Im Handeln ausgerichtet sein heißt nicht, dass Sie nicht auch an der Manifestation der Dinge arbeiten können. Ich bin ganz für Vision Boards und Fokussierung, wenn es um konkrete Vorhaben geht. Sie können die Seele um was auch immer bitten. Aber seien Sie dabei flexibel. Verrennen Sie sich nicht, weil Sie statt des göttlichen Willens Ihren Willen durchsetzen wollen. Bedenken Sie, dass der Geist Gebete auf dreierlei Art beantworten kann, mit: »Ja!«, »Jetzt nicht« und »Nein, weil ich dich zu sehr liebe.« Denken Sie mal an Zeiten des »Jetzt nicht« zurück. Beurteilen Sie sie heute anders? Können Sie erkennen, dass das Göttliche etwas Besseres mit Ihnen vorhatte? Und wie sieht es rückblickend damit aus, dass Gott nicht gesagt hat: »Nein, weil du es nicht verdienst«, sondern »Nein, weil ich dich viel zu sehr liebe«. Davon wollten Sie damals gar nichts hören, stimmt's?

Um sich auf die göttliche Ordnung auszurichten, bedarf es spiritueller und praktischer Schritte. Sie müssen sich von Ihren Erwartungen lösen, was in Ihrem Leben zu passieren hat, und offen sein für den göttlichen Plan. Mein Bruder etwa züchtet Maultiere, die für ihre Sanftmut bekannt sind. Vor Kurzem wurde er beim Reiten abgeworfen und landete auf seinem Hinterkopf. Natürlich tat ich als Ärztin alles, um Informationen von seinen Ärzten zu bekommen und die Familie medizinisch auf dem Laufenden zu halten. Das war der aktive Teil. Aber es gab auch einen spirituellen. Ich wusste, dass er den Unfall womöglich als Teil seiner Lebensgeschichte zu erleben hatte. Nun wurde ich spirituell aktiv und betete, dass er wieder ganz gesund werden möge. Ich habe mich sogar mit anderen Familienmitgliedern zum Gebet versammelt, um ihm göttliche Liebe zu schicken, besonders seiner Lunge, die stark sein musste, damit er die Notoperation überstand. Aber abgesehen von meiner Anteilnahme als Ärztin, den Gebeten und dem Schicken göttlicher Liebe musste ich den Rest dem Schöpfer überlassen. Zu jedermanns Erleichterung genas er vollständig. Doch indem ich der göttlichen Ordnung das Wesentliche überließ und nicht versuchte, als Obercheckerin der Familie (in der Krise gibt es sie bei allen Familien) alles bis ins kleinste Detail zu regeln, habe ich mir und meinen Lieben viel erspart.

Natürlich kann ich nicht versprechen, dass Ihnen, wenn Sie alterslos und in Freude leben, nichts zustoßen wird. Dinge passieren. Doch selbst wenn Sie körperlich altern oder einen Unfall haben oder krank werden, dann sorgen Freude und eine altersunabhängige Haltung für Gesundheit und Lebensqualität. Die Quelle all dieser Freude ist der Geist. Davon schrieb auch der Sufi-Mystiker Rumi: »Es gibt einen Kuss, den wir unser ganzes Leben lang erwarten: den Kuss des Geliebten.« Der Geist oder die Quelle ist unser wahrhaft Geliebtes, das uns immer akzeptiert und lieben wird. Es ist der Kuss des Göttlich Geliebten, auf den wir alle warten, und das Göttlich Geliebte ist bereit. Alles, was wir tun müssen, ist, es einzuladen, denn die ganze Zeit schon wartet es geduldig. Warten wir nicht, bis wir abgenommen, den Abfall entsorgt oder den Teppich gesaugt haben – machen wir es sofort!

Körper, Geist und Erde

Ich bin ganz dafür, den Geist für 15 bis 20 Minuten oder so zu beruhigen, das heißt zu meditieren. Aber wir sind hier auf Erden, um zu leben und uns unseres Körpers, Herzens und Geistes zu erfreuen, nicht um ihnen zu entkommen. Das Leben ist die wahre Meditation. Ich kenne einen Meditationslehrer, der zehn Stunden am Tag auf einem Kissen sitzt, doch sein Leben außerhalb des Kissens ist ein Scherbenhaufen. Von dem ganzen spirituellen »Tamtam« kann man auch süchtig werden, weil es einen von den Bedürfnissen unseres irdischen Körpers und des Alltags wegbringt. Klar, Sie können nach Indien fahren, die Mayastätten erwandern oder am Fuß der Großen Pyramide chanten. Doch wenn Sie zurück nach Hause kommen, dann sind die Beziehungen, die Sie an den Rand gebracht haben, noch da, genauso wie die Wäsche. Sie können Körperlichkeit und Erdgebundenheit nicht außen vor lassen.

Die Entfremdung von den regenerativen Kräften des Unterleibs, der sexuellen und sinnlichen Lebenskraft kommt auch in unserer Trennung von Mutter Erde zum Ausdruck. Dieser schmerzliche Schritt fing vor ein paar Tausend Jahren an, als an die Stelle der heiligen lebendigen Erdkraft eine Kultur trat, die nicht auf Zusammenarbeit setzte, sondern auf Beherrschung. Uns die Erde untertan zu machen, war fortan unser Motto. Wenn auch intuitiv, so wissen wir doch, dass unser Verhältnis zur Umwelt so nicht sein sollte. Geist und Erde sind vollständig verbunden. Gemäß der Gaia-Hypothese ist die Erde lebendig, wir leben nicht bloß *auf* ihr, sondern sind selbst ein *Teil* von ihr. Nach Zeiten der Trennung müssen wir nun wieder erkennen, dass eine Beziehung zum Geist, zur Erde und uns selbst nicht auf Herrschaft beruhen sollte, sondern auf dem Miteinander. Auch erkennen wir die Heiligkeit des Lebens auf unserem Mutterplaneten, anstatt uns Gott weit weg im Himmel vorzustellen, getrennt von unserem Alltag und unseren Körpern.

Sich mit Himmel und Erde zu verbinden muss nicht im übertragenen Sinne geschehen. Der menschliche Körper hat sich entwickelt, um auf der Erde zu wandeln, die gute Luft zu atmen und Sonne zu tanken. Sie können wirklich viel für die Gesundheit tun, wenn Sie mehr Zeit in der Natur verbringen und in Kontakt mit Himmel und Erde kommen. Dann spüren Sie die Göttlichkeit von Erde und Körper.

Vor 100 Jahren fanden die Viktorianer, dass es ganz wichtig sei, frische Luft und Sonne zu bekommen. Instinktiv wussten sie, dass öffentliche Parkanlagen Kriminalität und Unordnung verringern und auf die Spaziergänger eine beruhigende Wirkung haben würden. Das ist auch der Grund, warum sie so viele anlegten.[5] Wenn Menschen Tuberkulose bekamen, fuhren sie in ein Sanatorium in den Bergen. Die Heilung stellte sich oft ein, weil frische Luft, Entspannung und Abkehr vom Alltagsstress den Körper heilen ließen. Doch dann fingen wir an, die Menschen zur Behandlung in Krankenhäuser und Kliniken mit künstlichem Licht und Ärzten zu verfrachten, die uns mit verschreibungspflichtigen Arzneien und Skalpell behandeln. Glücklicherweise bestätigt die Forschung mittlerweile, was wir alle wissen: dass uns der Aufenthalt im Freien belebt und Stress reduziert, was gut für die Gesundheit ist.[6] Ein Aufenthalt im Freien senkt außerdem den Cortisolspiegel und fördert die Immunität.[7] Bei Sonnenschein draußen zu sein hebt den Vitamin-D-Spiegel, verringert das Risiko, eine Depression zu bekommen und auch Krebs, Herzleiden und andere schwerwiegende Erkrankungen. Weil wir uns von der Natur entfremdet haben, bekommen wir nicht mehr genug natürliches Licht so wie damals, als wir vor allem auf dem Land lebten und es noch kein künstliches Licht gab. Denken Sie einfach, dass natürliches Licht Nahrung ist, die der Körper für Gesundheit und Wohlbefinden braucht, ein Geschenk der Mutter Erde an Sie.

Wenn Sie auf der Nordhalbkugel leben oder den ganzen Tag drinnen in künstlicher Beleuchtung sind, dann haben Sie vermutlich zu wenig Vitamin D. Sie können Ihren Vitamin-D-Spiegel über ausreichend Sonnenlicht erhöhen. Gehen Sie öfter nach draußen, besonders an sonnigen Tagen. Lassen Sie zur Verjüngung das Licht des Himmels auf sich scheinen. Ich plädiere nicht für ein stundenlanges Braten in der Sonne. Aber ein halbstündiges Sonnenbad ohne Sonnenschutz am frühen Morgen oder am späten Nachmittag kann für die Stimmung und den Vitamin-D-Spiegel so viel ausmachen. (Ansonsten sollten Sie aber Sonnenschutz benutzen.) Sorgen Sie für viel Tageslicht durch Ihre Fenster. Wenn das nicht möglich ist, verwenden Sie Leuchtmittel mit natürlichem Farbspektrum. Es gibt Lichtboxen, die das Tageslicht simulieren. Um die Augen nicht anzustrengen, sollten sie außerhalb des Sichtfeldes angebracht werden, sodass sie eher indirekt wirken.

Wo wir von Augen sprechen: Fast immer drinnen zu sein geht mit Kurzsichtigkeit einher, während Draußensein diesbezüglich vorbeugend wirkt oder das Fortschreiten von Kurzsichtigkeit hemmt.[8] Gehen Sie ganz so wie Ihre Vorfahren nach draußen – ohne Sonnenbrille. Die Netzhaut braucht natürliches Licht, um Serotonin herzustellen, ein »gute Laune«-Neurotransmitter, der die Stimmung hebt und Depression verhindert. Schlechte Stimmung im Winter lässt sich durch Sonnenschein oder Vollspektrumlicht aufhellen. Vor diesem Hintergrund sollten Sie die natürlichen Zyklen des Körpers respektieren und mit ihnen arbeiten. Sind Sie gelegentlich schläfrig, sobald es draußen dunkel und ungemütlich ist, dann hören Sie auf Ihren Körper. Und wenn Sie im Winter ein bisschen länger schlafen, machen Sie sich keine Sorgen.

Eine weitere Möglichkeit, etwas für die Gesundheit zu tun, ist das »Erden«. Erden bedeutet, sich auf die elektromagnetischen Felder abzustimmen (vor allem, indem man barfuß läuft), um das eigene Energiefeld zu stabilisieren. All die modernen Elektrogeräte um uns herum wie Handys, Fernseher und die ganzen anderen elektronischen Begleiter beeinflussen unser eigenes Energiefeld und das elektromagnetische Feld um uns herum. Ich schlafe auf einem geerdeten Laken mit Erdungskabel nach draußen, aber ich versuche auch so oft wie möglich, barfuß zu gehen und den Boden zu berühren. Die negativen Teilchen der Erde neutralisieren die positiven, welche den oxidativen Stress im Körper und damit Schäden am Gewebe verursachen. Tatsächlich haben Studien gezeigt, dass das Stehen auf dem Erdboden Jetlag vermindert und ebenso Entzündungen auf der Zellebene. Probieren Sie es das nächste Mal beim Fliegen aus, so dass Sie wieder in die natürlichen Rhythmen von Erde und Sonne kommen.

Natürliche Zyklen, kosmische Zyklen

Die Einstimmung auf die göttliche Ordnung hat auch mit den natürlichen Zyklen der Erde und des Kosmos zu tun. Einer dieser Zyklen ist der Sonnenzyklus mit jeweils einer Sonnenwende im Winter und einer im Sommer; auf der nördlichen Hemisphäre am 21. Dezember und am 21. Juni (auf der Südhalbkugel ist es umgekehrt). Die Wintersonnenwende markiert die Wiederkehr der Sonne und ein Längerwerden der Tage, und die Sommersonnenwende markiert den längsten Tag des Jahres und den Anfang der länger werdenden Nächte. Beide haben eine andere Bedeutung. Als man noch erdverbundener war und die Muttergottheit im Zentrum der Spiritualität und Religion stand, war die Sommersonnenwende mit Feiern und Tanzen verbunden. Die Wintersonnenwende dagegen war eine Zeit der Reflexion. Wenn das Licht wieder erschien, war das eine Zeit des Träumens, sich vorzustellen, was man an den langen Tagen, die kommen würden, tun könnte. Weil die Wintersonnenwende in die Nähe von Weihnachten und Neujahr fällt, können Sie diese Zeit nutzen, um zu überlegen, was Sie zum Leben erwecken wollen. Das Ausruhen und Nachdenken wird Sie an Körper und Seele stärken.

Der Mond hat ebenfalls Zyklen bzw. Phasen. In den antiken Traditionen wurde die Sonne oft als männliche Energie begriffen, und der Mond war eine Göttin. Schließlich regiert der Mond den Fluss der Körpersäfte, einschließlich des Menstruationszyklus. Er regiert auch das Fließen der Flüsse in und auf der Mutter Erde, die Gezeiten oder die Fruchtbarkeitszyklen von vielen Pflanzen und Tieren. Es gibt Phasen im Monat, da ist der Mond voll und ganz, und dann gibt es welche, da ist er nicht zu sehen und hat nichts zu vergeben. Wer mit Pflanzenmedizin arbeitet, folgt den Mondphasen bei Aussaat und Ernte. Es ist auch interessant, den Einfluss des Mondes auf unsere Lebensphasen zu verfolgen. Bei zunehmendem Mond und bei Vollmond werden die Dinge geboren oder tragen Frucht, bei abnehmendem Mond können sie losgelassen werden. Wenn der Mond abnimmt, ist das eine gute Zeit, um freizugeben, was nicht mehr benötigt wird, Groll und alte Verletzungen inklusive. Der Neumond ist die Zeit, um neue Vorhaben zu »säen«. Mond- und Sonnenfinsternisse hingegen rufen bei vielen Menschen Unruhe und Aufruhr hervor, und es gibt mittlerweile eine Forschung, die belegt, was wir auf den Entbindungsstationen schon lange bemerkt haben: dass es mehr Geburten bei Vollmond gibt.[9] Achten Sie auf die Mondphasen und denken Sie darüber nach, was Sie hervorbringen und was Sie loslassen wollen, weil es Ihnen nicht mehr dient.

Die Planeten wiederum haben ihre ganz eigenen Zyklen. Während die astrologischen Vorhersagen in den Zeitungen ein harmloser Spaß sind, können Sie mit der richtigen Astrologie erkennen, wie sich Ihre persönlichen Zyklen mit den großen Himmelsbewegungen verbinden. Dazu werden detaillierte Horoskope verwandt und die planetarischen Positionen zur Zeit der Geburt mit den aktuellen verglichen. Wenn Sie eine solche Weissagung auf natürlicher Grundlage nicht wollen, ist es auch gut. Aber für viele Menschen, auch für mich, ist Astrologie ein Mittel, die Muster des Lebens und der Gesellschaft zu verstehen. Horoskope sind Blaupausen für die Reise der Seele. Jedes Jahr lasse ich ein »Solarhoroskop« erstellen, um zu sehen, welche planetarischen Energien meine Reise begleiten. Das Wissen um meine astrologische Vorhersage hilft mir, bewusst zu sein und mich auf Kommendes vorzubereiten, einschließlich spiritueller Lektionen. Es ist ein bisschen wie, den Wetterbericht zu hören, um gegebenenfalls einen Schirm oder eine leichte Jacke dabeizuhaben. Vorbereitet sein ermöglicht mir, mich nicht als Opfer der Umstände zu sehen. Außerdem gibt es keine »schlechten« Horoskope, allenfalls zeigen die planetarischen Positionen an, dass Sie es mit einer Herausforderung zu tun haben werden.

Wenn Sie einen Astrologen zurate ziehen wollen, gehen Sie nicht zu einem, der Sie mit den Informationen aus Ihrem Horoskop ängstigt. Konsultieren Sie jemanden, der Astrologie als Mittel der Erkenntnis nutzt. Astrologen, die sich auf Düsternis und Untergang fokussieren, sind wie Ärzte, die immer das Schlimmste erwarten, anstatt Sie bei der Genesung zu unterstützen.

Hippokrates, der Vater der westlichen Medizin, dessen Eid wir ablegen, wenn wir unseren Abschluss machen, war ebenfalls Astrologe. Wir aber haben den Sinn für die Zusammenhänge zwischen Erde, Kosmos und dem Körper verloren. Wenn der Mond die Körpersäfte regiert, warum sollten dann nicht auch andere Planeten ebenfalls eine Wirkung auf uns haben? Die subtilen Energien, ihre Bewegung und ihr Zusammenspiel in unserem gemeinsamen Energiefeld sind der Wissenschaft noch immer ein Rätsel; dennoch werden sie uns über das elektromagnetische Feld unseres Bindegewebes übermittelt. Das ist eine wissenschaftliche Tatsache. Und zu wissen, dass wir dieses Mittel haben, macht Mut!

Als ich die erste Fassung dieses Kapitels im September 2013 schrieb, berührte der Planet Saturn den aufsteigenden Mondknoten. (Die Mondknoten markieren die Stellen im Horoskop, wo sich die Ekliptik [die scheinbare Umlaufbahn der Sonne um die Erde, A. d. Ü.] und die Umlaufbahn des Mondes kreuzen.) Ein sich langsam bewegender Planet wie der Saturn überquert die Mondknoten nur selten. In diesem Falle hatte es eine Saturn-Mondknoten-Konjunktion zuletzt im Juni 2002 gegeben und davor im Januar 1991 sowie im Juli 1978. Ich schlug diese Daten in meinen Tagebüchern nach und sah, dass tatsächlich alle mit einem größeren Ereignis im Zusammenhang mit einem meiner Bücher standen. Viele Leute sagen mir, dass auch sie während dieser Perioden größere Wendepunkte in ihrem Leben erfahren haben. Weil ich astrologische Zyklen wie diesen kenne und gesehen habe, wie sie sich in meinem Leben zeigten, bestärken sie mich in meinem Vertrauen in die göttliche Ordnung. Mir ist klar geworden, dass es nicht bloß »reiner Zufall« sein konnte, dass ich erneut ein Buch zu dieser Zeit schrieb.

Achten Sie auf die natürlichen Zyklen Ihres Körpers. Wenn Sie ein Morgenmensch sind, dann behalten Sie die Morgen den wichtigen Aktivitäten vor. Verplempern Sie Ihre beste Zeit des Tages nicht mit irgendwem oder irgendwas. Wenn Sie merken, dass Sie die klarsten Gedanken am frühen Abend haben, dann tragen Sie dem Rechnung und schreiben Sie Tagebuch, notieren Sie Traumnotizen der letzten Nacht oder meditieren Sie. In Einklang mit den Zyklen von Himmel und Erde können Sie leichter mit Ihrer Seele und Ihrer Kreativität in Verbindung treten.

Bewusste Verbindungen

Sofern Sie die natürlichen und kosmischen Zyklen kennen, können Sie sich bewusst nach ihnen richten. Auf diese Weise verbinden Sie sich auch besser mit anderen Menschen, verändern so die zwischenmenschlichen Beziehungen und die Beziehungen zur Erde.

In Kapitel 4 habe ich schon über das Phänomen der Herz-Kohärenz berichtet. Die Global Coherence Initiative (www.glcoherence.org), ins Leben gerufen vom Institute of HeartMath, ist ein Projekt, das durch mehr Übereinstimmung das globale Bewusstsein in Richtung Ausgeglichenheit und Zusammenarbeit verschieben will. Es führt Menschen zusammen, die ihre Vorhaben, Affirmationen, Gebete und Meditation einsetzen, um das elektromagnetische Feld der Erde (EMF) zu verändern. Tatsächlich hat man die EMF-Aktivität gemessen und Korrelationen zu globalen Krisen entdeckt, etwa zum 11. September, der alle Herzen gleichermaßen beeinflusst hat. Auf der anderen Seite hat man auch etwas gemessen, wenn sich viele gemeinsam freuen und so die Vibration des Energiefeldes verstärken. Unsere menschlichen Energiefelder sind in der Lage, das Feld der Erde zu beeinflussen! Und ja, man zieht wissenschaftliche Methoden heran, um den diesbezüglichen Fortschritt zu messen. Manchmal gibt es einen Aufruf zum globalen Gebet oder zu einer Meditation, etwa für zehn Minuten an Tag X. Robert Fritchie vom World Service Institute (www.worldserviceinstitute.org) und Lynne McTaggart (www.lynnemctaggart.com) unterhalten beide große Netzwerke, die diese Aktivitäten koordinieren. Auch spirituelle Führer schließen sich diesen Aufrufen an, besonders wenn eine Krise herannaht. Jeder, der dabei mitmacht, die Schwingung im Energiefeld zu steigern, trägt zu deren Veränderung bei, wodurch sich der Effekt kumuliert.[10]

Sich mit anderen Menschen in Gebet, Meditation oder was auch immer zu verbinden, ist ein exzellenter Weg, um mit dem Geist in Verbindung zu bleiben. Auch geben Kirchen und Synagogen den Menschen oft ein Gefühl von Sicherheit und Zugehörigkeit und erfüllen damit wichtige soziale Bedürfnisse. Jesus sagt: »Wo immer zwei oder drei in meinem Namen zusammenkommen, da bin auch ich.« Mit anderen Worten, wenn sich mindestens zwei Menschen in ihrer Verwundbarkeit in der Absicht zusammentun, sich mit dem Göttlichen und ihrer spirituellen Seele zu verbinden, ist das für die Seele sehr wirksam und stärkend. Die Forschung zeigt, dass regelmäßiger Kirchgang mit einer besseren Gesundheit und höherer Lebenserwartung zusammenfällt. Das 12-Schritte-Programm der Anonymen Alkoholiker oder vergleichbare Treffen sind ebenfalls dafür geeignet, Menschen in Gemeinschaft nahezubringen und uns daran zu erinnern, dass der Geist auch Süchte heilt.

Seien Sie dennoch gewarnt: Auch wenn eine Kirche, Synagoge, Sangha, ein Gebetskreis oder eine 12-Schritte-Gruppe Sie emotional auffangen und Ihnen das Gefühl der Verbundenheit mit dem Göttlich Geliebten und einer größeren Gemeinschaft vermitteln kann, sind in einer solchen Gruppe auch persönliche Querelen und Psychospielchen möglich. Haben Sie schlechte Erfahrungen mit Kirchen oder spirituellen Gruppen gemacht, dann sollte Sie das jedoch nicht daran hindern, einer beizutreten, eine zu gründen oder die bestehende so zu verändern, dass dem spirituellen Wohl aller gedient ist. Schauen Sie sich in Ihrer

Gemeinde um. Sprechen Sie mit Menschen aus Ihrem Umfeld, die noch in anderen Netzwerken unterwegs sind. Auch durch das Internet können Sie eine Gruppe finden. Oder Sie fassen den Vorsatz, Gleichgesinnte zu finden, die kein Gebäude und keinen Zeitplan brauchen, um sich spirituell auszurichten. Wir brauchen keine Gebäude, Synagogen, Kirchen, Moscheen oder Tempel, um uns aktiv mit dem Geist zu verbinden. Als ich klein war und mit meinem Vater in die Kirche ging, ging meine Mutter immer hinaus in den Wald. Dann sagte sie zu meinem Vater: »Du gehst in deine Kirche, ich in meine.« Nun, *das* war ein richtiges Kindheitserlebnis in Sachen Spiritualität!

Wo Sie Ihre Versammlungen abhalten, spielt keine Rolle. Jeder Platz ist heilig, wenn Sie sich klarmachen, dass Gott in Ihnen ist. Vielleicht bereichert Sie ein Treffen in der Natur oder an einem schönen öffentlichen Ort oder an einem, an dem Menschen schon seit Jahrhunderten beten. Manche der alten Kathedralen in Europa sind auf heiligen Quellen errichtet, die die Menschen aufsuchten, bevor das Christentum kam. Sedona, Arizona, war immer schon ein heiliger Ort für die Indianer der Region, bevor es zum Mekka für spirituell Suchende aller Art wurde. Als ich das erste Mal dort hinkam, dachte ich nur: *Wow, dieser Platz ist heilig, ein Zufluchtsort.*

Sie brauchen nicht den formalen Segen einer religiösen Autorität, wenn Sie eine Gemeinde oder eine Gruppe spirituell Suchender bilden oder einfach Ihrer eigenen Spiritualität nachgehen wollen. – Sich mit dem Göttlich Geliebten und dem Geist zu verbinden heißt, sich von der alten Idee zu lösen, dass es immer einer vermittelnden Instanz bedarf. Suchen wir das Göttliche in uns und nicht »da draußen«! Wir haben den direkten Draht verdient.

Wenn wir diese Verbindung spüren, dann spüren wir auch,

dass es tatsächlich einen göttlichen Plan gibt. Der Plan wird deutlicher, wenn wir in die alterslosen Jahre kommen und sehr wahrscheinlich schon erfahren haben, dass das Göttliche auf geheimnisvolle, außerordentliche und besondere Weise wirkt.

Gänsehaut und innere Gewissheit

Das Göttlich Geliebte kommuniziert mit uns auf ganz verschiedene Weise, aber um die Botschaft zu vernehmen, müssen wir den Kopf abschalten. In einer Kultur der Dominanz ist das natürlich kritisch, weil Intuition und Wahrsagekunst in Misskredit geraten sind, aber ich sage es trotzdem! Als Frauen wissen wir tief im Inneren, dass Intuition etwas Starkes ist und man ihr trauen kann. Weise Frauen mit Eingebungen wurden jahrhundertelang marginalisiert. Zu sagen, »ich weiß auch nicht, warum, aber ich weiß, dass dies und das nicht richtig ist für mich« – auf das Herz zu hören –, kann schwierig sein, weil man in der Regel rational begründen soll, was das Herz uns lehrt. Weil aber das weibliche Wissen immer mehr an Einfluss gewinnt, wird es auch leichter werden, diese Richtung einzuschlagen.

Sie kennen sich im tiefsten Inneren. Wenn Ihnen daher nicht wohl bei einer Sache ist, versuchen Sie rauszukriegen, warum das so ist. Wenn Sie etwas eine Weile auf sich wirken lassen und aufmerksam sind, werden Ihre Gefühle und Eingebungen klarer. Werden Sie still und hören Sie auf Ihr inneres Wissen – oder auf Ihre Gänsehaut. Ich bin immer wieder fasziniert, wie unser Körper so etwas ganz ungefiltert zustande bringt. Wenn jemand Ihnen von einem schlimmen Vorfall erzählt oder Sie den perfekten Gleichklang erleben, wenn Sie plötzlich das Gefühl haben, von einer liebenden und schützenden Kraft geführt zu werden, dann bekommen Sie oft eine Gänsehaut. Das ist ein sicheres Zeichen dafür, dass, was auch immer Sie gerade vernommen haben, eine besondere Bedeutung hat. Übrigens funktioniert Gänsehaut so: Ein elektrisches Signal aktiviert die winzigen Muskeln unter der Haut, die die Haarwurzeln stützen. Die Haare richten sich buchstäblich auf. Das Signal selbst wird aktiviert, sobald sich eine tiefe Wahrheit in uns mit einer tiefen Wahrheit außerhalb unserer selbst verbindet. Wir erleben dann ein Resonanzfeld zwischen der äußeren Wahrheit und unserem Herzen, das beide wie Punkte auf einem großen Stromnetz verbindet. Eine Gänsehaut ist das Zeichen, dass unser Netz mit einer tiefen, unergründlichen Wahrheit synchronisiert ist.

Sind Sie plötzlich ohne Grund müde oder traurig, und waren Sie zuvor auf einem Friedhof, in einer Bar oder einem Krankenhaus, kann es entweder daran liegen, dass Sie dunkle schwere Energien von dort aufgenommen haben oder dass sich dort Geister aufhalten. Peter Calhoun sagte mir einmal, dass die Indianer, mit denen er oft zusammengearbeitet hat, meinten: »Ihr Weißen wisst nicht, wie man die Toten ziehen lässt. Ihr seid von toten Menschen umgeben.« Viele von uns haben gelernt, dass, wenn Seelen nach dem Tod weiterleben, sie an einen Ort gehen, wo wir sie nicht wahrnehmen und sie nicht mit uns kommunizieren können. Doch viele Seelen schaffen es nicht über die Schwelle, wenn ihre Lieben immer noch mit unerlösten Gefühlen an ihnen festhalten. Ich kann Ihnen gar nicht sagen, wie vielen Frauen durch das Wissen geholfen werden konnte, dass es in Ordnung ist, die Verstorbenen loszulassen. Eine meiner Freundinnen hat mir berichtet, dass sie die Anwesenheit ihrer Großmutter nach deren Tod mehr gespürt habe als je zuvor. Die Großmutter hatte eine schwere psychische Störung und war besonders in ihren letzten Jahren eine große Belastung für die Familie gewesen. Auf jeden Fall fand ein mit mir befreundeter Heiler heraus, dass sie noch nicht die Schwelle überschritten hatte und immer noch da war, was den anderen irgendwie das Leben schwermachte. Als der Heiler der Großmutter half, die Schwelle zu passieren, merkte meine Freundin, wie ihr ein Stein vom Herzen fiel!

Es ist beruhigend zu wissen, dass viele Menschen nach ihrem Dahinscheiden immer noch regelmäßig Kontakt zu ihren Lieben aufnehmen. Sehr schön wird das übrigens in dem Film *Hinter dem Horizont* beschrieben, den ich allen empfehle, die Schwierigkeiten mit dem Loslassen haben. Botschaften und Kommunikation mit Verstorbenen sind sehr verbreitet, aber noch einmal: Unsere Intuition und Erfahrung mit Dingen, die nicht beweisbar sind, werden in einer Dominanzkultur abgewertet und abgewehrt. Wir sollten dennoch unsere Erfahrung einbringen. Sie ist wahrhaftig, und wir wissen das auch. Ich stelle mir das Leben gern wie eine große Kirmes vor – Sie werden im Gewühl von jemandem getrennt, und am Ende kommen Sie wieder zusammen.

Mit dem Göttlichen kommunizieren

Jede und jeder von uns ist ein Wesen aus Licht mit einem Bewusstsein, eine Form des Göttlichen, auf die Erde gekommen, um seine oder ihre heilige Essenz zu leben. Die Tatsache, dass wir Lichtwesen sind – und in der Tat Licht aussenden –, hat der Forscher Dr. Gary Schwartz in seinem Labor an der University of Arizona herausgefunden. (Näheres dazu unter: www.drgary-schwartz.com.) Ihre Seele ist wahrscheinlich mit der Absicht hierhergekommen, als Mensch etwas zu lernen, nicht aber, um irgendjemandem irgendetwas zu beweisen. Sie müssen sich die Liebe des Schöpfers nicht verdienen. Sie ist immer da. Viele Religionen sagen, dass Gott die Liebe ist, und das ist wahr. Göttliche Liebe ist jedem gegeben, ganz egal was er denkt oder tut. Es ist an Ihnen, sie anzunehmen und sich mit ihr zu verbinden. Wenn Sie das nicht glauben, ist das ein Zeichen, dass Sie tief im Innersten wissen sollten: dass Sie eine göttliche, alterslose und geliebte Göttin sind, aller vorbehaltlosen Liebe wert. Nehmen Sie sie an!

Alterslosigkeit bedeutet, an der schöpferischen Kraft des Lebens selbst teilzuhaben und sich nicht darauf festlegen zu lassen, was »sich gehört« oder wie man in einem bestimmten Alter zu sein oder wie man mit dem Göttlichen zu kommunizieren hat. Das Göttliche will nur, dass Sie sich mit ihm verbinden. Es spricht keine Befehle aus, wo man zu stehen, zu sitzen, wie man die Hände zu falten und welche Worte man sprechen soll.

Obwohl das Göttliche immer für uns da ist, ist es nicht verwunderlich, dass man sich in einer Kultur, die das Göttliche in einer Kiste mit der Aufschrift »Religion« verwahrt und uns sagt, dass wir ohne bestimmte Unterhändler keinen Kontakt zu ihm haben könnten, davon abgeschnitten fühlt. Dennoch ist das Gebet etwas sehr Starkes, weil es das Göttliche anruft und uns die Verbindung mit ihm spüren lässt. Es gibt viele Arten des Gebets, probieren Sie aus, was zu Ihnen passt. Manche spüren die Verbindung durch Singen, Sprechen oder einfach nur stilles Aufsagen. Die Worte stellen ein Gefühl der Verbundenheit mit all jenen her, die dieses Gebet jemals gesprochen haben. Worte und Gebete zu sprechen, ändert auch die Vibration um Sie herum. Auch wenn Sie ein Gebet improvisieren, kann es sehr wirksam sein. Es gibt eine jüdische Tradition des Segnens im Alltag. Warum machen Sie es sich nicht zur Gewohnheit, ein Gebet des Dankes für alles Mögliche zu sprechen, was Ihnen im Alltag widerfährt? »Danke für meine guten Kochdinge und dass ich weiß, wie man ein leckeres Mahl bereitet. Danke für meinen vollen Kühlschrank und für die Zucchini, die gerade so schön reif ist. Danke dafür, dass meine Messer so scharf sind.« Versuchen Sie es bei Gelegenheit! Dankgebete sind sehr gut für die Gesundheit.

Ich bin absolut hingerissen von Tosha Silvers Gebeten zum Göttlich Geliebten. Das eine oder andere habe ich bereits in diesem Buch vorgestellt, und im 14-Tage-Programm der alterslosen Göttin im nächsten Kapitel kommen noch mehr. Tosha sagt, sie habe diese Gebetsform entwickelt, nachdem sie von spirituellen Lehrern wiederholt dazu aufgefordert worden war, »einfach loszulassen«, und sie sich immer gefragt hat, wie das gehen soll. Schließlich hat sie die Wandle-mich-Gebete als einen Weg entwickelt, das höhere Selbst bei der Selbsthilfe einzubinden. Mit dem Wandle-mich-Gebet lässt sich der Klammergriff des Egos abschütteln, das mit dem »Wieso, weshalb, warum« beschäftigt ist. Im Endeffekt bitten Sie Ihr höheres Selbst, das Steuer zu übernehmen und Sie an der göttlichen Ordnung auszurichten. Wenn Sie beten: »Göttlich Geliebtes, wandle mich in jemanden, der einer bestimmten Erfahrung gegenüber und allem, was sie für mich bereithält, offen ist«, dann bitten Sie im Grunde den Geist, dass er Ihnen hilft, der göttlichen Ordnung zu vertrauen. Dann senden Sie eine Botschaft über die kristalline Struktur zwischen Körper und Herzen und warten, bis Sie Führung erhalten. Da Ihr Zytoskelett immer auf Empfang ist und von Ihren tiefsten Bedürfnissen geleitet wird, können Sie sicher sein, dass Ihre Gebete ausgesandt und empfangen werden.

Dennoch unterscheidet sich die Vibration, in der ein Gebet gesprochen oder eine Bitte formuliert wird, oft sehr von der Antwort. Es kann mehrere Wochen oder Monate, ja sogar Jahre dauern, ehe Ihr Gebet beantwortet wird. Es kann sein, dass Sie gar keine Antwort bekommen, solange Sie nicht Ihre Vibration verstärken – und das tun Sie, indem Sie alten Groll, Kummer und Glaubenssätze über Bord werfen, die Sie von der Erfahrung des Guten abhalten. Manchmal beantwortet, wie gesagt, die Seele ein Gebet mit »Nein, noch nicht«, weil Sie erst noch eine Aufgabe erledigen sollen. Denken Sie daran, dass Seelenverträge Vereinbarungen sind, die lösen sollen, was unerlöst ist. Vielleicht müssen Sie noch wachsen und geheilt werden, um zu bekommen, wonach sich Geist und Herz sehnen.

Ich rufe zum Beispiel gern den weiseren und stärkeren Teil meines Selbst an und bitte ihn, mich in jemanden zu wandeln, der organisiert ist, der mit Leichtigkeit annimmt, der vertraut und so fort. Die Vorstellung, um Hilfe zu bitten, weil man nicht alles selbst schaffen kann, wurde in der Zeit des New Age nicht gerade kultiviert. Frauen denken, sie müssten alles selber machen – wir halten die Dinge am Laufen! Aber Gott ist da, um uns jederzeit zu helfen. Wenn Sie Gott um Hilfe bitten, dann erkennen Sie an, dass die Welt, obwohl Sie Perfektionistin sind und alle Details regeln wollen, einfach zu anstrengend ist und dass deshalb Sie der göttlichen Intervention bedürfen! Hier ist ein Gebet, das Sie täglich sprechen können: »Göttlich Geliebtes, wandle mich in jemanden, der gern eine Göttin ist und die Verbindung zu Dir und zur Erde genießt. Mach mich zu jemandem, der wirklich der göttlichen Ordnung vertraut. Und wo Du schon dabei bist, bitte sende mir ein Zeichen, das mir zeigt, dass ich immer mit Dir verbunden bin.« Spüren Sie dem Gesagten nach.

Eine weitere Gebetsform ist die Affirmation. Hier sprechen Sie aus, was zum jetzigen Zeitpunkt bereits wahr sein könnte. Gedanken haben ihre eigene Schwingung, evozieren Gefühle und verändern das energetische Feld, das in Ihrem Netz gebildet wird. Wenn Sie Gefühle verändern möchten, müssen Sie Gedanken ändern und besonders auf negative Selbstgespräche achten. Wo Bewusstsein ist, da ist Energie. Im Gehirn wachsen die Neuronen zusammen, die auch zusammen feuern. Wenn Sie nur an Probleme denken statt an Lösungen und Möglichkeiten, werden die Probleme größer. Wenn Sie ein gesundheitliches Problem haben und sich all Ihre Aufmerksamkeit darauf konzentriert – in Gesprächen oder wenn Sie etwas an Freunde, Familie und Bekannte posten –, dann bekommt die Krankheit sehr viel Energie. Doch die könnte genauso gut in Gesundheit und Fröhlichkeit fließen. Fragen Sie sich, was Sie affirmieren wollen – dass Sie krank sind? Oder dass Sie aktiv alle Zellen, Organe und Gewebe des Körpers zu reparieren bereit sind, weil Sie ein lustvolles und von Freude erfülltes Leben führen?

Sprechen Sie Ihre Affirmationen mit Inbrunst, so als ob das Gesagte schon wahr sei. Dann werden Ihr elektromagnetisches Feld und Ihr Herz Botschaften aussenden, die Sie zu dem führen, was Sie jetzt schon ausstrahlen. Wahrscheinlich affirmieren Sie ohnehin die ganze Zeit Dinge, ohne es zu merken. Denken Sie nur, wie oft Sie am Tag »Ich« sagen. Was affirmieren Sie da? Wollen Sie wirklich, dass sich das Universum mit einem »Ich bin fertig« oder »Ich hab's vermasselt« abgibt? Nicht wirklich. Sie wollen doch auch, dass das Universum sich eines »Ich blühe auf! Ich bin eine fröhliche, alterslose Göttin« annimmt. Die ursprüngliche Bedeutung des Gottesnamens ist »Ich bin, der ich bin«: Der Geist ist die Absicht, etwas zu erschaffen.

Spiritualität erfordert Präsenz und Achtsamkeit. Achtsamkeitsübungen befördern Alterslosigkeit und Wohlergehen, und sie sind natürlich Wege, um mit dem Göttlichen zu kommunizieren. Achtsamkeitsmeditation, Atmung oder aufmerksamer Paartanz bzw. Aktivitäten, bei denen Sie ganz präsent sein müssen und achtgeben, was um Sie herum gerade vorgeht, sind allesamt Achtsamkeitsübungen, aber das ist noch nicht alles. Sie müssen im Grunde keinen Kurs für Achtsamkeit belegen. Sie müssen nur den Kopf abschalten, die Angst und die Sorge, dass Sie nicht gut genug sind. Vergessen Sie das. Wenn Sie meditieren und merken, dass Ihre Gedanken abschweifen, dann lachen Sie darüber und kehren mit Ihrer Aufmerksamkeit wieder zurück zum Atem oder Ihrem Mantra. Jedes Mal, wenn Sie statt einer Bewertung einfach in die Gegenwart zurückkommen, wird es leichter, den Geist fokussiert zu halten. Machen Sie sich keine Sorgen darüber, dass Sie nicht aufmerksam waren, sondern werden Sie einfach nur wieder aufmerksam!

Wie Sie Affirmationen nutzen

Affirmationen sind am stärksten, wenn sie in der Gegenwartsform formuliert sind und ganz positiv sind. Hier sind welche, die Sie verwenden können, aber Sie sollten dennoch selbst ein paar aufschreiben, die mit dem zu tun haben, was Sie in Ihr Leben rufen wollen oder wofür Sie dankbar sind. Sie können sich auch Catherine Ponders Meditationen anschauen, mit denen ich sehr gerne arbeite. (Zu finden unter www.absolute1.net/catherine-ponder.html.)

Sprechen Sie die Affirmationen mit Betonung und Leidenschaft. Gefühlsmäßiges Engagement und Wiederholungen bewirken mit der Zeit eine Veränderung unserer Biologie.

Ich bin Gesundheit, Stärke, Frieden, Glück und Wohlstand.

Die göttliche Liebe scheint in mir auf, sie beschert mir alles, was ich brauche, um glücklich zu sein und mein Leben ganz zu machen.

Mein Leben entfaltet sich auf wundersame und aufbauende Weise.

Ich sorge gern für meinen Körper. Mein Körper wird meiner Sorge gewahr.

Ich ziehe Wohlstand, Gesundheit und wahre Liebe an.

Wenn ich mich und meine Bedürfnisse annehme, bekomme ich mehr Energie und ich fühle mich gut.

Jeden Morgen wache ich auf, verspüre das Versprechen eines neuen Tages und den Neubeginn.

Ich bewege mich gern. Jeden Tag werde ich stärker und flexibler.

Ich bin eine alterslose Göttin und werde herzlich geliebt!

Schreiben Sie Ihre Lieblingsaffirmationen auf und sprechen Sie sie jeden Tag ein paar Mal. Sprechen Sie sie beim Sportmachen, auf der Fahrt zur Arbeit, beim Schrubben der Spüle usw. Ich spreche sie oft innerlich auf dem Crosstrainer!

Symbole und Rituale

Rituale und Symbole sind so wirksam, weil sie den Verstand umgehen und uns als Göttin direkt mit dem Göttlichen verbinden. Ich habe viele Rituale, etwa Neumond- oder Vollmondrituale mit meinen Freunden, und wenn wir nicht zusammen sein können, dann nutzen wir kostenlose Konferenzschaltungen. Ich zünde Kerzen an und rufe die vier Himmelsrichtungen, den Erzengel Michael und seine Lichtheere an. Ich rufe die Kraft der Tiere an, die den vier Himmelsrichtungen vorstehen. Ich zupfe Saiten, sage Gebete auf und rufe die göttliche Liebe an. Ich reinige Orte mit brennendem Salbei. Ich spreche Gebete an das Göttlich Geliebte und bitte darum, in jemanden verwandelt zu werden, der schon dort ist, wo ich gerne hingelangen möchte. Meine Rituale sind lebendig und entstehen aus dem Moment heraus. Ich entwickle sie unterwegs. Peter Calhoun erzählte, dass er als Priester Rituale vollzogen habe, die ihm und den Mitgliedern in der Gemeinde ausgehöhlt, trocken und bedeutungslos vorgekommen seien. Als er aber mit den lebendigen Kräften der Natur und mit dem Unsichtbaren zu arbeiten anfing, begannen sich die Dinge zu verändern. Da konnte er den Leuten wirklich helfen, statt nur die ausgelaugten Predigten zu wiederholen, die seit Generationen im Umlauf waren. (Natürlich ist es in Ordnung, die überkommenen Worte zu benutzen, aber nur, wenn Sie ihnen Leben einhauchen!) Wir sind besonders auf Rituale in einer natürlichen Umgebung zugeschnitten oder auf die Verwendung natürlicher Objekte. Diese Rituale erinnern uns an die Verbindung zur großen Mutter Erde. Lassen Sie die Sonne und eine frische Brise herein!

Rituale müssen nicht perfekt sein, um bedeutsam und wirkungsvoll zu sein. Das Universum wird keinen Blitz auf Sie herabschicken, wenn Sie die Formel nicht korrekt aufsagen oder das Räucherstäbchen ausgebrannt ist und wieder angezündet werden muss. Ich habe eine Freundin, die gerne Rituale mit einer neuheidnischen Gruppe macht, die sich aber ständig über sie aufregt, weil sie, aufgrund einer Dyslexie, immer »gegen den Uhrzeigersinn« statt »mit dem Uhrzeigersinn« marschiert. Dann murmelt sie »'tschuldigung« und tritt unbeholfen in den Kreis, um sich zu drehen, was wiederum gegen die Regel verstößt, der zufolge der heilige Raum unangetastet bleiben muss. Dann fängt sie mit der Anrufung der vier Himmelsrichtungen im Westen statt im Osten an, was ihr ein nervöses Kichern einträgt. Also es gibt nichts Göttlicheres als das Lachen über sich selbst!

Der lachende Buddha

In vielen Religionen gibt es kein Symbol für Humor oder irgendeine Geschichte über das Lachen als Mittel, die Schwingungen zu erhöhen und eine stärkere Verbindung zu anderen Menschen und Gott zu fühlen. Doch im Buddhismus gibt es den lachenden Buddha mit seinem dicken, runden Bauch. Spiritualität und Respektlosigkeit gelten oftmals als unvereinbar, aber wahrhaft spirituelle Menschen sind nicht gehemmt, verbissen oder voreingenommen. Der Dalai Lama kichert die ganze Zeit. Und doch sind fast alle von uns viel zu ernst erzogen worden, wenn es um Spiritualität, Religion und Gott geht. Ja, mehr noch, man hat uns beigebracht, dass jemand anders für uns die Antworten hat, nicht wir selbst. Wenn es um unsere Gurus geht, kennen wir keinen Spaß. Es gibt einen witzigen Dokumentarfilm über die Neigung, immer woanders nach Führung zu suchen: *Kumaré: The True Story of a False Prophet* (Kumaré: Ein wahrer Film über einen falschen Propheten). Es ist die Geschichte eines Mannes, der nach einem Guru suchte, selbst einer wurde und dann beinah durch Zufall eine geneigte Anhängerschaft fand – ein richtiges Lehrstück darüber, dass unsere Verbindung mit dem Göttlichen immer eine innere Handlung ist. Der Guru, das sind Sie!

Warten Sie nicht damit, bis Sie »würdig« sind, sich Ihre Sehnsucht nach Freude, Verbundenheit und Lust einzugestehen. Sie sind es wert, nur zu! Und machen Sie Schluss mit der dauernden Informationsflut und Überreizung, die Sie nur herunterzieht. Heutzutage können Sie sonst wo sein und über Ihr Smartphone Informationen beziehen. Doch müssen Sie von jedem

Unglück auf der Welt in Echtzeit erfahren, 24 Stunden am Tag, sieben Tage die Woche? Aus irgendeinem Grund glauben wir, ein schlechter Mensch zu sein, wenn wir nicht jedes schaurige Detail menschlichen und tierischen Leids mitbekommen. Wir sind fortwährend mit der ganzen Welt verbunden, dabei müssen wir achtgeben, wem wir unsere Aufmerksamkeit schenken – dem Leiden oder der Heilung und dem Wohlergehen. Die Bilder, Gedanken und Gefühle, die wir aufnehmen, steuern mit der Zeit unsere Biologie.

Rufen Sie ein traumatisches Bild nicht immer wieder wach, sei es auf einem Bildschirm oder in Gedanken. Anderenfalls erleiden Sie eine milde Form der posttraumatischen Belastungsstörung. Diese Störung geht mit einem übererregbaren Nervensystem einher und lässt eine Person ein bestimmtes Trauma fast wie in echt noch einmal erleben, einschließlich Herzrasen, Cortisolausschüttung und geweiteten Pupillen; die Angst bemächtigt sich erneut des Körpers. Körper und Nervensystem wissen ja nicht, dass die Gefahr vorbei ist. Der Stress, den Sie beim Wiedererleben durchmachen, richtet Schäden im Körper an. Sie können allerdings der Vergangenheit mit all ihren Tragödien gedenken, ohne Körper und Seele erneut dem Trauma und Stress zu unterziehen. Auch können wir Mitgefühl zeigen, ohne jemandes Erfahrung wie in einem Video wieder und wieder durchzugehen. Sprechen Sie das folgende Gebet, wenn Sie das nächste Mal aus alter Gewohnheit zu viel negative Energie aufnehmen oder ein Trauma der Vergangenheit wieder durchleben: »Göttlich Geliebtes, wandle mich in jemanden, der sich auf das Positive konzentrieren kann. Wandle mich in jemanden, dem es nicht schwerfällt, sich vom Negativen zu lösen und sich dem Positiven zuzuwenden. Zeig mir, wie es geht.«

Der menschliche Körper und sein Nervensystem sind nicht

für das Dauerfeuer schlechter Nachrichten, emotional aufwühlender Informationen und Bilder geschaffen, die das tägliche Brot der Medien sind. Weder sind Katastrophennachrichten ein korrekter Spiegel der Realität noch sind sie gut für die Gesundheit. Denken Sie daran, dass auf jede schlimme Geschichte eine kommt, die aufbaut. Das Gute ist genauso real wie Mord, Totschlag, Entführung und Krieg.

Und glauben Sie mir, wenn Sie erst einmal nach dem Guten Ausschau halten, werden Sie es überall erblicken. Verlagern Sie Ihre Aufmerksamkeit. Begrenzen Sie die Menge an schlechten Nachrichten, die in Ihr Bewusstsein strömen. Halten Sie Ausschau nach guten Nachrichten, nach Ideen, die Sie aufbauen, und denken Sie daran, dass es Leute gibt, die aufeinander und auf die Erde samt ihren Kreaturen achtgeben. Lachen Sie, so oft es geht, und halten Sie Ausschau nach dem Wunderbaren im Alltag, als Ihre Form der spirituellen Praxis. Je fröhlicher Sie sind, desto mehr hebt sich die Laune der Welt. Freude und Lachen erneuern Ihre Zellen. Suchen Sie das Heitere im Leben, nicht dessen tragische Aspekte.

Wenn Sie Ihr Verhältnis zum Göttlichen ändern, erfahren Sie das Leben von einer anderen Seite. Die kleinen Dinge werden Sie dann nicht mehr so aufregen. Ängstlichkeit und Perfektionismus werden sich davonmachen, wenn Sie Zug um Zug der göttlichen Ordnung vertrauen. Hier ist noch eine kulturelle Norm, die Sie getrost vergessen können: das Leben als Notfallplan. Als angehende Ärztin hat man mir beigebracht, immer in »Rufbereitschaft« zu sein, immer wachsam im Hinblick darauf, was einem Patienten Schlimmes zustoßen könnte. Das war ganz und gar nicht das, was ich als Kind im Vaterunser gelernt hatte: »… dein Reich komme, dein Wille geschehe, wie im Himmel, also auch auf Erden«. Das Leben auf der Erde sollte ein himmlisches sein. Sie sind eine alterslose Göttin. Holen Sie den Himmel auf die Erde, durch Herz, Hüften und wahre Fröhlichkeit. Weg mit den alten Ideen, wie Sie es mit Gott halten. Lassen Sie sich vom Göttlich Geliebten umarmen. Sein Kuss erwartet Sie.

KAPITEL ZWÖLF

Das 14-Tage-Programm der alterslosen Göttin

Das Alter ist die einzige Krankheit, die Sie sich durch Imitation der Symptome einfangen.
— Dr. Mario E. Martinez, *Psychologe*

Als ich an der Uni war, hat uns ein Professor einmal eine Aufnahme von Dendriten gezeigt, die sich von einem einzelnen Neuron im Gehirn aus verzweigten. Jedes Neuron hatte Dutzende dieser dendritischen Verbindungen für die Kommunikation zwischen verschiedenen Gehirnzellen. Um die Verbindungen sichtbar zu machen, wurden sie gelborange eingefärbt. Vor dem Hintergrund erschienen die Dendriten schwarz. Dort im abgedunkelten Hörsaal war ich ganz bewegt von der Schönheit des projizierten Bildes an der Wand. Es ähnelte einem Baum im Herbst, weit verzweigt und mit den Ästen anderer Bäume verbunden. So wie die Bäume wachsen, verzweigen sich auch Gehirn und Körper, schaffen neue Verbindungen zwischen Gedanken, Ideen, Handlungen und Erfahrungen. Unser Bewusstsein, der Körper und die Organe werden Tag für Tag umgestaltet. Die Qualität dieser Verbindungen – auf die wir immer Einfluss haben – hat in erster Linie damit zu tun, was wir glauben und wie wir uns verhalten.

Um Ihr körperliches Wohlbefinden zu erhalten und noch zu verbessern, müssen sich Ihre Einstellung und Ihre Lebenserfahrung – für Alterslosigkeit sind beide von zentraler Bedeutung – mit Ihrer Lebenskraft verbinden. Kreativität, Freude, Wohlstand, Lust, Sinnlichkeit, Liebe und Vertrauen haben allesamt mit einer alterslosen Lebensweise zu tun. Jeder dieser Aspekte ist sowohl ein emotionaler Zustand als auch eine biochemische Realität, die Einfluss hat auf das freie Fließen der Lebensenergie im Körper. Dr. Joe Dispenzas Arbeit hat gezeigt, wie Gedankenarbeit mit genügend Schwingungsbreite (gemessen durch ein Elektroenzephalogramm) im wahrsten Sinne des Wortes die neuronalen Verbindungen im Gehirn verändert. Moderne Bildgebungsverfahren des Gehirns haben zweifelsfrei erbracht, dass unser Bewusstsein sehr wohl den Körper verändern und heilen kann – und damit unser Leben. Was wir als »Glauben« bezeichnen, könnte man auch als die Zeit und die Absicht begreifen, die es braucht, um Nervenzellenden und neue Gedankenmuster zu formen. Diese Absicht und den inneren Wunsch müssen Sie zu fassen kriegen, wenn Sie eine alterslose Göttin sein wollen. (Die wirklich erstaunlichen neuronalen Strukturveränderungen werden wunderbar in Dispenzas TEDx-Talk erklärt, den zu sehen sich unbedingt lohnt.)

Da Sie nun wissen, dass die Kraft des Bewusstseins, des Herzens und der Seele den Körper verändert und hilft, die altmodischen kulturellen Hürden in puncto Altern zu überwinden, bleibt die Frage, wie Sie das Alterslossein ganz praktisch in Ihr Leben integrieren können. Was müssen Sie tun, damit die Göttin in Erscheinung tritt und gedeiht? Mit anderen Worten: Was braucht es, um Sie glücklich, gesund, energiegeladen und alterslos zu machen? Wie wenden Sie die Ideen dieses Buches auf Ihr momentanes Leben an?

Denken Sie daran: Antworten findet man, indem man nach innen schaut. Was wissen *Sie* vom alterslosen Leben? Ärzte, Heiler, Tests und Checklisten sind das eine, aber eine alterslose Göttin zu sein heißt eben auch, die Angst zu überwinden, man sei nicht klug, nicht gebildet oder sensibel genug, um für sich die richtigen Entscheidungen zu treffen. Wenn Sie das hier lesen, dann haben Sie alles, was Sie brauchen, um selbst für Ihre Gesundheit zu sorgen. Was gibt es Besseres, als mit dem alterslosen Leben anzufangen und sich nicht vor dem Altern zu fürchten?

In diesem Buch habe ich viele Anregungen gegeben, die Ihnen helfen, diese Frage für sich zu beantworten. Doch ich habe auch ein 14-Tage-Programm bzw. eine Checkliste ausgearbeitet, um Ihnen den Einstieg in das alterslose Leben so leicht wie möglich zu machen. Das Programm lehnt sich an die Kapitelaufteilung dieses Buches an und enthält zudem zwei zusätzliche Tage, die der Affirmation neuer Gedanken dienen. Es bietet viel Raum für persönliche Modifikationen. Schneiden Sie die Leitlinien genau auf Ihr neues Leben zu und hören Sie auf die Weisheit des Körpers hinsichtlich dessen, was richtig für Sie ist. Achten Sie auf Ihren Instinkt und die Körpersignale, während Sie das Programm in den zwei Wochen durchlaufen. Wenn Sie bei Tag drei oder Tag vier angekommen sind, dann werden Sie merken, dass Ihr Energieniveau, Wohlbefinden und Ihre Stimmung besser sind als je zuvor. Achten Sie mal darauf, wie lebendig Sie sich fühlen, wenn Sie das Programm abgeschlossen haben.

Sobald Sie das Programm der alterslosen Göttin starten, werden Sie wahrscheinlich erst einmal das alte Gift (körperlicher und emotionaler Art) aus Ihren Geweben, Faszien und Zellen herausbringen müssen. Weil Toxine auf dem gleichen Weg den Körper verlassen, wie sie hineingelangt sind, tut Ihnen womöglich alles besonders weh, oder Sie fühlen sich müder oder reizbarer als sonst – seien Sie gewappnet. Der Wandel kann schwierig sein. Wenn es so leicht wäre, freudvoll und alterslos zu leben, würden es alle machen! Zum Teil liegt es auch daran, dass Familie und Freunde uns eher im Status quo unterstützen als dabei, eine Veränderung einzuleiten. Prüfen Sie, ob das auch für Ihr Umfeld zutrifft.

Die tagesbezogenen Aktivitäten des Programms sollten Sie nicht mehr als ein paar Minuten kosten. Sie können einfach laut vor dem Badezimmerspiegel sagen: »Ich liebe dich. Ich liebe dich wirklich« und dabei ein echtes Liebesgefühl in 15 Sekunden erzeugen. Haben Sie den Eindruck, dass es an einem Tag zu viel ist mit den Vorhaben, dann machen Sie so viel, wie Sie können. Und wenn Sie an einem bestimmten Tag entscheiden, dass Sie nicht mehr machen können, als die Liebe zu sich selbst zu affirmieren, dann ist das auch ein Schritt, weil Sie sich nämlich von Perfektionismus, Selbstkritik und Selbstmissachtung freigemacht haben und sich stattdessen mit Liebe stärken. Morgen ist ein neuer Tag, also machen Sie sich keinen Stress, solange Sie sich mit göttlicher Liebe verbinden und sich dadurch stärken können.

Führen Sie das Tagebuch der alterslosen Göttin und schreiben Sie Ihre Vorhaben und Gedanken auf. Das wird später einmal nützlich sein, weil Sie fröhlich zurückschauen und sehen können, wie weit Sie schon gekommen sind. Bevor Sie sich am Abend schlafen legen, lassen Sie kurz den Tag Revue passieren. Durchleben Sie noch einmal die wunderbaren Momente. Machen Sie sich bewusst, welcher Teil des Programms Sie besonders angesprochen hat, was Sie gestärkt und was Sie gestresst hat.

Vielleicht machen Sie etwas anders, damit eine Tätigkeit nicht den Charakter einer Pflicht bekommt, sondern Sie neutral sein lässt oder Sie sogar freudig einstimmt?

Wenn Sie die Aktivitäten und die sie begleitenden Gefühle durchgehen, dann werden Sie merken, was Sie stärkt und was nicht. Bei Aktivitäten, die Sie ausgelassen haben, sollten Sie überlegen, warum das so war. Warum haben Sie sich nicht die Zeit zur eigenen Stärkung genommen? Ständig schieben wir unsere Termine hin und her, um es allen recht zu machen, aber wenn wir uns Zeit für uns nehmen, haben wir Schuldgefühle. Uns selbst Priorität einzuräumen ist für das alterslose Leben essenziell! Haben Sie aus Angst, es ginge Ihnen schlechter, etwas ausgelassen, dann bedenken Sie, was auf dem Spiel steht, wenn Sie an den alten Emotionen festhalten, statt alterslos zu leben. Sollten Sie bei den Trauer- und Wut-Übungen gezögert haben, denken Sie daran, dass Ihre Gefühle Sie nicht überwältigen müssen. Bereiten Sie sich auf die Übungen mit einem Gebet an das Göttlich Geliebte vor, bei dem Sie sich klarmachen, dass Sie immer mit der göttlichen Liebe verbunden sind. Nehmen Sie sich vor, sich im Anschluss an eine schwierige Konfrontation und das Loslassen von Groll und Wut etwas Angenehmes zu gönnen.

Weil es einfacher ist, eine neue Gewohnheit peu à peu zu übernehmen, ohne die alte sofort über den Haufen zu werfen, machen Sie die Aufgaben der alterslosen Göttin dann, wenn Sie noch frisch sind und Sie nicht unterbrochen werden. Wenn Sie ein Morgenmuffel sind, dann machen Sie nicht mehr, als Sie eh schon tun müssen, nur weil es immer heißt, dass der frühe Vogel den Wurm fängt. Fällt Ihre kreative Phase auf den späteren Tag, dann finden Sie vielleicht unter Ihren nachmittäglichen oder abendlichen Aktivitäten Platz. Schreiben Sie dann Tagebuch oder tun Sie dem Körper etwas Gutes – schauen Sie einfach, was für neue Elemente Sie in Ihr Leben integrieren wollen, um eine alterslose Göttin zu werden.

Wenn Sie sich normalerweise nach der Arbeit mit einem Glas Wein und der Fernbedienung auf das Sofa fallen lassen, dann versuchen Sie es mal mit ein paar Affirmationen, bevor Sie sich den Wein einschenken. Oder schließen Sie einfach die Augen und bleiben Sie ganz bei sich. Achten Sie fünf Minuten lang auf Ihre Empfindungen und darauf, welche Emotionen in Ihnen aufsteigen. Vielleicht merken Sie ja, dass Sie gar keinen Alkohol wollen! Vielleicht fällt Ihnen auch noch auf, dass es Ihnen nicht guttut, die alte Freundin anzurufen, die immer mit einer traurigen Geschichte kommt oder immer so zynisch ist. Dann machen Sie vielleicht lieber ein paar Dehnübungen, die Sie wieder munter machen, plus ein oder zwei Gebete an das Göttlich Geliebte.

Das 14-Tage-Programm der alterslosen Göttin

Jeden Tag:

Verwenden Sie Nahrungsmittel mit niedrigem glykämischem Wert, die den Blutzucker stabil halten. Über dieses Thema gibt es reihenweise Bücher, aber für manche ist es noch neu. Wie ich schon sagte, es braucht seine Zeit, bis sich die neuen Ideen durchsetzen. Diäten, die vor allem auf Fett verzichten, sind veraltet und überholt; denken Sie daran, dass wir einen Mangel an Fett meist mit mehr Zucker kompensieren, wo wir doch stattdessen gesunde Fette zu uns nehmen sollten, um Gehirn, Haut und Organe gesund zu halten. Essen Sie auf jeden Fall Käse, Eier, Avocados, Butter, gesunde Öle, Fleisch aus Weidehaltung und Fisch. Wenn Sie Veganerin sind, passen Sie auf, dass Sie nicht zu viel hochglykämische Kohlehydrate essen. Wie ich ausführlich in Kapitel 8 dargestellt habe, sind Fett und Cholesterin nicht die Schuldigen, sondern Zucker in all seinen Formen, einschließlich Alkohol.

Aber machen Sie sich nicht zu viele Gedanken und keinen Stress damit, was Sie essen sollen und was nicht. Gesunde Hundertjährige machen das mit Sicherheit nicht. Denken Sie daran: Essen ist ein lustvolles Ritual, keine fundamentalistische Angelegenheit. Essen Sie viel Grünes, gesunde Fette und Protein. Streichen oder reduzieren Sie Zucker und Getreide. Vermeiden Sie Fertiggerichte. Her mit ballaststoffreichem Gemüse! Und essen Sie gemeinsam mit anderen!

Nehmen Sie Ergänzungsmittel, die Gesundheit und Wohlbefinden fördern. Die wichtigsten, inklusive der empfohlenen Dosierung, finden Sie in der folgenden Übersicht. Diese können Sie als Richtwert benutzen. Kaufen Sie Nahrungsergänzungen in der Apotheke, um eine ausreichend hohe Dosierung und gute Qualität zu bekommen. Nicht alles, was Sie brauchen, passt in eine Tablette. Fangen Sie mit einem guten Multivitaminpräparat an, prüfen Sie die darin enthaltenen Vitamine und Mineralstoffe und informieren Sie sich in der folgenden Tabelle über Nährstoffe, die Alterslosigkeit unterstützen.

Empfohlene tägliche Nahrungsergänzung

Vitamine	
Multivitaminpräparat	(s. obige Anmerkung)
Vitamin C	1000 bis 5000 mg
Vitamin D3	2000 bis 5000 IE
Vitamin A (als Beta-Carotin)	25 000 IE
Vitamin E (als gemischte Tocopherole)	200 bis 800 IE
Alpha-Liponsäure	10 bis 100 mg
Coenzym Q10 (Ubiquinon)	10 bis 100 mg*

* Nehmen Sie 70 bis 100 mg Coenzym Q10, wenn Sie ein hohes Brustkrebsrisiko haben. Ebenfalls, wenn Sie Statine zur Senkung des Cholesterins nehmen. Statine senken den Spiegel dieses wichtigen Nährstoffs, der ohnehin in der Nahrung nicht ausreichend vorkommt (es sei denn, wir essen viel Innereien).

Omega-3-Fettsäuren	
DHA	200 bis 2500 mg
EPA	50 bis 2500 mg
Vitamin-B-Komplex	
Thiamin (B1)	8 bis 100 mg
Riboflavin (B2)	9 bis 50 mg
Niacin (B3)	20 bis 100 mg
Pantothensäure (B5)	15 bis 400 mg
Pyridoxin (B6)	10 bis 100 µg
Cobalamin (B12)	20 bis 250 µg
Folsäure	1000 µg
Biotin	40 bis 500 µg
Inositol	10 bis 500 mg

Cholin	425 mg
Mineralstoffe (am besten als Chelat für eine bessere Aufnahme [Endung z. B. -citrat, A. d. Ü.])	
Kalzium	500 bis 1200 mg
Magnesium	400 bis 1000 mg
Kalium	200 bis 500 mg
Zink	6 bis 50 mg
Mangan	1 bis 15 mg
Bor	2 bis 9 mg
Kupfer	1 bis 2 mg
Eisen	15 bis 30 mg
Chrom	100 bis 400 µg
Selen	50 bis 200 µg
Molybdän	45 µg
Vanadium	50 bis 100 µg
Jod	3 bis 12,5 mg/Tag (aus Kelp oder Bioeiern oder als Supplement)
Spurenelemente aus marinen Quellen	

Als hormonelle Unterstützung in den Wechseljahren und der Menopause und um Symptome wie Hitzewallungen und vaginale Trockenheit zu mildern, können Sie *Pueraria mirifica* nehmen, 80 bis 100 mg zweimal täglich. Nehmen Sie nur solches aus zuverlässiger Quelle, bei dem auf dem Etikett Puresterol als Wirkstoff erscheint. (Siehe auch meine Webseite www.a-mata.com für *Pueraria-mirifica*-Produkte.) Alternativ können Sie

Maca, Traubensilberkerze oder gemahlenen Leinsamen verwenden. Bei Vaginaltrockenheit eignen sich alle Vaginalgele auf dem Markt, auch solche mit *Pueraria mirifica,* was eine gute Wirkung auf die Scheidenschleimhaut hat. Sie können sich bei Ihrer Frauenärztin oder dem Frauenarzt auch eine östrogenhaltige Vaginalcreme verschreiben lassen. Vaginaltrockenheit lässt sich sehr, sehr leicht rückgängig machen.

Verbinden Sie sich mit dem Göttlichen: Sprechen Sie Gebete zum Göttlich Geliebten, machen Sie Affirmationen oder vertrauen Sie Ihr Leben einfach dem Göttlichen an. Ich habe im Buch verschiedene Beispiele gegeben und schlage zudem noch für jeden Tag spezifische Affirmationen vor, aber Sie können sich auch selbst welche ausdenken. Es ist wichtig, beim Gebet oder einer Affirmation den Gefühlen ganz natürlich Raum zu geben. Wenn Sie Widerstände bei sich merken, sollten Sie wissen, dass sich hinter dem Widerstand die eigentlich wichtige Einsicht wie ein Schatz verbirgt! Vielleicht müssen Sie die Sache nur anders formulieren oder ein Gebet durch eine Affirmation ersetzen oder umgekehrt. Wenn Sie sich also nicht damit wohlfühlen zu sagen: »Ich bin eine schöne sinnliche Göttin«, dann formulieren Sie es um, um eine mögliche Negativität oder gedankliche Zweifel zu umgehen. Versuchen Sie das: »Göttlich Geliebtes, wandle mich, dass ich meine göttliche Schönheit und Sinnlichkeit genießen kann. Hilf mir, meine Sinnlichkeit zu erfahren.«

Wenn Sie mit Affirmationen oder Gebeten an das Göttlich Geliebte nicht zurechtkommen, dann liegt es womöglich einfach daran, dass Sie für diese Dinge insgesamt nicht der Typ sind. Niemand bringt uns bei zu sagen: »Ich bin wunderbar!« Vielleicht verbinden Sie mit Gebeten negative Erinnerungen. Stehen Sie dazu, ich verlange nicht, dass Sie so tun, als spielte das keine Rolle. Allerdings gilt auch: Das Göttliche um Hilfe zu bitten, ist für die Erfahrung des eigenen Wertes sehr wirksam. Es ist unheimlich hilfreich, bei seinen Änderungsvorhaben um Hilfe zu bitten. Aber fragen müssen Sie schon! Denn wie schon in der Bibel steht: »Wer bittet, der empfängt; wer sucht, der findet.« Das ist wahr. Glauben Sie mir. Ein Göttlich-Geliebtes-wandle-mich-Gebet kann Wunder bewirken. Lassen Sie sich nicht durch einen anfänglichen Vorbehalt oder alte Vorstellungen über Gott, Religion und Gebet von diesem starken Mittel abhalten, das Sie erneuern und beleben kann. Sie haben es verdient, sich geliebt zu fühlen.

Das Programm

1. Tag: Machen Sie die kulturellen Portale dicht!

Affirmation: *»Ich bin jugendlich und lebendig.«*

Gebet: *»Bitte wandle mich in jemanden, der Älterwerden nicht als einschränkend erfährt!«*

Der Fokus des ersten Tages liegt auf dem Schließen der kulturellen Portale und dem Ersetzen alter Vorstellungen, die einem alterslosen Leben entgegenstehen. Nehmen Sie sich an diesem Tag Zeit, um darüber nachzudenken. Treffen Sie ein paar Entscheidungen und schließen Sie Vorsätze für ein gelingendes altersloses Leben.

Verhalten Sie sich nicht altersgemäß! Denken Sie nicht mal in diese Richtung. Machen Sie etwas, das man gemeinhin als »zu jugendlich« für jemanden »in Ihrem Alter« findet. Vielleicht ziehen Sie etwas anderes an oder machen sich die Haare anders oder gehen auf eine Party oder Veranstaltung, wo alle jünger sind. Die Idee ist, den Zahlen keine übergroße Bedeutung beizumessen. Weg mit der Idee, dass ein gewisses Alter »alt« ist oder man etwas macht oder nicht mehr macht, weil man 50, 70 oder 90 ist und es »sich nicht gehört«.

Achten Sie auf Ihre Selbstgespräche. Sie sollten ebenfalls alterslos sein. Streichen Sie Formulierungen wie »Ich hab gerade Alzheimer« aus Ihrem Repertoire. Das gilt auch für den Satzanfang »in meinem Alter«. Wenn Sie etwas vergessen haben, dann wahrscheinlich deshalb, weil Ihr Gehirn gerade durch Multitasking überlastet ist oder weil Sie zu wenig geschlafen oder zu wenig gegessen haben. Mit der Zeit wird Ihr Gehirn allerdings den Preis zahlen, wenn Sie die Bedürfnisse des Körpers ignorieren und immer im Stress sind. Aber wenn Sie vergessen haben, wo Ihr Telefon liegt, dann hat das nichts mit Älterwerden und Senilität zu tun. Halten Sie inne, atmen Sie durch und fragen sich: »Was sollte ich gerade jetzt für mich tun?« Vielleicht will Ihnen das Universum mit dem Verlegen des Telefons sagen: Hör auf, es dem Chef und den Kunden immer recht machen zu wollen aus Angst, sie könnten von dir enttäuscht sein.

Es hängt von Ihnen ab, was Sie auf die Frage nach dem Alter antworten. Sie können sagen: »Ich bin in meinen besten Jahren« oder »Ich bin im 20. Jahrhundert geboren.« Meine Lieblingsantwort ist: »Mein biologisches Alter ist 35 und mein mentales 300.«

Verweigern Sie Seniorenrabatte: Kulturelle Prägungen sind viel wirksamer als genetische. Den »Seniorenrabatt« anzunehmen bringt Sie in das Bedeutungsfeld von Nachlassen und Niedergang. Wenn Sie den Rabatt bewusst nehmen, weil Sie nicht unbedingt immer mit Teenies im Kino Science-Fiction-Filme sehen wollen oder die neueste Popband sehen müssen, ist das etwas anderes. Hören Sie auf Ihr Bauchgefühl.

Halten Sie nach Vorbildern Ausschau, die so alt sind wie Sie oder älter: Lassen Sie sich von ihnen inspirieren. Vielleicht drucken

Sie sich ein Foto aus, oder ein Zitat, und stellen es gut sichtbar auf. Lesen Sie Interviews von diesen Vorbildern oder schauen Sie ein Video an.

2. Tag: Die Kraft der Lust erfahren.

Affirmation: *»Ich erlaube mir, Lust zu erfahren – körperlich, geistig und seelisch.«*

Gebet: *»Göttlich Geliebtes, wandle mich in jemanden, der Lebensfreude hat und der sich gern von anderen mit Lebensfreude anstecken lässt.«*

Der zweite Tag ist ein Tag der Freude und des Vergnügens. Entdecken Sie einmal mehr, was Ihnen Lust und Freude bereitet und genießen Sie es. Seien Sie eine fröhliche Göttin. Das kurbelt Ihr Immunsystem an und hilft dem Körper, Zellschädigung zu verhindern.

Machen Sie den Tag zu etwas Besonderem: Was haben Sie sich für besondere Anlässe aufgehoben oder beiseitegelegt? Das gute Porzellan oder Tafelsilber? Das gute Kleid? Einfach mal keine Verpflichtungen zu haben? Erklären Sie diesen Tag zu einem besonderen. Getreu dem Motto der Stressberaterin Loretta LaRoche: »Das Leben ist kurz, tragen Sie Ihr Sonntagskleid.« Gönnen Sie sich etwas, das Sie sonst nur in den Ferien machen oder bei besonderen Gelegenheiten.

Freuen Sie sich, erleben Sie Lust: Falls Sie keine Lust auf diesen Tag haben, versuchen Sie es mit dem inneren Lächeln. Schließen Sie die Augen und lächeln Sie. Dann nutzen Sie die Kraft des Geistes und lächeln in Ihre Leber, die Nieren, die Lunge, das Herz, die Genitalien, das Gehirn, Ihre Augen, Ohren und die Nase – Ihren ganzen Körper. Durch diese Übung werden Sie augenblicklich besser gestimmt. Auch ist sie gut für das Immunsystem. Dann suchen Sie sich etwas, das Ihnen Spaß macht – und machen es.

Schauen Sie sich circa zehn Minuten lang etwas sehr Lustiges auf Video an. Katzenvideos verfehlen bei mir nie ihre Wirkung. Irgendwas wird Ihnen sicher gefallen. Durch Lachen werden Stickstoffmonoxid und Beta-Endorphine freigesetzt, die gut für das Immunsystem sind.

3. Tag: Autorisieren Sie Ihren inneren Heiler.

Affirmation: *»Mein Körper wird von göttlicher leuchtender Substanz und von göttlicher Liebe angetrieben. Ich blühe und gedeihe!«*

Gebet: *»Göttlich Geliebtes, wandle mich, auf dass ich meinem Körper und seinen Botschaften, wie er behandelt werden möchte, trauen kann.«*

Am dritten Tag geht es um die Verbindung von Kopf und Körper, von Leib und Seele: Finden Sie einen Ausgleich zwischen Ruhe und Aktivität. Versuchen Sie, eine Einstellung zu gewinnen, die der Gesundheit und den Gefühlen zuträglich ist. Es gibt vieles, was man tun kann, um die Selbstheilungskräfte anzuregen. Eine davon ist das Lauschen nach innen, darauf, was Sie brauchen, um gesund zu werden. Beherzigen Sie das, ganz egal, wie die Ratschläge, was Sie tun oder besser lassen sollten, sonst noch lauten. Achten Sie auf das, was Sie essen, und darauf, dass es gesund ist. Wenn Sie wissen, dass Sie sich während des Tages zu wenig bewegen, bewegen Sie sich einfach etwas mehr. Und wenn Ihnen gar nicht nach Bewegung ist, dann ziehen Sie wenigstens Ihr Sportzeug an und legen Sie einen Eid ab, dass Sie zehn Minuten lang irgendetwas tun. Oftmals gehen diese zehn Minuten ganz angenehm vorbei, wenn Sie erst mal den anfänglichen Schweinehund überwunden haben.

Bekämpfen Sie Stress, indem Sie sich öfter ausruhen und erholen: Entspannung ist das A und O des alterslosen Lebens. Dabei ist es egal, was Sie machen – Yoga, Atemmeditation, Klangschalenmeditation, ein Bad bei Kerzenlicht, den Geruch der Natur am Strand oder im Park einatmen oder einfach 15 Minuten barfuß gehen. Selbst wenn Sie nur 15 oder 20 Minuten haben, nehmen Sie sich die Zeit! Überlegen Sie, wo Sie noch mehr Zeit für Entspannung einbauen können. Wo passt sie hin? Verpflichten Sie sich auf Ruhe und Entspannung.

Schalten Sie die schlechten Nachrichten ab: Setzen Sie sich nicht ohne Not stressigen Situationen und insbesondere Nachrichten aus, die Gefühle der Angst, Depression oder Wut auslösen. Eine gute Mutter, Tochter oder Freundin zu sein heißt nicht, dass Sie die seelische Müllhalde der anderen sind. Informiert zu sein bedeutet nicht, sich einer Lawine schlimmer Nachrichten auszusetzen. Schalten Sie CNN, N24 oder Vergleichbares ab – schon die Initialen stehen wahrscheinlich für Constant Negative News! Lesen Sie gute Nachrichten oder zumindest nicht ganz so schlimme. Das lässt Sie die Welt ebenfalls verstehen, vermittelt aber gleichzeitig Hoffnung und die Vorstellung davon, dass man selbst etwas bewirken kann. Legen Sie auf, ziehen Sie den Stecker und schalten Sie heute alle Stressoren ab.

Fragen Sie Ihren Körper, was er zum guten Leben braucht: Ihr Körper ist weise. Nehmen Sie sich etwas Zeit, damit Ihre Intuition in Sachen Gesundheit wirken kann. Vielleicht kommt ein Bild von Zitronensaft, das für das Bedürfnis nach Entgiftung steht. Oder Sie merken, dass Sie ein Schläfchen gebrauchen können. Wenn bei der Frage »Was brauche ich, um gesund zu sein und zu gedeihen?« nichts kommt, fragen Sie sich noch einmal vor dem Schlafengehen und nehmen Sie sich vor, die Antwort im Traum zu bekommen.

Machen Sie eine God-Box, ein heiliges Kästchen: Sorgen sind meiner Meinung nach das größte Gift für Freude und Motivation. Machen Sie eine God-Box, das kann ein x-beliebiges Kästchen sein. Wann immer Sie von einer Sorge erfüllt sind, schreiben Sie einen Zettel und legen Sie ihn in das Kästchen. Wenn dann die gleiche Sorge noch einmal hochkommt, können Sie sich sagen: »Sie ist schon drin.« Dann ist sie nicht mehr auf Ihrer To-do-Liste, sondern Gott nimmt sich ihrer an. Diese Übung kann Wunder bei Stress und Sorgen bewirken.

4. Tag: Was Sie tun müssen, um gesund zu leben.

Affirmation: *»Göttliche Liebe durchglüht meinen Körper, meinen Geist und meine Seele. Ich überantworte dem Schöpfer alle meine Probleme. Ich bin voll Energie und strahlendem Wohlergehen.«*

Gebet: *»Möge ich geheilt werden durch göttliche Liebe nach dem Willen des Schöpfers.«*

Am vierten Tag verabschieden Sie sich von alten Gewohnheiten. Hören Sie auf, nach körperlichen Problemen zu fahnden und dann drakonische Maßnahmen anzuwenden. Nehmen Sie sich vor, Ihren Körper kennenzulernen, ihm Liebe zu schenken und ihm zuzuhören. Alterslos leben bedeutet, Vertrauen in den Körper und in die Zukunft zu haben.

Schicken Sie Ihrem Körper Liebe: Versichern Sie sich, dass es Ihrem Herzen, Ihren Brüsten und den Geschlechtsorganen gut geht. Stellen Sie sich, während Sie sie liebkosen, vor, dass Sie Liebe und Zuneigung in diese Körperteile schicken. Vielleicht versuchen Sie die Körperliebe-Übung aus Kapitel 4 und bewundern Ihren Körper im Kerzenlicht. Seien Sie aufmerksam, achten Sie auf alles, was im Körper seine Arbeit tut, und bekräftigen Sie dieses. Schließen Sie die Augen und spüren Sie, wie gut es ist, mit beiden Füßen auf dem Boden zu stehen, ein Rückgrat zu haben, das Sie trägt, und so weiter. Nehmen Sie sich Zeit, damit Sie sich wirklich dankbar fühlen und angetan sind von Ihrem schönen, starken Körper. Machen Sie das Gleiche für Körperteile oder -regionen, die Sie irgendwie unterstützen wollen oder um die Sie sich Sorgen machen. Kultivieren Sie die Erwartung, dass Ihr Körper immer gesünder wird und Ihnen sogar noch mehr dienen kann. Vielleicht konzentrieren Sie sich auf Ihre Augen, danken für Ihr Augenlicht und bekräftigen die Vorstellung, dass es sich verbessert.

Schlafen Sie ausreichend lang und essen Sie gut: Gehen Sie schlafen, wenn Sie müde werden. Nehmen Sie sich etwas Zeit und schauen Sie, was Ihre Schlafgewohnheiten sind und ob Sie sie vielleicht verbessern können. Was das Essen angeht: Das Beste ist gut genug. Ist das nicht immer möglich, dann senden Sie vor dem Essen göttliche Liebe zu Ihrer Mahlzeit, in der Gewissheit, dass das Göttliche sie in etwas Nahrhaftes verwandelt. Machen Sie sich von allen Schuldgefühlen frei. Denken Sie darüber nach oder schreiben Sie in Ihr Tagebuch, was Sie davon abhält, Ihrem Körper die Ruhe, den Schlaf und die Nahrung zu geben, die er braucht.

Dehnen und spannen Sie Ihre Beckenbodenmuskeln an: Beugen Sie sich beim Auf-der-Toilette-Sitzen vor, um Ihren Beckenboden in eine für die Darmentleerung natürliche Position zu bringen. Lassen Sie sich Zeit! Finden Sie bei anderer Gelegenheit heraus, wie sich das Zusammenziehen der Beckenbodenmuskeln anfühlt und spannen/entspannen Sie sie heute mindestens ein paar Minuten lang. Dadurch stärken Sie die Muskeln, die Inkontinenz verhindern. (Wenn Sie schon mit Inkontinenz zu tun haben, dann wird der Aufbau der Beckenbodenmuskulatur die Inkontinenz verringern.)

5. Tag: Trauern, toben, weitermachen.

Affirmation: *»Ich kann meine Gefühle unbeschadet kommen lassen und sie freigeben. Das Weinen wird aufhören, wenn es so weit ist. Ich bin stark genug, meine Gefühle auszuhalten.«*

Gebet: *»Mithilfe meiner Seele führe ich die göttliche Liebe durch mein ganzes Sein. Ich bitte meine Seele, mir alle Kümmernisse zu zeigen – Groll, Kummer oder Wut – und überantworte sie dem Schöpfer.«*

Alte, vergiftende Gefühle zu entlassen, gehört zu den besten gesundheitlichen Vorsorgemaßnahmen überhaupt, aber die meisten Menschen wissen nicht, wie sie dies tun sollen. Am fünften Tag fangen Sie damit an, Wut, Verletzungen, Groll und Kummer, die Sie als Altlasten der Vergangenheit in sich tragen, loszulassen. Es ist deshalb so schwer, von ihnen loszukommen, weil wir unbewusst unseren Selbstwert und unsere Eigenliebe denjenigen übertragen haben, die uns verletzt haben. Schaffen Sie ein Ritual, das hilft, Ihre Emotionen einzuhegen, um nicht von ihnen überwältigt zu werden. Stellen Sie die Uhr oder legen Sie im Vorfeld fest, wie Sie das Ritual beenden werden, wenn Sie sich nach dem Loslassen der Gefühle wie befreit fühlen. Vielleicht machen Sie eine Affirmation oder etwas Humorvolles, das Sie zum Lachen bringt, so dass Sie die Luft wieder reinigen. Dieser Teil wird oft das Erden genannt, weil Sie dadurch wieder in das normale Bewusstsein gelangen. Etwas zu essen ist eine weitere Möglichkeit des Sicherdens. Vielleicht bitten Sie auch jemanden, Sie in den Arm zu nehmen, oder Sie sprechen ein Dankgebet, während Sie Ihr Haustier streicheln. Sie könnten einfach laut sagen: »Genug jetzt. Weiter geht's!«

Entscheiden Sie sich bewusst für Vergebung: Schreiben Sie einen Brief an die Person, die Sie verletzt hat. Sagen Sie alles, was Sie schon immer sagen wollten. Hören Sie erst auf, wenn Sie das Gefühl haben, dass Groll und Verletzungen in das Papier eingegangen sind. Diese Übung ist für Sie allein. Zum Ausdruck zu bringen, was Sie erlebt haben – es sich bewusst eingestehen –, ist ein wichtiger Schritt, um sich wirklich von der betreffenden Person lösen zu können. Anschließend verbrennen Sie den Brief und nehmen ein reinigendes Bad mit Epsom-Salzen. Wenn Sie hinterher den Stöpsel ziehen, stellen Sie sich vor, dass all die Negativität in den Abfluss strömt. Wiederholen Sie das Ganze, falls nötig. Denken Sie daran, dass Vergebung etwas ist, das Sie für sich machen, nicht für die/den andere/n. Vergebung soll Sie befreien.

Wollen Sie keinen Brief schreiben, können Sie ein Gebet oder eine Affirmation dahingehend sprechen, dass Sie ganz bewusst negative Gedanken und Gefühle loslassen und der anderen Person vergeben. Sie könnten sagen: »Göttlich Geliebtes, wandle mich in jemanden, der sich von der Vergangenheit und den Mustern der Kindheit befreit. Wandle mich, damit ich nicht mehr böse auf meine Eltern bin.« Dann baden Sie wieder zur Entgiftung in Epsom-Salz und lassen alte Gifte in den Abfluss fließen.

Die Entscheidung, zu vergeben und Ihre Wahrheit zu formulieren, ist ein wichtiger erster Schritt, *aber eben nur der erste.* Sie müssen alte Gefühle wie Wut, Angst und Kummer ebenfalls loslassen, und Sie können heute damit beginnen. Der Körper speichert alte Gefühle tief in den Geweben. Deshalb sollten auf den ersten Schritt mindestens noch eine, wenn nicht mehrere Übungen folgen.

Lassen Sie verborgene Gefühle auf geordnete Weise los, dadurch gelangen Sie am schnellsten in einen Zustand natürlichen Glücks: Alte Gefühle werden im Energiefeld und im Körper eingelagert. Mit der Zeit dringen sie ins Gewebe und können sogar zu Verdickungen und Verklebungen führen. Massagetherapeuten und Yogalehrer haben schon oft festgestellt, dass ihre Klienten weinen, wenn bestimmte fasziale Gebiete während der Körperarbeit berührt werden. Die alten Muster regelmäßig aufzulösen ist Teil des Lebens als alterslose Göttin. Betrachten Sie es wie regelmäßige Benutzung von Zahnseide.

Sie können die Übung »Kummer und Wut überwinden« machen, bei der Sie den Sessel als Gegenüber haben und alle Gefühle rauslassen (s. S. 180 ff.) oder die Übung »Energetische Verbindungen lösen«, bei der Sie die Verstrickungen von Kummer, Wut, Verletzung und Trauer durchschneiden, die Sie an Menschen bindet, die Ihnen Leid zugefügt haben. Meditieren Sie mit dem Vorsatz, richtig ausgiebig zu weinen, oder schauen Sie einen Film, der die Tränen fließen lässt. Vielleicht hören Sie ein Musikstück, das Sie wütend werden und heftig tanzen lässt. Denken Sie daran: Durch Bewegung, Klang und Tränen werden wir geheilt.

Achten Sie darauf, dass Sie den schwierigen Gefühlen nicht ausweichen oder sie lediglich streifen, weil sie so schwer zu ertragen sind. Wenn beim Akt der Vergebung keine Gefühle mit im Spiel sind, dann wird es keine nachhaltige Vergebung sein. In meiner Radiosendung habe ich Anrufer, die mit mir die energetischen Signaturen tilgen wollen. Vom Verstand her – so viel kann ich sagen – sind sie zur Vergebung bereit, aber sie wollen nicht an die alten Gefühle heran. Mitunter sagen sie so etwas wie: »Mama, ich verzeihe dir, dass du mich vernachlässigt hast und mich immer nur kritisiert hast …«, und dann fügen sie noch schnell hinzu: »… aber ich weiß ja, dass du selbst viel Stress hattest und deine Mutter auch nicht so liebevoll war.« Sie finden Entschuldigungen für die andere Person und drängen die eigenen Gefühle wieder zurück. Doch Sie *müssen* diese Gefühle herauslassen, wenn Sie wirklich weiterkommen wollen. Dies ist keine Übung für den Verstand. Es ist ein Prozess des Loslassens im Gefühlsbereich!

Das Verzeihen und Segnen von Menschen, die Sie verletzt haben, ist der einzige Weg, sich von ihnen und ihren giftigen Spuren zu befreien. Es befreit Sie aus dem Kerker des unablässigen Selbstbezugs. Machen Sie sich klar, dass Vergebung nichts mit der anderen Person zu tun hat. Auch bedeutet es nicht, dass Sie die Taten der Person rechtfertigen. Kummer und Wut sind wie Klebstoff: Sie ziehen vergleichbare Energien an, wenn Sie sie nicht freigeben. Weitere Hilfe bei der emotionalen Befreiung bietet: *Und meine Seele öffnete sich: das Programm zur Überwindung seelischer Krisen* von Iyanla Vanzant.

Es bedarf sicherlich in vielen Fällen mehr als einer Sitzung, um starke Gefühle freizugeben. Wahrscheinlich werden Sie im Laufe der Zeit noch weitere machen müssen. Doch denken Sie daran, was Sie weiter oben schon erfahren haben: Neuronen, die zusammen wachsen, wachsen zusammen – das heißt, wenn Sie sich immer wieder von Emotionen befreien, dann verschaltet sich Ihr Gehirn neu in Richtung Optimismus und Vergebung. Sie lassen bestimmte Gefühle frei und machen weiter – statt sich auf ewig in ihnen zu suhlen. Dadurch entstehen neue Gewohnheiten für das alterslose Leben.

6. Tag: Sinnlich und sexy sein.

Affirmation: *»Ich bin Aphrodite – die Göttin der Lust, der Schönheit und der Leidenschaft. Ich bin unwiderstehlich.«*

Gebet: *»Göttlich Geliebtes, wandle mich, dass ich meine Schönheit und Sinnlichkeit annehmen und genießen kann.«*

Sexualität und Sinnlichkeit sind mit der Beckenregion verbunden – also müssen wir raus aus dem Kopf und rein ins Becken. Was im Übrigen auch gut fürs Gehirn ist! Wir brauchen Zeit, Raum und Freiheit, wenn wir den Körper lustvoll erleben wollen. Das bedeutet, dass wir uns Zeit nur für uns selbst nehmen. Ein Luxus, der am sechsten Tag auf Sie wartet.

Verbinden Sie sich mit dem Becken: Sie können eine Menge bewirken, wenn Sie sich die Beckenregion durch Bewegung, Berührung und Aufmerksamkeit wieder neu erschließen. Lassen Sie die Hüften kreisen oder machen Sie Bauchtanz zur Musik. Erkunden Sie Ihre erogenen Zonen mit der Hand (nicht mit dem Vibrator) und vielleicht noch einem Spiegel. Machen Sie sich mit dem Gefühl der sich langsam und sinnlich zusammenziehenden Beckenbodenmuskeln, wie auf den Seiten 253 f. beschrieben, vertraut.

Erstellen Sie eine Playlist mit erotisch-sinnlicher Musik: Musik wirkt auf die Gefühlszentren im Gehirn. Für Ihr Sinnlichkeitstraining schlage ich eine »erbauliche« Playlist vor. Die können Sie abspielen, während Sie die Hüften kreisen lassen oder auf Selbsterkundungsreise gehen. Eine solche Liste anzulegen ist das reine Vergnügen! Hier sind einige meiner Lieblingsstücke:

- »Feelin' Love« (Paula Cole)
- »Sacred Love« (Sting)
- »Glory Box« (Portishead)
- »Porcelain« (Moby)
- »Cream« (Prince)
- »Lick« (Joi)
- »Beautiful« (Meshell Ndegeocello)
- »Chocolate« (Kylie Minogue)
- »I'm Kissing You« (Des'ree)
- »Buttons« (Pussycat Dolls)
- »I Touch Myself« (Divinyls)
- »Slow Down« (Morcheeba)

Verwenden Sie Aromatherapie: Auch Düfte haben eine starke Wirkung auf unsere Emotionen. Sie können Parfüme verwenden, Duftkerzen, ätherische Öle oder eine Aromatherapie, um alles etwas lustvoller zu gestalten. Suchen Sie sich Aromatherapie-Öle aus, die Sie schön entspannen. Im Quellenteil finden Sie einige meiner Lieblingsöle.

Sinnliche Feuchtigkeit erleben: Viele Frauen leiden an Scheidentrockenheit. Noch einmal, diese lässt sich sehr leicht rückgängig machen und Sie wieder Lust bei der Penetration empfinden. Es gibt viele verschiedene Mittel, Sie können sogar Bio-Kokosöl nehmen.

Erleben Sie die Kraft des »Gartens der Lady«: Die Frauenärztin Dr. Sara Gottfried nennt das weibliche Genital den »Garten der Lady« – den Ausdruck finde ich klasse! Wenn Sie diese Region erst einmal erkundet haben, entfaltet sie ihre Kraft. Probieren Sie Folgendes: Sollten Sie heute während des Tages Kaffee holen gehen oder in der Kassenschlange stehen, richten Sie Ihre Aufmerksamkeit auf den Garten der Lady. Spüren Sie den leichten Kitzel, der damit einhergeht. Dann lächeln Sie jemanden an oder machen ein Kompliment. Achten Sie darauf, was passiert – besonders bei Männern. Allein der Gedanke lässt Sie schmunzeln, oder?

7. Tag: Lieben, ohne sich zu verlieren.

Affirmation: *»Ich verkörpere die göttliche Liebe auf meine besondere Art. Mein Leben wird aus der Verbindung zur Quelle gespeist. Ich fühle mich ganz, komplett, mir fehlt es an nichts.«*

Gebet: *»Göttlich Geliebtes, lass mich die Wahrheit über mich erspüren. Hilf mir, mich ganz und vollständig zu fühlen, lass mich ohne Mangel sein.«*

Beziehungen sind eine Herzensangelegenheit, sie sollten uns nicht auslaugen. Am heutigen Tag erfahren Sie die Freude, die uns Beziehungen schenken, angefangen bei der Beziehung zu sich selbst. Machen Sie eine Liebesbeziehung daraus, stellen Sie sich vor, Sie seien die Liebe Ihres Lebens. Wie würden Sie sich behandeln? Wenn Sie einen Partner haben, stellen Sie sich vor, dass er es toll findet, dass letzten Endes *Sie* die Liebe Ihres Lebens sind.

Gute Beziehungen zu pflegen bedeutet auch, Nein zu sagen, wenn die Bedürfnisse anderer für Sie zur Last werden. Das kann eine Herausforderung sein, denn viele von uns haben über Jahre die Bedürfnisse anderer vor ihre eigenen gestellt. Nein zu sagen geht vielleicht zunächst mit Zweifeln und Schuldgefühlen einher. Mit zunehmender Übung werden Sie jedoch merken, wie befreiend es ist. Deshalb ist mein Lieblingskapitel in Cheryl Richardsons Buch *The Art of Extreme Self-Care* auch dasjenige, welches den Titel trägt: »Lass mich dich enttäuschen«. Sie werden *niemals* alterslos leben können, wenn Sie Ihre Energie immer nur anderen geben!

Machen Sie es sich mit Ihresgleichen nett: Veranstalten Sie einen Mädelsabend, laden Sie Freunde ein oder verabreden Sie sich mit einem Freund/einer Freundin zum Ausgehen und Spaßhaben. Sind Sie verheiratet oder haben Sie einen Partner, gehen Sie aus, einfach mal so. Machen Sie sich keinen Druck, dass es ein »perfekter« Abend sein muss, verfolgen Sie keine weiteren Ziele außer dem schönen Zusammensein.

Ziehen Sie angemessene Grenzen: Gleich nach dem Aufwachen fassen Sie den Vorsatz, dass Sie heute gegenüber einem anderen Menschen eine Grenze setzen. Das könnte eine Freundin sein oder ein Familienmitglied, ein Arbeitskollege – ja, selbst eine Bekannte oder ein Fremder. Sobald Sie Ihre eigenen Bedürfnisse würdigen, inspirieren Sie auch andere, Gleiches zu tun. Falls man Sie also wieder einmal um etwas bittet, dem Sie nicht nachkommen möchten, dann haben Sie keine Angst, »Nein, das geht nicht. Ich kann einfach nicht« zu sagen. Merken Sie sich diesen Satz! Lächeln Sie verbindlich und wiederholen Sie dieses Statement so oft wie möglich: »Nein, das möchte ich nicht«, »Nein, danke schön«, »Ja, ich verstehe, aber ich kann wirklich nicht.« Nein zu sagen kann sehr belebend sein. Und wenn Sie das Gefühl haben, jemand möchte von Ihnen gerettet werden, dann können Sie etwas sagen wie: »Es tut mir leid, was Sie da gerade durchmachen, aber ich weiß, dass Sie eine Lösung finden werden.« Oder: »Es tut mir leid, ich wünschte, ich hätte die Lösung für Sie, aber ich glaube fest, dass Sie eine finden werden.« Oftmals fühlen wir uns aufgefordert, andere zu retten, um unsere Sorgen zu besänftigen oder ein Gefühl der Ohnmacht abzuschwächen. Denken Sie daran: Menschen geraten manchmal in Schwierigkeiten, damit sie sich wieder mit ihrer inneren göttlichen Quelle verbinden. Deshalb schaden Sie ihnen in gewisser Weise, wenn Sie sie raushauen. Stehen Sie ihrer Entwicklung nicht im Wege, nur weil Sie die Sorge, dass es anderen nicht gut geht, schwer ertragen können. Seien Sie liebevoll und unterstützend und helfen Sie, wenn es sich richtig anfühlt und Sie nicht erschöpft. Wenn Sie allerdings wirklich und wahrhaftig meinen, dass es das Beste sei, Mitgefühl zu haben, nicht aber die Probleme anderer zu Ihren zu machen, dann machen Sie es so!

Denken Sie über die Beziehung zu einem Mann in Ihrem Leben nach: Wir alle haben Männer um uns herum. Denken Sie eine Weile darüber nach, ob ein Mann oder Junge, der Ihnen wichtig ist, sich vielleicht unter Druck gesetzt fühlt, so und so zu sein, ganz egal, was er selbst findet. Ob es nun ein Sohn ist, der glaubt, gut in Sport sein zu müssen, oder ein Bruder, der beim Thema Pflegebedürftigkeit der Eltern Angst hat, seine Verletzbarkeit und Angst zu zeigen. Sicherlich gibt es einen Mann, der davon profitieren kann, dass Sie sich mit der inneren alterslosen Göttin verbunden haben. Es könnte ihm guttun zu spüren, dass Sie sich von dem, was sich gemeinhin »nicht gehört«, nicht beirren lassen und sich gegen eine Kultur behaupten, die alles Weibliche und Feminine abwertet.

Zeigen Sie Ihre Dankbarkeit für Dinge, die Sie von Ihrer Mutter oder Tochter gelernt haben. Arbeiten Sie an der Heilung dieser

Beziehung: Nichts kann so freudvoll und so schmerzhaft sein wie eine Mutter-Tochter-Beziehung. Wie immer sich die Ihre gestaltet, wie schlecht sie auch sein mag, so gibt es doch etwas, was Sie auf der seelischen Ebene lernen können. Heute sollen Sie dieses Lernen würdigen. Tun Sie um Ihrer selbst willen einen Schritt, um die Beziehung zu Ihrer Mutter oder Tochter zu heilen. Es kann etwas sehr Kleines sein wie: »Ich habe das schon lange nicht mehr gesagt, aber ich hab dich lieb.« Das kann aber auch eine Grenze sein, die zu ziehen für Sie beide gut ist (etwa, das Telefon nicht abzunehmen, wenn Sie schon wissen, dass Ihre Mutter nur anruft, um sich zu beschweren). Selbst wenn Sie keine Töchter haben oder wenn Ihre Mutter schon verstorben ist, denken Sie an Ihre Freundinnen oder weiblichen Familienmitglieder, die Sie ab und an erschöpfen. Lernen Sie, sich selbst zu lieben, indem Sie die Übung »Verstrickungen lösen« machen, damit Sie keine energetisch zehrenden Verbindungen mehr zu Ihrer verstorbenen Mutter oder einem anderen Menschen aufrechterhalten.

8. Tag: Essen wie die Göttin.

Affirmation: *»Ich esse langsam und mit Genuss, lasse jeden Bissen auf der Zunge zergehen.«*

Gebet: *»Göttlich Geliebtes, wandle mich, dass ich meinen Körper und gutes Essen schätzen kann. Hilf mir, die Nahrung zu finden, die mir guttut.«*

Für viele von uns ist Nahrung etwas Belastendes geworden, ein Schrecken, eine Notwendigkeit, aber kein Genuss mehr. Am heutigen Tag sperren Sie die Esspolizei aus, desgleichen Schuldgefühle und das Bewerten von Nahrungsmitteln. Heute kommen frische und leckere Sachen auf den Tisch. Nähren Sie Ihren Körper und genießen Sie die Mahlzeiten. Essen Sie wie eine Göttin, die die saftigen Früchte der Erde genießt.

Genießen Sie, was auch immer Sie essen: Richten Sie das Essen appetitlich auf dem Teller an, und dann essen Sie langsam und mit Genuss, so als würden Sie langsam im Mondlicht tanzen. Sie könnten auch dafür sorgen, dass Sie mit Menschen zusammen essen, deren Anwesenheit Ihnen Freude macht. Achten Sie beim Essen darauf, was für eine wunderbare Erfahrung das ist. Versuchen Sie, so gesund wie möglich zu essen, und wenn Sie doch einmal naschen, dann genießen Sie jeden Bissen. Kauen Sie gründlich! Ziehen Sie den köstlichen Duft durch die Nase ein, bevor Sie das Essen oder Trinken an die Lippen setzen. Dann genießen Sie jeden Bissen. Überlegen Sie, wie es sich anfühlt, ein gutes Verhältnis zu gutem Essen zu haben, und wie es sich anfühlt, etwas Leckeres ohne Vorbehalte und Schuldgefühle einfach zu genießen. Essen Sie, als ob Sie mit der Nahrung Liebe machten.

Probieren Sie ein neues, gesundes Rezept aus – besonders wenn es mit Gemüse ist: Seien wir ehrlich – ungeachtet aller Gesundheitstipps und individuellen Unterschiede könnten wir alle mehr Gemüse essen. Doch oft ist es einfacher, schnell irgendetwas anderes zu essen. Probieren Sie deshalb doch mal ein neues Gemüsegericht aus, Sie finden jede Menge Rezepte im Internet. Man kann sogar gezielt nach Gemüsetypen suchen, was hilfreich ist, wenn ein bestimmtes Gemüse Saison hat und dann am besten schmeckt beziehungsweise die meisten Nährstoffe hat.

Machen Sie vor dem Essen Tapping, das auf EFT (the Emotional Freedom Techniques) basiert: Die Technik sehen Sie auf Videos unter www.TheTappingSolution.com. Sie wird Ihnen beim Loslassen von Scham oder Schuldgefühlen im Zusammenhang mit Essen, Ihrem Gewicht und Ihrer Einstellung dazu helfen. Probieren Sie es an diesem Tag vor jeder Mahlzeit aus. Achten Sie darauf, wie Sie sich während und nach der Übung fühlen.

9. Tag: Bewegen Sie sich mit Freude und mit Genuss – nach Katzenart!

Affirmation: *»Mein Körper ist für Bewegung und Dehnung wie gemacht. Er fühlt sich stark, beweglich und lebendig an. Ich liebe dieses Gefühl.«*

Gebet: *»Göttlich Geliebtes, wandle mich in jemanden, der Bewegung liebt. Hilf mir, Wege zu finden, den ganzen Tag über in Bewegung zu sein, damit ich stärker und vitaler werde.«*

Machen Sie sich keine Sorgen um das »Sportmachen«. Heute ist der Tag, an dem Sie Ihren Körper von seiner beweglichen Seite kennenlernen. Muskeln werden gedehnt und Energie zum Fließen gebracht, so dass Sie sich ganz lebendig fühlen.

Tanzen Sie oder probieren Sie mal so zum Spaß eine neue Bewegungsform aus: Ob Sie nun tanzen oder Intervalltraining machen, ob Sie einen Gymnastikkurs besuchen oder ein paar Yogaübungen im Wohnzimmer machen, bewegen Sie sich und seien Sie fröhlich. Wenn Sie zum Beispiel regelmäßig wandern oder tanzen, dann machen Sie es heute mal ein bisschen anders.

Gehen Sie in eine Gegend, in der Sie noch nie waren, oder probieren Sie einen anderen Tanzkurs aus. Achten Sie darauf, wie sich die Bewegungen und Dehnungen anfühlen. Ist es noch in Ordnung, wenn es manchmal ein bisschen wehtut? Fühlt es sich hinterher gut an? Seien Sie ehrlich und machen Sie etwas nicht bloß, weil Sie es sich vorgenommen haben oder weil Sie Sport machen, um abzunehmen. Machen Sie heute einmal etwas Nettes und spüren Sie, wie es Ihnen damit geht. Vielleicht erstellen Sie eine Playlist und tanzen beim Saubermachen durch die Wohnung, oder Sie treffen sich mit Freunden zum Spazierengehen.

Wenn Sie den ganzen Tag sitzen, stellen Sie sich den Wecker und stehen alle 15 Minuten auf: Machen Sie ein paar Dehnübungen oder ein bisschen Yoga, auch wenn es bloß eine Minute ist. Lassen Sie die Hüfte kreisen und strecken Sie sich. Achten Sie darauf, wie viel lebendiger Sie sich abends fühlen.

Balancieren Sie: Stellen Sie sich auf ein Bein (natürlich ohne Schuhe, die Absätze haben). Schließen Sie die Augen. Balancieren Sie so lange, wie Sie können. Wiederholen Sie das auf dem anderen Bein. Machen Sie das mehrmals am Tag zwischendurch.

Stellen Sie sich vor, Sie seien eine Katze: Strecken Sie sich, miauen Sie oder bellen Sie wie ein Hund. Spüren Sie, wie gut es sich anfühlt, beim Strecken die Muskeln anzuspannen. Machen Sie so eine Katzendehnung mehrmals am Tag.

10. Tag: Wunderbar sinnlich sein.

Affirmationen: *»Ich bin ein schönes, himmlisches, wunderbares Wesen.«* Während Sie das sagen, versuchen Sie einmal, sich vor dem Spiegel tief in die Augen zu schauen – am besten morgens nach dem Aufstehen und abends vor dem Schlafengehen: *»Ich liebe dich, du wunderbare Frau. Ich liebe dich wirklich.«*

Gebet: *»Göttlich Geliebtes, wandle mich, so dass ich erkennen kann, wie schön ich bin.«*

Am zehnten Tag nehmen Sie Kontakt zu Ihrer inneren Venus auf, der Kraft der Schönheit. Ihr huldigen Sie einfach, weil Sie es sich wert sind! Heute ist der Tag, an dem Sie neu definieren, was Schönheit ist und was alterslose Schönheit bedeutet. Denken Sie noch einmal an die »kulturellen Portale« und lassen Sie sie hinter sich. Ziehen Sie sich nicht altersgerecht an!

Vollziehen Sie ein Schönheitsritual oder gönnen Sie sich eine Beautybehandlung: Ob zuhause oder im Schönheitssalon, feiern Sie Ihre Schönheit. Zeit und Geld sind nicht entscheidend, wichtig ist, dass Sie das Ritual oder die Behandlung genießen. Wenn Sie sich mit einer Gesichtsbehandlung oder Maniküre nicht recht wohlfühlen, dann gehen Sie in ein Geschäft, probieren Kleider an und lassen sich beraten, machen Sie eine Haarkur oder lassen Sie sich in der Kosmetikabteilung eines Kaufhauses schminken. Hier ein einfaches Beautyritual für zuhause: Geben Sie einen Teelöffel Zucker oder Salz in Ihre Handfläche, fügen Sie Olivenöl dazu, reiben Sie nun die Hände gut damit ein, um Sie weich zu machen. Waschen Sie alles mit einer milden Seife ab und schwelgen Sie im Gefühl Ihrer weichen Hände.

Brechen Sie mit einem kulturellen Tabu in Sachen Schönheit: Tragen Sie etwas, das Sie früher zu »jugendlich« oder zu »gewagt« für Ihr Alter gefunden hätten. Oder machen Sie die Haare oder Nägel einmal anders, auf eine Weise, die zu Ihnen passt, ganz egal, ob andere finden, es sei zu jugendlich. Wenn es etwas in Ihrem Schrank gibt, das Sie noch nie getragen haben, weil es gegenüber dem, was Sie sonst tragen, irgendwie heraussticht, dann tragen Sie es heute. Machen Sie sich Ihre Schönheit und Ihren Stil bewusst und denken Sie daran, dass ein gewisses Risiko beim Sich-schön-Machen zu einer alterslosen Einstellung eben dazugehört.

Genießen Sie Ihren Auftritt: Halten Sie den Kopf, als ob er mit einem Faden von der Decke gehalten würde. Entspannen Sie die Schultern. Bewegen Sie sich so, als seien Sie die Königin des Himmels, langsam und anmutig. Wie fühlt sich das an?

11. Tag: Erkennen Sie sich als himmlische Göttin.

Affirmation: *»Ich bin die göttliche Quelle, ich bin, ich bin, ich bin. Gott zeigt sich in mir als ich.«*

Gebet: *»Göttlich Geliebtes, wandle mich, auf dass ich deine Anwesenheit in meinem Leben spüre, auf dass ich die Göttlichkeit in mir sehen kann.«*

Sicher haben Sie es schon gehört, aber man kann es nicht oft genug wiederholen: Sie sind ein spirituelles Wesen, das momentan einen menschlichen Körper bewohnt. An Tag elf verbinden Sie sich mit dem, was Sie wirklich sind: eine geistige Wesenheit.

Greifen Sie zu Ihrem Tagebuch: Eine Möglichkeit, um sich mit der eigenen geistigen Wesenheit zu verbinden – also mit Ihrem Kern –, ist, Tagebuch zu schreiben oder alte Einträge zu lesen oder beides. Wenn Sie kein Tagebuch führen, dann fangen Sie heute damit an. Es gibt keine Regeln, wie viel oder wann Sie schreiben, ob jeden Tag oder an den meisten. Vielleicht malen Sie auch in Ihr Tagebuch – malen ist ein wunderbares Mittel, um die Gefühle auszudrücken. Wenn Sie in aller Ruhe Tagebuch schreiben, dann nehmen Sie Verbindung auf mit Ihrer Seele oder mit dem Geist.

Bleiben Sie in Kontakt mit Ihrer Seele: Oft fühlen wir uns gedrängt und handeln dann wenig authentisch, nicht im Einklang mit unserer Seele. Heute ist der Tag, an dem Sie sich mit Ihrer Seele verbinden und sich vergewissern, warum es wichtig ist, so zu sein, wie Sie sind, und nicht, wie andere Sie haben wollen. Heute schauen Sie sich vielleicht alte Fotos aus einer Zeit an, als Sie ganz Sie selbst waren. Vielleicht gehen Sie auch hinaus und laufen barfuß oder verbringen ein wenig Zeit unter Bäumen, verbinden sich mit Ihrem geistigen Aspekt, umgeben von der Natur. Lassen Sie ein Horoskop machen und überlegen Sie, ob das, was es sagt, auf Sie zutrifft. Oder Sie spüren noch einmal den Lebensphasen nach, die Sie durchlaufen haben, und den Hindernissen, die Sie gemeistert haben.

Seien Sie achtsam: Beten Sie und sprechen Sie Affirmationen, wenn Sie mögen, aber seien Sie bei allem, was Sie tun, vor allem aufmerksam, ohne es zu bewerten. Achten Sie darauf, welche

Gefühle und Eindrücke in Ihnen aufsteigen, und halten Sie sie einen Moment. Vielleicht sind Sie stolz darauf, dass Sie das Chaos der letzten Woche durchgestanden oder dem Stress bei der Arbeit getrotzt haben, oder Sie merken, dass Sie wütend oder traurig sind. Halten Sie Ihrer Seele die Treue, indem Sie achtsam sind und bewusst wahrnehmen, was Sie erleben.

Suchen Sie nach einer Möglichkeit, sich mit anderen seelisch und geistig zu verbinden: Die Kraft spiritueller Erfahrung lässt sich in einer Gruppe noch besser erfahren, vielleicht wäre das gut für Sie, ob es sich um das 12-Schritte-Programm handelt, eine Meditations- oder eine Gebetsgruppe. Ich kenne viele Frauen, die sich bei Vollmond treffen, zur Sonnenwende oder Tagundnachtgleiche, wo sie mit dem Göttlich Geliebten und dem Göttlichen in jeder von ihnen Kontakt aufnehmen. Ich selbst mache das und finde es außerordentlich wertvoll. Wenn Sie sich eher mit Bürgeraktivitäten anfreunden können, nur zu. Achten Sie unterdessen darauf, wie es ist, wenn man gemeinsam mit anderen etwas erlebt.

Sprechen Sie ein Gebet oder machen Sie eine Affirmation: Sollten Sie beides bisher vermieden haben, ist heute der Tag, es einmal zu versuchen. Vielleicht fühlt es sich fremd an, aber womöglich merken Sie auch, dass Sie etwas aus dieser Erfahrung mitnehmen, womit Sie nicht gerechnet hatten. Sprechen Sie Gebete oder Affirmationen aus diesem Buch, still oder laut. Ändern Sie den Wortlaut, damit er besser auf Sie passt. Ihr Gebet oder Ihre Affirmation ermöglicht es Ihnen auf diese Weise, dass Sie sich auch wirklich mit Ihrer Seele und dem Geist verbinden.

12. Tag: Schaffen Sie sich einen Ort, der einer Aphrodite würdig ist.

Affirmation: *»Ich bin es wert, meinen eigenen paradiesischen Rückzugsort zu haben – für meine Regeneration und Verjüngung.«*

Gebet: *»Göttlich Geliebtes, wandle mich in jemanden, der sich mit schönen Dingen umgibt, um die innere und äußere Schönheit zum Ausdruck zu bringen.«*

Tag zwölf hat mit räumlichen Veränderungen zu tun, denn oft verkennen wir, wie wichtig es ist, einen Raum zu bewohnen, der uns verjüngt. Oftmals begnügen wir uns mit hässlichen Räumen, oder wir halten uns in dunklen, schlecht beleuchteten auf. Auch vergessen wir, wie gut es tut, draußen in der Natur zu sein, unserem natürlichen Zuhause.

Am zwölften Tag schaffen Sie sich also ein kleines Paradies, einen Ort der Schönheit und des Friedens.

Nehmen Sie sich 15 Minuten Zeit, um Ihren Ort so zu gestalten, dass er mehr Ihrem Ansatz als altersloser Göttin entspricht. Stellen Sie den Wecker auf 15 Minuten und machen Sie Folgendes:

- Errichten Sie einen hübschen, kleinen Altar mit Kerzen, Blumen, einem Lieblingsfoto oder einem schönen Stück Stoff.
- Machen Sie eine Kommode sauber, entrümpeln Sie eine Ablage im Bad oder räumen Sie ein Sideboard frei. Achten Sie darauf, wie gut sich die »weiße« Fläche beim Reinkommen ausnimmt.

Wichtig ist, ein wenig innezuhalten und zu spüren, wie sich der neu gestaltete Ort anfühlt. Das nämlich wird die Überzeugung stärken, dass es sehr wohl etwas ausmacht, wie sich Ihr Raum anfühlt und wie er aussieht. Heute ist der Tag, an dem Sie anfangen, es sich zur Gewohnheit zu machen, überall in Ihrem Zuhause schöne Orte zu schaffen, selbst wenn Ihnen dabei immer nur eine Viertelstunde zur Verfügung steht.

Schaffen Sie durch kleine Veränderungen ein Boudoir oder ein Bad, das einer Göttin würdig ist: Verwöhnen Sie sich mit hochwertigen ätherischen Ölen und Musik, die jeweils beleben oder entspannen. Vielleicht bestellen Sie heute ein paar neue Aufnahmen, die Sie hören, während Sie baden, oder Sie verwenden Kerzen, Blumen und sinnliche Düfte, um diesen Ort aufzuwerten. Dann verbringen Sie dort etwas Zeit und genießen den neuen sinnlichen Raum, den Sie geschaffen haben. Stellen Sie sich vor, es sei Ihr kleines Paradies.

Suchen Sie sich den perfekten Ort in der Natur: Gehen Sie in die freie Natur und suchen Sie sich einen schönen Platz, an dem Sie sich wohlfühlen. Bleiben Sie dort gute 20 Minuten und achten Sie darauf, wie es ist, die Sonne auf dem Gesicht, den Wind im Haar und die Erde unter den Füßen zu spüren. Dies ist Ihr natürliches Zuhause. Gehen Sie oft dort hin!

13. Tag: Bekräftigen Sie noch einmal die Göttin in sich.

Affirmation: *»Ich verdiene Lust und Freude. Ich bin alterslos, stark und mächtig. Ich mag es, gesund zu sein. Ich bin eine alterslose Göttin, Ausdruck der schöpferischen göttlichen Kraft.«*

Gebet: *»Göttlich Geliebtes, wandle mich, damit ich mich alterslos fühle. Lass mich die ewige Quelle in mir spüren.«*

An Tag dreizehn suchen Sie sich eine der Aktivitäten aus, die Sie in den letzten zwölf Tagen gemacht haben, und machen sie noch einmal – es sollte auf jeden Fall etwas Angenehmes sein, nicht nur etwas Vernünftiges. Denken Sie daran, dass das Leben als alterslose Göttin bedeutet, mehr und mehr Vergnügen zu erfahren und Angst und Sorgen hinter sich zu lassen. Seien Sie fröhlich und machen Sie sich klar, dass Sie ein Recht auf Freude haben. Benutzen Sie Affirmationen und Gebete an das Göttlich Geliebte. Eine alterslose Göttin zu werden und es zu bleiben ist ein Lebensstil, kein Endziel. Es bedeutet ein Leben von innen heraus und das Wissen, dass die Seele über das Becken, nicht über den Intellekt in den Körper gelangt. Sie können Glück nicht durch Denken erreichen (obwohl eine positive Einstellung sicherlich sehr hilft). Doch Wohlbefinden sollten Sie auch körperlich erfahren, besonders im Becken.

14. Tag: Sich an der göttlichen Ordnung ausrichten.

Affirmation: *»Die göttliche Ordnung lenkt mein Leben. Ich überantworte nun mein Leben der göttlichen Macht, weil ich weiß, dass die beste Lösung für meine Lage bereits erwählt worden ist.«*

Gebet: *»Göttlich Geliebtes, wandle mich, sodass ich darauf vertrauen kann, dass das, was mir geschehen soll, auch kommen wird, in der richtigen Weise und zur richtigen Zeit, zu meinem höchsten Wohl.«*

Alterslos zu leben erfordert Mut und Disziplin. Nichts ist einfacher, als sich zu beschweren und sich gehen zu lassen, was manche Leute allerdings schon mit 30 tun! Um alterslos zu leben, sollten Sie sich an der göttlichen Ordnung ausrichten und sich zeigen lassen, was zu tun ist. Alterslos leben bedeutet, im Augenblick zu leben, nach den Rhythmen der Natur. Einerseits ist es ganz einfach, andererseits auch wieder nicht, da wir unter großem Druck stehen, alles im Voraus und im Detail zu planen. Auch denken wir immer, dass wir das Falsche gemacht haben und nicht perfekt genug sind. Doch der Weg des Nichtperfektseins ist der einzig gangbare. Hier ist ein Gebet an das Göttlich Geliebte, das Sie sprechen können, wenn es Ihnen schwerfällt, im Augenblick zu leben: »Göttlich Geliebtes, wandle mich, auf dass es mir gelingt, als alterslose Göttin zu leben.« Um uns an der göttlichen Ordnung auszurichten, müssen wir uns dem göttlichen Anteil in uns überlassen, der mehr als der Verstand weiß. Der göttliche Teil in Ihnen ist die Seele. Das bedeutet, darauf zu vertrauen, dass das, was Ihre Bestimmung ist, immer auch kommt – und wenn es das nicht tut, dann brauchen Sie es ohnehin nicht.

Alterslos leben

Wenn Sie das gesamte 14-Tage-Programm der alterslosen Göttin absolviert haben, lautet Ihre Aufgabe von nun an, ein altersloses Leben zu leben und sicherzustellen, dass Sie von Menschen umgeben sind, die Sie dabei unterstützen. Suchen Sie sich mindestens eine Freundin, die den Weg mit Ihnen gemeinsam geht. Verbinden Sie sich mit anderen alterslosen Göttinnen – ob in Ihrem unmittelbaren Umfeld oder über das Internet (was besonders dann wichtig ist, wenn Sie nicht jeden Tag rausgehen können, um sich mit Leuten zu treffen). Schreiben Sie Tagebuch, am besten jeden Tag, damit Sie ein Gespür dafür bekommen, was Sie brauchen. Nehmen Sie einen Kalender, Reminder Apps oder Selbstverabredungen zu Hilfe, um sicherzugehen, dass Sie die Bedürfnisse der alterslosen Göttin, die Sie sind, auch wirklich würdigen.

Von nun an denken Sie daran: Es steht in Ihrer Macht, eine alterslose Göttin zu sein, lebendiger Ausdruck des fröhlichen, alterslosen Lebens – *ganz gleich, was Ihnen zuvor widerfahren ist.* Wie das Sprichwort sagt: »Was du suchst, das sucht dich.« Wer also wollen Sie wirklich sein? Wer wären Sie, wenn das Alter kein Faktor wäre? Stellen Sie sich diese Fragen jeden Morgen und leben Sie entsprechend. Sorgen Sie dafür, dass sich die alterslose Göttin bei Ihnen wohlfühlt. Segnen Sie sie, machen Sie es ihr schön, und heißen Sie sie willkommen. Allmählich wird sie sich immer öfter zeigen, und schon bald werden Sie im Spiegel eine ganz neue Frau erblicken, die Sie anlacht. Das ist Ihr neues Kapitel, Ihr neues Leben. Das Beste kommt noch. Ich versprech's.

Dank

Zunächst möchte ich hier meinen Werdegang als Autorin würdigen. Die erste Auflage von *Frauenkörper – Frauenweisheit* war nämlich eine Art Gewaltmarsch gewesen, ein »Jetzt oder Nie«, um die Sprache und die Praxis der Frauengesundheit zu ändern. Damals hatte ich das Gefühl, einen steilen Berg zu erklimmen, voller Gestrüpp und tückischer Felsbrocken. Trampelpfade gab es dort nicht. Aber ich musste es tun, und ich war erfolgreich. Karmische Schuld abgetragen.

Doch obwohl das erste Buch ein so schmerzhafter Prozess war, war ich stets der Ansicht, dass ein Schöpfungsakt nicht so sein muss. Immerhin weiß ich, dass manche Frauen ihr Kind mit orgasmischer Lust zur Welt bringen. Warum also nicht ein Buch auf dieselbe Weise hervorbringen? Am Ende habe ich genau das geschafft! Das Schreiben und Redigieren von *Göttinnen altern nicht* war in höchstem Maße angenehm. Zum Teil liegt es daran, dass die Dinge sich weiterentwickelt haben. Mittlerweile sind wir in der Lage, die tiefe Verbundenheit von Bewusstsein, Emotionen und Körper wissenschaftlich und methodisch zu erfassen, was bedeutet, dass meine Arbeit nicht an jeder Stelle hinterfragt wird und ich nicht unablässig mein Wissen »beweisen« muss. Zum Teil hat es auch mit meiner persönlichen Entwicklung zu tun. Heute bin ich bereit, die Unterstützung, von der ich immer geträumt habe, anzunehmen und anzuerkennen – Hilfe, die oft schon immer da war! Im Grunde musste ich mich nur für sie öffnen. Und damit danke ich nun frohgemut folgenden Menschen:

Nancy Peske, Lektoratsassistentin und Rechercheurin der Extraklasse. Ihr Midwest-Pragmatismus und ihre Arbeitsethik waren genau mein Ding. Sie waren ein Geschenk des Himmels und haben dafür gesorgt, dass die ganze Sache Spaß gemacht hat.

Anne Barthel, meiner Lektorin bei Hay House – Sie haben es von Anfang an »gecheckt«, durch Ihre Vorschläge hat dieses Buch deutlich gewonnen. Das Lektorat mit Ihnen war die reine Freude.

Patty Gift für ihr editorisches Zupacken im besten Ostküstenstil, außerdem die Freuden des Tango, Paris und alles Schöne.

Reid Tracy, Margaret Nielsen, Christy Salinas und dem ganzen Team von Hay House. Ich muss mich gerade mal kneifen, so eine tolle und lustige Truppe.

Der außergewöhnlichen Therapeutin Hope Matthews – du bist mit deinem Wissen über das klassische Pilates und den Einfluss der Gefühle auf den Körper Zeugin und Antreiberin meiner persönlichen Wandlung über all die Jahre gewesen. Ich bin sehr dankbar.

Julie Hofheimer – Massagetherapeutin und Heilerin, die Muskeln und Geist geschmeidig hielt, auch sie ist Zeugin meiner körperlichen Wiedergeburt.

Ataana Badilli – Kristalltherapeutin besonderer Art. Ihre Arbeit hat mein Energienetz gewartet, ein sehr geschätztes und schönes Geschenk.

Bob Cooley und die Elitetrainer von The Genius of Flexibility Center in Boston. Bob – was für ein Geschenk sind du und deine Arbeit für mein Leben. Deine Großzügigkeit, dein Einfallsreichtum und Wissen faszinieren mich immer noch, modeln mich und meinen Körper um.

Paulina Carr – mein Mädchen für alles, das alles tut, um mir das Leben leicht zu machen, mit viel Einsatz und Humor.

Janet Lambert – Buchhalterin meines Vertrauens. Sie rechnet auf Punkt und Komma, wenn sie nicht gerade Skydiving macht, Wasserski fährt und zeigt, was körperlich alles in der alterslosen Göttin steckt!

Judie Harvey – für deine redaktionelle Fähigkeit und deinen Humor bei E-Letter, Website und Social Media.

Fern Tsao und ihrer Tochter Maureen Manetti – ich bin wirklich gut dran, dass ich euch als die besten TCM-Therapeutinnen gleich in meinem Hinterhof habe. Ihr seid die Medizin der Zukunft – und das im Hier und Jetzt.

Tosha Silver – du bist genau zur richtigen Zeit in meinem Leben erschienen, um mich an die göttliche Ordnung zu erinnern und daran, wie man sie nutzt. Mein Leben und mein Herz haben eine tiefe Heilung erfahren.

Mario Martinez – deine Arbeit hat mir die wissenschaftliche Grundlage geliefert, auf der die Botschaft dieses Buches basiert. Ich kann dir nicht genug dafür danken, dass du Gesundheit neu definiert und einen ganz neuen Ton in Sachen wirklicher Gesundheit und Wohlbefinden angeschlagen hast. Du bist das Geschenk meines Lebens.

Bob Fritchie – danke, danke, danke für deine Hingabe an die göttliche Liebe und dafür, dass du einen so praktischen Weg ersonnen hast, dies allen auf der Welt zu verkünden; in persönlicher Hinsicht danke ich dir dafür, dass du immer für mich und meine Familie erreichbar warst. Danke auch dafür, dass du so ein guter Freund bist.

Doris E. Cohen – dafür, dass sie den Ausdruck prägte, der für dieses Buch titelgebend wurde. Du warst spirituelle Geburtshelferin und kenntnisreiche Wegweiserin durch meine tiefsten

Sorgen und die Dunkelheit meiner Seele. Du hast meine tiefsten Sehnsüchte entfacht und mir den Mut gemacht, nicht aufzuhören. Ich kann dir nicht genug danken.

Melanie Ericksen – zauberhafte Nixenmedizinfrau. Von der ersten Sitzung an wusste ich, dass ich mit dir am Ziel war. Du bist die Göttin der Heilung, der Freude und Schönheit, der großen Magie und des Wissens. Ich bin entzückt, dich und deinen Gemahl Thor in meinem Leben zu haben.

Deborah Kern – für deine Freundschaft, dein Spiegeln, göttliche Präsenz, deinen Mond in den Fischen, das ganze Programm.

Regena Thomashauer (alias Mama Gena) – danke, liebe Schwester, für deinen Mut und die Frechheit, die es braucht, um die Kunst der Lust und Freude in die Herzen, Köpfe und Körper von Frauen auf der Welt zu bringen. Möge unser Freudentanz für immer andauern.

An alle erfahrenen und loyalen Mitglieder meines »Betreuten Lebens«-Programms hier zuhause: Stephen Meehan, dessen Können bei Blumen und Pflanzen nicht von dieser Welt ist. Du hast mir ein Paradies geschaffen, das mich fortwährend entzückt. Mike Meehan für das Umgraben, Buddeln und die Baumpflege gut gelaunt um fünf Uhr morgens. Mike Brewer, weil er seit vielen Jahren der beste und humorigste »Mann fürs Grobe« ist. Carlo Dorio, dem besten Klempner der Welt. Vern und Mike Cassidy, Vater-und-Sohn-sind-beide-geniale-Elektriker, dafür, dass sie alles in Schuss halten und für »Erleuchtung« sorgen. Charlie Grover für die wöchentlichen Ausflüge zum Recyclinghof und dafür, dass Diane gefüttert wird, sowie für den permanenten Schalk in deinen Augen. Schließlich Barbara McGivaren für das Housekeeping mit Sinn und Verstand und für die Liebe zu Mr Moon.

Meinen Brüdern und meinen unglaublichen Schwägerinnen – John und Annie, Bill und Lori. Eure Liebe und Unterstützung bedeuten mir die Welt. Meiner Schwester Penny und ihrem Mann Phil (der uns als seine »Schwester-Frauen« bezeichnet). Was für ein Vergnügen, mit euch die Abenteuer beim Schreiben dieses Buches zu teilen.

Mom, deine körperliche Leistungsfähigkeit und Abenteuerlust haben diesen Weg überhaupt bereitet. Ohne dich hätte ich niemals die Stärke bekommen, es bis hierher zu schaffen.

Annie und Katie, meinen schönen Töchtern. Euch beiden beim Erwachsenwerden zuzusehen war so eine Freude, mit euch zusammen zu sein nicht minder. Danke, dass ihr es mit mir ausgehalten habt, trotz meiner Überspanntheiten und gelegentlichen Heftigkeit. Natürlich gibt es auch noch den Fall-um-vor-Lachen-Teil. Und Mike Watts, meinem neuen Schwiegersohn, einem Mann, der »alles hat« – gut aussieht *und* praktisch veranlagt ist. Im Ernst, wie konnte ich so viel Glück haben?

Und schließlich Diane Grover, meiner Rundum-CEO, Geschäftspartnerin, enger Freundin. Meiner Kameradin. Von Anfang an, sei vielen Jahrzehnten bist du für mich und diese Arbeit da gewesen, in einer Weise, die zu vielschichtig ist, als dass ich sie beschreiben könnte. Du bist eine kostbare Perle, und ich weiß nicht, wie ich auch nur irgendetwas ohne dich gemacht hätte. Ich verneige mich vor dir.

Anmerkungen

Einleitung

1 »Centenarians Are the Fastest-Growing Age Segment: Number of 100-Year-Olds to Hit 6 Million by 2050«, *New York Daily News,* 21. Juli 2009.
2 Sue Campbell, »What's Your Plan If You Live to 100?«, *Next Avenue,* 27. Mai 2014. http://www.nextavenue.org/blog/whats-your-plan-if-you-live-100.
3 Mario E. Martinez, Interview auf Hay House Radio mit Christiane Northrup, »Your Culture Is Stronger Than Your Genes«, *Flourish!,* 6. November 2013.

Kapitel 1

1 Das Zitat von Abraham »Glücklich und gesund sterben« habe ich zum ersten Mal bei einer Lesung von Esther Hicks vor vielen Jahren gehört. Seitdem begleitet es mich!
2 HeLa-Zellen für Forschungszwecke stammen von einer Frau namens Henrietta Lacks. Ohne es zu wissen, leistete sie 1951 einen Riesenbeitrag zur Wissenschaft, als man ihr Zellen von einem kanzerogenen Tumor entnahm, an dem sie schließlich auch gestorben ist. Man hat herausgefunden, dass diese Zellen als Stammzellen immer neue Zellen hervorbringen konnten, ohne dass die Originalzellen abgestorben wären. Etwas an den Zellen von Frau Lacks' Tumorzellen war anders. Sie waren in gewisser Weise unsterblich, doch diese »Unsterblichkeit« führte auch zu ihrem Krebstod. Ein anderer Forschungsansatz bringt noch Telomerase, das Enzym, das wahrscheinlich Telomere repariert, mit Krebs in Verbindung. Viel Forschung ist noch nötig, um Telomere zu verlängern, ohne Krebs zu erzeugen. Eine Studie zeigt, dass es möglich ist, die Telomerase-Länge bei Mäusen zu steigern, was zu einer Umkehr des Alterungsprozesses führt. M. Jaskelioff et al., »Telomerase Reactiva-

tion Reverses Tissue Degeneration in Aged Telomerase-Deficient Mice«, *Nature* 469 (6. Januar 2011), S. 102–6. http://www.nature.com/nature/journal/v469/n7328/full/nature09603.html.

3 E. Epel et al., »Can Meditation Slow Rate of Cellular Aging? Cognitive Stress, Mindfulness, and Telomeres«, *Annals of the New York Academy of Sciences* 1172 (August 2009), S. 34–53.

4 R. Davidson et al., »Alterations in Brain and Immune Function Produced by Mindfulness Meditation«, *Psychosomatic Medicine* 65, Nr. 4 (Juli/August 2003), S. 564–70. http://www.ncbi.nlm.nih.gov/pubmed/12883106.

5 Mindfulness Matters: http://www.mindfulness-matters.org/.

6 Mark Hamer et al., »Taking Up Physical Activity in Later Life and Healthy Ageing: The English Longitudinal Study of Ageing«, *British Journal of Sports Medicine* 48 (2014), S. 239–43. DOI:10.1136/bjsports-2013-092993. http://bjsm.bmj.com/content/48/3/239.abstract.

7 Michael F. Roizen, *RealAge: Are You as Young as You Can Be?* (New York: HarperCollins 2001).

8 Becca R. Levy et al., »Longevity Increased by Positive Self-perceptions of Aging«, *Journal of Personality and Social Psychology* 83, Nr. 2 (August 2002), S. 261–70.

9 J. M. Hausdorff et al., »The Power of Ageism on Physical Function of Older Persons: Reversibility of Age-Related Gait Changes«, *Journal of the American Geriatric Society* 47, Nr. 11 (November 1999), S. 1346–49.

10 Kathryn P. Riley et al., »Early Life Linguistic Ability, Late Life Cognitive Function, and Neuropathology: Findings from the Nun Study«, *Neurobiology of Aging* 26, Nr. 3 (2005), S. 341–47.

11 Martinez, »Your Culture Is Stronger Than Your Genes«.

12 Susan Kuchinskas, »The Alpha Goddess: Open to Anything, Including Technology«, *Adweek*, 27. Februar 2012. http://www.adweek.com/news/advertising-branding/alpha-goddess-138528.

13 Robert Love, »The Smart Money Is on the 50+ Crowd«, *AARP: The Magazine,* Juni/Juli 2014. http://www.aarp.org/entertainment/style-trends/info-2014/baby-boomer-economic-power.html.

14 Tosha Silvers Twitter-Nachrichten über vollkommene und unbedingte Selbstakzeptanz findet sich auf http://twitter.com/toshasil.

15 *When God Was a Woman* von Merlin Stone (Orlando, FL: Harvest Books 1978) und *The Chalice and the Blade: Our History, Our Future* von Riane Eisler (dt. Ausgabe *Kelch und Schwert: Unsere Geschichte, unsere Zukunft,* [München: Goldmann 1993], jetzt Freiburg: Arbor 2005) sind zwei der ersten Bücher, die der Geschichte der Göttinnen-Verehrung nachgehen.

Kapitel 2

1 Audre Lorde, *A Burst of Light: Essays* (Firebrand Books 1988), S. 131.
2 Herbert Benson and William Proctor, *The Breakout Principle: How to Activate the Natural Trigger That Maximizes Creativity, Athletic Performance, Productivity and Personal Well-Being* (New York: Scribner 2003), S. 56.
3 Rick Strassman, *DMT: The Spirit Molecule: A Doctor's Revolutionary Research into the Biology of Near-Death and Mystical Experiences* (Rochester Press, VT: Park Street Press 2000), S. 73. DMT (Dimethyltryptamin), das aus der Ayahuasca-Pflanze gewonnen wird, wird von südamerikanischen Schamanen für »psychedelische« Zustände (Strassman) genutzt.

Kapitel 3

1 Christiane Northrup, *Frauenkörper, Frauenweisheit. Wie Frauen ihre ursprüngliche Fähigkeit zur Selbstheilung wiederentdecken können* (München: Goldmann ^{6}2010), S. 119.
2 Marshall Kirkpatrick, »Google CEO Schmidt: ›People Aren't Ready for the Technology Revolution‹«, *ReadWrite,* 4. August 2010. http://readwrite.com/2010/08/04/google_ceo_schmidt_people_arent_ready_for_the_tech#awesm=~or9ZvGJTDdkfo1.
3 H. Gilbert Welch, M. D., M. P. H., *Should I Be Tested for Cancer? Maybe Not and Here's Why* (Berkeley, CA: University of California Press 2006).
4 Per-Henrik Zahl et al., »The Natural History of Invasive Breast Cancers Detected by Screening Mammography«, *Archives of Internal Medicine* 168, Nr. 21 (2008), S. 2311–16.
5 Archie Bleyer and H. Gilbert Welch, »Effect of Three Decades of Screening Mammography on Breast-Cancer Incidence«, *New England Journal of Medicine* 367 (22. November 2012), S. 1998–2005. DOI: 10.1056/NEJMoa1206809.
6 Maryland Coalition on Mental Health and Aging, »Effects of Medications«. http://www.mhamd.org.
7 Kazi Stastna, »›Junk DNA‹ Has a Purpose, New Map of Human Genome Reveals«, CBC News, 5. September 2012. http://www.cbc.ca/news/technology/junk-dna-has-a-purpose-new-map-of-human-genome-reveals-1.1238937.

8 James Gallagher, »›Memories‹ Pass Between Generations«, BBC News, 1. Dezember 2013. http://www.bbc.co.uk/news/health-25156510.
9 Earle Holland, »Stress Hormones May Play New Role in Speeding Up Cancer Growth«, *Ohio State University Research News* (November 2006). http://researchnews.osu.edu/archive/epinorepi.htm.
10 L. S. Massad et al., »2012 Updated Consensus Guidelines for the Management of Abnormal Cervical Cancer Screening Tests and Cancer Precursors«, *Journal of Lower Genital Tract Disease* 17, Nr. 3 (Juli 2013), S.1-27.

Kapitel 4

1 Stephani Sutherland, »Bright Screens Could Delay Bedtime«, *Scientific American,* 19. Dezember 2012. http://www.scientificamerican.com/article/bright-screens-could-delay-bedtime/.
2 J. Manonai et al., »Effect of Pueraria Mirifica on Vaginal Health«, *Menopause* 14, Nr. 5 (September/Oktober 2007), S. 919–24. http://www.ncbi.nlm.nih.gov/m/pubmed/17415017/.
3 Sukanya Jaroenporn et al., »Improvements of Vaginal Atrophy Without Systemic Side Effects after Topical Application of *Pueraria mirifica,* a Phytoestrogen-rich Herb, in Postmenopausal Cynomolgus Macaques«, *Journal of Reproduction and Development* 60, Nr. 3 (21. April 2014), S. 238–45.
4 Die Bogalusa Heart Study der Tulane University ist in verschiedenen Zeitschriften veröffentlicht worden und zu finden unter: http://tulane.edu/som/cardiohealth/.
5 K. Miyagawa et al., »Medroxyprogesterone Interferes with Ovarian Steroid Protection Against Coronary Vasospasm«, *Nature Medicine* 3, Nr. 3 (1997), S. 324–27.
6 Für weitere Einzelheiten über die Erforschung von Statinen s. auch *Weisheit der Wechseljahre,* S. 486–88, sowie Jonny Bowden und Stephen Sinatra, *The Great Cholesterol Myth: Why Lowering Your Cholesterol Won't Prevent Heart Disease—and the Statin-free Plan That Will* (Beverly, MA: Fair Winds Press, 2012).
7 Die Statistik der Amerikanischen Gesellschaft für Ästhetisch-Plastische Chirurgie (The American Society for Aesthetic Plastic Surgery (ASAPS)) stammt von ihrer Webseite: http://www.surgery.org/media/statistics.

8 Lynne McTaggart, »What Doctors Didn't Tell Angelina Jolie«, in ihrem Blog vom 21. Mai 2013. Dort zitiert sie: D. de Jong et al., »Anaplastic Large-Cell Lymphoma in Women with Breast Implants«, *Journal of the American Medical Association* 300, Nr. 17 (November 2008), S. 2030–5. DOI: 10.1001/jama.2008.585. McTaggart schreibt dazu: »Brustimplantate werden mit einer seltenen Brustkrebsart in Verbindung gebracht, dem ›Anaplastisch-großzelligen Lymphom‹ (ALCL), eine Form des Non-Hodgkin-Lymphoms. Das Erkrankungsrisiko ist hier 18-fach erhöht.«

9 Stephen T. Chang, *The Tao of Sexology: The Book of Infinite Wisdom* (San Francisco, CA: Tao Publishing 1986).

10 Inger Thune et al., »Physical Activity and the Risk of Breast Cancer«, *New England Journal of Medicine* 336 (1. Mai 1997), S. 1269–75.

11 C. F. Garland et al., »Vitamin D for Cancer Prevention: Global Perspective«, *Annals of Epidemiology* 19, Nr. 7 (Juli 2009), S. 468–83. Auch C. F. Garland et al., »Vitamin D and Prevention of Breast Cancer: Pooled Analysis«, *Journal of Steroid Biochemistry and Molecular Biology* 103 (März 2007), S. 708–11.

12 Die Leitlinien der U. S. Preventive Services Task Force zur Mammografie finden sich unter: http://www.uspreventiveservicestaskforce.org/uspstf09/breastcancer/brcanrs.htm.

13 Bleyer und Welch, »Effect of Three Decades of Screening«, 1998–2005.

14 Sarah C. Darby et al., »Risk of Ischemic Heart Disease in Women After Radiotherapy for Breast Cancer«, *New England Journal of Medicine* 368 (14. März 2013), S. 987–98. http://www.nejm.org/doi/full/10.1056/NEJMoa1209825.

15 Dazu die Forscherin Laura Esserman: »Das Wort *Krebs* erweckt die Assoziation einer unausweichlich tödlichen Erkrankung. Krebs ist jedoch sehr unterschiedlich und kann sich sehr verschieden entwickeln. Es muss nicht immer auf Metastasen und Tod hinauslaufen, es gibt schmerzfrei verlaufende Formen, die überhaupt nicht in Erscheinung treten.« Laura J. Esserman et al., »Overdiagnosis and Overtreatment in Cancer: An Opportunity for Improvement«, *Journal of the American Medical Association* 310, Nr. 8 (28. August 2013), S. 797–98. http://jama.jamanetwork.com/article.aspx?articleid=1722196.

16 Nikola Biller-Adorno und Peter Jüni, »Abolishing Mammography Screening Programs? A View from the Swiss Medical Board«, *New England Journal of Medicine* 370 (22. Mai 2014), S. 1965–67.

17 Ibid.

18 Genetics Home Reference, National Institutes of Health, »Breast Cancer«, August 2007. http://ghr.nlm.nih.gov/condition/breast-cancer.

19 American College of Obstetricians and Gynecologists, Committee on Genetics (October 1996), *Breast-Ovarian Cancer Screening* (Committee Opinion no. 176), Washington, D.C., zitiert in Christiane Northrup, *Weisheit der Wechseljahre,* S. 452.

20 National Human Genome Research Institute, National Institutes of Health, Mai 1997, reviewed September 2006, »Three Breast Cancer Gene Alterations in Jewish Community Carry Increased Cancer Risk, but Lower Than in Previous Studies.« http://www.genome.gov/10000939.

21 McTaggart, »What Doctors Didn't Tell Angelina Jolie«. Wie McTaggart betont: »Neue Belege zeigen, dass selbst ein defektes BRCA1-Gen wie bei Jolie eine epigenetische Modifizierung braucht oder ein ›Abschalten‹, bevor es zur Bildung von Krebs kommt. (V. Birgisdottir et al., ›Epigenetic silencing and deletion of the BRCA1 gene in sporadic breast cancer‹, *Breast Cancer Res,* 2006; 8: R38). Auch haben Diäten während kritischer Zeiten im Leben einer Tochter (so als Fötus oder in der Pubertät) einen großen Einfluss auf die Genexpression etwa von BRCA1 (S. de Assis und L. Hilakivi-Clarke, ›Timing of dietary estrogenic exposures and breast cancer risk‹, *Ann NY Acad Sci,* 2006; 1089, S. 14–35).« Dazu auch: Karolyn Gazella, »Angelina Jolie Missed an Important Opportunity«, *The Healing Factor, Psychology Today,* 16. Mai 2013. Abgerufen am 19. Februar 2014. http://www.psychologytoday.com/blog/the-healing-factor/201305/angelina-jolie-missed-important-opportunity. Im Hinblick auf die Gene BRCA1 und BRCA2 ergab eine Studie von 2009, veröffentlicht in der Zeitschrift *Breast Cancer Research and Treatment,* dass Frauen mit ererbtem Gendefekt, die mehr Früchte und Gemüse aßen als die Kontrollgruppe, ihr Risiko, an Krebs zu erkranken, signifikant senkten. In einer 2006 ebenfalls in der Zeitschrift *Breast Cancer Research and Treatment* veröffentlichten Studie zeigte sich, dass normalgewichtige Frauen mit der Genmutation, die es schafften, ihr Gewicht im Alter zu halten, ein ebenfalls geringeres Krebsrisiko hatten als übergewichtige Frauen der Vergleichsgruppe.

22 Shoshana M. Rosenberg et al., »Perceptions, Knowledge, and Satisfaction with Contralateral Prophylactic Mastectomy among Young Women with Breast Cancer: A Cross-Sectional Survey«, *Annals of Internal Medicine* 159, Nr. 6 (17. September 2013), S. 373–81. DOI: 10.7326/0003-4819-159-6-201309170-00003.

23 Kathryn Kassai, P. T., C. E. S. und Kim Perelli, *The Bathroom Key: Put an End to Incontinence* (New York: Demos Health 2012).

Kapitel 5

1 Brené Brown, *Verletzlichkeit macht stark. Wie wir unsere Schutzmechanismen aufgeben und innerlich reich werden* (München: Kailash 2013), S. 89.
2 Joe Dispenza, Interview auf Hay House Radio mit Christiane Northrup, »You Are the Placebo«, *Flourish!*, 13. August 2014.
3 Gay Hendricks, *Lebe dein Leben, bevor es andere für dich tun. Mehr wagen und über sich selbst hinauswachsen* (München: Knaur 2010).
4 Mario Martinez, *The MindBody Code* (Boulder, CO: Sounds True 2014).
5 Stephen Levine, *Sein lassen: Heilung im Leben und im Sterben* (Bielefeld: Context Verlag 1992).
6 Llorraine Neithardt, Persönliche Korrespondenz vom 13. Juni 2013.
7 Tina Rosenberg, »For Veterans, a Surge of New Treatments for Trauma«, *The Opinionator, New York Times,* 26. September 2012. http://opinionator.blogs.nytimes.com/2012/09/26/for-veterans-a-surge-of-new-treatments-for-trauma/.
8 Erin Largo-Wight et al., »Healthy Workplaces: The Effects of Nature Contact at Work on Employee Stress and Health«, Public Health Report 126, Supplement 1 (2011), S. 124–30. http://www.ncbi.nlm.nih.gov/pmc/articles/PMC3072911/.

Kapitel 6

1 J. Shifren et al., »Sexual Problems and Distress in United States Women: Prevalence and Correlates«, *Obstetrics and Gynecology* 112, Nr. 5 (November 2008), S. 970–78.
2 Regena Thomashauer, Interview auf Hay House Radio mit Christiane Northrup, »Pleasure and Health: The Vital Connection«, *Flourish!*, 24. November 2010.
3 Gina Ogden, *The Return of Desire: A Guide to Rediscovering Your Sexual Passion* (Boston: Trumpeter 2008).
4 Gina Ogden, *The Heart and Soul of Sex: Making the ISIS Connection* (Boston: Trumpeter 2006).
5 Andrew Newberg, Eugene D'Aquili, Vince Rause, *Der gedachte Gott: Wie Glaube im Gehirn entsteht* (München: Piper Verlag 2008).
6 Judy Harrow, *Gnosis.* http://goddessofsacredsex.com/the-goddesses/.

7 Laura Bushnell, *Life Magic: The Renowned Psychic Healer Shares the 7 Keys to Finding Your Power and Living Your Purpose* (New York: Miramax Books 2005).
8 John Harvey Kellogg, *Plain Facts for Old and Young* (Burlington, IA: Segner and Condit, 1881, über das Gutenberg-Projekt zugänglich). http://www.gutenberg.org/files/19924/19924-h/19924-h.htm#chapi100.
9 Brené Brown, »Listening to Shame«, TED video. http://www.ted.com/talks/brene_brown_listening_to_shame.
10 Dave Itzkoff, »Melissa McCarthy Goes Over the Top«, *New York Times,* 13. Juni 2013. http://www.nytimes.com/2013/06/16/movies/melissa-mccarthy-goes-over-the-top.html?pagewanted=all&_r=0.
11 Jeanne-Philippe Gouin et al., »Marital Behaviour, Oxytocin, Vasopressin, and Wound Healing«, *Psychoneuroendocrinology* 35, Nr. 7 (August 2010), S. 1082–90. DOI: 10.1016/j.psyneuen.2010.01.009.

Kapitel 7

1 Anita Moorjani, *Heilung im Licht. Wie ich durch eine Nahtoderfahrung den Krebs besiegte und neu geboren wurde* (München: Arkana 2012), S. 235, 191f.
2 Diane Fassel, *Wir arbeiten uns noch zu Tode. Die vielen Gesichter der Arbeitssucht* (München: Droemer Knaur 1994), S. 58.
3 Gail Sheehy, *Passages in Caregiving: Turning Chaos into Confidence* (New York: William Morrow 2010), S. 12.
4 Ira Byock, Interview auf Hay House Radio mit Christiane Northrup, »A Good Death«, *Flourish!,* 14. März 2012.
5 J. S. House et al., »Social Relationships and Health«, *Science* 241, Nr. 4865 (29. Juli 1988), S. 540–545.

Kapitel 8

1 Mark Hyman, *Hoher Blutzucker – übergewichtig und mangelernährt: gesund und schlank. Mit 6-Wochen-Programm* (München: Goldmann 2013).
2 Joseph Mercola, »To Achieve Optimal Health, Eat 50–70% of This Frequently Demonized Food«, Mercola.com, 28. Dezember 2011. Zuletzt

abgerufen: 4. November 2013. http://articles.mercola.com/sites/articles/archive/2011/12/28/what-you-dont-know-about-fats.aspx.

3 Patty W. Siri-Tarino et al., »Meta-analysis of Prospective Cohort Studies Evaluating the Association of Saturated Fat with Cardiovascular Disease«, *American Journal of Clinical Nutrition* 91, Nr. 3 (March 2010), S. 535–46. http://ajcn.nutrition.org/content/91/3/535.abstract.

4 Fernando Gómez-Pinilla, »Brain Foods: The Effects of Nutrients on Brain Function«, *Nature Reviews Neuroscience* 9, Nr. 7 (July 2008), S. 568–78. http://www.ncbi.nlm.nih.gov/pmc/articles/PMC2805706/.

5 Joseph Mercolas Seite enthält exzellente Artikel über die feinen Unterschiede bei Fett, Zucker und Kohlehydraten, zum Beispiel: »Heart Specialist Calls for Major Repositioning on Saturated Fat, as It's NOT the Cause of Heart Disease«, 4. November 2013. http://articles.mercola.com/sites/articles/archive/2013/11/04/saturated-fat-intake.aspx.

6 Sanjay Basu et al., »The Relationship of Sugar to Population-Level Diabetes Prevalence: An Econometric Analysis of Repeated Cross-Sectional Analysis«, *PLOS ONE* 8, Nr. 2 (27. Februar 2013), e57873. http://www.plosone.org/article/info:doi/10.1371/journal.pone.0057873.

7 Nicolas Cherbuin et al., »Higher Normal Fasting Glucose Is Associated with Hippocampal Atrophy: The PATH Study«, *Neurology* 79, Nr. 10 (4. September 2012), S. 1019–26. http://www.neurology.org/content/79/10/1019.short.

8 Eine gute Informationsquelle bezüglich Aspartam ist die Webseite meines Freundes Joseph Mercola: http://aspartame.mercola.com.

9 R. Molteni et al., »A High-Fat, Refined Sugar Diet Reduces Hippocampal Brain-Derived Neurotrophic Factor, Neuronal Plasticity, and Learning«, *Neuroscience* 112, Nr. 4 (2002), S. 803–14. http://www.ncbi.nlm.nih.gov/pubmed/12088740.

10 Theodore T. Zava und David T. Zava, »Assessment of Japanese Iodine Intake Based on Seaweed Consumption in Japan: A Literature-Based Analysis«, *Thyroid Research* 4 (2011), S. 14. http://www.thyroidresearchjournal.com/content/4/1/14.

11 Lawrence A. David et al., »Diet Rapidly and Reproducibly Alters the Human Gut Microbiome«, *Nature* 505 (11. Dezember 2013), S. 559–63. DOI:10.1038/nature12820. http://www.nature.com/nature/journal/vaop/ncurrent/full/nature12820.html.

Kapitel 9

1 Pressemitteilung Kellie Bisset: »Stand Up: Your Life Could Depend on It«, EurekAlert, 26. März 2012. http://www.eurekalert.org/pub_releases/2012-03/si-suy032612.php.

2 Kelly McGonigal, *Bergauf mit Rückenwind: Willenskraft effizient einsetzen* (Goldmann 2012).

3 Joe Verghese et al., »Leisure Activities and the Risk of Dementia in the Elderly«, *New England Journal of Medicine* 348 (19. Juni 2003), S. 2508–16. http://www.nejm.org/doi/full/10.1056/NEJMoa022252.DOI: 10.1056/NEJMoa022252.

4 Richard Powers, »Use It or Lose It: Dancing Makes You Smarter«, Social Dance auf der Webseite der Universität Stanford, 30. Juli 2010. Zuletzt abgerufen am 27. Februar 2014. http://socialdance.stanford.edu/syllabi/smarter.htm.

5 Tiiu Poldma et al., »The Use of Argentine Tango Dancing in an Interior Environment to Enhance Mobility and Social Activity in Seniors: A Multi-disciplinary Research Study«, IDEC 2012 Annual Conference, gepostet am 11. Januar 2012. Zuletzt abgerufen am 19. August 2014. http://conf.idec.org/2012/the-use-of-argentine-tango-dancing-in-an-inte/.

6 Kathleen Facklemann, »Doing the Tango Keeps the Brain in Step, Too«, *USA Today*, 15. November 2005. http://usatoday30.usatoday.com/tech/science/2005-11-15-tango_x.htm.

7 Leon Speroff, »Is Long-Term Alendronate Treatment a Problem?« *Ob/Gyn Clinical Alert* 22, Nr. 2 (1. Juni 2005), S. 9–10.

8 S. L. Ruggiero et al. »Osteonecrosis of the Jaws Associated with the Use of Bisphosphonates: A Review of 63 Cases«, *Journal of Oral and Maxillofacial Surgery* 62, Nr. 5 (Mai 2004), S. 527–34.

9 Rick Nauert, »The Role of Exercise in Bolstering Memory«, *PsychCentral*, 30. Juli 2013. http://psychcentral.com/news/2013/07/31/the-role-of-exercise-in-bolstering-memory/57812.html.

10 K. Erickson et al., »Exercise Training Increases Size of Hippocampus and Improves Memory.« *Proceedings of the National Academy of Sciences* 108, Nr. 7 (15. Februar 2011), S. 3017–22.

11 L. S. Nagamatsu et al., »Physical Activity Improves Verbal and Spatial Memory in Older Adults with Probable Mild Cognitive Impairment: A 6-Month Randomized Controlled Trial«, *Journal of Aging Research* (2013), S. 861893, DOI: 1155/2013/861893. Epub 2013 Feb 24. Retrieved February 27, 2014. http://www.ncbi.nlm.nih.gov/pubmed/23509628.

Kapitel 11

1 Robin Kelly, *The Human Antenna: Reading the Language of the Universe in the Songs of Our Cells* (Fulton, CA: Elite Books/Energy Psychology Press 2007), S. 65–66.

2 Marion Dejosez et al., »Safeguards for Cell Cooperation in Mouse Embryogenesis Shown by Genome-Wide Cheater Screen«, *Science* 341, Nr. 6153 (27. September 2013), S. 1511–14. DOI: 10.1126/science.1241628.

3 Lynne McTaggart, »Cancer Is a Selfish Gene«, 17. September 2013, zuletzt abgerufen am 25. Februar 2014. http://www.lynnemctaggart.com/blog/237-cancer-is-a-selfish-gene.

4 Rob Kirby, »Wild Elephants Gather Inexplicably, Mourn Death of ›Elephant Whisperer,‹« The Delight Makers, zuletzt am 25. Februar 2014 abgerufen. http://delightmakers.com/news/wild-elephants-gather-inexplicably-mourn-death-of-elephant-whisperer/.

5 David M. Scobey schrieb: »New York's city builders … believed … public parks would educate the masses from riotousness to refinement.« David M. Scobey, *Empire City: The Making and Meaning of the New York City Landscape* (Philadelphia: Temple University Press 2003), S. 10–11.

6 The University of Rochester, »Spending Time in Nature Makes People Feel More Alive, Study Shows« (3. Juni 2010). http://www.rochester.edu/news/show.php?id=3639.

7 Anahad O'Connor, »The Claim: Exposure to Plants and Parks Can Boost Immunity«, *New York Times,* 5. Juli 2010. http://www.nytimes.com/2010/07/06/health/06real.html?_r=1&.

8 American Academy of Ophthalmology, »Outdoor Recess Time Can Reduce the Risk of Nearsightedness in Children«, *Science Daily,* 1. Mai 2013. http://www.sciencedaily.com/releases/2013/05/130501101258.htm.

9 P. Guillon et al., »Births, Fertility, Rhythms, and Lunar Cycle: A Statistical Study of 5,927,928 Births«, *Journal of Gynecology, Obstetrics, and Biological Reproduction* (Paris) 15, Nr. 3 (1986), S. 265–71. http://www.ncbi.nlm.nih.gov/pubmed/3734339.

10 Lynne McTaggart, »When You Wish upon a Star: Results of the Heal America Intention Experiments«, 12. Juli 2013. Zuletzt abgerufen am 26. Februar 2014. http://www.lynnemctaggart.com/blog/233-when-you-wish-upon-a-star-results-of-the-heal-america-intention-experiments.

Quellen

Die folgenden Anregungen und Hinweise wurden so weit wie möglich durch deutsch(sprachige) Literatur und Adressen ergänzt.

Kapitel 1

Mehr über Dr. Mario E. Martinez' Arbeit zu kulturellen Portalen finden Sie auf der Webseite des Biocognitive Science Institute, www.biocognitive.com. Darüber hinaus gibt es eine Serie von Videos auf YouTube. Schauen Sie in sein Buch *The MindBody Code* (Boulder, CO: Sounds True 2014).

Ich empfehle sehr Tosha Silvers Bücher *Outrageous Openness. Letting the Divine Take the Lead* (New York: Atria Books 2014) und *Make Me Your Own: Poems to the Divine Beloved* (Alameda, CA: Urban Kali Productions 2013). Ihre Webseite findet sich unter www.toshasilver.com. Folgen Sie ihr unter www.twitter.com/toshasil.

Kapitel 2

Dr. Jill Bolte Taylor erzählt die Geschichte ihrer Entdeckung der rechten intuitiven Gehirnhälfte in *My Stroke of Insight: A Brain Scientist's Personal Journey* (New York: Viking 2008). Siehe auch ihr Gespräch vom März 2008 mit dem gleichen Titel unter: http://new.ted.com/talks/jill_bolte_taylor_s_powerful_stroke_of_insight.

Anita Moorjanis Geschichte ihrer Nahtoderfahrung nach schwerer Krankheit ist sehr aufschlussreich und anregend. Ihr Buch heißt: *Heilung im Licht. Wie ich durch eine Nahtoderfahrung den Krebs besiegte und neu geboren wurde* (München: Arkana 2012).

Mehr über den Genuss der alterslosen Jahre und die Rolle des Stickstoffmonoxids erfahren Sie in meinem Buch *Lustvoll durch die Wechseljahre* (München: Goldmann 2011).

Colette Baron-Reids *Weight Loss for People Who Feel Too Much: A 4-Step, 8-Week Plan to Finally Lose the Weight, Manage Emotional Eating, and Find Your Fabulous Self* (New York: Harmony 2013) handelt davon, die eigene emotionale Durchlässigkeit durch leckeres Essen zu kompensieren.

»Mama Gena« (Regena Thomashauer) hat eine Schule für die Erfahrung der eigenen Sexualität und Sinnlichkeit ins Leben gerufen. Mehr darüber erfahren Sie in ihrem Buch *Mama Gena's School of Womanly Arts: Using the Power of Pleasure to Have Your Way with the World* (New York: Simon & Schuster 2002). Über ihren Unterricht informieren Sie sich auf www.mamagenas.com. Ihre Online-Community findet sich auf www.sistergoddess.com.

Kapitel 3 und 4

Es gibt viele Kräuter, mit denen sich erfolgreich Wechseljahrssymptome mildern lassen. Zu ihnen gehören etwa: Mönchspfeffer, Dong quai, Maca und das thailändische Kraut *Pueraria mirifica,* welches das einzigartige und wirksame Phytoöstrogen Miroestrol enthält. *Pueraria mirifica* hat mich so beeindruckt, dass ich eine eigene Firma gegründet habe, um die beste Form dieser Nahrungsergänzung an die Frau zu bringen: www.a-ma-ta.com.

Für mehr Informationen über Brustgesundheit und Brustkrebs nach der Menopause: www.breasthealthcancerprevention.com/What_is_breast_cancer.htm.

Serielle Urintestung, die nicht nur Östrogen, Progesteron und Testosteron einbezieht, sondern auch Stresshormone misst, nimmt (in den USA) vor: www.precisionhormones.com.

Badegel, -öle oder -salze gibt es bei: Health and Wisdom. www.health-and-wisdom.com.

Mit einem Instrument, um Biofeedback vorzunehmen, etwa das emWave vom Institute of HeartMath können Sie lernen, wie Sie am besten in die »Herz-Kohärenz« kommen, bei der die HFV (Herzfrequenzvariabilität) optimal ist. Siehe www.heartmath.org.

Ein NMR-Lipidprofil für Cholesterin können Sie nur bei LabCorp, www.labcorp.com, erhalten.

Mehr über Heimtests auf 25(OH)D (Vitamin D) erfahren Sie unter http://www.vitamindcouncil.org/about-vitamin-d/testing-for-vitamin-d. Einen Heimtest können Sie durch ZRT Labs oder die Webseite New

Century Diagnostic's Home Health Testing oder durch City Assays in England bestellen.

Mehr über die alten taoistischen Übungen wie die der Hirschkuh erfahren Sie in Stephen T. Changs Buch *The Tao of Sexology: The Book of Infinite Wisdom* (San Francisco, CA: Tao Publishing 1986).

Granatapfel-Brustöl gibt es über www.pomegranatebreastoil.com. Auch Weleda vertreibt ein gutes Granatapfel-Pflegeöl: http://www.weleda.de/produkt/g/granatapfel-regenerations-oel.

Sollten Sie einen Arzt oder eine Ärztin suchen, die sich mit Thermogrammen auskennt, damit Sie Ihre Brüste als Teil Ihrer liebevollen Selbstsorge beobachten können, besuchen Sie www.breastthermography.com, www.breastthermography.org oder die Webseiten der International Academy of Clinical Thermology (www.iact-org.org) bzw. das American College of Clinical Thermology (www.thermologyonline.org).

Es gibt viele Bücher für die Kräftigung des Beckenbodens: Kathryn Kassai, P. T., C. E. S. und Kim Perelli, *The Bathroom Key: Put an End to Incontinence* (New York: Demos Health 2012, www.demoshealth.com). Franziska Liesner: Mein Beckenbodenbuch. Mehr Kraft, erfüllte Sexualität, beweglicher Rücken (Stuttgart: Trias 2013). Benita Cantieni, Das sinnliche Beckenbodentraining für sie und ihn (München: Südwest 2003). Nützlich ist auch die Videoserie unter http://www.apotheken-umschau.de/Inkontinenz/Video-Beckenbodentraining-mit-Gymnastik-Inkontinenz-vorbeugen-37604.html.

Ich empfehle seit Jahren die USANA-Nahrungsmittelergänzungen in Apothekenqualität, die ich selbst benutze. Ich bin auch im Vertriebsnetzwerk. Weitere Information unter www.usana.com.

Kapitel 5

Jill Rogers' Workshop der sieben heiligen Schritte (Seven Sacred Steps) unter www.thesevensacredsteps.com.

Mehr über die Studie zu negativen Kindheitserlebnissen und ihren Folgen unter www.acestudy.org.

Entrümpeln Sie Ihr Leben mithilfe von Karen Kingston, *Feng-Shui gegen das Gerümpel des Alltags* (Reinbek: Rowohlt 2000). Hilfreich ist Tiki Küstenmachers »Simplify«-Ansatz, s. www.simplify.de. Ein Klassiker in Amerika ist Marla Cilley mit ihrer »Fly Lady« (www.flylady.net).

Kapitel 6

Zur weiblichen Sexualität empfehle ich folgende Bücher:

Jenny Wade, *Transcendent Sex: In der Sexualität eine höhere Wirklichkeit erfahren* (Grafing: Aquamarin Verlag 2014).

Tami Lynn Kent, *Wild Feminine: Finding Power, Spirit & Joy in the Female Body* (New York: Atria Books/Beyond Words 2011).

Sheri Winston, *Entfalte dein erotisches Potential: Landkarte zur Erkundung der weiblichen Sexualität* (Bielefeld: Kamphausen 2013).

Barbara Hand Clow, *Liquid Light of Sex: Kundalini, Astrology, and the Key Life Transitions* (Rochester, VT: Bear and Company 2001).

Steve und Vera Bodansky, *Höhenflüge der Lust: IVO – der intensive, verlängerte Orgasmus,* (München: Goldmann 2002).

David Deida, *Sex als Gebet: Leitfaden für Frauen und Männer zu ekstatischer Liebe und Leidenschaft* (Bielefeld: Kamphausen 2008).

Mantak Chia und Rachel Carlton-Abrams, *Pure Lust und Leidenschaft: Multi-Orgasmen für jede Frau* (München: Goldmann 2006)

Zudem empfehle ich die DVD *A Guide to Your Orgasm* von Welcomed Consensus (www.welcomed.com).

Die Mama Gena's School of Womanly Arts in New York City wird von Regena Thomashauer (www.mamagenas.com) geleitet. Sie bietet eine tolle Möglichkeit, die eigene Sexualität und den Beckenbereich wieder zu erfahren. Schauen Sie auch in ihre Bücher: *Mama Gena's School of Womanly Arts: Using the Power of Pleasure to Have Your Way with the World* (New York: Simon & Schuster 2002) und *Mama Gena's Owner's and Operator's Guide to Men* (New York: Simon & Schuster 2004).

Dr. Gina Ogden ist eine Pionierin der Erforschung weiblicher Sexualität. Bekannt wurde sie mit der ISIS-Studie und zahlreichen Büchern, darunter: *Ich liebe Sex: Frauen berichten von ihren Orgasmuserfahrungen* (Reinbek: Rowohlt 1997). Ihre Webadresse lautet: www.expandingsextherapy.com.

Betty Dodson hat sehr früh Frauen zur Selbstbefriedigung ermutigt. Sie ist mittlerweile über 80 und hat eine tolle Website zum Thema: www.dodsonandross.com.

Die Kennerin des tantrischen Sex Layla Martin bietet einen guten und witzigen Online-Kurs in Weiblichkeit und Sexualität unter www.layla-martin.com.

Die speziell mit Frauen arbeitenden Physiotherapeutinnen Tami Lynn Kent (www.wildfeminine.com) sowie Larry und Belinda Wurn (www.clearpassage.com), die die Wurn-Technik entwickelt haben und auch selbst Therapeuten ausbilden, wissen sehr Gutes zu berichten, was die Wirkung der Manuellen Therapie bei Frauen mit Schmerzen beim Sex auf grund von Faszienverklebung und Läsionen betrifft. Dr. Jennifer Mercier ist ebenfalls eine Expertin auf diesem Gebiet und hat Therapeuten in Manueller Therapie bei Vernarbungen am Unterleib ausgebildet. Weitere Informationen dazu unter: www.thebathroomkey.com or www.obgyn-physicaltherapy.com.

Für die Aromatherapie sind meine Lieblingsöle Uttati oils von www.gabrielleyoung.com und Young Living Essential Oils von www.youngliving.com.

Kapitel 7

Peter Calhouns und Astrid Ganz' Buch *Last Hope on Earth* (Knoxville, TN: World Service Institute 2013) bietet eine Übersicht über verschiedene energetische Heilungstechniken inklusive der Löschung von Signaturen.

Miriam E. Nelson, eine Ernährungswissenschaftlerin an der Tufts University, hat zusammen mit Jennifer Ackerman geschrieben: *The Social Network Diet: Change Yourself, Change the World* (Campbell, CA: FastPencil 2011). Darin geht es um den Einfluss von sozialen Netzwerken auf Essverhalten und Bewegung und darum, wie man sich gegenseitig unterstützen kann, wenn man sich entschlossen hat, gesünder zu leben. Erhältlich unter: http://premiere.fastpencil.com. Miriam Nelsons Webseite unter: www.strongwomen.com.

Mehr zu energetischen Verbindungen finden Sie in dem Buch des Mediziners Robin Kelly, *The Human Antenna: Reading the Language of the Universe in the Songs of Our Cells* (Fulton, CA: Elite Books/Energy Psychology Press 2007). www.humanantenna.com.

Kapitel 8

Der modernste Test für das Cholesterin ist das NMR-Lipidprofil, das Sie über LabCorp, www.labcorp.com, beziehen können.

Gute Quellen für Paläo-Rezepte sind urgeschmack.de und http://www.palaeo360.de/

Die beste Seite zum Thema, die ich gefunden habe, ist die Seite von Mary Shomon: http://thyroid.about.com.; auf deutsch: http://www.hashimotothyreoiditis.de/

Wer eine Schilddrüsenerkrankung hat, sollte sich mit Jod auskennen. Lesen Sie nach Möglichkeit *Why You Need It, Why You Can't Live Without It* des Arztes David Brownstein (West Bloomfield, MI: Medical Alternatives Press 2014).

Um Stress in Zusammenhang mit Essen und Gewicht zu verhindern, empfehle ich Jessica Ortners *The Tapping Solution for Weight Loss & Body Confidence: A Woman's Guide to Stressing Less, Weighing Less, and Loving More* (Carlsbad, CA: Hay House 2014). Besuchen Sie auch ihre Webseite unter: www.TheTappingSolution.com.

Auch empfehle ich folgende Bücher von Jena la Flamme: *Frauen, Essen, Sehnsüchte: So bringen Sie Ihre Gefühle und Gelüste in Einklang* (München: Knaur MensSana 2015) und *Pleasurable Weight Loss: The Secrets to Feeling Great, Losing Weight and Loving Your Life Today* (Boulder, CO: Sounds True 2015). Oder besuchen Sie Jena la Flammes Webseite: www.PleasurableWeightLoss.com.

Kapitel 9

Bob Cooleys Resistance-Flexibility-Programm (Dehnen gegen den Widerstand) wird in seinem Buch *The Genius of Flexibility: The Smart Way to Stretch and Strengthen Your Body* (New York: Touchstone 2005) erläutert. Näheres finden Sie zudem auf seiner Webseite unter: www.thegeniusofflexibility.com.

Informationen über John Barnes' Arbeit finden sich unter www.myofascialrelease.com.

Informationen über myofasziale Entspannungstechniken, etwa die von Larry und Belinda Wurn, finden sich unter: www.clearpassage.com.

Mehr zu Sprint 8 und seinen Vorzügen unter: http://fitness.mercola.com.

Kapitel 10

Die Künstlerin Llorraine Neithardt, die auch eine Radiosendung namens *Venus Unplugged* hat, designt Schuhe als ein Tribut an Aphrodite.

Kapitel 11

Bob Fritchie, der das wunderbare Buch *Being at One with the Divine: Self-Healing with Divine Love* (Knoxville, TN: World Service Institute 2013) geschrieben hat, lehrt die Kraft der göttlichen Liebe weltweit. Über Jahrzehnte hat er die heilende Kraft dieser Energie dokumentiert. Mehr darüber erfahren Sie auf seiner Webseite: www.worldserviceinstitute.org. Dort können Sie auch sein Buch erwerben. Ich möchte Sie ermutigen, an mindestens einem seiner Webinare teilzunehmen – es könnte Ihr Leben verändern.

Lynne McTaggart (www.lynnemctaggart.com) unterhält, wie auch Bob Fritchie, ein großes Netzwerk, mit dem sich die Schwingung auf der Erde erhöhen lässt. Sie hat mehrere Bücher über energetische Verbindungen geschrieben, darunter: *The Bond: How to Fix Your Falling-Down World* (New York: Atria Books 2011).

Die Tatsache, dass wir Lichtwesen sind – und in der Tat Licht aussenden –, hat der Forscher Gary Schwartz in seinem Labor an der University of Arizona gezeigt. (Mehr dazu unter: www.drgaryschwartz.com.)

Sera Beaks *Red Hot and Holy: A Heretic's Love Story* (Boulder, CO: Sounds True 2013) und Meggan Wattersons *Reveal: A Sacred Manual for Getting Spiritually Naked* (Carlsbad, CA: Hay House 2013) bieten reichlich Material über das Verhältnis von Spiritualität, Lust und dem weiblichen göttlichen Prinzip.

Affirmationen von Catherine Ponder finden Sie unter www.absolute1.net/catherine-ponder.html.

Register